新编实用
优生指南

李　楠　李金凤　盖立文　等　编著

中医古籍出版社

图书在版编目（CIP）数据

新编实用优生指南/李楠等编著. —北京；中医古籍出版社，2009.9
ISBN 978-7-80174-761-7

Ⅰ. 新… Ⅱ. 李… Ⅲ. 优生优育-指南 Ⅳ. R169.1-62

中国版本图书馆 CIP 数据核字（2009）第 147049 号

新编实用优生指南
李楠　李金凤　盖立文　等　编著

责任编辑　吴炳银
封面设计　回归线视觉传达
出版发行　中医古籍出版社
社　　址　北京东直门内南小街 16 号（100700）
印　　刷　北京金信诺印刷有限公司
开　　本　787mm×1092mm 1/16
印　　张　22
字　　数　528 千字
版　　次　2009 年 9 月第 1 版　2009 年 9 月第 1 次印刷
印　　数　001～2000 册
书　　号　ISBN 978-7-80174-761-7
定　　价　40.00 元

新编实用优生指南编委会

主　　编　李　楠　李金凤　盖立文　徐学娟
　　　　　裴　静　金　童　刘军玲　吕　波
执行主编　桑爱军
副 主 编　英　艳　张建玲　宫　剑　孙文清
　　　　　于贵庆　岳咏梅　夏希娟　王菲菲
　　　　　郭心雨　程春华　丁红梅　张　凌
　　　　　王　霞　张　杰

编写人员：（按姓氏笔画为序）
　　　　　丁红梅　于贵庆　马彦丽　马玉洁
　　　　　王　霞　王菲菲　王志华　孔召静
　　　　　叶希琳　刘军玲　刘秋荣　孙文清
　　　　　孙　霞　吕　波　李　楠　李红梅
　　　　　李金凤　杜　珍　张　杰　张建玲
　　　　　张　凌　金　童　英　艳　岳咏梅
　　　　　宫　剑　赵雅囡　桑爱军　徐学娟
　　　　　夏希娟　郭心雨　盖立文　程春华
　　　　　裴　静　魏　军
主　　审　吕世长

序

“现代优生指南”是一门以维护和促进妇女健康为目的的科学。它以群体为服务和研究对象。以预防为主，密切结合临床。妇女保健水平，是与妇女的政治、经济、社会地位紧密相连。解放前，妇女受着“三从四德”等封建男权的束缚。买卖婚姻和一夫多妻制，给妇女带来一大部血泪史。新中国成立后在党和政府关怀下，我国妇女卫生事业有了很大发展，妇女保健和妇女身心健康水平不断提高，妇女自我保护意识日益增强。

妇女不仅是母亲和家庭主妇，而且还是四个现代化的建设者，顶着“半边天”。她们无论在工农业生产中，还是在科教文卫体等方面，都承担着重要任务。为了保证妇女的身心健康，必须在她们的胚胎期、婴幼儿期和青春期给以保护和关怀。

从怀孕即胚胎始一个单细胞的受精卵或孕卵，经过38周育成一个身长约50厘米、体重约3公斤的新生儿。是一个五脏俱全、五官齐备、四肢活动的新生命。正常情况下，这个发育过程会有条不紊地进行，胚胎、胎儿在羊水、胎盘、胎膜、子宫和腹壁多层保护下，由母体给胎儿一个恒温条件，所需要的营养、热量，从母亲血液中经过胎盘吸取，代谢废料经过胎盘由母亲的有关器官（肺、肾、肠等）排出母体外。当胚胎、胎儿需要必要物质（如氧气、维生素、铁、钙、碘、氨基酸、叶酸等）缺乏时，或对胚胎有毒有害的物质（如CO、CO_2、病毒、重金属、药物等）通过胎盘进入胎体时，可以干扰胚胎或胎儿正常发育，甚至引起发育畸形或死亡。为了保证胎儿发育所需和减少毒害，必须加强有关营养、环境、感染等因素对胎儿发育影响的研究，也需要对孕妇及家属进行必要的卫生教育，对孕妇进行监护和科学指导。

孕产期保健越来越引起社会家庭的关注。对家庭来说，一个新成员的到来是个大喜事，对社会和国家来说，在一个新公民出生时，必须保证母子健康安全。娩出前胎儿生活在母亲的正常体温下，在一个封闭的液体环境中。分娩时，胎儿将被迫离开他“寄生”的部位，通过子宫下段、阴道和骨盆底形成的产道而娩出。这个新环境从温度、湿度、声音、光线都与宫内有很大不同，这些刺激使他深深呼吸、啼哭，开始用自己的呼吸系统进行气体交换。在这个过渡阶段（从宫内到大气中），如果娩出受阻或胎盘脐带循环受阻时间过长，都能引起胎儿宫内窒息，如果新生儿呼吸道中有羊水、粘液等，就会在新生儿第一次呼吸时被吸入肺部，影响肺泡充气。这些情况严重时可引起产伤、肺炎、脑出血或死亡。胎儿娩出后，胎儿与母亲联系的纽带（脐带）就将变成废物，剪断它时，如用不洁的剪刀，可引起新生儿破伤风和死亡。所以，不能以为小孩出生是自然的事，如处理不当，可引起伤、病、残，甚至死亡。至于母亲，“十月怀胎一朝分娩”，可以很顺利也可以有很大风险。甚至因难产、出血、感染而死亡。在过去的几十年中，根据国内统计，在我国每年2000余万出生儿中，约有2万左右孕产妇死亡和百万上下的婴儿死亡。遗憾的是，这些死亡中的绝大多数，是可以避免或改善条件即可避免的。每名死亡孕产妇的同时，约有20~100名妇女虽幸免于难，但会落下不同程度的伤残。这样，我国每年还约有数十万妇女遭受病残之苦。所有这些也是经过努力可以避免的，是摆在妇女工作者日程上的紧迫任务。此外，在农村，不孕的或只生女不生男的母亲，也常是受歧视和虐待的对象。心理上的压抑不平，可以导致精神异常甚至自寻短见。

妇女一生是一个连续的过程。一生中早期的健康程度，往往对后期的健康有密不可分的影响。例如，女童患佝偻病，可以引起骨盆变形，使骨盆入口呈扁平型，而造成分娩时的难产；又如生育年龄中造成的生殖道或骨盆底损伤，到老年时，由于肌肉张力下降，可以出现子宫脱垂、尿失禁等，造成老年妇女生活困难和痛苦。因此，从年龄考虑，妇女保健服务的范围可以说从出生到自然死亡贯穿始终。

从服务性质考虑，随着旧的医学模式（纯生物医学型）向新医学模式（社会－心理－生物）的转换，现在还要包括心理社会方面的保健。当代中国妇女的心理，在不同年龄阶段，有不同的反映，更因文化水平、家庭、职业、社会关系而异。在某些方面，特别在农村，还可能有封建残余男尊女卑思想影响。为了保证各年龄组、城乡和各行各界妇女的身心健康，必须了解和关心妇女的生理和心理健康状况，做妇女们的知心朋友，帮助她们保持躯体和心理的平衡和健康。这就是编撰这部《新编实用优生指南》的目的。工作在妇幼保健工作一线的年轻的医师，在工作之余，完成这一杰作，令我倍感钦佩，故乐为之序。

吕世长

2009年5月1日于北京

前　言

性生活与人相伴终生，这是不容回避的事实。过去由于人们的愚昧无知和传统封建思想的影响，谈“性”色变，性给人们一种神秘感，认为生儿育女是命中注定、可望不可求的事。封建迷信思想统治中国几百年乃至上千年。随着社会的发展，人们的思想觉悟不断提高，生儿育女在人们心目中有了一定的认识，渴望更好地了解生殖、生儿育女知识。本书着重介绍了性的知识，为性生活的和谐、生育聪明健康的宝宝提供帮助。同时介绍了避孕和不孕不育的治疗两个相辅相成的实际问题。接着受孕、怀孕是女性一生中最大的问题，孕妇的健康直接关系到母子两条生命，关系到婴儿健康发育和成长的大事。本书共分上中下三部分，介绍了从结婚、怀孕、育儿三个重要环节的保健。侧重介绍了遗传、优生、孕产妇保健等内容，为新婚夫妇及孕产妇解答了生活中经常遇到的许多难题问题。最后一篇介绍了婴幼儿正常发育及保健、儿科常见病疑难病的防治等。为促进和谐社会、民族繁荣昌盛而出版这部深入浅出、通俗易懂的既科学又科普的实用性强的孕育专用书。

本书在设计、编写、统稿过程中，山东省卫生行政复议应诉、听证主持人、国内知名医学专家吕世长副主任医师提供大量帮助，在此表示感谢。

由于作者水平所限，本书错误和不妥之处敬请广大同仁批评指正。

作　者

2009年5月1日

目　录

上篇　生殖知识与保健

中篇　孕产妇保健

下篇 婴幼儿保健

上篇　生殖知识与保健

性生活是与人相伴终生的，这是不容回避的事实。然而，过去由于人们的愚昧和传统思想的影响，人们对性产生了一种神秘感，以至谈性色变。近年来，随着社会的发展，人们对性已有了更进一步的认识，充分认识到性生活在夫妻生活中的重要位置，也认识到加强性教育的重要性，并开始主动去了解性常识，这是人类进步的标志。而夫妻获得和谐的性生活，生育聪明、健康的宝宝，必须要有一个健康的生殖系统。为了帮助广大读者了解生殖系统的一些特点，增加对性知识的认识，加强生殖系统的保健，做到预防疾病、及时治疗。

第一章　青春期与性发育

青春期是儿童向成人过渡的发育时期，其突出表现是性发育。生殖系统是全身各系统中最后发育的一个系统，进入青春期后急剧发育，并逐渐趋向成熟，具备繁衍后代的能力。

青春期的开始年龄、发育速度、成熟年龄以及发育等方面有很大的个体差异，并受社会、地理环境、气候、营养条件等多种因素影响。近一二百年来的记录表明，青春期有明显的提前现象，如目前各国女性月经初潮的平均年龄比100年前提前了3年，身高体重也明显提高，这种现象称生长发育的长期加速。一般女孩比男孩早发育两年，国际上通用的青春期年龄是10~16岁，这是一个适用于多个国家和地区的年龄跨度。

按照发育特点，青春期还可分为青春期前期、中期、晚期。前期指女孩月经初潮或男孩首次遗精出现前的生长突增阶段，一般持续约2~3年。中期也称性征发育期，指性发育后的3~4年，以性征发育为特点，同时出现月经或遗精；青春期晚期指第二性征已发育如成人，到体格发育停止，这一阶段一般持续约3年。

1. 体态发育　人在胎儿期发育极为迅速，称为第一个生长突增时期，进入青春期后，生长速度再次加快，形成第二个生长速度的高峰。骨骼系统和内脏器官均有显著的增长，身体的组成分布也相应地变化，逐渐形成成人体态。

2. 性发育　性腺、性器官、第二性征急骤发育，并具备性功能和生殖能力。

3. 心理变化　与体态变化相适应的心理状态、精神面貌也随之改变，形成各自特有的人格。这种变化称之为第三性征。

4. 神经内分泌系统的变化　主宰青春期发育的是下丘脑—垂体—性腺系统。进入青春期后，身体中的各种激素水平迅速增加，在某些因素影响下，下丘脑和垂体前叶迅速发育，下丘脑产生促性腺激素、促肾上腺皮质激素、促甲状腺素、生长素等释放激素、生长素抑制释放因子。这些激素又刺激垂体前叶产生促性腺激素、促肾上腺皮质激素、促甲状腺素和生长素。它们分别促进性腺、肾上腺、甲状腺的生长发育和身高体重的增加，其中性腺又产生性激素促进性器官发育、性征的形成，并使机体具备性功能和生育能力。卵巢主要分泌雌激素、孕激素及少量雄激素；睾丸分泌雄激素及少量的雌激素。肾上腺皮质除分泌肾上腺皮质素外，在促性腺激素作用下也产生雄激素。雄激素和生长激素相互协作，促成了青春期机体迅速生长。雄激素促进阴茎、睾丸、前列腺、阴毛、腋毛、体毛、胡须、音质等性器官和第二性征的发育，促进肌肉和力量的增长及红细胞增加。雌激素则主要促进女性性器官和乳房发育，促进月经周期形成，并影响脂肪沉积。甲状腺分泌的甲状腺素促进组织的分化和成熟，尤其对神经和性腺影响更大，是生长、发育和成熟的重要因素。生长素刺激骨骼生长，并促进肌肉结缔组织、内脏器官的增长，促进蛋白质合成。由于上述一系列激素的协调作用，引起青春期生长发育。在青春期后期，较高的性激素水平对下丘脑产生负反馈作用，重新调整下丘脑垂体、性腺系统，使身体各部分发育缓慢下来。

第一节　女性性发育的特点

1. 生殖器官发育　青春期前，女性生殖器基本上处于幼稚状态。进入青春期后，在促性腺激素的作用下，内外生殖器迅速发育，逐步成熟。卵巢在青春期前很小，表面光滑；青春期后发育增快，皮质内出现发育程度不同的卵泡，表面也因排卵而变得凹凸不平。成熟的卵巢一方面具有周期性排卵功能，另一方面在滤泡成熟和黄体生成的过程中不断分泌雌激素、孕激素和少量雄激素，使其他生殖器官迅速发育。由于性激素的分泌增加，内生殖器和外生殖器均有明显变化。子宫发育直线上升，宫体增大，宫颈相对变短，子宫内膜周期性变化而出现月经，阴道变长变宽，分泌腺发育排出大量分泌液。另外，阴阜隆起，阴毛出现，大阴唇变肥厚，小阴唇变大，并出现色素沉着。

2. 第二性征的出现　女性第二性征是指除生殖器官外女性所特有的征象，如乳房的发育及阴毛、腋毛的出现和体态的变化等。第二性征发育出现的年龄和顺序有明显的个体差异，其中乳房发育最早，阴毛出现的年龄多数与乳房发育时间接近，但也有的时间间隔很长。有极少数女性在生长发育期受肾上腺皮质的雄激素控制，因阴部毛囊对雄激素的敏感而引起阴毛稀疏或无阴毛。这是一种异常发育，只要性器官发育正常，性功能正常，一般不影响健康。腋毛一般在阴毛出现半年至一年以后出现，极少数女孩的腋毛可早于乳房发育。青春期身体生长迅速，体态也相应变化，由于皮下脂肪增多而显得丰满；由于骨盆变宽大，乳腺发育，表现出女性特有的曲线美。

3. 乳房发育　乳房的发育是女孩进入青春期的指征。乳房的发育过程可分为5个时期。青春前期：乳房和乳头逐渐隆起如小丘状，乳晕直径增大，是青春期乳房发育的表现。

青春期：乳房和乳晕进一步增大，隆起的圆形轮廓似小型的成年乳房。

成年期：典型的成年人乳房，具有光滑的圆形轮廓。

妊娠期：乳房进一步增大，并显得更加饱满，乳晕增大，颜色加深。

老年期：老年人的乳房逐渐下坠萎缩。乳房发育示意图。见图1－1

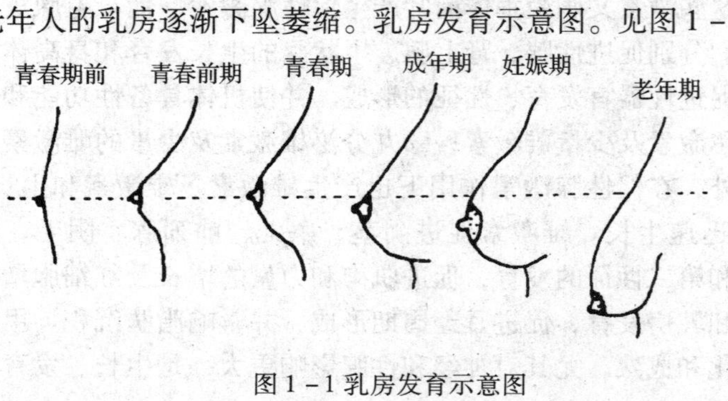

图1－1 乳房发育示意图

4. 月经来潮　月经初潮是青春期开始的重要标志之一，但初潮时卵巢功能并不稳定，故初潮后月经周期并不规律，约在一年后才逐步按月来潮。不过，月经周期延长6个月以上或一次经期超过11天，则属不正常。月经初潮与第一次排卵之间有一定的时间间隔。初潮后1~3年内无排卵属正常，这期间为正常生理不孕期。无排卵的月经一般无下腹痛，经期体温维持正常，出血仅为雌激素停止产生之故，子宫内膜仍处于增殖期。有排卵的月经，常伴有轻微腹痛，基础体温可增加0.3~0.5℃，子宫内膜呈增殖期及分泌期改变，化验尿液可判断是否发生排卵。

月经初潮的年龄因人而异，受地区、经济水平、营养状况等因素影响，波动范围在10~16岁之间。月经初潮过早的女孩其他方面的发育不及月经初潮晚的女孩成熟，前者从月经初潮到第一次排卵的间隔较后者长。随着生活水平的提高，营养进一步的改善，伴随生长发育的长期加速趋势，月经初潮年龄也不断提前。

5. 卵子的产生　卵巢有很多叫卵泡的结构，其中含有未成熟卵子，当女孩子长到12岁时，这些卵泡便以28天左右时间为一周期开始成熟，一般是两边的卵巢交替成熟。刚出生时，女孩的卵巢中大约有100万个未成熟卵，从青春期到绝经期，大约只成熟400个卵子。卵子呈圆形，约针尖大小，比精子要大好多倍，是人体中最大的细胞，所有卵子都只含有X染色体，受精后胎儿的性别取决于精子所带的性染色体。

每个卵子成熟后和卵巢分离，也即排卵，排出的卵子被输卵管伞部捕获，经输卵管进入子宫，卵子排出后，24小时内具有受精能力，如卵子未受精，则在14天后月经来潮。

6. 月经周期　月经来潮是指女性有规律的子宫出血，它由卵巢激素周期性的变化而引起，每月一次，周而复始，医学上将这种女性特有的周期性生理变化称为性周期，也叫月经周期。

临近青春期，初级卵泡开始生长。每一个周期之初，可有许多卵泡同时生长，但在生长过程中最后只有一个卵泡能发育成熟并排卵，其余的卵泡都在发育的不同阶段退化。随着卵泡的生长，卵巢分泌的雌激素渐渐增多，排卵时达最高峰。排卵一般发生在下次月经前14天。此时，成熟卵子离开卵泡进入腹腔，然后又被输卵管“捕获”进入输卵管。如果和精子结合即为受孕。

排卵以后的卵泡，内壁塌陷、出血，很快发育成黄体，约在排卵后的7~8天成为成熟黄体。黄体除能分泌雌激素外还能分泌孕激素，以成熟黄体的分泌量为最大，故在排卵后的7~8天，血中的性激素水平迅速上升，形成周期中的第二个高峰。如果排出的卵子没有受精，黄体便萎缩，血中性激素水平迅速下降，月经来潮，开始下一个月经周期。一旦卵子和精子结合成受精卵，黄体就进一步发育，形成妊娠黄体，性周期暂时停止，直到人工流产或足月分娩后性周期开始恢复。

月经周期中的子宫内膜变化：受卵巢所分泌的性激素的周期性波动的影响，子宫内膜发生相应的变化。人为地将子宫内膜在卵子发育各阶段中的表现分为四个时期。以28天的月经周期为例简要介绍。

增生期：通常在月经周期的第5~14天，即从月经干净到排卵为止，相当于卵泡发育的成熟阶段。月经后，由于雌激素的影响，上皮细胞从子宫内膜膜体的断端开始增生。首先修复月经期间子宫内膜的剥脱造成的创面，以后子宫内膜逐渐增厚，腺体和间质增生，间质内小动脉增长变粗，并渐渐呈螺旋状卷曲，子宫内膜厚度达2mm，开始排卵。

分泌期：月经周期的第15~24天，相当于排卵后的黄体成熟阶段。

排卵后，由于卵泡破裂，雌激素水平暂时降低，子宫内膜的增厚可暂时停止，有时可发生月经期间出血。黄体的形成使雌激素的影响逐渐被孕激素的作用所代替。子宫内膜继续增厚达4~6mm，子宫的腺体除变长变粗更加弯曲外，还产生大量浓稠的含丰富糖原的粘液样分泌物，螺旋小动脉也迅速生长、明显变粗。这些变化为受精卵的种植与发育创造了条件。月经前期：月经周期的第25~28天，即排卵后11~14天。此时黄体开始退化，体内雌激素和孕激素迅速下降。子宫内膜失去了激素的支持，腺体和上皮开始缩小、变性，分泌干涸，表现为一种衰竭现象，子宫内膜中的螺旋小动脉出现痉挛性收缩，继之扩张，使子宫内膜组织浅层发生缺血，缺氧坏死，进入月经期。

月经期：月经期的第1~4天，主要表现为子宫内膜的脱落与出血，事实上是月经周期的第一期。

随着黄体萎缩，性激素迅速撤退，子宫内膜的循环障碍进一步加剧，组织变性坏死加重，内膜浅层断片脱落，血管破裂，形成月经，但带有残余子宫腺体的子宫内膜基底部并不发生类似变化，仍有稳定的血液供应和完整的结构，它负责月经后子宫内膜浅层修复和更新。人工流产手术时如果损伤子宫内膜的深层，常常导致宫腔粘连和闭经。由此可知，月经包括浅层子宫内膜、血液和腺体分泌物。

月经血量的多少因人而异。我国健康妇女平均月经失血量为56ml，绝大部分妇女（92.4%）不超过100ml，比欧美国家报道的平均量25ml高。月经的持续时间一般为3~5天，第2天、第3天的出血量较多，两次月经的间隔时间为28~30天，提前或错后一周都属于正常范围，每个妇女都有自己的规律。

月经是正常的生理现象，大多数人月经期无特殊症状，少数人可能伴有一些局部或全身反应，如下腹部及腰骶部沉重、下坠感、乳房胀痛，便秘或腹泻、头痛、易激动等等。这同神经及内分泌功能有关，一般不影响日常工作与学习，也不必做特殊治疗。

月经周期的神经内分泌调节：卵泡早期，血浆中雌激素和孕激素水平相对较低，对下丘脑和垂体不产生反馈作用，于是垂体分泌促卵泡激素，协同促黄体激素使卵泡发育日趋成熟，这时血浆中雌激素也缓慢上升，到排卵前期，雌激素分泌激增。通过对促卵泡激素的负反馈作用使之逐渐下降，并在少量孕激素的协同下对促黄体激素分泌起正反馈作用，使其突然升高，在排卵前期促黄体激素出现高峰，使卵泡最后成熟并排卵，在促黄体激素上升后卵泡破裂前，雌激素出现暂时性快速下降，这一下降加上孕激素的正反馈作用又促使促卵泡激素突然上升，但高峰较促黄体激素低，促卵泡激素再次突然上升可能是给性腺传递信息和给下丘脑反馈作用。在黄体期孕激素分泌量迅速增加，通过对垂体的负反馈作用使促黄体激素迅速下降而维持低水平，这是维持黄体功能所必要的。黄体继续分泌孕激素和雌激素，在排卵后一周再达高峰，随后雌激素和孕激素在排卵后的一周再达高峰，随后雌激素和孕激素的水平下降，于是月经来潮，下个周期又复开始。

7. 预测排卵时间　女性约14~15岁开始每月排一次卵，每次一个卵，偶尔亦有一次排2~3个卵的。一般情况下两侧卵巢交替排卵，但也可能由一侧卵巢连续排卵。若排卵后没有受孕，则半个月后就会来月经。如果能知道自己排卵的大概日期，对指导受孕或避孕都有重要意义。

卵巢排卵一般在下次月经之前14天左右发生，而不是本次月经的第14天。28天来一次月经的妇女，约在第14天前后排卵；若2个月来一次月经，则排卵约在第一次月经来潮的一个半月的时候。偶尔妇女月经还未干净，同房一次就怀孕了，这可能是由性兴奋刺激了大脑皮层而引起的排卵提前。

成熟的卵子从卵巢表面排出时要冲破包裹卵子表面的一薄层滤泡，卵子排出时，滤泡内的少量液体就会流入盆腔的最低部位，部分妇女会有肛门轻度下坠感，同时也可感觉一侧下腹有点疼痛。如果仔细留心，下个月可能就会是另一侧下腹轻痛，这些疼痛过几个小时就会消失。由于卵巢不单有排卵功能，还兼管着女性激素的分泌，因此排卵后由于雌激素分泌量的减少，会引起子宫内少量出血，这称为排卵期出血。另外，排卵后由于孕激素的分泌，使体温在排卵后略有升高。如果能坚持每天清晨测体温，就可能知道什么时候会排卵；有的妇女虽然没有测体温，但在排卵后的半个月，尤其是每天下午就会感到自己有些微热，等到月经来潮后也就不再发热了。不少妇女排卵期会乳房胀或乳头痛，有时简直不能触碰乳头。排卵自身感觉最为明显的症状是排卵期阴道分泌物多而清亮，妇女感到下身潮湿，用手纸擦时会有鸡蛋清样的条状液，历时3～5天就干净了。根据身体的这些变化，总结出以下几种检测排卵的简易方法。

（1）月经周期推算法。利用这种方法首先要知道月经周期的长短，才能推算出下次月经来潮的日期和排卵期，所以只能适用于月经周期一向正常的妇女；对月经周期不规则的妇女，因无法推算出下次月经来潮日期，故也无法预测排卵期。具体推算方法是从下次月经来潮的第一天起，倒数14天就是排卵期。例如，某位妇女的月经周期为28天，这次月经来潮的第一天在9月30日，那么下次月经期第一天为10月28日，从10月28日倒数14天，即10月14日就是排卵期。

（2）基础体温测定法。基础体温是指机体在较长时间的睡眠后醒来，尚未进行任何活动之前所测量到的体温。它表示机体在安静状态下的能量代谢水平，因此常把早晨醒来尚未起床的体温作为基础体温。出现这种体温变化的原因与卵巢排卵及分泌的性激素有关。排卵前体内的雌激素逐渐增多，使血液中的乙酰胆碱含量增加，促使血管扩张，散热增加，基础体温一般较低，保持在36.4～36.6℃左右，排卵时体内雌激素水平达到高峰，所以基础体温更低；排卵后黄体形成，并分泌较多的孕激素，促使血管收缩，散热减少，因而基础体温升高，一般平均上升0.5℃左右，一直维持到下次月经来潮前才开始下降。下一个月经周期的基础体温又重复上述这种变化。

测量基础体温的方法很简单，只要准备一只体温表和一张小方格纸，从月经期开始，于每日清晨起床前，在未作任何活动的情况下测量体温，并把测量结果记录在纸上，一个月经周期结束后，把每天的体温点用直线连接起来，就形成基础体温的双相曲线，由此可观察排卵日期。双相曲线的分界点为排卵日，通常排卵日体温最低，以后体温迅速上升并持续到下次月经来潮。

为提高测量基础体温的准确性，应在每晚临睡前把体温计上的水银柱甩到35℃以下，并把它放在床头柜上或枕头边，以便随手可取，尽量减少活动。

基础体温也不是绝对可靠，有的妇女的体温中枢对孕激素不敏感，虽排卵但体温不升高。另外发烧等情况下也会出现体温上升。

（3）阴道粘液判断法。阴道中的粘液在月经周期中有如下的周期性变化，即月经刚结束阴道粘液很少，有些干燥感，几天以后随着雌激素的增加粘液也增多，但较粘稠，没有湿润感，到排卵前1～2天，阴道粘液明显增多，并且变得稀薄、透明，如蛋清样易拉成细丝，有滑润和潮湿的感觉，站立时容易流出，持续3～5天，这个时期就是排卵期。排卵后阴道粘液又减少，且变得粘稠，一般妇女凭感觉可以判断自己的排卵期。

8. 白带　白带是女性阴道里流出来的白色粘性液体，包括子宫内膜分泌物、子宫颈分泌物、前庭大腺分泌物、阴道粘膜的渗出液和脱落的阴道上皮细胞。白带中还有乳酸杆菌、溶菌酶和抗体，故有抑制细菌生长的作用。

白带的形成与雌激素有密切关系。女性青春期后，卵巢发育分泌性激素，从而开始形成白带。随着月经周期中的雌激素的变化，白带的质和量也相应变化。排卵期雌激素分泌增多，白带的量也增多，且白带清澈透明，像蛋清样具有粘性并能拉成细丝。外阴有湿润感。排卵后孕激素增加，白带减少、变稠厚，月经来潮的前后几天内，盆腔充血阴道渗出液增加，白带也较多，而且因阴道脱落细胞较多，白带混浊。另外，女性性兴奋时，白带也较多。

第二节　男性性发育的特点

一、性发育

1. 生殖器官发育　进入青春期后，在促性腺激素和雄激素的作用下，生殖器官迅速发育。睾丸从青春期前开始，迅速增大。曲细精管长度及曲折程度增加，管腔增粗，管壁肌膜上的精原细胞不断分裂繁殖，出现各期生精细胞，最后产生精子。曲细精管上的间质细胞则分泌大量的雄激素。附睾、输精管和射精管等输精管道逐渐增粗、增长，精囊在青春期迅速增大形成囊状并分泌精囊液，有利于精子的正常活动，前列腺迅速增大呈粟子状，腺组织也明显增多，尿道球腺也迅速增长，分泌微碱性液体，与精子混合形成粘稠的乳白色精液。阴茎的发育：幼儿的包皮较长，开口也较小。随年龄的增长，包皮逐渐向阴茎头后部退缩。到青春发育期，包皮自然上翻，露出龟头。若包皮口过紧，包皮不能上翻，龟头不能露出，称为包茎。若包皮能上翻，但包皮口很小，覆盖尿道口，称包皮过长。这两种情况的包皮腔都很容易积存污垢，引起炎症，一般可通过外科手术将过长包皮切除。

2. 第二性发育　男性第二性发育主要表现在毛发的生长、声音变低沉及出现喉结等方面。毛发主要指阴毛、腋毛及胡须。男孩阴毛发育可分四期：

Ⅰ期，无阴毛出现。

Ⅱ期，阴茎根部及耻骨部有短小、色淡、细软的阴毛，量稀少。

Ⅲ期，阴茎根部及耻骨部阴毛稠密而长，色较黑，稍硬，其分布扩展到耻骨联合上缘及腹股沟部而呈倒三角形。

Ⅳ期，阴毛密而长，色黑质，分布较广，两侧继续向腹股沟部扩展，上方越过耻骨联合上缘，并伸向下腹部呈菱形或盾形，也有的始终呈倒三角形。

腋毛的发育以双臂侧平举位时观察，从腋窝外侧向内腋窝中央扩展，但很少达到内侧，将其生长过程分为四期：Ⅰ期，无腋毛。Ⅱ期，腋窝外侧出现细软、短稀的毛。Ⅲ

期，腋毛外侧较密而长，中心部出现短毛。Ⅳ期，腋窝外侧及中心部腋毛均变密而长，色黑稍粗硬。

青春期后，男性喉结逐渐突出，声音变得低沉。腋毛发育一般比阴毛晚 1～2 年，但也有少数男孩腋毛先于阴毛出现。腋毛出现后 1 年左右，唇颏部开始长出须，额部发际后移，逐步形成成年男性面貌。

3. 遗精　遗精是一种生理现象，是男性进入青春发育期的一个重要标志。青春期后健康男性均会发生。青春期男性睾丸、附睾在性激素的作用下，产生精子和精液。随着量的增加，逐渐充满于性腺和附属性腺中，在一定的性刺激下（如梦境）就会将精液排出体外，即遗精。有梦交的遗精叫梦遗，若在清醒状态下流出精液叫滑精。

男孩首次遗精的年龄多数为 14～16 岁。比女性月经的初潮年龄约晚两岁。首次遗精后，体格发育已渐缓慢，而睾丸、附睾及阴茎却在迅速发育，接近成人程度。

健康的未婚男子每月可有 1～2 次遗精或稍多。婚后有了正常性生活，遗精便随之减少或消失，但有时也有异常。若婚后夫妻过上美满幸福的性生活，仍发生几天 1 次或 1 月内 4 次以上遗精，则可能是病态，原因有以下几个方面。

（1）心理病态。过分沉缅于性刺激，思想过多集中在性问题上，大脑存在一个持续性兴奋灶，使其下属性神经兴奋、活跃，易诱发遗精。

（2）泌尿生殖器官疾病。如包茎、包皮过长、尿道炎、前列腺炎、精囊炎等，由于炎症刺激，不但受刺激的器官充血水肿，或腺体分泌增多，而且邻近性器官也伴随充血，特别是阴茎在睡梦中受到刺激，自发勃起，常会诱发遗精。

（3）病态体质。人体比较衰弱时，中枢神经功能会出现不健全状态，性功能也会出现紊乱，易出现遗精或阳痿。

4. 隐睾症在胎儿期　开始睾丸都在腹腔里，到了第 7 个月睾丸逐渐从腹腔下降到阴囊里。一般出生时 90% 左右的孩子睾丸已下降到阴囊。出生后有些男孩子睾丸继续下降，1 周岁时，95%～97% 的男孩睾丸到达阴囊。到青春期时，由于雄激素的刺激仍会下降。过了青春期，可能仍有的人睾丸未降至阴囊，以后便无下降的希望了，这就叫隐睾症。隐睾症可以是单侧隐睾，也可以是双侧隐睾。

发生隐睾症的原因主要在内分泌和解剖两方面。

一是人体内分泌失调。睾丸下降需要性激素的刺激，尤其是母体内的促性腺激素。如果在妊娠最后两周，母体内促性腺激素不足，睾丸缺乏下降的动力，睾丸即不可能下降。若胎儿睾丸本身发育不良，对性激素无动于衷，也不能下降；二是解剖因素。如睾丸或附睾较大，下降通道太小，无法通过下降通道；阴囊太小，容不下睾丸；睾丸系膜太短，不允许睾丸充分下降；睾丸系膜与腹膜发生粘连，使睾丸无法下降等。

隐睾症对男性身体有较大的危害，归纳起来主要有：

（1）影响生精。阴囊在高温时会下坠松弛，低温时会上升收缩，对睾丸具有调节温度的功能，所以把它称之为“天然的空调器”。因为体内的温度比阴囊内约高 1～2℃，睾丸如果在腹腔内不下降的话，由于温度太高，就无法制造精子。

（2）引起睾丸癌变。据统计，隐睾癌变率是正常降至阴囊的 20～40 倍，发生癌变的年龄通常在三四十岁左右。

（3）诱发疝气。因为隐睾会影响睾丸制造精子且易癌变，所以应尽早积极诊疗。临床可通过手术使睾丸降到阴囊里。隐睾开刀的时间一般选择在3～6岁的时候，太晚了不好。目前，有人还提出最好在2～3岁，因为2岁睾丸就出现了病理上的变化。

5. 包茎和包皮过长　包茎是指人体发育成熟后，阴茎包皮口仍很小，不仅包住了龟头而且不能用手使包皮翻转以显露龟头。而包皮过长与“包茎”不同，阴茎包皮过长是指包皮将整个阴茎龟头包住，龟头不能自然外露，但在清洗、手淫、性交时可以使包皮翻转，让龟头外露。

无论是包皮过长或者包茎，对男女双方都会带来有害的影响，应及早治疗。对男性本身，包皮过长和包茎对性生活都有一定影响，主要是影响性快感。包皮过长的人性生活时可能嵌顿包茎，即性交后包皮上翻后，由于包皮口小，包皮下翻困难，局部肿胀疼痛。包皮口小还使排尿后残尿刺激阴茎头部，引起表皮脱落并产生较多的分泌物形成白色有臭味的包皮垢。清洗不干净，长期慢性刺激可以导致慢性炎症，如冠状沟炎，严重的甚至诱发癌变。

丈夫包皮过长，对妻子也不利。性交时包皮垢进入妻子生殖道，长期慢性刺激子宫颈，可能诱发宫颈癌。医学调查犹太人，男婴出生即切除包皮的人群中，妇女宫颈癌发病率极低。有人对南太平洋斐济岛上的妇女作过调查，并对丈夫未切除包皮的与丈夫做过包皮环切术的妻子进行对比分析，发现前者宫颈癌发病率比后者高8倍。

鉴于这样的情况，建议包皮过长尤其是包茎患者，要及早进行手术治疗，这样对自己、对妻子都是有利的。手术治疗包皮过长或包茎的方法是施行包皮环切术。

包皮环切术是一种外科小手术，在医院门诊部的小手术室可进行，无需住院治疗。包皮环切术前先进行阴茎局部麻醉，这样手术过程中就不会有太大的痛苦。麻醉作用消失后，麻药对阴茎的神经不会造成有害影响，也不会影响日后的性功能。

手术中对切除的包皮长度有一定的标准，一般是把包皮环形切除到距离阴茎冠状沟0.5～0.8cm处。这样的切除范围可以保证术后包皮不会太短，使得阴茎勃起时或性生活时阴茎不会疼痛，也不会弯曲。包皮环形切除后，伤口处用丝线整齐缝合起来，然后用纱布包扎好，手术就完成了。

二、精子的生成

1. 精子的产生　精子是在睾丸的生精上皮中产生的。睾丸由200～300个睾丸小叶组成。每个睾丸小叶由1～4条细而长的曲细精管组成。曲细精管的直径只有180～250μm，长短不一，最长可达150cm。那么每个睾丸中约有400～600条曲细精管，总长超过250m。正是由于有这样“庞大”的精子制造“工厂”，睾丸才有可能每天产生上亿个精子。

在曲细精管的生精上皮上有睾丸支持细胞和生精细胞两种细胞。在曲细精管之间主要有睾丸间质细胞。间质细胞是甾体激素的化学合成工厂，每天可以产生大约7mg的睾丸酮，这是精子生成所必需的激素。睾丸支持细胞功能非常复杂，有营养和支持生精细胞的功能，可以产生许多种物质，例如，抑制素、转铁蛋白、纤维溶酶活化因子等。这些物质与性腺系统功能的调节，以及精子生成有密切的关系。

睾丸支持细胞之间通过“紧密连接”结合在一起，形成一道屏障，使曲细精管形成两个腔室，即基底室和近腔室。在基底室仅有精原细胞，它们只能进行有丝分裂，1个精原细胞经过6次有丝分裂后发育成64个初级精母细胞向上移动进入近腔室，经第一次减数分裂，变成两个体积较小的次级精母细胞，次级精母细胞经第二次减数分裂变成4个精子细胞。这时精子细胞仅含有23对染色体中的一半，即23条染色体。对于性染色体来说，精子细胞仅含有X或Y染色体。卵子与含X染色体的精子结合就发育成女胎，与含Y染色体的精子结合就形成男胎。这样64个初级精母细胞就变成了256个精子细胞。精原细胞和精母细胞是圆形，没有尾巴，发育成精子细胞后才逐渐出现尾巴。精子细胞经过19个阶段的加工、修饰，最后形成蝌蚪状的精子。精子从支持细胞的顶端脱落下来，进入曲细精管的管腔，这时精子在睾丸内的发育过程便完成了。人类完成这一过程需要64天的时间。

精子随睾丸网液沿曲细精管，经过睾丸网，进入由多条输出小管组成的附睾头和由一条6m长的附睾管组成的附睾体和附睾尾。精子在附睾要停留2～3周，才能发育成具有运动能力和受精能力的成熟精子。所以一个精原细胞发育成成熟的精子需要90天左右。这也是为什么使用一种药物治疗无精或少精子症，必须要持续3个月的原因。

2. 精子的形态结构 在显微镜下，精子形似蝌蚪。成熟的精子长约60μm，可粗略分为头尾两部分。精子的头部扁平，像个球拍状，有细胞核和叫作顶体的结构。细胞核贮藏着各种遗传信息，里面含有携带遗传密码的染色体，在荧光显微镜下可以区分出Y型精子和X型精子。顶体覆盖在细胞核前2/3，内有各种酶类，这些酶有助于精子穿过卵子的外膜而进入卵内。

精子的尾部含有一些维持精子生存的必需物质，能提供精子运动时所需要的能量，还有由蛋白质组成的纤维。这些纤维收缩时，精子尾部会向各个方向摆动而运动。

精子在尾部有节律的摆动情况下，向前运动的速度约为50～60μm/s，有时精子也会原地停止不动。精子还具有“爬高”的本领。化验发现，生育能力较强的精子可以爬到5cm左右的高度。

睾丸制造的精子，有时难免会出现些“次品”，也就是畸形精子，如有小头、大头、双头、无头以及双尾、短尾、无尾、长尾等形态，这些畸形精子是不具有生育能力的。

3. 精液的组成 精液是由睾丸生产的精子和由前列腺、精囊腺、尿道球腺等所分泌的液体（统称精浆）共同组成的。

正常的精液为乳白色蛋清样，如因节欲时间过久而未射精时可呈淡黄色。新排出的精液有种特殊腥味，具有高度的粘稠性。精液在射出后很快即凝固，呈胶冻状，离开身体半小时内可完全自行液化呈液体状。在凝固的精液中，精子不能充分显示其运动能力，而在液化的精液中，精子的活动则十分活跃。

一次射精的精液量一般为2～6ml，少于0.5ml者为精液过少。正常精液里精子含量一般为1～1.5亿个/ml，过于频繁的射精可减少精液量和精子数量。若每毫升精液中精子少于2000万个时，受精的机会就会显著减少，而少于400万个则不易受精。

正常精液呈弱碱性，pH值在7.5左右，一般介于7.2～7.8之间。

4. 精子的贮存和输送 随着青春期发育的到来，睾丸中的曲细精管不断地产生精子贮存于附睾中，并通过附睾中的小管输送。

附睾是精子发育、成熟和贮存的地方。睾丸产生的精子，一般都很幼稚，需在附睾停留5～25天才能逐渐发育成熟，并获得运动和受精能力。附睾还分泌少量的液体，精子借助这种液体和附睾的收缩力，才能向外输送。随着精子的不断产生，新陈代谢使贮存在附睾里的精子定时向外排出。精子在附睾的贮存时间一般为20天，也可能长达几个月，但贮存过久的精子，其受精能力将会显著下降，并会被附睾消化吸收掉。

精子从睾丸向体外排出，必须依次通过睾丸的输出小管、附睾管、输精管、射精管和尿道。精子的排出是通过这些管道各部分间一系列的协调活动来完成的。

第三节　男女形态及性反应差异

青春期后，男女性的生长发育出现第三次高峰，身高体重均有明显的增加，机体内部各脏器的功能也有明显的增强。但由于男性和女性的神经内分泌机能的不同（主要是激素的影响），男女性的体态发育也会出现明显差异，主要表现于下列几方面：

（1）肩、胸和臀部比例不同。男性肩宽、胸廓大、体格高大；女性骨盆宽大、臀部丰厚、乳腺发达。

（2）毛发分布不同。由于雄激素影响，男性前额发际后移，阴毛呈盾形，有胸毛，并长胡须；而女性体毛少，阴毛呈三角形。

（3）皮下脂肪与骨骼发育不同。男性肌肉发达，女性皮下脂肪丰满。

（4）喉结与声调不同。男性喉头突出、声调较低；而女性声调较高。这主要是受性激素影响而致。

以上例举的仅是男性和女性的一些典型的体态特征，并非绝对标准。现实中人与人之间的个体差异很大，而且不同地区、不同种族的体态也有明显的不同。

第四节　性早熟与青春期延迟及其影响因素

1. 性早熟　一般认为性早熟是女孩在8岁以前，男孩在10岁以前，就已开始性发育。性早熟表现为生殖系统提前发育和出现第二性征，如男孩阴毛、腋毛、胡子，嗓音改变，阴茎、睾丸增大，有遗精等；女孩长阴毛，腋毛、乳房隆起，生殖器官发育或月经来潮。同时具备生殖能力的性早熟叫真性性早熟或完全性早熟。仅出现第二性征不具备生殖能力的称为假性性早熟或不完全性早熟。性早熟的发生次序与正常青春期的发生次序常类似，但也有许多例外情况，如月经初潮有时可先于乳房发育。

性早熟同时伴随身体的发育和生长加速，使身体增高和肌肉发育加快、骨骼提前闭合以及较早地停止生长。所以，性早熟儿童的身体显著高于同龄儿童，而一旦那些同龄伙伴达到青春期时，早熟的儿童由于较早停止生长，反而显得较矮小。性早熟的儿童由于身体和其他意识的成熟加速，当他们与身体发育相仿的大孩子在一起时，身体外形与认识能力或掌握社会的技能之间存在不一致性，会产生种种问题，因此应该对性早熟儿童进行适当的性教育，使他们了解自己的情况。性早熟发生的性别比率，女性多于男性，约为8∶1。有80%的女性病例和40%的男性病例原因不明，其余病例的病因可因丘脑的性中枢病变、或内分泌因素、或睾丸、卵巢肿瘤。性早熟的进展愈快，肿瘤的可能性愈大。如发现儿童性早熟，需送医院检查治疗。

2. 青春期延迟　青春期延迟指身高比正常的同龄孩子矮小，第二性征及性器官成熟程度缓慢。如男性在 14 岁时睾丸还不发育，或在 19 岁还不出现骨骼生长突增；女性到 14 岁乳房还不发育，或到 15 岁还未出现骨骼生长突增，都可认为是青春期延迟。青春期延迟的男孩由于肌肉不发达和身材短小，常造成社会心理问题，而女孩这种影响相对不明显。青春期延迟的原因很复杂，有先天遗传方面和有营养疾病方面。先天因素有：

（1）先天体质因素，父母或亲属往往也有生长及性发育延迟的情况，一般身高发育和青春期开始比同龄儿童晚 3 ~4 年；

（2）垂体促性腺激素异常因素，表现为身体矮胖，性器官发育不良；

（3）先天性甲状腺素缺乏，俗称呆小症，除身体矮小外，智力也低下；

（4）先天性性腺发育障碍，除身体矮小外，常伴有其他先天畸形。

后天因素是多方面的，它与疾病有直接关系，如血吸虫病、营养代谢障碍、脑炎、脑外伤、脑垂体的肿瘤等，都可导致青春期延迟。锌营养缺乏引起的青春期延迟在动物蛋白摄入不足的国家和地区相当多见，除性发育不全外，常伴有身体矮小及食欲不良等症，如及时改善锌营养可促进发育。

第五节　多　毛

上唇上面、四肢、乳头周围和腹部上面长毛，以及延伸到大腿根部的阴毛，都是很正常的，但妇女们不喜欢。男女身体上的毛发数目是大致相同的，真正的差别是不同部位的毛发类型，以及毛发的可见程度。妇女的多毛有时是疾病的信号，与内分泌有关。特别是肾腺皮质机能亢进与脑垂体机能亢进有关，女性男性化，皮肤粗糙，阴蒂肥大，月经不调或闭经，乳房萎缩、肥胖，步履如男子，主要由遗传所决定。有的男子喜欢多毛的妇女，说她们更有性感。除了使用电极脱毛法外，也可定期进行剃除，但很多妇女觉得剃毛有伤风化。

第二章 受精与妊娠

第一节 性生活和受孕

一、性交

1. 性欲的产生 随着身体的发育成熟，人自然会产生性的欲望，这是正常的生理和心理现象，也是人类种族繁衍的基本条件。正如人需要饮食和排泄一样，正常的人也需要性的追求和满足，这是人的自然本性。性生活既能给人们提供美妙的性享受，也是人类繁衍的必要环节。

性欲的产生是由于身体发育过程中产生的激素所引起的。睾丸和卵巢作为男性和女性生殖腺，除产生精子和卵子外，还产生雄激素和雌激素。雄激素和雌激素除维持性器官的发育和第二性征的形成外，也分别使男性和女性产生性欲，由于性激素的产生受到丘脑-垂体-性腺轴系统的控制，当人受到某些感官上的刺激，如来自视觉、触觉、嗅觉、听觉和味觉等的刺激，可以通过这种神经内分泌联系，影响性欲的产生，这种现象在青年时期表现得尤为明显。

2. 接触欲与排泄欲 性欲分接触与排泄欲两种。接触欲是指男女双方希望身体接触之情，是人类及高等动物终身存在的本能。老年夫妻之间，除具有精神上爱欲依托外，另一个重要方面就是接触欲，即把身体靠近和相互爱抚及刺激性器官等，以此长久保持夫妻间的感情。这些行为也称之为类性交行为。

排泄欲是发育到青春期，在性激素作用下体内有自然充满的东西，有一种胀满感，并有把充满的东西排泄出去或把胀满感除掉的愿望，所以也可称为胀满缓解欲，如男性的勃起射精，女性因性欲而引起的生殖器官与盆腔充血，阴道分泌物增多，所谓的女性“射液”等。

3. 性欲的诱发 人的性欲虽然是一种生理本能，但同时又与心理因素、文化、教育等密切相关，并受到社会环境和道德、法律的制约。现实生活中，性欲主要由以下四项因素发动：

（1）性器官成熟。随着性器官的成熟，人体内的性激素水平会骤然增高，它们是驱动性欲的原始的动力。

（2）性心理驱动。即出于异性爱慕的性心理活动，尤其是在感情真挚、热烈的基础上，最容易激发起接触欲。

（3）性分泌增多，即性器官分泌产生的物质，如男性的精子，前列腺液，精囊液等；女性的前庭大腺液等，大量积骤充盈，可激发胀满缓解欲。

（4）性行为的体验，即已往性行为的愉快感觉与经验，可以产生条件反射，成为诱发今后性欲的一种力量。

4. 正常的性生活有益于健康　性欲的产生是一种正常的生理现象，人类的两性关系，是“人和人之间直接的、自然的、必然的关系”，如果没有性欲望，没有男女两性之间的性交往，就不会有人类历史。性行为欲望，构成日常思想情感中的一个重要部分；性行为欲望，全面地渗透在人们的渴望、憧憬、恐惧或挫折之中，正常的、适度满足人的性欲望，是确保人身心健康的重要条件。因此进行正常的性生活是机体正常机能的一个方面。长期压抑性欲，则阻止机体正常机能的顺畅运行，也会影响人的身心健康。《史记·仓公传》记述：济北王侍者韩女病，腰背痛，不时发寒发热，医生诊脉后说，此病是思欲男子而不能得的缘故。结婚后韩女的病痛果然不药而愈。

现代性医学认为，适度的性生活对夫妻双方的生理心理都是有益的调节。性生活中的性激素分泌和中枢神经的紧张松弛、肌肉的收缩放松、感觉器官的欣快感受，都是对生理健康的一种平衡。强烈的禁欲，可导致心灵的痛苦体验，表现为精神恍惚、性情乖张，进而出现身躯症状，如失眠、恶梦、头晕、目眩、记忆衰退、胃肠不适等。还有研究表明：男子精液中有一种可与青霉素媲美的抗菌物质——精液胞浆素。有人曾对100例结婚30年以上的夫妻调查后认为，每周有2～3次精液排入阴道，能起到有益的杀菌消毒作用，从而能预防或减少诸如阴道炎、子宫内膜炎、输卵管炎及盆腔炎等多种妇科病的发生。调查发现，未婚中年女子患妇科病的比率较高，而已婚中年妇女由于性生活不和谐或多年未过性生活者妇科病也增多。

5. 和谐的性生活有益于夫妻关系的融洽　和谐的性生活，不仅给夫妻间原有的爱情增添新的内容与活力，而且往往会使夫妻的婚姻关系更加巩固，家庭生活更美满。夫妻双方在相濡以沫的生活中，如果有真挚的感情、健康的性心理和性动机，彼此互相尊重，互相体贴，互相适应，则会使家庭生活充满欢乐，对健康也有微妙的影响，即所谓“恩爱夫妻寿而康”。相反，如果性生活中双方不能默契配合，成年累月，积久生怨，渐至反目，甚至导致家庭破裂，现实生活中，这样的例子屡见不鲜。

6. 性爱的表达　爱的表达是多种多样的。生活上的关心，工作的支持，困难时的帮助，失意时的安慰都体现出相互之间的感情。性爱的形式和表现也多种多样，由冲动性质的爱到理智化的爱，其间变化甚多。夫妻间的性爱与未婚男女之间的性爱形式和表现也不同。男性和女性对爱的感受和表达也有差别，性交固然是表达性爱的一种主要方式，目光、语言、爱抚等其他方式也是表达性爱的重要手段。从广义上讲，性行为也不仅仅代表性交，它可泛指一切能达到性满足的行为。我国有的学者曾把性行为分为3种：边缘性行为、过程性行为和目的性行为。我们平常所说的性行为性爱并获得性满足的方式有多种多样，多种层次，性爱表达的途径有：目光、语言、爱抚、性交。

二、性反应周期

从性欲唤起到性高潮再恢复到原来状态的过程，都有一个基本的变化模式，而且在整个变化过程中，男性和女性身体反应有极大的相同。我们把这个基本过程划分为4个阶段：兴奋期、平台期、高潮期和消退期。

（一）兴奋期

性兴奋由肉体或心理的刺激引起，在没有直接身体接触的情况下如想象思维等，也有可能发生性刺激。兴奋期身体开始呈现性紧张的阶段。唤起性兴奋需要的时间有很大的差异，短则几分钟，长则数小时，这个过程与很多因素有关，如夫妻的生理心理状态，刺激的方式和环境等。一般而言，男性较易产生性兴奋。女性则需要更长的时间，需要更耐心的爱抚和性刺激。这种差异主要是由于女性长期受社会因素和传统观念的影响造成的心理障碍引起的，一旦女性的心理障碍消除，也能很快地唤起性欲。

男女双方在性兴奋时，都会出现心律加快，肌肉紧张、腿、胳膊、手、颈、下腹部及骨盆区等躯体肌肉会发生不自主的收缩，兴奋程度高时，还可能引起全身颤抖。

女性兴奋期的主要身体变化表现在以下几方面。

大小阴唇充血肿胀，阴道渗出大量粘性液体，起到润滑阴道作用，有助于中和阴道的酸性以利于精子生存。阴蒂头肿胀突出，但有的被包皮掩盖，子宫提升，宫颈随着抬高，阴道内2/3随着子宫的提升发生痉挛性扩张，阴道外1/3逐渐充血。乳头竖起，乳房增大，皮下静脉充盈。

男性兴奋期主要是阴茎海绵体充血，阴茎勃起，阴囊绷紧，睾丸提升。有的男性也会出现乳头竖起。

在兴奋期，妇女一般会觉得阴部发生抽搐、充血，或感觉到下腹部“空虚”，还伴有全身紧张的感觉。没有性经历的女性往往难以清晰地感觉到这些变化，而男性的反应集中于阴茎，往往更易体验性兴奋的感受。

（二）平台期

平台期是达到性高潮之前的一个较高水平的性兴奋阶段。兴奋期和平台期之间并没有截然的生理变化作标志，只是平台期的生理紧张、肌肉紧张和神经兴奋等生理反应在兴奋期的基础上持续和进一步加剧，呼吸加深、加快，生殖器充血更加显著，阴茎变得更加坚硬。欣快感及生殖器舒服的主观感觉在男女两性都很强烈，生殖器区域也对接触产生高度的敏感性。女性在平台期的主要生理反应：阴道外1/3段发生显著的充血，形成“高潮平台”，使阴道口呈特征性缩窄，“紧握”住插入阴道的阴茎，所以说在性交时阴茎的大小对女性所感受到的肉体刺激并不很重要。

阴道内2/3段随子宫提升进一步扩张，减少了阴茎抽送时远端受到的直接刺激，而与阴茎的长短无关。阴茎的抽动通过阴唇和包皮牵动蒂体。阴蒂挺起，并向耻骨联合退缩，被肿胀的包皮覆盖。

乳房增大20%～25%，乳晕肿胀，掩盖乳头的竖起。许多女性皮肤出现“性红晕”。性红晕是类似于麻疹的粉红色疹子散布于身体的许多部位，一般开始于腹部，然后迅速向乳房和前胸部，以及颈部、面部、手臂、大腿和臀部扩散。

男性平台期的主要生理变化：因充血阴茎头增大，阴茎体胀粗，包皮及阴茎头的颜色不同程度地加深，睾丸因充血可增大50%以上，抵住会阴部，预示着逼近射精，尿道球分泌出粘液。面部、腹部和肋间肌肉痉挛性收缩，心率可达175次/分钟，血压明显上升，呼吸加深加快。

少数男性也可出现性红晕。性红晕先在上腹部出现，随后向前胸、颈部、面部等部分扩散。

在性交过程中，男女双方都可以前后运动骨盆以增加生殖器区域的接触，这种运动在开始时是缓慢的，由意识控制。一旦性兴奋增强，运动就会不由自主地变得快而猛烈。

如果双方希望同时达到性高潮，则女方就应在两人开始进行快速而猛烈的身体运动之前体验到性高潮即将来临。因此，双方的情感交流很重要。

（三）高潮期

高潮期是性反应历程中最短暂的一个阶段，大约只持续几秒钟，在此之前形成的高度肌肉紧张而得到释放，通过不随意肌肉痉挛而达到，同时带来波浪式的快感。

两性性高潮的基本特点是相同的。对于女性，阴部的耻骨、尾骨肌和阴道外1/3产生节律性的肌肉收缩，紧接着发生子宫的节律性收，从子宫底部一直发展到子宫颈。高潮期间，女性阴蒂并不再勃起，摘除子宫或阴蒂的女性也能产生性高潮。

对于男性，肌肉收缩开始于前列腺、精囊和输精管等副性器官，使精液汇集于尿道的前列腺部，然后，会阴部肌肉和尿道的肌肉发生波浪式收缩，产生压力以排出精液，引起射精。两性在性高潮起始时肌肉痉挛的时间长度是相同的，开始的3~4次收缩，间隔为0.8秒，之后间隔延长，收缩减弱。性高潮的强度可由这种收缩的数目来决定，一次较轻度的性高潮包括2~3次肌肉痉挛，而一些强烈的可达8~10次或更多。一般说来，女性性高潮肌肉痉挛发生的次数较多，经历的时间也较长。性高潮的强弱依赖于很多因素，如性刺激的方式和强度、体力、对性刺激的心理接受能力以及双方的感情等。

性高潮期的其他生理反应也加剧，如呼吸加快，强烈时甚至超过平时呼吸率的一倍，心率和血压往往比平时升高1/3；随着性红晕的扩展，皮肤颜色加深，全身肌肉也会发生随意和不随意的收缩，其中包括面部扭曲和手足痉挛，并有轻度的意识模糊。两性的肛门括约肌均能出现不自主的收缩，自主溢出。

男性在18岁时发生性高潮的潜能最大，而女性大约在35岁。18岁的男性24小时内可出现8次性高潮，而超过30岁的男性一般一天仅一次性高潮。35岁妇女的性高潮发生的潜力增加，可能是由于心理性抑制减少的缘故。

关于性高潮期间的心理感受，各人不尽相同，但基本都是"优美无比"的"极乐世界"。男女两性在性高潮的主观感觉一致。对于女性，性高潮的发生是以身体紧张的突然停止为标志，随之而来便是一种快感的高潮。这种快感由阴蒂开始，向整个下腹部放射，同时感到瞬时的眩晕，失去对周围环境的知觉（有的女性偶尔会发生晕厥）。很多女性的感觉主要集中在阴部，并有一种将内部向下推的强烈欲望，片刻之后，一种温暖的浪潮就会从阴部流向全身，充满整个身体，最后，阴部肌肉发生痉挛和抽搐，这些感觉的体验取决于性高潮的强度．男性在性高潮到来的瞬间会有一种预感，接着会感到身体和精神的紧张突然出现了松弛，随之而来的是对周围环境的意识程度的下降，并会清楚地感到有大量的液体在压力下由阴茎射出。男性在性高潮时肌肉收缩在最初几次感受很强，其后逐渐减弱。而女性则不一样，她们对每次肌肉收缩感受都很强烈。

性高潮给人以极大的满足感。然而，如果在平台期没有进入性高潮，阴部的敏感性和身体的紧张度就要花很多时间才能恢复，其结果导致失眠或烦躁不安，尽管这不产生实际的身体损害，但对情绪会有较大的影响，很多女性会遇到这样的情况，丈夫达到性高潮太快，而高潮期后又不能对她们提供进一步刺激，时间一长，她们就会失去与丈夫性交的愿望，这势必影响夫妻感情。

（四）消退期

在性高潮过后，身体紧张逐渐消散，回到性兴奋发生前的功能状态。消退期包括消除平台期和兴奋期发生的身体变化的一系列过程。一般说来，男性性兴奋的消退比女性发生的要快，尤其是生殖器充血的消退。阴茎的疲软比阴蒂和阴道充血的消失要快得多，但肌肉紧张则需要几分钟才逐步松弛。通常，性高潮后的消退期只需十几分钟，而未出现性高潮的消退期则甚至可能长达 1 天。

男性的阴茎在几秒钟内开始萎缩，至完全疲软，一般不超过半小时。阴囊和睾丸松弛，其他的生理反应也在几分钟内恢复正常。女性大小阴唇在几分钟内恢复正常，阴道松弛，仰卧时阴道渗出液汇聚在内 2/3 的底部，和精液一起形成精液池。子宫下降，宫颈降至精液池。女性乳房经半小时左右回复正常。

消退期内，男性和女性生理反应的最大差异在于男性在消退期有一个“不应期”。所谓不应期是指性高潮过后的一段时间，不能再唤起性兴奋，甚至还可能导致生理的不适，这是产生第二次性高潮前必需的一个松弛阶段。女性性高潮后，若有适当的刺激，15 秒后阴蒂又可变大，再度兴奋，不应期长短因人而异，与年龄有关。青年男性不应期往往只有几分钟，随着年龄增大，可能要长达几个小时。

在消退期，夫妻双方都需要一段时间的温存，这样，双方既能在相互爱抚中得到松弛，又能回味到曾经体验过的性快感，这对表达夫妻双方爱的持续，对加深夫妻感情至关重要。

（五）男女性反应的差异

（1）男性性冲动随时可引起，一经激发，容易迅速达到高潮，而且消退也迅速；女性性冲动发生较慢，高潮时间较长，消退也慢。

（2）男性性欲易被视觉激起，兴奋大多集中于性器官上；女性性欲被触觉激起，表现复杂而广泛。

（3）男性性欲较强烈和旺盛，不同个体间的差异不大；而女性性欲相对较弱，个体差异大，受年龄、体质、性格、健康状况、思维状态、疲劳程度、婚后性生活经历以及气候和环境等因素影响。

（4）男性射精后即可得到性满足，而女性的性高潮不如男性明显和强烈。

（5）女性没有不应期，故可连续产生多次性高潮，而男性出现性高潮后有一个不应期。

（六）多重性高潮和不应期

在性高潮的性感体验上，男女之间有一个区别，就是男性通常只能在一次性交中获得一次性高潮，而女性在一次性交期间能够体验到一次至多次的性高潮，这种情况称为“多重性高潮”。曾有人统计，17%的女性具有产生多重性高潮的能力。通常在男性的刺激下，女性逐渐达到性高潮，如果男子不射精，阴茎继续保持坚挺，待女性第一次高潮过后几秒钟，男性继续抽动，女性很快又能达到第二次高潮。如此可使女性反复达到性高潮，但持续时间一次比一次短。多重性高潮的强度因人而异，有的女性第一次高潮较弱，以后越来越强烈，有的女性是两头强中间弱，有的则中间强烈而两头弱。然而，多重性高潮并非所有的女性都具有。多重性高潮也并不等于有成倍的快感。有的女性只有一次性高潮，但却能体会到最强烈的性快感。所以也不必苛求多重性高潮，只要能获得性满足就行了。

男性性高潮过后一般要经历一个“不应期”。不应期的长短因人而异，年轻的、身体强壮的不应期短，一次性高潮后不久又再次达到性高潮，达到多次射精。也有男性在性高潮有意识地控制不射精，因而阴茎依然保持坚挺有力，待兴奋性稍降低后，继续在阴道里抽动，又可恢复性高潮。这样相当于有意识地延长性高潮期的时间，但这样的意识控制往往会影响性交的快感。

（七）阴蒂性高潮和G点理论

通常认为，性高潮的产生是由阴茎在阴道里做活塞运动产生的，特别是对男性来说，勃起的阴茎在阴道里来回摩擦，很容易激发起性高潮。而如果女性在性交中不能达到性高潮往往就会被看作不感症，其实大多数女性可以在手淫时通过刺激阴蒂达到性高潮。美国玛斯特斯博士则认为，高潮只有一种发生形式，即阴蒂性高潮。这是由直接刺激，如手淫或间接刺激（如阴道摩擦）阴蒂所产生的。然而，1940年，德国妇产科医师Grafenberg在诊治妇女时发现，每当他触摸到妇女的阴道前壁略偏中央带时妇女就会有性高潮。这是位于阴道前壁的一小块敏感区，约离阴道外口5cm处，该点对外界刺激十分敏感，是女性又一个性敏感区。刺激该部位可产生性欲高潮而无需对阴蒂的任何刺激，该小区受刺激引起性欲高潮同时伴有“射液”现象，但量不大，呈阵发间断性，其成分可能类似男性的前列腺液。后人为纪念Grafenberg博士，用其名字开头一个大写字母命名该区为“G点”。调查发现每个女性都有G点，但G点不是肉眼容易看出的，必须由女性反应来寻找，有些妇女抱怨G点试验使她们不舒服。有的承认，G点有助于她们达到性高潮。然而，刺激G点之初通常会有尿感，须进一步刺激才会有美妙的高潮。另有一份调查显示，大约有2/3的女性须由刺激阴蒂才能达到性高潮。有的甚至主张不要阴道性高潮，而只追求阴蒂性高潮，当然这不足取，因为如果拒绝阴茎插入，男性的性生活就会黯然失色，只有夫妻双方都能得到性高潮性生活才是和谐美满的。因此，夫妻双方应该努力探索，追求包括阴道性高潮和阴蒂性高潮在内的高水平性高潮。

三、性和谐

在性生活中一定要保持性生活和谐，具体包括：

（一）做爱的环境和气氛

（1）夫妻的穿着打扮；

（2）夫妻间的感情；

（3）室内布置；

（4）避免烦琐的家务事。

（二）理解和回应配偶的性信号

一旦夫妻某方产生性欲，就会向对方表达性交的欲望。但生活中尤其是女性更愿意用间接的方式发出性信号。她们喜欢用含蓄、内向的、暗示性的语言和象征性的动作来表达自己的这种欲望。羞羞答答、默默含情，有意显露自己的身体或穿着薄薄的半透明的睡衣，懒散地躺在床上，或主动拥抱、亲吻、抚摸丈夫等等，丈夫应做出相应的回应。

（三）性生活的前奏曲

人们应把性生活作为一种独立的人生享受，而在性生活中，性交也仅仅是其中的一部分，夫妻间的调情、拥抱、爱抚等过程也显得特别重要，内容也不断丰富，时间也明显延长。有的调查表明，性交前的爱抚时间应是性交时间的四倍，这样才能得到充分的性欢悦

1. 了解人体的性敏感区

（1）男性性敏感区。男性的身体同样有多处性敏感区，当异性触摸阴茎时，很快就会有反应。此外男性的肛门和阴囊、大腿内侧的皮肤都是性敏感区。

（2）女性敏感区。女性身体有许多性敏感区，它们有主次之分，主性敏感区包括乳房（特别是乳头）、性器官（阴蒂、阴道）；次性敏感区通常包括耳朵、后颈部、腰背部、腹部、臀部和大腿内侧、肛门、脐周围、嘴唇（尤其是内侧粘膜）、眼睑及腋窝等。

2. 语言和声音的渲染、性生活中的甜言蜜语、打情骂俏、挑逗性的情话，既能融洽感情，又能催化情欲。

4. 爱抚。拥抱因有广泛的肌肤接触，对提高性兴奋有重要意义。

4. 爱抚乳房。乳房是特别的性敏感区，爱抚乳房可以用手也可以用口，当口一接触到乳房时，不但会引起女性母体本能的反应，也会激发男性的快感。

5. 接吻。接吻是表达性爱最直接的方式之一。

6. 口交。口交也叫亚性交，是指用口对性器官的刺激。口交可分为两大类，即男性用嘴唇和舌刺激女性外生殖器的“舌性交”（舔阴）和女性用嘴含或舔男性阴茎的“含阴欲”。口交也是妊娠期或因某种疾病不宜采用通常的性交方式时的一种性满足补偿途径。

（四）性交后需要温存

射精后继续给予温柔爱抚，以弥补妻子所需要的性满足，陪着爱妻从神奇仙境缓慢降临人间，缓解肉体和精神上的紧张和兴奋。

四、受孕过程

1. 射精　性交时由阴茎将精液射进阴道后，大部分积存在阴道后穹窿，宫颈的位置使宫颈口正好浸泡在这个精液池中。在正常情况下，数分钟后，精子可以进入子宫颈管。

正常阴道内环境保持一定的酸度（pH4.5 左右），这对于阴道的自洁有重要的生理意义，但是对精子的活动与生存却是不利的。不过，由附睾、精囊腺、前列腺和尿道球腺分泌的液体混合而成的精液呈碱性，可以稀释和中和阴道的酸性液体。另外，性交时呈碱性

的子宫颈分泌液增多，可使宫颈口周围变成中性或碱性。这些都为精子在阴道内生存和活动创造了条件。

2. 精子游向卵子　精子必须经过宫颈、子宫游至输卵管才能受精。精子是否能穿过宫颈与宫颈粘液的生化性质密切相关。宫颈粘液的分泌量与性质直接受卵巢分泌的雌激素和孕激素水平的影响。在排卵前期，卵巢内的成熟卵泡分泌大量雌激素，使宫颈粘液变得稀薄，清澈透明如蛋清样，量也增多，其中含有糖、维生素和盐类等营养物质，为精子活动提供能量。宫颈对精子起到一个筛选的作用，只有那些形态正常和高活动力的精子才能通过宫颈这道屏障。再者，精浆中存在一种抑制精子活化的物质，附着在精子头上，精子通过宫颈粘液过程中，可以去除这些抑制活化的物质而获得受精能力，这就叫做获能。

精子通过宫颈进入子宫腔后，借子宫腔液体的帮助，继续向上游动，经过子宫角，到达输卵管狭部。

男性射出的精液内有数亿个精子，因为阴道内分泌液呈酸性，pH4～5，不利于精子的生存，而子宫颈粘液呈碱性，pH7.2～7.8，有利精子活动，因此精子进入阴道后趋向于宫颈活动，通过宫颈到子宫腔，到达输卵管壶腹部。经过重重阻力，真正到达的只有200个左右的精子。精子通过宫颈到达输卵管的最快时间只需数分钟，一般须1～1.5小时。一般性交后1～3天内的精子有受精能力，而存在阴道内的精子拥有受精能力的时间不超过8小时。

3. 受精　每一个月经周期中有一个卵细胞发育成熟，排出后，生存时间大约为24小时。

排出的卵子可被同侧的输卵管伞端捕获，并与进入输卵管获得了受精能力的精子在输卵管壶腹部相遇。许多精子包围一个卵子。卵细胞的外面有一层糖蛋白组成的透明带，在它的外面还有放射状的冠状细胞。输卵管粘膜中有丰富的碳酸酐酶，能分离或分散放射状冠状细胞。精子顶体释放透明酯酸酶，也有分离或分散这些细胞的能力。精子释放透明酯酸酶和胰蛋白酶复合物，使精子具有穿透透明带的能力。穿透透明带后只有一个精子进入卵细胞内，随即抑制其他精子进入，两者融合即成了一个新细胞，这就是受精卵，是一个新生命的开始。

4. 受精卵的发育与着床　由于输卵管肌肉的蠕动以及管腔内纤毛的摆动，受精卵被送往宫腔内。运送的同时在输卵管中吸收营养和氧气，不断地进行有丝分裂，细胞的数目不断地增多。3～4天后形成一个实心的细胞团，到达输卵管子宫端，进入宫腔后逐渐形成囊胚，在宫腔内保持游离状态。在受精后7～8天，囊胚在透明带消失后侵蚀子宫内膜，而内膜由于受孕激素的作用正处于分泌期，间质水肿、丰富的血管轻度扩张，两者的同步化是孕卵着床的条件。子宫内膜功能层被侵蚀分解后，孕卵即埋入子宫内膜中，就像种子植入肥沃疏松的土壤，不断取得它生长发育所需的营养而逐渐成长为胎儿。

五、受孕条件怀孕是复杂的生理过程，必须具备以下四个方面的条件

（1）男方能产生正常的精子。正常的精液为灰白色蛋清样，正常男性每次射精量为2～6ml，精液呈弱碱性，pH7.2～7.8，每毫升精液中含6千万～1亿5千万个精子，且多数有良好的活动力。每个成熟精子内含22条正常染色体和一条X或Y性染色体。

（2）女方的卵巢能排出健全的卵子，并能进入输卵管得到和精子会合的机会。

（3）男方精子能进入女方阴道，在进入阴道后仍保持活动能力，并能从子宫颈管和子宫腔到达输卵管，在那里和卵子相遇结合成受精卵。

（4）受精卵必须被及时送入子宫腔，子宫腔的内环境特别是子宫内膜要适合孕卵的着床与生长。

第二节　怀孕的特征及检查

卵子一旦受精便在子宫腔内种植、生长、发育并形成胎儿，这个过程就叫怀孕，怀孕后，身体也会出现一些特有的现象。

1. 闭经　一个有性生活的月经规律的妇女突然发生停经，往往高度地提示妊娠的可能性。但在某些情况下，如哺乳期、环境的变迁、急慢性疾病，更年期、口服或注射避孕药等也有停经现象，应加以区别。

2. 早孕反应　大多数妇女怀孕后饮食习惯发生改变，喜食酸味食物，嗅觉变得特别灵敏，某些特殊的气味，如油腥气、葱蒜味可以反射性地引起恶心，较重者有呕吐，一般以早晨为重，故也称为晨吐。由于胃肠蠕动减低，也常常发生大便秘结，部分人还可以有嗜睡、乏力等表现，这些症状必须和肝炎、胆囊炎等消化疾病相区别，以防延误病情和治疗。

3. 小便频数

怀孕后子宫逐渐增大，压迫刺激膀胱造成小便次数增多，待子宫从盆腔进入腹腔后，这些症状便很快消失。到妊娠后期，胎儿先露部降入盆腔时也有尿频的现象。

4. 乳房的变化　妊娠早期，由于卵巢激素的影响，可以感觉乳房发胀，乳头、乳晕颜色变深，有的在妊娠后期可有少许淡黄色初乳分泌，初次怀孕的人这种表现较为明显。

5. 基础体温的变化　经常测量基础体温的妇女，如果基础体温上升，保持在升高水平，而月经过期未来，提示怀孕的可能性很大。如何知道已经受孕呢？有些身体反应如停经、恶心等现象往往提示有怀孕的可能，但要得到确切诊断，必须去医院做进一步检查，如阴道和子宫的变化、子宫的大小等。辅助检查如晨尿妊娠试验、B 型超声波检查、血清绒毛膜促性腺激素浓度的放射免疫法测定等，可进一步确定是否怀孕。

目前市面上有些早孕检验试纸可很方便地诊断早孕，由于灵敏高度，一般受精 10 天后即可被诊断。也就是说，不必等下次月经期不来时测定。如果在排卵期性交，过 10 天后即可检查出是否怀孕。这样检测早孕的方法，对于防止计划外怀孕带来很大的方便。

第三节　多胎妊娠

凡是一次怀孕两个或两个以上的胎儿时，就叫多胎妊娠。其中双胞胎是多胎中最常见的一种。根据双胞胎发生的原因，可分为单卵双胎和双卵双胎两种。

受精卵在输卵管内向子宫腔移动，同时进行着细胞分裂。第一次细胞分裂形成两个卵裂球，以后两个卵裂球以均等的速度进行分裂，大约到 16 个卵裂球时，就形成一个形状似桑椹的实心细胞团，叫叠椹胚。以后桑椹胚表面凹陷形成囊胚腔，囊胚腔逐渐扩大，它的外壁有吸收母体营养的机能，称为滋养层。囊胚腔的一端有一团细胞附在滋养层内面，叫内细胞群，胚胎就由内细胞群发育形成的。

如果受精卵第一次分裂形成的两个卵裂球被分开，或在囊胚时出两个内细胞群，则以后便发育成单卵双胎。这种由一个受精卵发育成的两个胎儿，特点是有两个羊膜囊、一个共同的胎盘和绒毛膜，胎儿各自在自己的羊膜囊内，两个羊膜腔的中膈仅为两层羊膜所组成，两个胎儿的血液循环通过胎盘互相通连。因此，单卵双胎的两个胎儿的性别和血型是相同的，体质和面貌非常相似。如果母体同时排出两个卵子，分别都受了精，形成两个受精卵，并分别种植于子宫壁的蜕膜层内，各自发育而成双胞胎，这就叫双卵双胎。这时两个胎儿各有单独的胎盘、绒毛膜和羊膜，两个胎盘之间的血液循环互不相通，两个胎儿分别要居住在自己的胎囊里，两个胎囊之间有两层羊膜和两层绒毛膜组成的中膈，双卵双胎形成的胎儿的性别可以相同，也可以不同，体质和面貌也不全相似，犹如一般兄弟姐妹一样。

近来由于一些药物的使用，刺激卵泡发育成熟，可能一次排出两个乃至多个卵子，导致多胎生育，这种情况愈来愈常见。

双胎妊娠时，腹部增大的速度较快，尤其是在妊娠 20 周以后，由于子宫增大使横膈上升压迫胸部，孕妇可出现气急、呼吸困难和心悸等现象，孕妇下肢浮肿的现象也比较严重，并能感觉到胎动特别活跃。双胎妊娠的腹围常常超过 100cm，医生可以在孕妇腹部不同部位听到两个不同节律的胎心音。在必要时做超声波检查和 X 线摄片检查，超声波可以探及两个胎心，X 线片子上可以见到两个胎儿的骨胳。

双胎妊娠和多胎妊娠在怀孕期、分娩期和产后的并发症都比单胎妊娠多，因此当发现双胎或多胎妊娠时，必须引起足够的重视。由于双胎和多胎需要的营养量大，产前要注意营养和适当的休息，还要补充铁质来纠正贫血。妊娠后期要补充钙质，以供胎儿骨胳发育和母体的需要。必须定期作产前检查，以早期发现妊娠中毒症和胎位异常，一般应在分娩期前提前住院，以保证顺利分娩。

第四节　计划生育与避孕

一、计划生育的意义

人口问题是社会主义初级阶段长期面临的重大问题，是制约我国经济和社会发展的关键因素。控制人口数量，提高人口素质，是实现我国社会主义现代化建设宏伟目标和可持续发展的重大战略决策。新中国成立 50 多年来，特别是改革开放以来，经过全国人民的艰苦努力，我国计划生育工作取得了举世瞩目的成就。在经济还不很发达的情况下，有效地控制了人口过快增长，使生育水平下降到更替水平以下，实现了人口低出生、低死亡、低增长的历史性转变，成功地探索了一条具有中国特色的综合治理人口问题的道路，有力地促进了综合国力的提高、社会的进步和人民生活的改善，对稳定世界人口做出了积极贡献。

计划生育是我们必须长期坚持的基本国策，在实现了人口再生产类型的转变之后，人口与计划生育工作的主要任务将转向稳定低生育水平提高出生人口素质。全党全社会必须从我国社会主义现代化建设的大局和中华民族生存与发展的长远利益出发，抓好计划生育工作。

二、避孕的含义及途径

避孕是指用科学的方法阻止和破坏受孕过程中的某些环节，避免怀孕，防止生育。如果用人工的方法破坏受孕过程的某些环节，达到永久不能生育的目的，称为绝育。

就目前的科技发展水平，常采用的避孕途径有以下几个方面。

（一）抑制排卵或阻止精子产生或成熟。女性用的短效、长效避孕药以及皮下埋植剂等具有抑制卵巢排卵作用。卵细胞的发育和成熟受下丘脑和脑垂体内分泌活动的影响，这类避孕药能抑制下丘脑和脑垂体的功能，阻止卵细胞的发育，从而达到避孕目的。另外，妇女哺乳也具有抑制卵巢排卵的作用，所以哺乳期也可能避孕。

男性口服避孕药绵酚可抑制精子的产生。绵酚是从棉籽中提取出来的一种黄色酚类物质。长期服用绵酚可使精子数明显减少或完全消失，从而达到不能生育的目的。

（二）阻止精子和卵子的结合。这类避孕方法很多，其目的是不让精子和卵子结合。例如避孕套、阴道膈膜等阻止精子进入阴道或子宫腔；放在阴道内的外用避孕药能杀死进入阴道的精子；孕激素探亲避孕药或速效避孕药可以在短时间内改变宫颈粘液的性能，使粘度增加，拉力变小，从而使精子不能进入子宫；安全期避孕法，则通过控制性交时间，避免在排卵期性交，使精子和卵子错过相遇机会；体外排精法和会阴部尿道压迫法使精液不能进入阴道；男女绝育手术则阻止精子排出或阻止精卵结合，达到永久避孕的目的。

（三）阻止受精卵着床。如果前面的方法不及时或不适当，致使精子和卵子在输卵管相遇受精，还有补救的措施干扰受精卵的发育。子宫是孕育胎儿的地方，设法干扰子宫的内部环境，不利于受精卵的着床和生长发育，也能有效地达到避孕的目的。在子宫内放置节育环以及各种探亲避孕药物均可使子宫内膜发生变化，阻止受精卵着床和发育。

（四）避免失败的补救措施。如果受精卵在子宫着床发育，最后的补救措施是通过人工流产的方法使受精卵或胎儿排出宫外，如前列腺素抗早孕或中止妊娠、负压吸引人工流产等。

避孕的预防措施有以下几种：药物避孕、工具避孕、非药具避孕、绝育。

三、避孕措施的合理选择

（一）避孕药具的合理选择

1. 内服避孕药的适应性　避孕药不对身体产生太大危害，凡身体健康的已婚育龄妇女均可使用避孕药。但如果身体功能不健全，长期服用后，也会引起副作用，因此服用避孕药前，应该到医院做全面的身体检查，以了解是否适宜服用避孕药。另外避孕药的品种多，各有优缺点，各人的身体状况、用药情况也不一样，因此最好在医生的指导下使用。有下列情况时不宜使用避孕药：

（1）心脏病伴心功能不良者。避孕药中的雌激素能使体内水、钠潴留，可加重心脏负担，因此，心脏病伴心功能不良的病人不宜使用。

（2）高血压患者。少数妇女用药后使血压升高，所以有高血压的妇女不宜使用。

（3）急慢性肝炎和肾炎患者。进入体内的避孕药都在肝脏进行代谢，经肾脏排泄，患有急慢性肝炎和肾炎的妇女使用后，会增加肝、肾负担，故这类病人不宜使用。

（4）糖尿病患者。少数人用药后可使血糖轻度升高，隐性糖尿病变为显性，故有糖尿病及糖尿家族史者不宜使用。

（5）甲状腺功能亢进的妇女。在没有治愈前，最好不要使用避孕药。

（6）乳房良性肿瘤、子宫肌瘤以及各种恶性肿瘤患者不宜使用，以免对肿瘤产生不良影响。

（7）患慢性头痛。特别是偏头痛和血管性头痛的妇女不宜使用，否则会加重病情。

（8）避孕药中的雌激素可能会增加血液的凝固性，故过去或现在患有血栓栓塞性疾病者不能使用，以免加重病情。

（9）长期使用避孕药可使子宫内膜呈萎缩状态，故过去月经过少者，最好不用。

（10）避孕药可使乳汁分泌减少，并降低乳汁的质量，避孕药还能进入乳汁，对哺乳儿产生不良影响，所以哺乳期妇女不宜使用。

（11）年龄在40岁以上，吸烟的妇女在35岁以上者不宜使用。

2. 避孕药环的适应性　避孕药环每天释放的药物剂量很小，同时又是通过阴道粘膜吸收，故对全身的影响较小，凡是已婚育龄妇女，要求避孕者均可使用。避孕药环不影响乳汁分泌，故适用于哺乳期的妇女使用。患有急性肝、肾疾病，严重贫血以及子宫脱垂、阴道过于松弛、生殖器肿瘤患者禁用。有阴道炎、严重慢性子宫颈炎的妇女，应等治愈后使用。

3. 外用避孕药的适应性　患有子宫脱垂、阴道松弛及严重会阴撕裂的妇女不宜使用外用避孕药，因为药物很难保留在阴道内，会影响避孕效果。另外，有阴道炎、严重宫颈糜烂的患者也不宜使用，以免加重病情。

4. 皮下埋植避孕法的适应性　40岁以下需要长期避孕的妇女只要身体健康，均可采用此种方法避孕，尤其适合于使用节育环容易失败的妇女、不能按时服用避孕药的妇女以及对做绝育手术有顾虑的妇女使用。患有严重贫血、高血压病、频发性头痛、甲状腺机能亢进症，乳腺癌、糖尿病、子宫肌瘤、严重皮肤病、肝炎、肾炎等疾病，以及有宫外孕病史者、哺乳期妇女、体重大于70kg或正在服用抗癫痫药、抗结核病药的妇女均不适合采用这种避孕方法。

5. 避孕套的适应性　避孕套是一种安全、简便、有效的避孕工具，是所有避孕药中适应症最广泛的一种，除了极个别对橡胶过敏的人不能使用外，其他育龄夫妇均可使用。

6. 节育环的适应性　凡是需要避孕已婚妇女，只要身体健康、月经正常、生殖器官没有炎症或肿瘤、无严重疾病者均可使用节育环避孕。具有下列情况者不宜放置节育环：

（1）心、肝、肾等脏器严重疾病的患者，处于急性阶段的糖尿病、出血性疾病以及其它各种疾病的患者，不宜放节育环。

（2）月经过多、月经过频、月经淋漓不净或有严重痛经者不宜放节育环，因为放节育环后可能使这些症状加重。

（3）患生殖器官炎症。

(4) 宫颈有撕裂伤、宫颈口太松或有严重子宫脱垂者、子宫畸形者。

(5) 未生育过的妇女子宫比较敏感，放环后容易脱落，故一般不选用节育环避孕。

(6) 宫腔大于9cm或小于5cm无大小合适的节育环可供选择，不宜放节育环。

(7) 患生殖器官肿瘤者不宜放节育环。如子宫肌瘤，它的主要症状是月经过多，放了节育环后会使出血症状更加严重。

(8) 放节育环当天，若体温超过37.5℃时，应等体温正常后再放环。

7. 阴道隔膜的适应性　凡是下列情况的妇女不宜使用阴道隔膜：

(1) 患有子宫脱垂、阴道过紧、阴道壁松弛的妇女，因阴道隔膜不易放到合适的位置，故不宜使用。

(2) 患有阴道炎、重度子宫颈糜烂等生殖器官炎症的妇女不宜使用，否则会加重病情。

(3) 有习惯性便秘的妇女，因直肠内充满粪便，可使阴道后穹窿的形状发生改变，影响阴道隔膜的正确安放，故也不宜使用。

(4) 对橡胶过敏的妇女以及不能正确掌握阴道隔膜放置技术的妇女不宜使用。

8. 米非司酮流产的适应性　口服米非司酮流产适合于停经49天以内的健康早孕妇女，年龄最好在35岁以下。下列情况的妇女不宜用米非司酮流产：

(1) 心、肝、肾疾病患者及肾上腺皮质功能不全者。

(2) 有使用前列腺素类药物禁忌症者，如青光眼、哮喘、过敏体质等。

(3) 带宫内节育器妊娠和怀疑宫外孕者。

(二) 适合不同时期的避孕法

1. 新婚期的避孕法　青年男女结婚，最好把婚期安排在女方排卵期后的安全期，这样一直到下次月经来潮前，可以不采用任何避孕措施，从而达到性生活满意。但是这种避孕方法只适用于月经规则的妇女，并且要在婚前2~3月开始测试基础体温，掌握自己的排卵规律，否则不宜采取安全期避孕。

新婚夫妇要求作短期避孕的，可采用避孕套．新婚妇女阴道较紧，特别是新婚之夜处女膜未破，一般不使用置入阴道内的避孕药具，如外用避孕药及阴道隔膜等。待婚后一段时间性生活已渐渐有了规律，女性的阴道松弛后，再采用上述避孕措施。

新婚妇女要求避孕时间较长的，可服短效避孕药。新婚期间，也可服用探亲避孕药，这类药物品种较多，服法各有不同，探亲避孕药是一种临时性避孕措施，不能长期服用，一般只使用2~3周，以后根据情况采用其他避孕措施。

2. 探亲期的避孕法　分居两地的夫妇一旦同居，双方的性兴奋往往较强，性生活较一般夫妇频繁，而且女方常常因情绪和生活环境改变，可使排卵提前或错后，排卵期不易掌握，故探亲期不宜使用安全期避孕法。避孕套、阴道隔膜及外用避孕膜等外用避孕药具适合探亲期使用。服用探亲避孕药比使用外用避孕药具有更为方便，它在服药当天发挥避孕效果。探亲避孕药由于剂量偏大，不宜久服。如探亲时间较长，而且事先知道探亲日期者，也可服用短期避孕药，但女性必须掌握好服药的时间和方法。节育环是一种长效避孕方法，分居两地的夫妇也可使用。

3. 哺乳期的避孕法　产后妇女只要恢复性生活，就应该采取避孕措施。

避孕药会影响乳汁分泌，还会通过乳汁进入婴儿体内，这不利于哺乳儿的生长发育，故在断奶前不宜使用避孕药。哺乳期妇女可采用节育环避孕，一般在分娩3个月以后可以放节育环。现在有些地方立即放环或产后42天左右放环，效果均不错。但往往要在断奶后重新换一只合适的节育环，以免影响避孕效果。外用避孕药具，如避孕套、阴道隔膜以及外用避孕药等均可使用。

4. 更年期避孕法　妇女面临更年期，卵巢功能开始衰退，表现为月经周期不规则，月经及生育功能减低。但是更年期卵巢还能排卵，此时只要有性生活，仍有怀孕的可能。更年期因卵巢功能减退，卵子的发育不成熟，或者即使成熟，也常常存在一些缺陷。所以更年期妇女容易出现异常妊娠、胎儿畸形、葡萄胎等，而且年龄越大，发生率越高。妇女在更年期前已经放置了避孕环，如果没有不良反应，进入更年期不急于取出，可在完全绝经后半年至一年再取出。原来未放节育环的，可放节育环避孕。避孕套和阴道隔膜对于更年期妇女比较合适，如同时配合避孕药膏使用，可加强避免效果，也可起润滑阴道的作用，从而减轻因雌激素不足引起的阴道干燥所带来的不适。

5. 剖腹产后避孕法　近几年来行剖腹产的产妇明显增多，剖腹产后子宫壁上有脆弱的瘢痕组织，如果在短期内又怀孕，瘢痕有裂开的可能，而且做人工流产有一定的困难和危险，所以，做了剖腹产的妇女更要坚持避孕。剖腹产后的哺乳期间不宜服用避孕药，以免影响乳汁分泌和哺乳儿生长发育。在孩子不哺乳或断奶后，可采用短效或长效避孕药避孕。避孕套、阴道隔膜等外用避孕工具也可使用。如与避孕药膏合同，可以提高避孕效果，产后6个月可用节育环避孕。

6. 人流后的避孕法　短期内多次作人工流产容易引起一些并发症，如子宫内膜炎、盆腔炎等导致闭经、不育或其他一些后遗症。所以人工流产后要坚持做好避孕工作。

可在人工流产的同时放置节育环。这时放置节育环比较容易，又不增加任何痛苦，如果是放不锈钢单环（O型环）引起的掉环或带环怀孕的妇女，可改用带铜的T型、V型节育环。这类节育环的脱落率和带环怀孕率都很低。如果已多次发生掉环或带环怀孕，应在人工流产后采用其他避孕方法。

7. 经产妇女的避孕法　生育有一个孩子的妇女采用节育环避孕最为适宜，放一次节育环可以避孕数年，有时甚至可以避孕到绝经。如果有特殊情况需要生育时，节育环取出后即可恢复生育能力。对40岁以下不吸烟的妇女，只要身体健康，没有禁忌症，均可使用短效或长效避孕药。其他避孕方法，如避孕套、子宫帽、外用避孕药均可使用。只要方法正确，避孕效果也不错。

（三）适合不同身体状态的避孕法

1. 心血管病患者的避孕法　患心血管病的妇女，如果心脏功能较差，就不能怀孕、生育．心脏病患者不宜使用药物避孕。短、长效避孕药中都不同程度地含有雌激素，使用避孕药后体内雌激素的含量过多，使体内钠离子和水分排出减少，血液容量增加，加重心脏负担，甚至引起心力衰竭。其次，避孕药使血液粘性增加，容易形成血栓，对心脏病不利。心脏病妇女也不宜放节育环，如果在放节育环过程中消毒不严，操作不慎或放环后不注意外阴部卫生，就可引起感染，严重时可导致心脏内膜炎。心脏病妇女适宜的避孕方法是用避孕套、外用避孕膜及阴道隔膜，这类避孕方法没有副作用，避孕套和阴道隔膜如与

避孕药膏配合使用，可提高避孕效果

2. 肝肾病患者的避孕法　肝脏是人体的代谢器官，还具有解毒功能，大多数药物（包括避孕药）在体内发挥作用的同时，又经过肝脏代谢，使药物的作用减弱或消失，最后则由肾脏排出体外。当肝功能不良时，药物代谢必然会受到影响，由于不断地继续用药，体内没有经过代谢解毒的药物越积越多，这样既加重了肝脏负担，促使病情恶化，还会造成药物中毒。所以，妇女患肝脏病，特别是在肝功能不良时，不宜使用避孕药。肝功不良时会使体内凝血酶原减少，凝血功能障碍，因而容易引起出血。放置节育环可以引起月经过多或子宫出血，所以肝功能不良的妇女也不宜放节育环。患肝脏疾病妇女最宜用避孕套、阴道隔膜及外用避孕药膜避孕。

3. 肺结核病患者的避孕法　肺结核是一种慢性呼吸道传染病，必须治愈后才能结婚和生育。不适宜怀孕的肺结核病人如发现意外怀孕应在6周内做人工流产。肺结核病需长期服用抗结核药物治疗，有些结核药物如利福平、异烟肼对避孕药有抵抗作用，减弱避孕药的疗效，导致避孕失败，故不宜使用避孕药。患肺结核病妇女最适宜使用避孕套、阴道隔膜和外用避孕药等避孕，对肺结核病无不良影响。肺结核病人也可用节育环避孕，但肺结核患者的体质较差，放环后如果阴道流血过多应及时取出，以免影响肺结核的治疗和康复

4. 糖尿病患者的避孕法　糖尿病是由于胰岛素相对或绝对不足，引起糖代谢紊乱所致的一种内分泌和代谢性疾病。糖尿病妇女怀孕后会加重病情，并容易发生流产及影响胎儿的生长发育，胎儿畸形的发生率和死亡率明显增高。患糖尿病妇女不宜服用避孕药，避孕药可破坏对葡萄糖的耐受性，促使病情恶化。患糖尿病妇女不宜采用节育环避孕。糖尿病人血糖较高，组织中酸碱度增加，腐蚀子宫内的节育环，因而避孕效果受到影响。患糖尿病妇女比较适宜用避孕套。

5. 阴道炎患者的避孕法　患阴道炎、宫颈炎的妇女不宜放节育环，因为在放节育环过程中，可以将阴道内或子宫颈上的细菌带入子宫腔而引起子宫内膜炎或盆腔炎。原为盆腔炎的妇女放环后可能使病情加重。阴道炎和宫颈炎患者也不宜使用阴道隔膜避孕。因为每次性交后阴道隔膜放在阴道内8小时以上，这样会影响阴道分泌物的排泄，可能使炎症加重。外用避孕药有一定的刺激性，故也不宜使用。患阴道炎妇女可使用短效或长效避孕药。避孕套也很适用，因为它还可以防止阴道内病菌传染给对方。

6. 葡萄胎患者的避孕法　葡萄胎是受精卵在发育过程中发生的一种异常现象，宫腔内既没有胎儿又没有胎盘，仅有些大小不等的水泡状组织。葡萄胎的临床表现为闭经和反复性阴道流血，恶心呕吐反应比正常怀孕时明显，子宫大于怀孕月份，无胎动，也听不到胎心音，有时阴道内有水泡状组织排出。患了葡萄胎后可采用避孕套、阴道隔膜等外用避孕工具，这既不影响内分泌功能，又不刺激子宫内膜，因而不会增加葡萄胎恶性病变的危险。节育环对子宫内膜是一个刺激，故不宜使用。葡萄胎患者不宜服用避孕药，因为它可以间接促使葡萄胎发生恶性病变。

7. 月经过多者的避孕法　月经过多的妇女不适宜用节育环避孕，因为放节育环后通常出现月经增多或子宫出血。但是，有一种含孕激素的节育环，可使月经减少，故可以试用这种节育环。月经量过多的妇女最好服用短效避孕药2号，因为它有减少月经血量的功能，服药后可以使月经量减少。另外，也可选用不影响月经的外用避孕药具，如避孕套、

阴道隔膜、外用避孕药膜等。

8. 癫痫病患者的避孕法　癫痫病俗称“羊角风”，发病的典型症状为突然摔倒、口吐白沫、四肢抽搐，数分钟后自行恢复常态。癫痫病分为原发性癫痫和继发性癫痫病。多数医学家证实，原发性癫痫病的子女，癫痫病发病率明显高于正常人群，所以，患有原发性癫痫，特别是明显家族史的女青年，虽能结婚，最好不生育。有些抗癫痫药物如苯妥英钠、扑痫酮及酰胺咪嗪等与避孕药有抵抗作用，加速避孕药代谢，减弱避孕作用，容易导致避孕失败。

故癫痫病人在服用抗癫痫药的时期不宜使用避孕药。可以根据个人的具体情况，选用其他避孕方法。

四、避孕失败与补救

（一）事后避孕

1. 避孕失败可补救　事后避孕是在没有采取避孕措施或避孕失败的性生活后，为了避免计划外受孕的应急补救措施。比如性生活中避孕套破裂或脱落、体外排精不及时以及漏服避孕药等，都有可能受孕。出现这些情况后应尽早采取补救措施，以免怀孕进行人工流产，造成不必要的麻烦和痛苦。事后避孕的方法有物理方法和化学方法两大类。物理方法主要是指在性生活后在宫腔内安置内节育器，阻止受精卵在宫腔内着床和发育。但由于这种方法麻烦，实际中很少使用。化学方法则主要是用事后避孕药。这样较方便，方法也在不断改进发展。

2. 事后避孕药　事后避孕药主要有雌激素药物、孕激素类药物、雌激素和孕激素复合类药物。近来这方面有新的发展，如抗孕激素类似物米非司酮和前列腺素等。在二十世纪60年代雌激素药物就开始用于事后避孕的研究。曾有报道，房事后立即服用大量雌激素可达到阻止妊娠的目的。虽然对雌激素作为事后避孕药的机理还不很清楚，但大量雌激素会破坏维持受精卵着床的雌激素和孕激素的平衡，使受精卵不易着床。雌激素类事后避孕药一般应在房事后尽早服用，一旦受精卵着床避孕效果就显著减弱。由于雌激素类药所用剂量大，且服用时间长达5～6天，具有较多的副作用和并发症，如恶心、严重呕吐，故不能作为常规用药。雌激素和孕激素配伍使用，也可达到事后避孕的目的。由于混合药中的雌激素剂量比单用雌激素的事后药剂量显著减少，服用次数少，副作用也小，在英、美、加拿大等国广泛使用。孕激素事后避孕药排除了雌激素的副作用，很受广大妇女的欢迎。世界卫生组织的专家也指出，事后避孕药应该只含少量雌激素或不含雌激素的孕激素制剂。D－18甲基诺酮（简称D－18甲）即符合这一要求，而且避孕效果好，副作用少，目前已广泛应用。

3. 避孕失败后的应急措施　如果在无准备的情况下，发生了性交而未采取避孕措施，或者避孕失败，如性交后发现避孕套破裂，精液流入阴道，就有可能受孕。有的妇女以为下蹲排出精液，或清洗阴道可避免怀孕，其实这是不可靠的，可用下法补救：

（1）当晚即服53号抗孕片1片，第2、3天各服1片，后隔天服1片，即第5、7、9、11天各服1片，共服8片。

（2）如当晚无53号抗孕片，那么第2天早上服1片，第2天晚上再服1片加强，第

3、4 天各服 1 片，以后隔天服 1 片，即第 6、8、10、12 天各服 1 片，共服 8 片。

(3) 对于两地分居的夫妇，短期探亲期间房事后服 53 号探亲片 1 片，次日加服 1 片，以后每次性交后服 1 片，共服 12 片。

避孕失败是难以预料的事，因此夫妻在采用常规方法避孕的同时，最好能准备一些事后避孕药，以防万一，避免临时惊慌失措。但是，事后避孕药的用量较大，容易出现不良反应，故不宜常用。因此，根本的方法是做好避孕措施落实。在妊娠 28 周以前，采用人工方法，把已经发育但还不成熟的胚胎和胎盘从子宫里取出来，达到结束妊娠的目的，称为人工流产。人工流产按妊娠月份大小分为早期人工流产和中期引产。妊娠 14 周前做人工流产称为早期人工流产；妊娠 14～38 周做人工流产称为中期引产。通常在妊娠 12 周内做人工流产较安全，称为低危人工流产。因为人工流产手术越早就越简单、越安全反之，手术就复杂，手术后康复时间也就慢。

(二) 人工流产

1. 人流前后需知　发现自己怀孕后而不想生育时，应尽量争取在 10 周内做人工流产，因为妊娠月份愈大，手术并发症愈多。

做人工流产手术前 1 周内应避免性生活，手术前 1 日要洗澡、更衣，避免着凉和感冒。

手术当天早晨禁食或喝点糖开水。体温超过 37.5℃应改日手术。手术时要与医生密切配合，不要过分紧张。

(1) 人工流产手术结束后应观察 2 小时，注意阴道流血和腹痛情况，假如没有什么反应就可以回家。

(2) 人工流产后需要休息 2 周，并预防着凉和感冒，多吃些富有营养的食物，使身体尽快恢复正常。

(3) 人工流产后要更加保持外阴部清洁卫生，每天用温开水清洗 1～2 次，勤换卫生巾。2 周内或阴道流血未干净前不要坐浴，1 个月内禁止性生活，以防生殖器官感染。如果有发热腹痛或阴道分泌物有异常气味，可能为感染所致，要及时就诊。

(4) 人工流产后多数在 1 个月左右卵巢就会恢复排卵，随后月经来潮。如准备采用节育环避孕者，可以在人工流产的同时放节育环，因为这时成功率高，脱落率低，副作用少。

(5) 在人工流产手术过程中，子宫内膜会受到不同程度的损伤，术后需要有一个恢复过程，过早地再次怀孕，子宫内膜尚未彻底恢复，难以维持受精卵着床和发育，因而容易引起流产。另外，人工流产后的妇女，身体比较虚弱，怀孕过早，往往使胎儿发育不良，或造成自然流产。

2. 早期人工流产　传统的早期人工流产手术有吸宫术（负压吸引术）和钳刮术两种，前者适用于 10 周以内的妊娠妇女，后者适用于 10～14 周的妊娠妇女。妊娠超过了 14 周就不能做上述两种人工流产，而需要住院作引产手术。这样更增加了孕妇的痛苦和手术的危险性。早期人工流产的主要方法有药物流产、吸宫术、钳刮术。

3. 中期引产　中期妊娠引产是用以终止 14～28 周以内的妊娠。其原理主要是通过手术或药物的方法使子宫肌收缩，子宫颈肌肉松弛，从而将胎儿排出体外。由于中期妊娠有其特殊性，终止妊娠手术较困难，并发症率高，甚至有引起孕妇死亡的可能。所以，在技术与设备条件差的医疗单位，不宜施行中期妊娠引产术。中期引产法可分药物引产和手术引产两大类：药物引产常用的药物种类有利凡诺（雷佛奴尔）、前列腺素、芫花萜、天花粉等。常用引产途径有羊膜腔内注药法、宫腔内、羊膜腔外注药法、肌肉注药法（臀部）、阴道内给药法。

4. 人流可能对身体的影响 人工流产虽然是小手术，吸宫和刮宫等操作可能会引起一些并发症或后遗症，如吸宫不全、子宫出血、子宫发炎、子宫穿孔、子宫内膜异位症、不孕症等。所以，人工流产不宜多做，否则对健康会产生不利影响。

5. 人流综合反应 有少数孕妇在施行负压吸引或钳刮人工流产过程中或手术刚结束时，出现心率减慢、心律失常、血压下降、面色苍白、全身出冷汗、肢体末端冰冷、头晕、恶心、呕吐及胸闷等症状，严重者会发生昏厥或抽搐。这种情况被称为“人工流产综合反应”。它是由负压吸引或手术器械操作时对子宫颈、子宫壁的强烈刺激引起的迷走神经兴奋所致。

6. 人工流产后常见的症状

（1）人工流产后，数月不来月经。一般人工流产后，月经应按月复潮的如月经没有按月复潮，则有如下可能：①人工流产手术后“一时性月经紊乱”。有时由于出现无排卵性周期或非典型分泌期子宫内膜时，可导致月经迟来。碰到这种情况可暂不医治，一般3个月即可恢复正常。②手术过程中，由于带负压的吸管频繁进出子宫颈或过分吸刮宫腔，可分别引起宫颈管及子宫内膜的损伤，发生局部或全部粘连，常会导致闭经或月经过少。③如手术后有过性生活，则有再次妊娠的可能。④手术作得不好，出现“空吸”现象，没将受精卵子吸出，而导致继续妊娠。因此，人工流产后，若月经没有按期复潮，应及时到医院检查，弄清是什么原因造成的，如是后3种原因，则需及时的诊治与处理。

（2）人工流产后有乳汁流出。流产之后，如果手挤压乳头，常常会有乳汁流出。在妊娠初期无乳汁的分泌，是因为妊娠初期大量的孕激素与雌激素抑乳汁形成的结果。但是，到了妊娠晚期，如挤压乳房就会流出几滴稀薄的黄色液体，这就是初乳，可正式分泌大量初乳要在分娩之后才能出现，在妊娠中期（即3~6个月），处于准备泌乳阶段。如这时一旦中断妊娠，抑乳泌的激素则降低，所以，用手挤压乳头，便会有少量的乳汁流出，这种情况是完全正常的。不过，在此期间，女性应少喝水，不要挤乳头，过几天后，乳汁就会自然而然地消失。

第五节 不孕不育症的诊断要点

生育是个复杂而又协调的生理过程，它必须具备三个条件：一是有正常的生殖细胞（精子和卵子）；二是精子和卵子能正常结合成受精卵；三是受精卵的正常着床和发育。其中任何一个环节出现故障，都可能导致不孕或不育。

不孕和不育是两个相互联系又有所区别的概念。不孕是指育龄夫妇同居，3年性生活正常，也未采取避孕措施，未能怀孕。如果能受孕但均发生流产、早产或死产，因而不能获得存活的婴儿称为不育。又因男、女的原因分为男性不育和女性不孕。

一、不孕症

（一）病因

1. 排卵障碍　排卵障碍是女性不孕症的重要因素。精卵结合是生育的最基本的条件，女性不排卵，就不可能受精。女性排卵是个非常复杂的生理机制，而排卵障碍、闭经的原因也是多方面的，最值得注意的是下丘脑—垂体—卵巢轴系统的故障。排卵障碍的常见病因涉及以下几个方面：

（1）丘脑－下丘脑部位疾病。如下丘脑－垂体部位的肿瘤、炎症、外伤等，使下丘脑的促性腺激素释放激素合成分泌不足，血中 FSH、LH 水平降低或泌乳素抑制因子分泌不足，使血液催乳素水平过高均可导致排卵障碍。

（2）垂体疾病。如产后大出血引起门脉血管血栓，而导致垂体组织变性坏死及功能减退（席汉氏综合症等）。

（3）原发或继发性卵巢功能减退或衰竭。如卵巢发育不全、过早绝经，因放射、手术或炎症破坏卵巢组织因而引起卵巢功能减退或衰竭导致闭经。

（4）肾上腺皮质功能障碍。如肾上腺－性腺综合症，由于缺乏生物合成皮质素的有关酶系统，使皮质素产生不足和雄性激素分泌过多。因肾上腺皮质增生、肥大、肿瘤等引起的柯兴综合症，常使尿内 17－酮类固醇和 17－羟类固醇增高。

（5）精神神经性因素。如环境性闭经、精神性厌食、精神病、假孕等，以及植物神经系统功能紊乱都可影响排卵。

（6）全身性、器质性因素。如糖尿病、肝功能障碍等，也可造成排卵障碍和闭经

2. 生殖道炎症和性病　严重的阴道炎会使大量的白细胞渗入，白细胞可吞噬精子，降低精子的活动；宫颈炎引起的带菌性脓液有杀精作用，这些都可使受孕率降低妇女盆腔内的子宫、输卵管及卵巢或其周围的组织，包括盆腔腹膜，任何一处发生炎症时，均可称为盆腔炎。炎症可局限于一个部位，也可几个部位同时发炎。临床上狭义的盆腔炎指的是输卵管炎。盆腔炎可由外生殖器的炎症向上蔓延而来，也可由邻近器官的炎症或身体其他部位的感染传播引起。病菌常在月经、流产、分娩过程中，或通过生殖道各种手术的创面进入盆腔引起炎症。盆腔炎分为急性和慢性，前者起病急，一般有明显的发病原因，若治疗及时、彻底，则可治愈。当急性炎症未能彻底治疗时可转变成慢性，这类盆腔炎常常造成妇女不孕。慢性盆腔炎多表现为双侧输卵管炎，久而久之使输卵管的开口，特别是接受卵子的伞端部分地或全部闭锁，也可使输卵管内层粘膜因炎症粘连，使管腔变窄或闭锁。这样，使卵子、精子或受精卵的通行发生障碍，导致不孕。严重的盆腔炎可蔓延至盆腔腹膜、子宫及子宫颈旁的组织，最终导致这些器官组织变硬、活动不灵，特别是输卵管失去柔软蠕动的生理性能，变得僵硬、扭曲，管腔完全堵塞，达到无法医治的程度。

近年来，我国性病又死灰复燃，并迅速蔓延。性病也严重威胁着女性的生育能力，例如，一旦淋球菌进入淋病患者子宫和输卵管引起盆腔炎，可能要妨碍精子和卵子的运行和受精，即使受孕也可能导致宫外孕。梅毒早期怀孕，常引起胎儿内脏病变、中枢神经病变和骨髓炎，导致死胎或先天性梅毒儿。

3. 输卵管阻塞　输卵管痉挛可致管腔狭窄，蠕动停止，影响受精卵通过，可致不孕。

这类病人常有精神过度紧张和植物神经系统功能紊乱的表现。但若输卵管液分泌过多，阻塞管腔，亦能引起痉挛。如因植物神经紊乱引起，可给少量镇静剂，并要解除精神因素，才能恢复受孕能力。

输卵管炎症引起输卵管堵塞，是女性不孕症的重要原因。输卵管轻度炎症，可破坏输卵管粘膜上皮细胞的功能；重度炎症则可使管壁充血、水肿、增厚、僵硬甚至形成粘连、脓肿、阻塞，影响精卵结合和孕卵的运送，是造成不孕的常见因素。

4. 免疫性不孕症 随着生殖免疫学的发展，发现有许多是由于免疫而致的不孕，称免疫性不孕，亦即由生殖系统抗原的自身免疫和同种免疫所引起，如精子、精浆、卵细胞透明带及卵巢内产生的甾体激素均为特异抗原，可引起免疫反应，产生相应的抗体，阻碍精子的活动、精子与卵子的结合及受精，而致不孕。例如有一对农村夫妻结婚多年而不孕，但又查不出原因，丈夫责怪妻子无生育能力，最后被迫离婚。奇怪的是，双方重新组建各自的新家庭后，很快都能生育了，这曾使他们周围的人迷惑不解，但现在看来也并不神秘。免疫性不孕的机理主要表现在两个方面：

（1）抗精子免疫。精子抗原进入女性生殖道，会使其产生局部和全身的免疫反应，形成抗精子抗体，而使女性器官自身不受伤害。性交后，抗体攻击进入生殖道中的精子，而且每次性交进入生殖道的精子都会作为一种自然免疫增强剂，使抗体效价维持在高水平上。这种免疫反应对生殖的影响主要表现在：抗体能促进巨噬细胞的吞噬功能，以便从生殖道清除精子；当有适当补体存在的情况下，抗体对精子具有细胞毒性；抗体抑制精子在生殖道内的活动；局部抗体能与卵母细胞的成分发生交叉反应，抑制其发育。

（2）抗卵子免疫。近年来大量的研究工作证实卵巢的特异抗原对卵巢所产生的自身抗体可导致不孕，而在卵巢的全部抗原中以透明带的免疫性为最强。透明带在受精过程中起着十分重要的作用，精-卵的种属特异性识别及结合必须发生在透明带表面的受体上。倘若这些受体一旦被遮盖或改变了性质，则精-卵识别及结合便无法进行。抗透明带抗体不但能封闭透明带上的受体，阻止受精，还能阻碍受精卵着床。

5. 肥胖引起的不孕 有些内分泌的疾病、中枢神经系统的疾病、胰腺的疾病等都可以引起肥胖，这些叫做症状性肥胖，多由器质性病变引起。绝大多数肥胖妇女属于体质性肥胖，致病的主要原因是过食，即摄取的总热量大大超过身体需要的热量，尤其是糖类物质，再加上活动过少，过剩的能量就会以脂肪的形式积累起来，这种肥胖也叫单纯性肥胖。体质性肥胖是肥胖妇女不孕的最主要原因，常在青春期、产后等机体内分泌状况发生重大变化时发生。引起肥胖的原因往往就是不孕和不育原因。某些体质性肥胖患者的卵巢也可出现类似多囊卵巢综合症的病理变化，如卵巢包膜增厚等，这与临床上月经不调是一致的。当体重下降、月经恢复时，卵巢变化也消失，说明肥胖造成的卵巢组织学和功能上的病理改变是可逆的。

（二）不孕症的检查

1. 基础体温检查

（1）测定基础体温的意义。人体温度的平衡调节是通过神经体液机制控制全身代谢活动维持的。基础体温是在机体静息的情况下测定的温度，故亦称为静息体温。成年妇女卵巢排卵后，黄体产生孕酮，孕酮有致热作用，作用于丘脑的体温调节中枢而使基础体温增高，升高的幅度在0.4～0.6℃之间，达37℃左右，维持到月经来潮，以后体温再下降。因此，在整个月经周期中，呈现出卵泡期体温较低而黄体期体温升高的双相曲线变化。测定基础体温应在清晨醒来后尚未起床做任何活动时，把温度计放在口中舌下，5分钟后读出体温。测量基础体温的主要临床意义：①了解卵巢功能，即根据基础体温是否双相以及体温升高的幅度、持续天数，可了解卵巢是否有排卵，推知黄体功能，区分出血类型。②掌握排卵期，可增加受孕机会，亦可指导安全期避孕。通常排卵发生在基础体温升高的前1天。③预测早孕。一般黄体期为12～16天若黄体期延长，基础体温高温不降，揭示有怀孕的可能。

（2）临床常见的几种异常的基础体温曲线分析。①基础体温曲线平坦。基础体温曲线处于一恒定水平，则称单相体温，多属无排卵。②基础体温呈阶梯上升。意味着黄体素产生迟缓，成熟卵泡转变为黄体受到阻碍。对于这类病人应给予促排卵及黄体形成的治疗。③高温相短于8天，说明黄体功能不健全，黄体功能早衰及孕激素分泌不足，因此要给促黄体功能的药物。④高温相升幅偏低。上升幅度小于0，3℃或0，4℃，说明黄体发育不健全。后3种情况均为黄体功能失调而造成。

2. 宫颈粘液的检查

（1）检查宫颈粘液的意义。宫颈粘液的检查对不孕症的诊断和治疗有很大帮助。

①可以反映雌激素水平。若育龄妇女排卵期无典型的羊齿植物状结晶，拉丝度不足10cm，表示卵泡发育不良，雌激素水平不足。②反映孕激素水平。月经周期中的黄体晚期或早期妊娠时，出现细小羊齿状结晶，表示孕激素水平不足，可能是无排卵或黄体发育欠佳。③鉴别闭经类型。定期做宫颈粘液检查，如结晶形态有正常的周期性变化，则说明卵巢功能良好，闭经原因在子宫本身。若粘液中无规律的结晶出现，则闭经的原因在性腺以上的部位。

（2）宫颈粘液的成分。宫颈粘液是宫颈分泌细胞的分泌物，由可溶性及不溶性物质构成。前者是血浆、无机盐、糖类、脂类、蛋白质和酶类物质，后者是以糖蛋白为主的粘蛋白组成的微胶粒集合而成的纤维网状物质。在卵巢激素的影响下，宫颈粘液的物理、化学性质可发生周期性的变化。

（3）宫颈粘液的周期性变化。

①粘液的量和外观。在雌激素作用下宫颈粘液的分泌增多，含水量增加，排卵期含水量可达98%，粘液稀薄透明，如鲜蛋清样，计量多在0，4ml以上，表明卵泡已成熟或接近排卵。排卵后在孕激素作用下，宫颈粘液分泌减少变稠、混浊。②粘液的拉丝度。用干燥长弯钳伸入子宫颈管1cm左右，夹取粘液，置于玻片上，用另一张玻片蘸取粘液，轻轻向上牵引延展，也可直接用手指在阴道口取粘液测拉丝度。粘液最大拉丝长度可达10cm以上。在排卵后拉丝度逐渐减小，于月经前消失。③粘液涂片结晶。将宫颈粘液置于玻璃片上，沿一个方向涂抹，于室温或40℃左右热灯下烘干，以低倍显微镜检查。在雌激素作用下，涂片上可出现羊齿状结晶。在月经周期的不同时间，可观察到不同的结晶形态，结晶的周期性变化以规则的28天的月经周期为基础来描述。Ⅰ型，以（+++）表示，在周期第11～17天，涂片上可见较粗的带状羊齿状结晶或叠瓦状结晶，在排卵期偶可见+字形的核状结晶，排卵后结晶逐步消退。Ⅱ型，以（++）表示，在周期第8～10天，涂片上可见枝少，稀疏的树枝状结晶。Ⅲ型，以（+）表示，在周期第6～7天涂片上可见

互不相连的草状或苔藓状结晶。Ⅳ型，以（－）表示，在周期第 18～22 天，黄体期可见椭圆形物质即椭圆体。在经前期，涂片上只见白细胞或上皮细胞。

在月经周期，雌激素对其结晶起促进作用，孕激素与雄性激素共同起抑制作用，所以宫颈粘液对检查不孕症患者的内分泌情况有实际应用价值。

3. 阴道脱落细胞涂片

（1）阴道脱落细胞涂片的临床意义。阴道上皮细胞与激素水平有密切关系。卵巢功能正常时，阴道上皮分三层，即基层、中层和表层。随着卵巢分泌的雌、孕激素量的变化，阴道上皮细胞也随之有不同的增生、成熟等表现。据此特点做阴道细胞检查可以了解卵巢功能，雌激素的水平高低，判断有无排卵，还可用于检查治疗效果。

（2）阴道脱落细胞涂片的结果分析．由于卵巢功能的不同，阴道涂片出现不同的图像，一般采用角化细胞的计数划分雌激素的水平，有以下两种方法：卵巢功能低落者，涂片上角化细胞少，可采用底层细胞计数划分法。轻度低落：底层细胞在 20% 以下；中度低落：底层细胞在 20%～40% 之间；高度低落：底层细胞在 40% 以上。在正常情况下，高度低落常见于产后哺乳期、绝经后卵巢功能衰退，双侧卵巢切除术后或癌肿行盆腔放疗后，卵巢功能继发衰退。卵巢功能影响者，阴道上皮细胞受雌激素的影响，角化较明显，涂片内多无底层细胞，可采用角化细胞或致密核表层细胞计数分类。

轻度影响：角化或致密核表层细胞在 20% 以下，多见于早期卵泡期或受小量雌激素治疗时。中度影响：角化或致密核表层细胞在 20%～60% 之间，多见于卵泡期至排卵期，或受中等量雌激素治疗时。重度影响：角化或致密核表层细胞在 60% 以上，多见于卵巢肿瘤患者或受大量雌激素治疗时。

在正常的育龄妇女中阴道脱落细胞按周期变化，在一定范围内波动，一般经前经后多属轻度影响。在功能性闭经患者中阴道细胞学检查多无周期性改变，且常处于低落状态。

4. 子宫内膜活体组织检查　子宫内膜分两层，即基底层和功能层，后者随卵巢的周期性而改变。在雌激素的作用下，子宫内膜增殖变厚，腺体伸长弯曲，进入增殖期。在雌激素、孕激素作用下，腺体进一步弯曲，上皮细胞出现分泌，腺腔扩大，进入分泌期。有足量的孕激素才能使子宫内膜达到晚期分泌期，具备孕卵着床的条件。若卵子未受精，黄体退化，内膜失去激素的支持，即脱落成为月经，子宫内膜只剩下基底层。

（1）子宫内膜活检及其意义。子宫内膜器质性和功能性病变是女性不孕症的重要原因之一。如果排除染色体异常所导致的不孕，生殖器中几乎所有的紊乱都能导致子宫内膜结构的变化。文献报道，有排卵且血清雌二醇（E_2）及孕酮（P）水平正常的女性，内膜和激素能同步变化的可以自然受孕。相反，在卵泡期激素水平低者，虽有排卵及排卵后孕激素升高，但内膜分泌期延迟或不典型，也影响孕卵的着床。说明对不孕症患者行子宫内膜活组织检查是诊断子宫内膜因功能性或器质性病变造成不孕的最可靠的方法。

（2）子宫内膜活检的适宜时间。子宫内膜活检应在经前期或月经初现时进行，于月经前取内膜活检，即周期第 24～27 天活检，能提供良好的内膜标本，可以作为判断有无排卵和黄体功能是否正常的有力依据，唯一缺点是可能干扰意外的早期妊娠。尽管如此，对不孕症的排卵和黄体功能检查，应经前一周内取内膜为宜。

（3）子宫内膜活检结果分析。在来经前 1～2 日或来经 12 小时内检查，若活检结果为晚期分泌期或间质有蜕膜样变者，反映黄体功能良好。若结果为中期分泌期或按周期内膜与标准差异2天以上者，反映黄体功能不足。若结果为增殖期或子宫内膜增生，则显示无黄体功能。

5. 输卵管通畅性试验

（1）输卵管通畅性试验的临床意义。输卵管梗阻是女性不孕最常见的原因之一，文献报道约占女性不孕的30%～40%，因此输卵管通畅试验对女性不孕症患者是必做的检查项目之一。输卵管通畅性试验对轻度输卵管阻塞也有输通作用。

（2）临床上检查输卵管通畅性的方法。

①输卵管通气法。此法较古老，原始的方法是用气球向子宫输卵管腔内注入空气，因曾引起空气肺栓塞致死，后改用C输卵管通气装置，通气在压力表监测下进行。通过感觉和观察气流的通畅性可了解输卵管是否被阻塞。在临床实践中，除观察压力变化外，还可用听诊器在下腹两侧听诊，如听到有气泡通过声，则可判断通畅。②输卵管通液法。此法较常用，其液体可用0.9%生理盐水20～30ml，加庆大霉素8万单位（应做皮肤过敏试验）以每分钟注入3ml的速度注入宫腔，如果注入20ml无回流亦无阻力为输卵管通畅。也可用2%酚红加入生理盐水中，15分钟后收集尿液，加入氢氧化钠5g，③子宫输卵管碘剂造影。这也是一种比较古老的方法。造影剂有两种：40%碘油（碘化油）和76%磺溶液（泛影葡胺）。如用碘液造影，

在注药过程中立即摄片，在注入5～10ml时即可显出子宫及输卵管的影像。如用碘油在注药当时及24小时后各摄片一张，判定输卵管通畅情况（一定要做过敏试验）。

（3）进行输卵管通畅性试验的要求。

①阴道、宫颈或盆腔内无炎症，否则可能引起炎症扩散。②检查时间应安排在月经净后4～8天，预计排卵期之前进行。经血未干净时，气体和油剂可能进入血窦造成气栓或油栓，也可能造成子宫内膜异位症。

6. 性交后试验（PCT）

（1）性交后试验及其临床意义。性交时精液射入阴道内，精子穿过宫颈口的粘液，经过子宫腔最后到达两侧输卵管内，若在一侧输卵管内遇到卵子，二者又能结合，就称受精。但如果射入阴道内的精子不能游动，或不能穿过宫颈口粘液，即使精液检查时精子活力正常，也同样不能受孕。为了检查精子穿过子宫颈粘液的功能状态，可在规律性交两小时后取女方阴道内的分泌物及宫颈口的分泌物，在显微镜下观察精子的数量和活动，以了解精液和阴道分泌物是否相容，这就是性交后试验。性交后试验应选择在临近排卵前，也就是两次月经的中期。此时宫颈做好了一切迎接精子到来的准备，宫颈粘液稀薄，酸碱度适中，子宫颈外口敞开便于精子穿入子宫颈内口。

试验前应注意以下几点：2天内严禁同房，24小时内禁止阴道内用药或冲洗。同房前把大小便排尽，女方于同房后6～10小时内到医院进行检查，如清晨同房，可在2小时后再到医院检查。

（2）性交后试验结果分析。

①用显微镜检查时阴道中有大量精子，宫颈管粘液内精子数在每个高倍视野超过20个，其中半数以上活动，则认为性交后试验正常，表明丈夫精液大致正常，性交方式得当，精子与宫颈粘液相容。②如果阴道内有精子，但宫颈粘液中精子数不达标，则可能是精子异常，或宫颈粘液性状异常，或宫颈粘液与精子间不相容，女性体内的防御系统将精

子杀死。如果女性生殖道中有微生物感染，也可导致精子死亡。③若阴道内和宫颈粘液中精子均不达标，则可能是性交障碍或性交方式不当，未将精液射入阴道，也可能是无精子症。

7. 宫腔镜、腹腔镜联合检查

此法是应用宫腔镜、腹腔镜联合直视下进行输卵管通液试验，把宫腔镜放入宫腔，通过宫腔镜操作管，将直径 1.4mm 医用塑料管插入输卵管口，然后经塑料管注入加有酚红或美蓝的带色液体，在腹腔镜直视下可观察带色液体在输卵管内的通畅情况。

8. 免疫性不孕的检查

免疫学因素在不孕症中占有很重要的地位。如果夫妇双方通过全面检查，生殖器官未发现器质性或功能性疾患而长期不孕，则要考虑到免疫性不孕的可能。

目前对免疫性不孕的诊断主要是依靠抗精子抗体的检测。检测抗精子抗体的方法很多，各有针对性，有的测定生殖道局部的抗体，有的测定全身性（血清内）的抗体。

（1）精子—宫颈粘液接触试验（SCMC）。此试验是检测精子表面抗体和宫颈粘液抗精子抗体的简易方法。

具体方法为：将新收集的被试男性精液滴在玻璃片的两端，在其中一点上加同量被试女性的宫颈粘液，另一点对照观察，置 37℃ 停留 30 分钟，然后在显微镜下观察精子的活动力。如果在加宫颈粘液的标本上，观测发现纤维状或细丝样物，50% 以上精子不能向前运动，仅仅能够在原地运动、震颤，而另一点精液中精子活动良好，即为本试验阳性，说明宫颈或精液中有抗精子抗体引起免疫性不孕。

（2）体外精子穿透试验。将不孕妇女排卵期宫颈粘液与其丈夫已液化的新鲜精液各采一滴，分别滴在同一玻片上，相距约 2～3mm，稍微左右倾斜，使两滴液体面刚好接触，置于显微镜下观察。正常情况下，在两滴液体的交界面可见从精液侧呈指状突出，精子沿此进入宫颈粘液，此为阳性，表明精子活动和宫颈粘液正常，粘液中无抗精子抗体；如果是阴性，还应作体外交叉试验，其方法类似，只是将不孕症妇女的宫颈粘液被试男性的精液各一滴放在另一玻璃片上，观察其精子穿入宫颈粘液的能力，鉴别不孕因素是否在宫颈粘液。

（3）浅盘精子凝集试验（TAT）。用生理盐水将正常人精液稀释到每毫升含五千万精子，在微量浅盘的小孔内，滴入少量石腊油，在石腊油中加入 2μl 病人血清，取 1μl 精子悬液小心与血清混匀，在 37℃ 温度下培育 1 小时后取混合液作显微镜观察，若有白色簇状物出现，再用 1∶4、1∶8 的血清试验，若试验阳性，说明有抗精子抗体存在。

（4）精子制动试验（SIT）。此实验是检测血清内抗精子抗体的简易方法。取病人血清，使补体灭活，取灭活后血清 2μl 加正常人的新鲜精液 1μl，再加 1μl 新鲜豚鼠血清作为补体，混合后于 37℃ 水浴中培育 60 分钟，置一滴混合液在玻璃片上，在显微镜下观察精子活动力并记录活动精子数的百分比（T%）。另取正常人血清对照，同法处理后记录对照液中活动精子数百分比（C%）。若 $T<1<2C$，则谓精子制动试验阳性。

9. 内分泌激素的检查

（1）卵巢激素水平的测定。测定血液中雌、孕激素水平，能在一定程度上反映卵巢功能。但不同实验室测定的结果有很大的差异。下面是一些参考值。

①血清雌二醇值。正常卵泡期为 30～100pg/ml，排卵期为 300～500pg/ml，黄体期为

200～400pg/ml。雌激素总量由雌酮（E_0）、雌二醇（E_2）和雌三醇（E_3）组成，若雌激素总量低于30pg/ml，则子宫内膜一般无反应。

②血清孕酮值。正常卵泡期小于1ng/mL；黄体期大于5～10ng/ml。检测血中雌、孕激素可以了解卵巢内卵泡的成熟程度，并能反映有无排卵及黄体功能。

③血睾酮值。正常成年妇女的血睾酮值为0.3±0.12ng/ml，而正常男性为62±0.5ng/ml。多囊卵巢以及睾丸女性化病人的血睾酮值往往升高。

（2）促性腺激素水平。通过测定促性腺激素水平，可寻找缺乏雌激素的原因，确定卵巢是否已丧失分泌雌激素的能力，或因缺乏促性腺激素而卵巢不分泌甾体激素。正常血清LH值为5～25国际单位/ml，排卵高峰约为基值的3倍。正常血清FSH值为5～40国际单位/ml。临床上LH低于5国际单位/ml，揭示促性腺激素功能不足；而FSH高于40国际单位/ml，揭示卵巢功能衰竭；若FSH伴同LH均高，则卵巢功能衰弱比较肯定。但正常月经周期中促性腺激素水平有周期性变化，至少应测定2～3次才有参考价值。

（3）泌乳素的测定。正常血清泌乳素（PRL）是5～25ng/ml，若大于30ng/ml，为高泌乳素血症，不管病因如何均能导致不排卵与闭经。

（三）不孕症的治疗

1. 促排卵　排卵首先要查明排卵障碍的原因，做针对性治疗。对精神紧张者需解除顾虑，营养不良者应加强营养，尽可能将体重调节在正常范围内。常用促排卵药物有性激素、克罗米芬、促性腺激素、溴隐停及中药等。

（1）性激素。①低剂量雌激素。少量雌激素有调整脑垂体功能的作用，特别是促黄体激素的分泌。常用乙烯雌酚0.125～0.25mg，每晚口服1次，连续20天，共3个疗程。②雌、孕激素序贯疗法。乙烯雌酚1mg，每晚口服1次，连续20天，于最后5～7天每日肌注黄体酮10～20mg，3个疗程。其作用为推动下丘脑-垂体-卵巢轴的正负反馈作用，促使性腺激素的分泌增加或恢复平衡，达到诱发排卵的目的。

（2）克罗米芬。国内外普遍认为本药对体内有一定雌激素水平的下丘脑病因引起的排卵障碍（包括多囊卵综合症）有良好的作用。它具有抗雌激素作用，能与雌激素竞争位于下丘脑的受体，阻断雌激素对下丘脑的负反馈作用，从而增加促性腺激素的分泌而恢复排卵。用法为：月经周期第5天开始口服，每日50mg，连用5天。若3个疗程仍无排卵，剂量可增加到100～150mg/日，连用5～10天。

（3）促性腺激素。①人绒毛膜促性腺激素（HCG）。由于HCG有类似促黄体激素的作用，因此若脑垂体能分泌足量的促卵泡激素，而生成黄体激素不足时，可在卵泡发育到接近成熟时，给予HCG诱发排卵。常用剂量为3000～5000单位，肌肉注射，一日1次，共1～2次，常与克罗米芬或HMG合用。

②绝经期促性腺激素（HMG）。应用于脑垂体性低促性腺激素的无排卵者，或应用克罗米芬无效的对象。每安瓿HMG含促卵泡激素75单位，促黄体激素75单位，可促使卵泡发育及成熟。自月经第6天起，每日肌注1次，共7天。当宫颈粘液出现高雌激素反应，尿雌激素水平在100～150μg/24小时，或血雌二醇达600～800pg/ml，B超提示卵泡直径≥18mm时，停用HMG，用HCG诱发排卵。排卵率可达80%以上，但需严密监护，防止卵巢过度刺激综合症发生。

（4）溴隐停。溴隐停是一种麦角生物碱，具有多巴胺类作用，可抑制脑垂体泌乳素（PRL）的分泌，并促进下丘脑合成促性腺激素释放激素（GRH），增加卵巢对促性腺激素的反应，适用于治疗闭经泌乳综合症或高泌乳血症合并排卵障碍的病人。

（5）中医中药。中医将现代医学所说的内分泌功能紊乱，不排卵，称为月经病。中药促进排卵仍以临床症状辩证施治为主。临床上应用中药促排卵的方剂有促卵泡汤、促排卵汤、促黄体汤三种基本方法，并随症加减，用于月经周期的不同时间，有一定的效果。具体方剂如下：

促卵泡汤重在促卵泡发育。当归15g，熟地12g，白芍15g，女贞子、山药、白茯苓、旱莲草、菟丝子、何首乌。肾阳虚明显者加仙茅、仙灵脾、补骨脂；肾阴虚重者加山萸肉、金樱子、杞果；脾虚者加党参、黄芪、白术；血虚者加鸡血藤、黄精，重用当归、熟地；腰痛者加续断、杜仲、桑寄生；胖人多痰湿者加陈皮、半夏、枳壳、苍术；肝气郁结者加香附、柴胡、郁金、全瓜蒌。从月经周期第5天开始服用，每日1剂，连续6天。

促排卵汤主要促使发育成熟的卵泡排卵。当归、赤芍、丹参、泽兰、杞果、熟地、金樱子、王不留行、香附、红花、茺蔚子、仙灵脾（加减见促卵泡汤）。从月经周期第11天开始，每日1剂，连服6天。

促黄体汤主要促使黄体生成并能使其分泌足量的黄体酮。龟版、丹参、旱莲草、川断、茯苓、杞果、菟丝子、女贞子、巴戟天、仙灵脾、制附子、肉桂（另包冲服）。痛经者重用肉桂，并加乌药、元胡；血瘀者加泽兰、桃仁；寒甚者重用附子、巴戟天，并加炮姜、山萸肉。余加减见促卵泡汤。从月经第17天开始服，隔日1剂，共5天。

2. 输卵管梗阻的治疗 输卵管梗阻是女性不孕症最常见的原因，治疗方法分药物治疗和手术治疗。

（1）药物治疗。

①西医使用青霉素或庆大霉素配强地松龙，用注射用水稀释至30ml，用7号腰穿刺针在左、右坐骨结节内侧及长强穴交替封闭，将药液直接注入盆底组织的深袋内，连续用药7～12天，3个周期为一疗程。或在宫腔镜直视下将外径为1.4mm的医用塑料导管直接插入输卵管内口，取庆大霉素8万单位、地塞美松5mg、2%普鲁卡因2ml，用注射用水稀释至30ml，从导管向输卵管内缓慢推注。或用输卵管造影管直接放入宫腔，从造影管直接缓慢推注。于月经干净后3天开始作治疗，隔日1次，可连作2～3次。3个周期为一疗程。

②中医治疗不孕症有丰富的经验。中医认为输卵管梗阻性不孕症以少腹瘀血为主症，又因久不生育，情志不畅以致肝郁，在治疗时首先要坚持活血化瘀，并在此前提下注意行疏肝之大法。因此常用少腹逐瘀汤和逍遥散加减治疗。方药组成：当归、赤白芍、川芎、小茴香、官桂、干姜、柴胡、茯苓、白术。具体用法是：虚多于瘀者，加党参、熟地、菟丝子；寒多于热者重用官桂、小茴香，再加乌药、细辛；郁多于虚者，加穿山甲、郁金、三棱、文术、党参；热多于寒者，加紫花地丁、薄公英、败酱草、丹皮。

（2）手术治疗。药物治疗输卵管梗阻的综合治疗效果较佳，但并非万能，有时需采取手术为主治愈。如果输卵管因炎症或其他原因引起轻度粘连或闭塞，可利用输卵管通畅性试验疏通卵管。但如果输卵管梗塞严重，则需通过手术使输卵管复通。如果输卵管周围粘连，应通过输卵管粘连松解术分离。如果输卵管伞部狭窄或闭锁，失去拾卵功能，则可施行伞部松解造口术。其他手术还有输卵管端吻合术和卵巢移植术。

3. 盆腔炎的治疗

（1）宫颈管炎。可用抗生素或磺胺类药蛋白酶制成栓剂，塞入宫颈管，亦可用抗生素行宫颈局部注射。目前洁尔阴冲洗阴道，可将阴道深处白带、细菌等尽快排离机体，无刺激性，可长久使用，疗效满意。

（2）急性子宫内膜炎。要首先去除病因，如产后或流产后胎盘残留，应作清除；避孕工具引起的，应暂取出；宫颈管狭窄或粘连者，应立即扩宫，以利引流。同时可中西药结合治疗以提高疗效，西药可用庆大霉素、青霉素类药物治疗，其用量：庆大霉素 8 万单位，肌肉注射，每 6～8 小时 1 次；青霉素 80～100 万单位，静脉连续点滴。可加服灭滴灵 400mg，一日 3 次以控制厌氧菌感染。慢性子宫内膜炎去除病因后，多能自愈，也可加适量抗生素。中药治疗一定要辨病正确，辨证恰当，急性期可用龙胆泻肝汤加减治疗，慢性期可采用桂枝茯苓丸加减煎服。但切忌不加辨证盲目施治，否则可能会造成不良后果。

（3）卵巢炎。可为细菌感染，也可为结核杆菌引起，前者经细菌培养多为大肠杆菌及类杆菌属，其感染途径多为宫腔手术时上行感染；可能是临近器官（如阑尾炎）炎症的波及，或性交过频及月经期性交，或寄生虫病（如血吸虫、丝虫、甚至蛔虫）等，引起经血积聚于输卵管壁或卵巢中，即所谓肉芽肿性输卵管卵巢炎，治疗时首先要辨明病因，有的放矢。若属致病菌感染，可用庆大霉素 8 万单位，每日 2～3 次肌肉注射；若属厌氧菌感染，可用灭滴灵 400mg，每日口服 3 次；若属寄生虫感染，应以驱虫治疗为主；若属周围组织炎症波及，应以治疗原发病灶为主。如能用药得当，治疗及时，则效果良好。

4. 免疫性不孕症的治疗

（1）积极治疗生殖器官的急慢性炎症和感染。女性生殖道的急慢性炎症和感染增加了男性精液中的抗原进入血循环的机会，造成抗精子抗体滴度的增加。另一方面，阴道和宫茎的局部炎症会使体内非特异性免疫系统加强，炎症局部的巨噬细胞、淋巴细胞增多，对精子的存活和活动力十分不利，所以治疗生殖器炎症是治疗免疫性不孕的辅助手段。

（2）阴茎套避孕治疗法。如果妇女体内存在抗精子抗体，那么每次性交而进入其生殖道的精子都会成为一种自然的免疫增强剂，使体内的抗体效价维持在较高水平上。为了阻断抗原和抗体的结合，减少抗精子抗体的重新大量产生，不孕夫妇可采用阴茎套避孕的方法使精液与女性生殖道隔离，避免重新诱发产生抗精子抗体。让原来的抗精子抗体水平自然下降。持续使用半年至一年，定期检测血清中的抗体滴度。如使用一年后抗体滴度仍未下降，说明该方法无效，即可停止；如经上述方法，女性血清的抗精子抗体滴度下降明显，这时患者可结合基础体温测定，找出排卵日期，然后在排卵前一天及当天性交，可望提高受孕机会。

（3）肾上腺皮质激素疗法。肾上腺皮质激素能够干扰巨噬细胞对抗原的加工，又能减轻补体对精子的细胞毒作用，

因而有助于降低抗精子抗体和抗透明带抗体的效价作用，是各种免疫性疾病治疗中最常使用的治疗方法。但是激素疗法副作用大，骤然停止使用还会出现反跳现象，不宜长期大量使用。

（4）精子洗涤和宫内人工授精疗法。适用于女性宫颈粘液中存在抗精子抗体或者男方存在对自身精子免疫抗体者。其方法为改良的特殊溶液洗涤男性的精液，以收集到没有精浆的高浓度精子悬液，然后进行宫腔内人工授精，避免精子与子宫颈粘液中抗精子抗体

接触。

（5）中西医结合治疗。黄芪、丹参 当归、熟地、赤芍、桃仁、红花、香附、益智仁、菟丝子、枸杞子、淫羊藿、苎麻根、黄柏、甘草等。每日 1 剂，早晚分服，口服地塞米松，0.75mg，每日 2 次，同时口服富锌康（国食健字 G20050156 济南平安年生物科技开发有限公司研制生产），每日 10g 分 2 次口服。2 个月为一个疗程。每次性生活均使用避孕套避孕。同时根据女性月经周期性特征：①月经期，加量当归、赤芍等；②行经前期，减少苎麻根、黄柏的用量；③ 排卵期，治宜温阳、行气、活血；④行经后期，益智仁、菟丝子、枸杞子等药加重用量，或加服五子衍宗丸。准备受孕阶段：3 个月为一个疗程，中药 + 超促排卵 + 安排性生活或宫腔内人工受精：中医治宜补肾培元、调经种子，方选济生肾气丸加五子衍宗丸加减：生熟地、赤芍、白芍、当归、川芎、枸杞子、桑寄生、山萸肉、巴戟天、菟丝子、桑椹子、金缨子、女贞子、川断、杜仲、阿胶，水煎服。从月经干净开始用药到排卵前。超促排卵用克罗米酚和（或）尿促性素宜促卵泡生长，阴道超声监测至卵泡 18 ~ 24cm 时注射绒促性素 5OOO ~ 10000u，注射后 32 ~ 36 小时进行性交或行宫腔内人工受精。

近年来，不孕不育症的免疫性因素与治疗对策已成为免疫学领域的研究热点之一。免疫性不孕的治疗成功与否，常取决于诊断是否正确和治疗是否适当有关。研究证实，免疫性不孕抗体的产生多是由于感染、外伤等因素导致正常屏障遭到破坏，异常抗原产生，免疫调节失常，从而引起超出正常限度的免疫反应，这类抗体可以干扰内分泌、排卵、受精、着床等各个环节，从而导致不孕。目前，虽然国内外对免疫性不孕治疗方法较多，但效果并不理想。

如单纯用激素等西药治疗，因皮质激素对抗体的消除不具特异性，用皮质激素治疗免疫性不孕患者时，需要周期性、间歇性、最低有效剂量给药，以避免皮质激素对可能发生的妊娠产生不良作用，并降低皮质激素本身所产生的副作用。通过以往的临床观察发现，用皮质激素治疗免疫性不孕半年以上，转阴的 AsAb 可重新转为阳性等弊端。

免疫性不孕的病机在中医学上以肾虚为本，瘀血、湿热为标，多属虚实夹杂之证。肾藏精，胎脉系于肾，肾气不足则生殖功能衰退。方中以黄芪、枸杞子、益智仁、菟丝子、淫羊藿、熟地补肾益气为主药；辅以当归、赤芍、桃仁、红花、丹参、香附活血化瘀行滞、清热凉血消痈；苎麻根清热解毒、消除并抑制抗体；佐以生甘草清热解毒并调和诸药。全方共奏补肾益气、活血清热之功。现代药理研究证实，补肾类中药具有调节机体免疫功能，促进免疫复合物吸收，阻止免疫复合物沉积作用，还可抑制抗体和消除抗体。而活血化瘀类中药可以有效降低毛细血管通透性、减少炎症渗出和促进炎症吸收，并对已沉积的抗原复合物有促进吸收的作用，能改善血液流变性，防止免疫复合物的产生。针对上述病因，采用清热除湿、补肾益精、活血祛瘀的方法进行治疗，并配合避孕套隔绝法，大大地缩短了疗程，提高了抗体的转阴率，增加了受孕机会。全方通过扶正祛邪药物的恰当配伍，对调节机体免疫功能，重建机体免疫平衡，消除特异抗体，有积极的治疗作用。富锌康含乳酸锌、硒、维生素 C、维生素 E 等，维生素 E 是一种较强的抗氧化剂，能清除自由基，保护细胞和细胞器的稳定性，减少抗体的产生，加速抗体的消除。维生素 C 可促进创面愈合及体内解毒；它又是维生素 E 的稳定剂，可以协助加强维生素 E 的抗氧化作用。因此，在免疫性不孕的治疗中，常规加入维生素 E 及维生素 C 可提高治疗效果，增强抗体转阴的稳定性和持久性。有调节免疫功能的有效成分。据文献报导锌、硒是参与人体免疫功能的重要微量元素；锌参与很多酶的组成，参与精子的代谢，与精子活力、密度极为相关并影响性腺的发育。当锌缺乏或不足时，依赖锌合成雄性激素的酶系统受到干扰；锌有纠正免疫缺陷或增强免疫作用，缺乏时直接影响维生素 A 的合成，致使维生素 A 含量降低影响生精。同时根据女性月经周期性特征：①月经期，血海盈满而泄，然“重阳必阴”，可稍增加行气活血药物的剂量如当归、赤芍等；②行经前期，从阴入阳，注意“阴阳平补”，调理气血，减少苎麻根、黄柏的用量；③排卵期，肾阴肾阳转化，治宜温阳、行气、活血；④行经后期，胞宫应藏精气而不泻，以补益肾精为主，益智仁、菟丝子、枸杞子等药加重用量，或加服五子衍宗丸。

超促排卵可促使多个卵泡发育和成熟，纠正一些不利于卵子发育的内分泌因素．改善卵子质量。在宫腔粘液中抗精子抗体阴性时可进行性交或在宫腔粘液抗精子抗体阳性时，精子经洗涤、离心培养后行宫腔内人工受精，可避开宫颈黏液中的抗精于抗体。本研究显示，中西医结合分期治疗对单纯免疫性不孕疗效明显，值得进一步临床观察及应用。

二、不育症

（一）病因

引起男性不育症的病因多而复杂，主要有下面三个方面的因素：①睾丸的因素，即精子产生障碍或精子的活力降低；②输精管阻塞；③男性性功能障碍。

1. 睾丸的因素 睾丸是产生精子的场所，要保证精子数量和质量的正常，必须具备发育正常的睾丸及低于体温 2℃ 的环境。如果睾丸先天发育不良或周围环境因素的不适，都会引起男性不育。

（1）睾丸先天性异常。如睾丸缺如、发育过小、隐睾症及 Klinefelter 氏综合症，其中以后两者较为多见。隐睾症（睾丸未降或下降不全）是男性不育症的重要原因之一．约有 3% 的新生儿，在出生时有隐睾，但是一岁内大多自然下降。在 6～10 岁时睾丸的发育已达到正常，若此时睾丸仍不下降。尤其是双侧隐睾症，由于体内温度较阴囊温度高，将严重影响精子的产生。据统计，单侧隐睾造成不育的发生率为 30%～50%。年轻的夫妇，当你生了一个宝贵的儿子时，别忘了摸摸你的儿子的阴囊内是否有睾丸。如阴囊未触及睾丸，应到医院诊治，一般认为，隐睾症手术时间应在 6～10 岁施行。目前发现在 2 岁时就有病理学上的变化。因此，一些学者提出在 2～4 岁施行为最佳的时机。

（2）克氏综合症。克氏综合症又名先天性睾丸发育不全症。胎儿在母亲肚子里时，就有睾丸发育缺陷，为先天性染色体畸形，通常为 47XXY，比正常男性多了一条 X 型染色体。表现为：睾丸小，无精子，半数有乳房发育，多数病人阴茎能勃起，有些能射精，能过正常的性生活，但生育能力不能恢复，在男性不育症中约占 7%。

（3）外伤或手术损伤。严重睾丸挫伤或袭伤将影响生精功能，疝气手术和精索静脉曲张手术，若不小心损伤睾丸的血液供应，会对睾丸生精上皮带来严重影响。

（4）慢性生殖器感染。生殖器感染可以影响男子生育力。急性睾丸炎会引起生殖上皮的永久性损害。附睾炎、精囊炎及前列腺炎可造成精子输送管道的狭窄及疤痕阻塞引起无精子症，前列腺炎可使畸形精子比例增高。

①性病。淋病的淋球菌可侵袭尿道旁腺而造成狭窄，未经治疗者尿道狭窄发生率高达14%，狭窄后因有利于细菌聚集，可反复发生前列腺炎、精囊炎及附睾炎等而引起不育。目前淋病发病率有明显上升趋势。其他一些疾病，如梅毒、滴虫、支原体、白色念球菌感染也可导致不育。

②结核。生殖道结核主要影响前列腺及精囊，也可侵犯附睾及输精管而造成精子输送受阻。

③腮腺炎。儿童期因腮腺炎而导致睾丸炎的较少见，即使在青春期前发生也不会导致不良后果。但是青春期后因腮腺炎引起睾丸炎的发病率较高达20%，其中双侧睾丸受累者占15%~30%，单侧者占70%，有50%的患者睾丸有不同程度的萎缩。若是单侧病变，精液检查可有精子密度减低，对生育有影响，而双侧病变会有严重的少精子症或无精子症以致不育。

（5）精索静脉曲张。精索静脉曲张系因精索静脉血流淤积而造成精索蔓状静脉丛迂回扩张，一方面与生理解剖有关；另一方面与性刺激而得不到缓解有关。多见于青壮年，此病在一般人群中的发病率约10%~15%。据国外报道由精索静脉曲张引起男性不育竟高达39%，必须高度重视。精索静脉曲张症状，为阴囊部坠痛和胀大，90%发生于左侧，站立过久或行走劳累后症状加重，平卧后可缓解。但症状轻重与曲张程度不完全一致，症状严重才可出现头痛无力，性功能障碍。站立检查时，阴囊可见到或摸到蚯蚓状曲张的静脉团，平卧后缩小消失。如有上述症状应及早到医院诊治，一般婚后自愈。

（6）睾丸局部温热影响。睾丸应位于低于体温2℃的阴囊内，才能产生正常精子。因生活习惯（如长期穿紧身裤，使睾丸紧贴身体）或因职业关系不断接触热源（如在高温车间工作，浴室工人经常热水浴等），干扰了阴囊的散热，因而增加阴囊内温度而使精子产生受到影响。

（7）全身疾病引起睾丸机能障碍。脑部疾病，如下丘脑功能异常，垂体功能异常，甲状腺疾病，肾上腺疾病，以及全身性疾病（糖尿病、慢性肾衰等）。

2. 输精管道阻塞　精子离开睾丸后，经附睾管、输精管、射精管及部分尿道排出（以上各部总称为输精管道），任何部分发生阻塞皆可影响精子的排出。输精管道阻塞的常见原因有：

（1）手术后遗症。施行睾丸或精索鞘膜积液、疝气及精索静脉曲张手术时，偶而在无意中将输精管切断，因而阻断精子的排出。

（2）输精管道炎症。输精管道炎症可使管腔狭窄或闭锁，特别是在附睾及输精管结核病例中非常多见，感染后不仅影响精子的排出，还可改变精液的成分，影响精子的活力而致不育。

（3）输精管或附睾先天性异常。如附睾或输精管先天性缺如、睾丸附睾之间或附睾头体之间不连接或连接不良，都将影响精子的排出。

3. 射精障碍

（1）性功能低下。主要表现为无性欲或性欲低下，阴茎不能勃起，无法将阴茎插入阴道，或兴奋的时间很短，在阴茎插入阴道之前即已射精，使精液不能进入阴道而造成不育。

（2）外生殖器先天性畸形。先天性阴茎过小，无法完成性交，或尿道下裂、上裂，阴茎勃起时，呈弯曲畸形，即使阴茎勉强插入阴道，精液亦往往射在阴道外面而致不育。

（3）不射精或逆行射精。有的不射精患者在性生活过程中，阴茎能很好勃起，也可进行正常的抽送动作，但患者却无性欲高潮的出现，也无精液排出，因而引起不育。这些患者由于缺乏性知识，婚前未接受性教育与性指导，不了解性交需要生殖器官的摩擦，才会发生性快感，而只有性快感达到一定高峰时，才能激发射精中枢兴奋出现射精。逆行射精是在性交过程中有性欲高潮，亦有射精快感和射精动作，但精液逆流入膀胱，不能射入女性阴道。而在性交后排第一次尿时，尿中混有粘液，显微镜下检查尿液可发现大量精子。

（二）不育症的检查

不育症夫妇双方应同时到医院去诊治，女方到妇产科检查，男方到泌尿科或男性专科就诊。医生会详细询问病史及进行系统的体格检查，通过上述途径，医生可发现阴茎或睾丸是否有先天性异常，以及是否患有常见的隐睾症、精索静脉曲张等疾病。除了这些之外，化验精液是最常采用的常规检查项目之一。

1. 精液常规检查 精液分析是鉴定男性生育力的一项重要指标。若单一地以精子密度、精子的活动力或畸形率等来判断男性生育力，都是不全面的。我国有位男性学专家提出了以下五项作为判断男性不育症的指标：

（1）精子密度低于600万个/ml，或每次排出的精子总数在2000万以下者。

（2）精液离体后1小时，精子存活率低于50%者（即精子死亡率高于50%）。

（3）离体精液在35～37℃水浴中保存6小时后，精子活动率低于10%者。

（4）精子畸形率超过40%者。

（5）精液少于1ml或超过8ml，pH值低于7或高于7.9，排精后1小时精液化不全者。精液分析时有三项以上符合上述指标者，为无生育力，仅有二项以下指标符合者，仍有生育可能。

2. 精液生化检验 精液果糖的测定：精液果糖是人类精囊腺分泌的特有物质，其含量是衡量男性生育力的指标之一。正常人精液中果糖的含量为1.2～4.5mg/ml，有些不育症病人的精液果糖低于1.2mg/ml，常常是因患有精囊炎症。若精液无果糖，说明双侧射精管完全阻塞或缺少精囊。

3. 睾丸活组织检查 睾丸活检对诊断男性不育非常重要，这种检查操作简单、痛苦小、并发症少，在局部麻醉下，在阴囊部开一小切口，取一小块睾丸组织下来进行检查就行了。活检后的精子计数明显减少，10周后都可恢复正常。尽管这样，对睾丸活检也需掌握好适应症，不应作为常规检查。睾丸活检可以清楚地了解精子发生的情况，可区分阻塞性无精子症与非阻塞性无精子症。

（1）无精子症患者，若睾丸大小正常，血清FSH正常或轻度升高，睾丸活检可鉴别是输精管阻塞还是睾丸受损。

（2）严重少精子症患者，若睾丸大小及质地均正常，FSH也正常，活检诊断可提供预后信息，指导今后治疗。

（3）阻塞性无精子症做双侧睾丸活检，可决定究竟哪一侧适宜做显微外科吻合手术。

4. 输精管造影术 输精管造影术是将造影剂注入输精管，显示输精管道（包括精囊、输精管及射精管等）以了解输精管及其壶腹部有无阻塞性病变，精囊有无病理变化，射精管是否通畅等情况，为明确男性不育症的病因提供依据。通常的方法是阴囊皮肤直接穿刺输精管或切一小口显露输精管后，插入针头并注进行输精管造影术：

（1）精液常规检查无精子，而睾丸活检证实精子发生正常，考虑为阻塞性无精子症，可用造影剂以明确阻塞的部位及情况。

（2）了解精囊有无先天性畸形、慢性炎症、囊肿或肿瘤等病变而影响生育。

（三）男性不育症的治疗

男性不育症的病因多而复杂，因此在治疗前必须详细检查，分析病因，争取有的放矢地进行治疗。若盲目滥用药物，不仅是徒劳的，甚至是有害的。

少精子症与无精子症的治疗，无精子症是指射出的精液离心沉淀后经显微镜检查仍查不见精子。少精子症，目前还未统一标准，一般认为，每毫升精子数 >6000 万或每次射精精子总数 1 亿以上为正常，低于此值可认为是少精子症，但少精子症不等于不能生育。有报道精子数低于 2000 万/ml 时仍有 19% 的怀孕，所以应综合多项检测来评价。

少精子症与无精子症的病因很多，除输精管道梗阻因素外，尚有性腺功能低下，特发性精子减少症等情况，如果属于这样的情况，目前重点集中于性激素类药物内分泌治疗。是否适用于这类药物的治疗，应该检测内分泌激素水平的高低，并在有经验的医生指导下应用。主要药物有雄激素类药物和抗雌激素类药物。

（1）雄激素类药物。这类药物的作用机理是先用大剂量睾酮反馈抑制精子的产生，然而突然停药解除抑制，甚至超过原来水平，因而称之为“睾酮回跳疗法”，使睾丸生精功能得以恢复，常用药物有丙酸睾酮、庚酸睾酮、氟羟甲睾酮、甲基二氢睾酮等。疗程一般要 1~3 个月，并可重复 1~2 个疗程。

（2）抗雌激素类药物。应用抗雌激类药物，可提高促性腺激素的释放，促使睾酮激素升高。常用药物有枸橼酸克罗米芬和它莫西芬（Tamoxifen）两种。

①枸橼酸克罗米芬。枸橼酸克罗米芬是一种人工合成的非类固醇类的药物，但它又具有少量激素活性，对提高精子数量效果颇为显著，所以目前在少精子症与无精子症治疗上广为应用。主要使用于血液中 FSH、LH 含量较低或正常、精子数少于 2000 万/ml 病例，以及精索静脉曲张手术后生精功能又未见良好恢复的患者，但对 FSH、LH 较高及无精症者不适应。实际上这也是当代克罗米芬应用的主要范围。克罗米芬治疗男性不育的应用方法有两种：一种是连续法，每日口服 50ml，连用 3 个月，如果有效可继续服用，直至精子恢复到2000~6000 万/ml 水平以上；另一种是循环法，每日口服 25mg，连用 25 日，休息 5 日，为一疗程，一般要连用 6 个疗程。如果精液质量改善 50% 比例时，可继续采用上述剂量用药 6~24 个月。如果精液质量改善不足 50% 比例时，可改用 50mg/日剂量连续使用 6 个月，效果可能会更好。

②它莫西芬。它莫西芬结构和作用与枸橼酸克罗米芬相似，但经克罗米芬的内源性雌激素作用更弱，也即它的副作用轻，因此它莫西芬更适合于治疗男性不育。它可以增强睾丸的功能，约有 75% 左右病例精子数量能增加 2~3 倍，每次射精的总精子数量增多，但对精子的活动力和形态并无影响。它莫西芬常用剂量 20mg/日，至少要持续应用 6 个月。假如精液质量有改善，治疗可持续到 2 年。如果精液质量没有改善，治疗不必再继续。

（3）其他激素药物。也可用人绒毛膜促进腺激素（HCG）和人绝经期促性腺激素等药物，需在医生指导下应用。

2. 死精子症的治疗　死精子症是指精液中绝大多数的精子都死亡，但是死亡精子的形态与数量并无异常。造成死精子症的原因很多，主要包括：

（1）精液中精子存活必须的某些营养物质缺乏。

（2）精液酸碱度改变　正常精液 pH 值为 7.2～7.8，死精子症的 pH 值往往低于 7.2。

（3）供氧不足。如精索静脉曲张引起血流障碍。

（4）含锌量减低　这些原因常常是前列腺炎与精囊炎所致，现代治疗死精子症的重点比较集中于男性生殖炎症诊断与治疗。治疗前列腺炎与精囊炎常用药物有：磺胺甲基异恶唑（SWZ）和三甲氧苄胺（TMP）联合用药，以及红霉素、强力霉素、先锋霉素 IV、氟哌酸、氟嗪酸等；还有非激素类抗炎药物消炎痛，它可有效抑制无菌性前列腺炎和精囊炎。

3. 精子活动力低下的治疗　少精子症或男性自身免疫不育时，都存在有精子活动力低下的情况，而无精子症或死精子症在治疗过程中精子出现开始阶段，也存在有一定程度的精子活动力低下的情况。因此下面介绍的各种治疗方法，都可以选择性地配合少精症、无精子症、死精子症等男性不育症治疗。这类药物总的目的是提高精子质量，或者提高精子或精液内某些酶的活性，以增强精子活力帮助精子活动。现将效果比较肯定的药物介绍如下：

（1）核苷酸。许多核苷酸都参与精子的新陈代谢，如三磷酸腺苷（ATP）、双磷酸腺苷（ADP）和单磷酸腺苷（AMP）等具有刺激精子活动的能力，尤其是促进精子的运动，同时又能为精子提供能量。目前使用的核苷酸制剂为 Diamantil，是从新生小牛心脏和淋巴结中提取制成，富含氨基酸，每日 2ml，肌肉注射，连用 20 日，停药 10 后重复使用，总疗程 3 个月以上。治疗后精子数目显著增加者占 56%，精子活动提高者占 53%。

（2）胰激肽释放酶。胰激肽释放酶是一种生物活性很强的多肽类物质，其成分是精蛋白，对改善精子活动力有较好效果，同时又能增加精子数量。常用剂量为：口服每日 600 国际单位；肌肉注射每日 40 国际单位，疗程 3 个月，如果治疗反应良好，可继续用药至 6～12 个月。

（3）锌剂。精子生成与活动需凭借一定数量锌的帮助，对于精液锌含量低下的男性不育病人，尤其是含锌量每毫升精液中少于 50μg 水平时，应该给予补充锌剂。常用硫酸锌片，每次 100～120mg，每日口服 3 次，用药至少 3 个月。口服富锌康（国食健字 G20050156 济南平安年生物科技开发有限公司研制生产）每日 10g，分 2 次口服。2 个月为一个疗程。富锌康含乳酸锌、硒、维生素 C、维生素 E 等，维生素 E 是一种较强的抗氧化剂，能清除自由基，保护细胞和细胞器的稳定性，减少抗体的产生，加速抗体的消除。维生素 C 可促进创面愈合及体内解毒；它又是维生素 E 的稳定剂，可以协助加强维生素 E 的抗氧化作用

（4）维生素 E。维生素 E 又称为生育酚，与人类生育功能有关，能增加精子的活动力。维生素 E 常用剂量每次 10～20mg，每日 3 次口服，连用 3 个月。

（5）维生素 A。维生素 A 是生长发育必须物质，具有维持上皮组织和各类细胞正常功能和结构完整的作用，精子发生过程中不能缺少。精子活动力低下也与维生素 A 不足有关。常用剂量为每次 1.5～5 万单位，每日口服 3 次，连用 3 个月。

4. 男性自身免疫性不育的治疗　对于男性抗精子免疫性不育的治疗，近年来国内外有较大的发展，收到了一定的效果。

（1）病因治疗。控制生殖道的感染，或者通过外科手术根除病因。当输精管道发生慢性感染时如前列腺炎、输精管炎或者附睾炎时，可使输精管道周围组织水肿，压迫输精管，造成暂时性梗阻，使变性精子碎片进入血液，最后导致精子抗体产生，对这种情况应用有效抗生素使炎症消退，精子抗体有时亦会自行消退。

（2）免疫抑制疗法。

①低剂量类固醇激素应用。一般称“低剂量维持疗法”。通常采用强的松，每天15mg，分3次口服，连续服用3～12个月，可使抗精子抗体滴度降低，提高免疫性不育男子的精子数。近年采用地塞米松，每天2mg连服3天，每天1mg连服2天，每天0.5mg连服2天，不同剂量交替使用数周至6个月，可有85%的患者恢复生育力，且副作用小。

②高剂量类固醇激素的作用。此法对那些低剂量类固醇激素治疗无效者适用，但需注意副作用。强的松治疗一组24例，每日60mg口服，用药7天，受孕率为45%。有的报道服用强的松每天20～40mg，在几个月后可使不育男子血清或精液中的抗精子抗体降低或消失。大剂量短程间歇疗法采用甲基强的松龙，每天96mg，分3次口服，连用3～5天，每月一疗程，妊娠率为20%。

5. 男性性功能障碍所致不育的治疗　男性性功能主要包括性欲、阴茎勃起、射精等几个环节。凡是上述任何一个环节出现问题，都可称为性功能障碍。与男性生育直接有关的性功能障碍主要有阳痿、不射精、早泄，这些性功能障碍都无法正常地将精液输送到女性生殖道。

6. 人工授精　人工授精是不通过性交而借助医学手段将精液置入妇女的生殖道内以达到妊娠目的的一种技术。现今人工授精已被确认为是一项安全的合乎逻辑并行之有效的治疗不育症的方法，并已在我国各地广泛开展

（四）男性生育能力的防护

有些男子的精子数量和质量不合格，精子数量少、畸形率增高、活动率下降，影响生育或造成胎儿畸形，这与环境条件有一定的关系。精子发生、发育、成熟到输送等诸多环节都需要有一个适宜的内部和外部环境。环境中的各种污染物、环境温度都与精子成长息息相关。因此，在生活和工作中，避免接触那些有害的环境因素对男性生育关系重大。

1. 避免暴露在高温环境中　经常洗蒸汽浴、常穿紧身裤、长时间静坐及长期高温作业均可影响精子的生成。由于睾丸需要一个合适的温度，如果穿紧身裤，热天睾丸紧靠身体，温度过高就会产生不正常的精子，并且使精子活动力下降，长此下去，会影响睾丸正常的生理功能，已婚青年，可因此而引起不育症。一名长途车驾驶员，婚后多年不育，到门诊咨询后，医生了解到他长期坐在驾驶室里，环境温度较高，阴囊散热不良，影响精子生成，因此，建议他暂时调换工作，结果其妻1年后即怀孕。

2. 避免接触有毒有害物质　环境中的毒害物质（主要是工业三废）使人体健康受到威胁，而在人体各系统中，生殖系统对毒害物质又比较敏感，甚至极微量的毒物即可对生殖功能产生极大威胁。科学研究表明，环境中存在超过卫生标准含量的镉、铅、铜等金属元素，以及农药、烷化物、油漆等均可对男性的生殖功能造成损害。镉是对人体有害无益

的元素，少量即可损害男性生殖功能。睾丸是精子的源头，镉在体内则首先进攻睾丸。镉攻破睾丸与血液之间的屏障，造成睾丸生精上皮和间质细胞的损伤和死亡。此外，镉还能抑制精子的运动，使精子失去与卵子的结合能力。

从事铅作业的工人常因铅中毒而不育，如经常接触高浓度铅尘和铅蒸气的男性，精子活动无力，数目减少，畸形率高。铅在精子成长的漫漫路上步步设卡，从而把精子扼杀在“摇篮”中。精子的生存和运动需要能量，而能量是从糖酵解的氧化代谢中产生。铜会抑制这两条能量途径，从而使精子丧失活力甚至死亡。值得一提的是，锌是人体的必需元素，锌缺乏会降低生育功能。但过量的锌可抑制精子的糖酵解，从而影响精子的活力。

3. 尽量少接受电磁辐射　X射线和γ射线是最早被确认能使睾丸生精功能受损的射线，少量的照射可使精子数量降低。精子的前身是精原细胞，它对这两种射线很敏感。所以，这两种射线对精子生成危害极大。近年来发现无线电波、微波、红外线、紫外线、超声、激光均能影响男性的生育功能。当这些射线作用于人体时，人体便将其吸收转化为热能。睾丸怕热，当辐射过多，人体内产生过多的热量时，首当其冲受累的器官是睾丸。另外，这些辐射还能使细胞的生物电发生改变，并影响细胞内诸多“成员”的功能，进一步加重了对睾丸的损害。

4. 注意某些食物和药物　食用粗制的棉籽油可抑制精子的产生。因为粗制的棉籽油含棉酚量多，它可使精液中精子数目减少甚至导致无精子症。生棉籽油中的棉酚则附着于精细胞线粒体，使线粒体中的乳酸脱氢酶X的活力受到抑制，从而威胁到精子的生存，长期食用这种油可造成不育。

雷公藤等药物会影响生精细胞产生精子，导致无精子症。

5. 避免不良的气候环境　人在气候寒冷、高原缺氧或有毒物的环境中，由于机体不适应，内分泌系统的功能必然受到影响，这就使男性的精子生长发育受到不良影响，精液内精子的数量减少、质量下降。

三、不育不孕症的诊断要点

不育不孕不仅限于夫妇双方受孕的生理功能的失调，还涉到夫妇间生活、环境、感情、心理等诸多方面的因素。不育症的检查包括详细了解病史，全面的体格检查和不育的特殊检查等几方面。

（一）了解病史、生育史

对以往病史的了解，包括以往是否做过手术造成输卵管疤痕，是否患过性病或盆腔炎，流产后或末次分娩后子宫是否有过感染。男方以往是否做过生殖器的手术，如疝气修补术、隐睾固定术、精索静脉曲张或鞘膜积液等手术，睾丸是否有过感染史。双方家族中是否有过腮腺炎、糖尿病、肾上腺疾病的病史，是否为近亲婚配。生育史的了解包括女方以往是否怀过孕，如果怀过孕，妊娠结果如何，是正常分娩还是流产。男方是否有生育能力，如有，是与现在的配偶还是与以前的配偶。根据女方是否有规律的痛经，可以判断有无排卵，月经中期前后，女方是否感到有一侧下腹部疼痛不适，这种疼痛称为经间期疼痛。出现规律的经间期疼痛则提示可能有排卵发生。应该指出，多数妇女的排卵是有规律性的，且从无不适感。

（二）男方的职业、生活环境和生活习惯有很大影响

长期接触农药、油漆、有机溶剂、高温和放射线等，这些因素都可导致精子数量减少和活动度减弱。长期穿紧身内裤，长时间坐办公室工作，这些均可使睾丸温度增高而减少精子数目。服用过某些药物如镇静剂和降压药，可以减少精子的生成，并使射精困难。性交时使用的润滑剂可以减少精子活动度，降低其功能。某些特殊的饮食嗜好可使机体内热量急剧消耗从而影响精子的生成。

（三）夫妇缺乏生育知识也会影响生育

有些夫妇对生殖系统的解剖生理知识不了解，有的甚至结婚多年尚不能区分阴道和尿道；有的夫妇特别是两地分居的夫妇，不能掌握好性交时间，不在排卵期性交，失去精子和卵子相遇的机会；有的性交频率过高，没有足够的精子进入阴道。诸如这样的因素，即使夫妇均有生育能力，也可能导致不孕。

（四）夫妻双方的身体状况

了解一般的情况后，接下来后应进行全面的体格检查。体检时应特别注意患者第二性征的发育、毛发的分布，患者体态，有无先天性畸形。初次就诊应查血尿常规，血沉，胸部透视及梅毒血清反应。对女患者应进行常规妇科检查，注意外阴、阴道有无畸形，子宫发育情况，两侧附件有无压痛、增厚及肿大等。阴道检查应化验白带，检查有无滴虫、霉菌感染等。对宫颈中度以上糜烂或有可疑病灶者，需做宫颈刮片进行防癌检查。

全面了解这些基本情况后，则应进行不育不孕症的特殊检查。对于不育不孕症的特殊检查分几个方面进行：一是对男方的检查，二是测定女方排卵功能和生殖器官的结构功能状况，三是测定精子在女方生殖道内的活动情况及相容性。在以上这些检查项目中，可能一开始就会找到一种导致不育不孕的病因，但其余的检查项目也应该完成，因为可能存在多种导致不育不孕的病因。只有找到全部病因并完全治愈后才可能恢复生育能力。

第三章　乳房保健

第一节　乳房保健

一、乳房保健

（1）每日早、晚坚持做胸部深呼吸。（2）坐、立、行随时保持挺胸平背。（3）避免用热水刺激乳房。（4）每日选食适量脂肪类食物。（5）经常参加游泳、体操等活动。

二、戴乳罩

女性的乳房除了细嫩的乳腺外，绝大部分是脂肪组织，其作用是保持女性体形的特有美。但是，乳房发育长大到一定体积和重量时，一旦参加运动，乳房就会随之颤动，使人感到不舒服，也影响美观。用胸罩托住乳房，使之保持原有的弹性和健美。哺乳期后，由于婴儿的吸吮，乳房可能变得松弛，失去弹性更需要配戴胸罩。

三、乳房的自我检查

为了预防乳腺癌的发生要及早发现乳房肿块进行治疗。最好是每月定期触摸乳房，检查是否有肿块，可在月经后的一两天进行。在其他时间也应掌握自己乳房的情况，如发现可疑的肿块，就应尽早治疗，任何拖延只会使治疗更加困难。乳房自我检查的步骤：

（1）裸露乳房站在镜前，认真看看乳房的外观。乳房皮肤呈桔皮颜色并呈桔皮样，应尽早诊治，可能是乳腺癌的表现。

（2）抬起双臂，观察乳房改变，乳房轮廓外观的凹位或肿块，乳头是否始终位于乳房的相同轴线上，皮肤上是否有什么皱纹。

（3）轻挤乳头　如溢出一滴以上的无色液体。

（4）仰卧，在拟要检查的乳房的一侧肩下垫放枕头或毛巾，用指尖在乳房周围慢慢地逐段触摸检查看看是否有肿块。

（5）触摸在胸部外延的乳房组织边缘以及腋窝处。

第二节　乳房增生症及乳溢症

一、乳房增生症

乳房囊性增生常发生在30～50岁的女性身上，这些人往往有过多次流产史。此病的引发至今还未有定论。专家推测，可能与卵巢机能的失调或雌激素和孕激素比例失调有关。

乳房囊肿表现为两侧乳房（或一侧乳房）内发生多个大小不等呈圆形的硬结，其结节与周围组织分界不太清楚，可推动。腋窝淋巴结不肿大，患者常感乳房疼痛，而且尤以月经来潮前疼痛加重。少数患者还可出现乳头流黄绿色棕色或红色液体现象。

二、乳溢症

导致不正常泌乳的主要原因有：垂体肿瘤、乳溢闭经综合症、Chiari－Frommel综合症、药物作用、胸壁损害、甲状腺功能减退、下丘脑损害、空鞍综合症、头部损伤、早熟等。

关于生育期妇女患乳溢症的发生率，各家报道不一。排卵期的发生率约1%；非排卵期为36%，有人认为达22%或更多些。检查乳腺分泌物的技术特异性越高，则乳溢症的诊断就越精确。乳溢症在用口服避孕药的妇女中是很常见的，这是正常的反应。

催乳素分泌增加是产生乳溢症的重要原因。但是并非所有催乳素浓度高的病人都有乳溢症，催乳素浓度的高低与溢乳量之间亦无相关。

乳溢病人都有闭经，血催乳素浓度一般都增高。常规内科治疗如用枸橼酸克罗米芬或雌激素，往往无效，而用左旋多巴（L－dopa）或溴隐停治疗常能有效地恢复卵巢功能和控制乳溢症。

一些妇女在进行剧烈的性活动后，尤其是性高潮反应后，常有短时间的溢乳，其原因之一可能是性活动对乳房的刺激，引起垂体催乳素分泌增加的结果。这种类型的溢乳是生理性的，如果上述溢乳变为持续性，或有其他症状（如头痛、视力与嗅觉改变等）时，应可能是颅内肿瘤引起的。当然性活动时出现的溢乳还有其他多种原因。

第四章　性生活与保健

第一节　性欲与性快感

一、男女性功能差异

男女性功能的发生机理是基本相同的。但是，男女的性功能在表现形式上却有显著的差异，彼此之间主要有以下几项区别。

（1）男子的性欲比较强烈旺盛，未必一定要与女方接触，只要稍受外界的刺激便会产生欲念，而且在婚前就有性欲要求，婚后会变得越发旺盛。但女子的性欲就相对较弱，在没有男性的充分性诱导下，自发性欲就较少，婚前有性欲就更为少见，这就是为什么在婚前，男子手淫较女性多的原因。

男子的性功能包括性欲的产生、阴茎勃起、性交、快感的获得、射精、性欲高潮、性欲消退等环节。其性功能是在外界各种条件的刺激下，通过中枢神经系统的控制和内分泌系统的调节来完成的。

女子的性功能包括性欲的产生，前庭大腺分泌液增多，性交、性感的获得，性欲高潮，性欲的缓慢消退环节。这个过程也是通过神经系统和内分泌系统的调节来完成的。女子的性欲和男子一样，是在外界各种刺激下产生的。阴蒂、小阴唇、阴道前庭、大腿内侧等部位以及阴道前壁、神经末梢都感觉敏锐，在性交时可以引起性的快感，并逐渐增强，达到性欲高潮。

女子的性欲高潮表现在：前庭分泌物增多，阴道肌肉阵发性收缩，神经兴奋，呼吸急促等。此时的性快感可以从生殖器官遍及全身。性高潮过后，性欲才逐渐减退直至消失。

（2）男子的性冲动来得十分强烈和急骤，一经发生，几分钟内即可进入性高潮，随即便可引起射精，射精后性欲迅速消退。女子的性冲动出现缓慢，也不像男子那样容易激动。性欲的发展也较慢，一般要经过10分钟，甚至半小时左右的时间，才能进入性高潮。而且也不像男子那样迅速消退，她维持性高潮的时间要比男子长一些，以后才逐渐减缓、消失，完成整个性活动过程。

（3）男子性欲比较容易集中到性器官上得到满足，所以一经性冲动就喜欢尽快性交；女子性欲表现就比较复杂，除性器官的感受外也需要另外一种亲昵行为，例如情话、抚摸、拥抱、接吻等也可以达到很大程度上的性满足。由此可见，女子除了需要性器官的满足外，更需要一些心理方面的性诱导。

（4）男子性生活时进入高潮，性交快感显得十分清楚，情绪上顿时还有一个飞跃；女子这种快感有时就不一定十分明显。因此，女子在性交结束以后，就要通过各种亲昵行为来延续情欲，这样才能达到最大程度的满足。

总的来说，男女性功能的特点，主要表现在“男快女慢”和“男强女弱”两个方面，掌握了这个规律，就能保证性生活的和谐。

二、性欲

性欲是人体发育到一定阶段自然出现的一种本能，是指在性刺激下对性生活的一种欲望，是一种正常的生理现象。所以，不论男女，只要身体健康，发育正常，到一定的发育阶段都会有性欲。性欲包括性欲的产生、发展、高潮和消退等生理过程。性欲的强弱因人而异。由于每个人的个性、体质、情绪、环境以及夫妻间的感情、性生活经验和年龄等因素出入很大，性欲的强弱也会有很大的不同。女性的性欲除上述因素外，又与家庭经济状况和月经周期有关，一般排卵期前后和月经前期性欲较强。

性欲的发动，大致可归咎于以下几方面因素：其一，性生理的驱动。男女之间建立了家庭以后，婚后夫妇的亲昵，会产生性交的欲望。即使未婚男女，出于对异性爱慕的性心理活动，照样也可以诱发性欲。其二，性器官的成熟，使人体的性激素水平会骤然增加．其三，性分泌的刺激。男子精囊、前列腺、尿道球腺等性器官内分泌物的增加和郁积，女子外阴前庭大腺等分泌物的过多贮存，都可以成为一种饱胀的性刺激，必然会诱发与促进性欲。其四，性生活的经验。既往性生活的愉快感觉，或者男女之间身体接触刺激的经验，也可以诱发性欲。

三、性快感

男女在性交活动中，随着性欲的发展和趋于高潮，双方所获得的一种快感。在性生活中，当双方进入高潮时，男子的前列腺、输精管、射精管和尿道肌肉等都会发生节律性的收缩，于是精液喷射而出。女子由于阴唇、阴蒂和阴道口受到摩擦，达到一定性刺激程度后，也会发生阴蒂跳动和阴道、会阴部肌肉节律收缩。无论男女在进入性生活高潮期后，不但情绪激动，并且会出现一种令人愉快和舒适的快感，只有这种快感的出现，才能达到性满足。

所谓快感，指的是性欲高涨临时大脑皮层的一种实际感觉。积累达到足以引起射精程度时，激发脑子中的“快感中枢”，于是快感油然而生。这种一触即发的快感产生，除了要有“快感中枢”作保证之外，还必须要有迅速的神经反射来完成，女子阴蒂布满的神经末梢，对这种触发快感的传递起着主导作用。

性交快感男性比较明显，也比较容易满足，而女性的性快感出现较慢。性快感程度因人而异，有人在性交中有明显的性快感；有的人始终不出现性快感。性快感的程度与体质、精神，性交时间和夫妻感情等因素有关。

四、初次性交注意事项

（1）新婚之夜切忌精神紧张，应做到相互配合。新婚之夜的性生活，夫妻二人都会感到腼腆和羞涩，尤其是新娘，心理状态比较复杂，精神多为紧张和恐惧，所以丈夫对妻子要多加体贴和爱护。初次性交处女膜可能会发生破裂，女方会感到疼痛或少量出血，这就要求丈夫的动作要轻柔一些，不要只顾自己不顾对方，给妻子造成精神上的不悦和身体的痛苦，甚至会加重妻子恐惧心理。

初次性交，丈夫要有步骤地激发妻子的性欲，妻子也不要完全处于被动地位，而要主动配合，逐步地和谐地完成性交，这样既可以减轻处女膜破裂所带来的疼痛，又可以避免意外的损伤。初次性交后，最好中断数日再进行第二次，使女方生殖器受到的损伤得到恢复。特别需要强调的是，如果新婚之夜正碰上女方来了月经，新婚夫妇一定要控制自己，互相体谅，互相爱护，等月经干净以后再性交。双方如果不能控制自己，其结果必然是痛苦的。

(2) 婚后第一次性交，双方心情都比较紧张，神经也处于高度兴奋状态，再加上缺乏性知识，往往会出现丈夫刚刚接触到妻子的性器官或阴茎刚刚进入阴道，就开始射精现象。这种现象是正常的，并非人们所常说的早泄。随着夫妻生活的延伸，性生活经验的积累，这种现象会自然消失。

(3) 初次性交，首先碰到的是处女膜破裂的问题，处女的阴道是一个阴道前后壁贴在一起的潜在的腔，阴道口有一道天然的屏障——处女膜，保护着阴道不受侵犯，有一定弹性。但有的人处女膜坚韧而厚实，甚至妨碍性交。初次性交时，处女膜破裂，伴有轻微疼痛和少量出血，这是正常的生理现象，不必紧张，只要休息两天就会恢复。

(4) 新婚夫妇要注意性生活卫生，新婚当天，男女双方都必须洗澡，特别要把生殖器擦洗干净。如果忽视了这一点，在性交时，就容易把细菌带入阴道和尿道口，女性的尿道很短，细菌会从尿道口侵入膀胱，导致急性膀胱炎。如果细菌沿输尿管上行至肾，就会患肾盂肾炎。

此外，要防止性交过多。新婚夫妻的性欲都比较强，性的要求比较迫切，性交往往过频。这不仅有损身体健康，还会影响日常工作和生活。婚后性生活间隔时间要因人而异。一般健康的人，一个星期 3～4 次为宜，体质不好的人，性生活的间隔时间要长一些，一般以性交后不感到疲劳乏力、精力充沛为好。有的新婚夫妻一日性交次数达到 2 次，甚至 3 次，这是在糟蹋自己的身体。

第二节　常见性问题及其处理

（一）新婚早泄

有些新婚男子在性生活过程中，刚刚接触女子性器官或阴茎刚刚插入阴道，就过早地射精，这种现象称为新婚早泄。

造成新婚早泄的原因有三个方面：首先是男子精神过度紧张或心情激动，神经高度兴奋所致。按惯例射精需要性交动作的帮助后才能发生，而不需要性交动作即发生射精，这是在新婚第一夜时，无论是大脑皮层性活动，还是性器官，往往都处于迫不及待的高度兴奋状态，这样就势必造成射精中枢也处于性兴奋之中，对于性刺激的要求降低。同时，对于一个刚结婚的男子来说，初次以性生活形式接触女性，这种刺激来得突然而又强烈，此时的射精中枢也已有了一定程度的性兴奋，稍有刺激便一触即发。第二是精液积聚的刺激。新婚男子，初次性交之前，性器官内已经积聚了相当数量的精液，可以产生一种饱胀性刺激，第一次接触女性生殖器官，当然就能很快地将这种刺激反映到大脑皮层的性神经中枢，精液也就无法控制地喷射。第三是性功能尚未正常发挥的缘故，性功能发挥遇上性生活这种形式的转折点，初期阶段未必能完全适应，神经内分泌活动的各个环节未必完全理顺，开始阶段便会出现早泄现象，以后逐步适应与习惯后，也就恢复正常了。由此可见，新婚早泄并不一定是病，不必忧心忡忡，作为妻子更应该体贴丈夫，消除其心理上的恐惧、紧张和内疚，切不可因未得到性欲上的满足而埋怨，否则就会造成心理和精神上的损害，还会诱发性功能障碍。

（二）精液过敏

又称新婚过敏症，多发生在新婚之夜，即性交后新娘发生局部或全身的过敏反应。如不明白原因，男方多会蒙受责怪，承受重大的精神压力。

本来精液对正常人是不会过敏，但由于精液中含有十几种抗原物质，引起过敏反应的是精液中的精浆蛋白质。在妇女子宫内膜炎或月经期性交时，则能产生精子抗体，有个别男子的精液中的抗体特别强烈。如果女性有过敏体质，一旦精液射入阴道，特别是阴道有损伤时，即可发生过敏反应。一般在性交后的 10 ~ 30 分钟出现症状。最早的症状为阴道或会阴部充血、水肿，有时涉及到嘴唇、眼睑、舌等部位；阴道内有灼烧感或刺痛，继而阴道及周身出现奇痒，起血疹或风团；严重时，还可出现呼吸困难，全身乏力、虚脱等。对于同房后的精液过敏症状，首先应当保持良好的情绪，不必烦恼，以利控制缓解病情。或者下蹲片刻，采取排尿和清洗会阴部和阴道的办法，尽可能排出精液，然后再服些抗组织胺药物如扑尔敏、苯海拉明、酮替芬等。对有过敏的女性应待症状完全消失后方可再次性交。可使用避孕套，使精液不能射入阴道内，避免精液中的抗原被女方阴道或宫颈上皮细胞吸收而再次出现过敏。对精液过敏的女性，也不必过于担忧，因为一部分女性经过多次接触后可自动脱敏，一部分经过药物治疗后可完全治愈。月经期或生殖器官有手术损伤时，应禁止性交。

（三）不射精

性的兴奋由生殖器官所感受来自眼、耳、鼻、舌、皮肤的条件刺激而引起，这些刺激经神经传导到脊髓的勃起中枢和大脑的性中枢，反射性引起性中枢的兴奋，勃起中枢的兴奋再沿神经传向生殖器，引起阴茎海绵体充血勃起。射精中枢达到兴奋比较慢，需在勃起兴奋积累后，才能引起射精中枢的兴奋而射精。也就是说，男子自性交开始，随着性交动作的进行，大致在 2 ~ 6 分钟即可射精，只有通过射精后才能达到性欲高潮，得到性的满足。然而，有的男子有性欲，性交时阴茎也能勃起，很久不能软缩，能性交，但又不射精，也没有性快感，熟睡时却有遗精现象，其后果是造成女方不孕。

造成不射精的原因大致有以下几个方面：一是新婚夫妇缺乏性知识，其性交的方式或位置不佳，尤其是没有注意到运用性交动作的帮助，这样局部性刺激就不能积累到触发射精的程度；二是有部分男子在婚前有“手淫”习惯，思想负担过重，对手淫的危害十分恐惧，造成神经性失调，同时，阴茎局部习惯于手淫的刺激，这种刺激又很强，而性交刺激不如手淫强烈，不能触发射精；三是器质性因素，有的人有先天性泌尿生殖器官畸型或发生了器质性病变，脊柱外伤，脊椎结核，下腹部脏器病变等都可能导致不射精。发生不射精现象，除了器质性的病态外，其他都属于功能性的“心因性射精障碍”，不必烦恼和忧愁。以前有手淫史的，要丢掉思想包袱，只要停止手淫一段后，性功能就会自然恢复。此外，要有足够的性知识，性生活是由男女双方共同来完成的，只要双方能密切的配合，有良好的性交动作，增加阴茎的摩擦角度与幅度，就可以不治而愈。

（四）新婚晕厥

新婚之夜，有的新娘由于羞涩、恐惧，对男方的爱抚和行为显得茫然失措，出现了突然晕厥，大汗淋漓，面色苍白，发冷、心跳减慢等症状。大多是由于激动、劳累、性交后交感精神过度兴奋，引起肾上腺素分泌增多，全身血管痉挛，导致大脑处于暂时性缺血缺氧所致。女子的性兴奋高潮和男子一样，包括对神经的巨大的刺激，伴随着巨大的快感和不自主的强烈肌肉抖动，有的女子因此而晕过去。

新娘在新婚之夜出现的晕厥，一般是突发性的、短暂的，与人们过度悲伤时所发生的晕厥一样，属于血管运动失调性晕厥。一般来说，这种情况片刻后多能自行清醒，不必为此惊慌，可让新娘平卧，喝一点开水，让她静躺一会就能恢复。为了促使她较快清醒，新郎可以用指甲掐新娘口鼻之间的“人中”穴，一般只需 2～4 分钟即可清醒。若发生痉挛等严重情况，则应立即送往医院救治。

（五）持久性阴茎勃起

阴茎勃起是性功能发挥的一种表现，性生活完成以后，阴茎也很快回复到软缩状态。但是有的人在没有性欲和性冲动时，阴茎却长时间强烈勃起，持续几小时甚至几天，有的人企图通过完成性生活使其软缩，结果无济于事，照样坚挺地勃起，导致阴茎发生充血、水肿与疼痛。

阴茎持久性勃起，是一种急症，中医认为本病属于“阳强不倒”，为阳火过于旺盛所致。患此症者虽不多见，但发生后常使人措手不及。若不及时就医，就会因勃起组织长时间的缺血，使海绵体小梁纤维化，导致阴茎失去勃起能力。

现代医学认为，是迷走神经兴奋，阴茎微循环障碍。阴茎内的海绵体血管在某些因素影响下，发生动脉的持久扩张，静脉的持久收缩，造成持久的充血状态，从而造成阴茎海绵体内大量囤积血液并凝滞不动，结果形成血管阻塞，更进一步加重了血液回流障碍，持久性的阴茎勃起状态就越发明显。临床表明，脊髓损伤、阴茎局部损伤、肿瘤、白血病以及血栓性静脉炎等疾病与伤痛，都可能成为影响阴茎海绵体血管调节失常的因素。还有的阴茎持久性勃起，也可以在激烈性交或延长性交后诱发。发生持久性阴茎勃起，不能过性生活，应该及时用扩血管药物，促使阴茎血管内血液回流，让阴茎海绵体减少与停止充血。

（六）阴茎“折断”

是指新婚同房时，阴茎由于暴力撞击或暴力弯曲而发生折断（主要是海绵体和纤维膜破裂）。表现为阴茎立即软缩，局部血肿，畸形，色泽改变和疼痛。发生的原因大多是由于对性知识了解不够，于性生活中突然改变姿势或将勃起的阴茎猛撞在女方的耻骨上；或由于男方过于粗暴，企图以“冲击式”插入阴道，以寻求更为强烈的刺激，结果撞到床上而被折断；也有发生于女方骑跨于男子之上而男子试图性交时被折断。

预防本病的发生，主要是同房时不宜急躁，动作要温柔，双方配合协调，男方要等女方的阴道湿润以后，才能将阴茎缓缓插入。任何不正常的性交或不正当的性行为，都有可能导致阴茎折断。

（七）女子性冷淡

性生活是夫妇感情灼热、高涨的一种表现，特别是新婚的洞房花烛夜，更是新婚夫妇蜜月情浓的时候，当新郎一片激情的求欢之时，新娘对性生活没有要求，表现淡漠，甚至厌恶。这时即使勉强性交，也激不起新娘的性欲，完全处于被动地位，听任新郎的摆布，最后不欢而散。有的女子虽然有性要求，但性交时缺乏性感，这就是“性冷淡症”。

性冷淡是女子一种缺乏性欲，对性生活没有兴趣，甚至厌恶，或者有性要求而很少达到性欲高潮的病症。此病较其他性问题复杂，它无明确的单一致病因素。对性交抱有不正确的看法，认为这是难以启齿的羞耻之事，或情绪紧张、焦虑、郁郁寡欢是此症的心理因素；而激素缺乏，内分泌失调和器官障碍则是生理上的致病原因；夫妻性生活不和谐，男方在性交时过于急躁、粗暴、不考虑男女在性快感方面男快女慢的性功能差异，在女方未到达性高潮就射精，使女方没有性快感或因婚姻畸变、家庭不和都可成为女子性冷淡的潜在危机。还有的受周围环境的影响，特别是新婚之夜，新娘害怕有人恶作剧，偷听偷看而造成精神紧张，致使没有性欲而出现性冷淡。总之，性冷淡的诱因错综复杂，难以琢磨，但它们最终能导致女子对性生活的忧心忡忡或十分厌恶，影响夫妻之间的关系和家庭的和谐。

解决女子的性冷淡，应从以下几个方面着手：一是要尽可能做到夫妻双方性生活和谐；另一方面是采取适当措施调整生活节奏，改善情绪和生活环境。至于因疾病引起的性冷淡，就应该加强治疗，体贴关心妻子，避免因勉强性交而产生反感。总之，性冷淡并非是什么“不治之症”，通过丈夫的感情熏陶和适当的药物治疗，问题就可以迎刃而解。

（八）阴道痉挛

阴道痉挛是影响新婚性交的常见原因之一。发生阴道痉挛的女方经检查外生殖器发育正常，阴道并不狭窄，但由于性交的阴道、会阴、骨盆肌肉发生剧烈地、持续地收缩，致使男方的阴茎无法插入，发生性交困难。也有的在性交时肌肉收缩，造成性交疼痛，性交不适，甚至无法从阴道里把阴茎拔出，这是一种功能性疾病，但绝大多数是由于女方缺乏性的知识，对性生活怀有恐惧心理的精神因素和心理因素造成的。也有的是因为男方在新婚之时，由于初次性交，往往兴奋过度，动作粗野所引起。

阴道痉挛：主要是采取相应的措施，如放松紧张的心情，去除新房周围不安定的因素，了解性的知识，就可以消除紧张而达到治疗效果。害怕怀孕者要了解避孕知识或采取避孕措施。同时也要知道阴道有一定的伸缩性，男性阴茎的大小与性生活的乐趣无关。新婚之夜新郎要温柔体贴。不宜过急发生性交，性交动作要柔和，体察新娘的感情变化。这样才能过一个美满和幸福甜蜜的新婚之夜。

（九）性交疼痛

性交时或性交后疼痛会影响性的快感，长此以往，可以导致行为上和心理上的变化，而严重影响性生活。实际上性交疼痛的主要原因是心理因素而不是生理因素。逐步排除任何可能的器质性病变而找出真正原因。引起性交疼痛的主要原因是阴道润滑功能障碍，虽然有许多原因，如应用抗组织药物，萎缩性阴道炎，放射性阴道炎和糖尿病等，都可以引起润滑不够，阴道干涩，但是最常见的是与缺乏性兴奋激发有关。一位妇女如果对性生活顾虑甚多，有压抑感或窘迫感的话，那她就不容易兴奋，因此在性交时可能只有轻微的阴道润滑。此外，有些妇女根据以往的经验担心在性交时可能发生疼痛，她们紧张而忧心忡忡，以至于阴道缺少自然的润滑，情况会相当不好，有些病例阴茎能顺利地插入阴道，但是如果在性交过程中，阴道的润滑中止了，也会引起不适感。

子宫内膜异位症引起的性交疼痛可以分为几种不同类型。其中，由阴茎对阴道深部的冲撞而引起疼痛是最常见的一种类型。对这类患者做盆腔检查时，压迫子宫体或活动子宫颈常常也会引起类似的疼痛，因为这些手法会使阔韧带和子宫骶骨韧带紧张，这些是发生子宫内膜异位的常见部位。如果子宫内膜异位部位限于阴道内或接近阴道处，在阴茎插入时就会发生疼痛。但这种情况比较少见。子宫内膜异位症患者的性交疼痛常常在月经前期更严重，因为异位的子宫内膜对性激素有反应，血管变得更丰富，并有间质水肿。如果某一妇女的性交疼痛在平常的盆腔检查中没有获得解释，而她的病史提供子宫内膜异位症的可能（痛经、盆腔痛和不孕是该病的最常见症状），可以嘱咐该妇女在月经期前做一次盆腔检查。在子宫直肠陷窝触及柔软的结节是子宫内膜异位的证据，但是需要进一步做陷窝镜检查和组织活检，以做出确切诊断。

（十）性交后男性阴部搔痒

性交后出现搔痒，是女方患妇科疾病所致。如女方患有滴虫性阴道炎、霉菌性阴道炎，当性交时，传染给男性阴部引起搔痒；另外，如果女性白带过多，男性性器官对其敏感，性交后，亦会出现搔痒。

（十一）性交时男性感到疼痛

男性在性交过程中，阴茎、尿道会阴部、阴囊上方和下腹等部位都可出现疼痛。引起疼痛的原因很多，主要有以下几种：①包皮过长或包茎引起疼痛。②男性对避孕膏、避孕套过敏；女性避孕器异位，性交时引起疼痛。③女性阴道分泌物刺痛阴茎。④阴茎皮肤本来患有湿疹、皮炎等炎症。⑤男性生殖器官感染，如前列腺炎、精囊炎、尿道炎等。⑥性交次数过频。⑦尿道结石或肿瘤。⑧阴茎畸形或阴茎性交时折断。⑨男性患性病。

（十二）血

精是男子精液中有大量红细胞，或者见到精液呈棕色或红色。引起血精的病因很多，如精囊炎、前列腺炎、前列腺结石、精囊肿瘤、前列腺瘤、前列腺损伤等、患有血精症者，一般只能通过性交不快或性交时发现血精。

（十三）逆行射精

精液向后射入膀胱，而不是向前经尿道射出，即称为“逆行射精”。诊断方法是：令病人在性欲高潮和性生活后留取尿标本，将标本离心沉淀后，置显微镜下观察，如发现大量精子，即可明确诊断。患有逆行射精的男子，一般均知道性欲高潮出现后并无精液自尿道排出的感觉，这和正常射精不同。逆行射精的后果，是造成功能性不育症。

正常男子射精时膀胱颈是关闭的，因而阻碍了精液进入膀胱的途径。但是，如果膀胱颈的正常解剖完整性受到破坏，或其神经紧张度出现紊乱，则可能出现逆行射精。逆行射精最常见的原因是：前列腺手术，糖尿病伴神经系统病变，膀胱手术或创伤，交感神经切除术，广泛盆腔切除术（如直肠切除术，腹膜后淋巴结切除术等），以及应用交感神经阻断剂（特别是胍乙啶）。在不同的病人中，逆行射精的性心理影响差异很大。对有些病人来说，潜在的病理改变即可使病人在逆行射精的同时出现勃起功能障碍，例如糖尿病病人和脊髓损伤病人。但大多数病人的阴茎勃起功能是正常的，性欲也不受影响。如果患有逆行射精的男子对其生育能力极为重视，则出现性功能障碍较为常见，这可能是逆行射精的一种继发性反应。有时，女方对男方无精液射入其阴道，甚至比男方更为关心。这也造成一定的性心理影响。

（十四）损伤性阴道炎

新婚夫妇，因初次性交造成阴道损伤，或者因新婚期间性生活过频、过急，使阴道擦伤，破坏了原有的生理机体，从而透发阴道炎。阴道炎也是妨碍夫妻生活的一种常见病。患了阴道炎的女性，阴道有下坠及火烧火燎的感觉，分泌物增多，像脓样。粘膜出现红肿，有触痛感，严重者全身出现不舒服。

（十五）新婚蜜月病

又称急性尿路感染是因为不洁的性生活（包括女性月经期，或女性极度疲乏，身体抵抗力下降情况下，或者男性尿道炎外溢分泌物时性交）而引起的一种急性病。女性的尿道不但短而且直，尿道口周围常有细菌寄生，此外，尿道口又离阴道、肛门很近，阴道和肛门周围的细菌也会进入阴道口而引起，当爱抚或性交时，通过手指、阴茎或其他不洁器具都会将细菌带到尿道口，引起尿道、膀胱和输尿管发炎，这些统称尿路感染。又因其病因多发生在新婚期间，故称为新婚蜜月病。

主要症状为尿频、尿急、尿痛、尿道有火烧火燎的感觉甚至出现脓尿、血尿，同时伴有发烧、寒战、腰痛等。如不及时治疗，不仅影响刚刚开始的夫妻生活，而且还容易转为慢性病。

新婚夫妇，应从以下几个方面预防：①严禁经期性交。②在性交前双方都要洗涤阴部。③性交结束后，阴部擦拭物一定要清洁。④性交后，女性应立即排尿。⑤不在极为疲劳时性交。⑥若患有泌尿系统炎症，要及时治疗，并适当减少或禁止性生活，直至完全恢复。

（十六）夹茎

在性交过程中，阴道口把阴茎夹住，从阴道里抽不出来，而阴茎仍然坚硬勃起，致使阴茎血流障碍坏死。主要原因是女性过度紧张或过度兴奋，致使阴道口持续收缩痉挛所致。治疗方法是男女双方应冷静，消除紧张情绪，避免刺激，休息会儿会自然好转，必要时应用镇静药进行治疗。

（十七）性交时阴茎从阴道里挤出

发育正常的男女生殖器在性交时阴茎不会被挤出阴道。但有时确实也有发生，主要原因是在性交过程中，女方达到性高潮时，阴道产生节律性很强的肌肉收缩，尤其是未生育过孩子的妇女，阴道肌肉发达者，强有力的阴道收缩伴着臀部挪动是会偶尔将阴茎挤出阴道，这是女性性高潮的标志之一。可以增加快感并非病态。另外，当性交时女方咳嗽时腹压增加使生殖器官向下运动，也可以将阴茎挤出阴道外。若遇这种情况应暂时停止性交活动，待咳嗽停止后再插入阴道。

（十八）性交暴脱症

性交暴脱症又叫性交“猝死”。中医称为“脱症”，民间叫做“大泄身”，实际上是指男方在性交过程中突然死亡。往往发生在男女双方均未有预兆及精神准备而突然发生，缺乏预防措施，抢救不及时而死亡。主要是过度疲劳，兴奋过度，意外惊吓，多发生在原来有心脑血管病者身上。另外，性交时用手臂，拥抱脖子使颈动脉窦受压，可使心跳变慢，致心跳停止。

第三节　特殊人群的性生活

（一）中年人的性生活

人到中年，不容易激动，但各方面都较成熟，同样也有较强的性欲，特别是女性，往往要到35岁左右才达到性兴趣的顶峰。在30岁以前，女性往往很少体验到性高潮。随着夫妻性生活经验的增长，女性的心理压抑越来越少，性生活也变得无拘无束，因此更容易体验到性高潮。而一旦女性有了性高潮的美好体验，性交欲望也就更加强烈。因此也就有所谓女性“三十如虎，四十如狼”的说法。

然而男性中年以后，性欲逐渐衰落，性交频率也下降，通常每周两三次就可满足。因此，青年时期，男性抱怨女性过于拘谨，得不到性满足，中年后丈夫却害怕妻子性欲太强，自身体力不济。但中年后夫妻双方对相互的情感已经很了解，配合也默契，性交技术也日趋娴熟，男性阴茎勃起时间往往也有所延长。因此虽然性交频率降低，但性交质量却提高了，有时能使妻子在一次性交中出现几次性高潮。由于生理条件的变化，中年夫妻出现了性欲差异，因此，性生活中夫妻双方要互相体谅，相互照顾。另外，中年夫妻性生活还要考虑到双方的体型和体力的改变，调整性交姿势。例如，若丈夫中年后发胖，体重增加，则可以采取侧位或男下女上位，以取得最舒适的感受。同时，由于体力减弱，激烈的性交后中间插一些温和和爱抚的时间作调剂，这样性交和爱抚、激烈和舒缓相间而行，可使中年夫妻性生活变得丰富多彩且富有韵味。

（二）老年人的性生活

进入老年后，人体各器官机能减退。特别是妇女绝经后，性激素分泌减少，出现更年期综合症，性器官逐步萎缩。男子 50 岁以后，不应期延长，性反应也变得迟缓（特别是超过 60 岁后）。然而，调查发现，绝大多数的老年人既保持性生活的能力，也保持着性生活的欲望，约有 70% 的男子在 68 岁时仍有规律地进行性生活，甚至在 68 岁的年龄组内，还有 25% 的人继续保持性的活跃。随着年龄的增加，性反应也不断减弱，老年妇女乳房萎缩、松弛、阴唇萎缩，阴道变短，阴道壁变薄、弹性差。但老年妇女在有效的性刺激下乳头也象年轻人一样竖起，也有正常的阴蒂反应。阴蒂反应产生的速度不取决于年龄，而取决于性交方式，直接刺激阴阜区能很快地引起阴蒂反应。老年男性阴茎勃起的时间明显延长，射精的力量也减弱。

更年期以后的女性，阴道分泌减少，阴道壁弹性降低，因而影响到生殖器官的敏感性。老年女性更需要生殖器以外的刺激来唤起性欲。在性交中有时也需要有润滑剂。但绝不能使用生水或唾液来代替润滑剂。老年人的性生活不单是一种性欲的发泄，更主要是加强夫妻亲密感的一种积极活动。对疾病的担心也往往使老年人减少性生活。如心脏病人往往对性生活望而却步，其实已有不少理论和方法来维护心脏病人在性生活中的安全。

（三）残疾人的性生活

性是人的正常需要，残疾人也不例外。残疾人尽管生理方面受到限制，但仍可以用补救措施享受残存的性快乐，而且，感情方面的要求有增无减。对于一些残疾人来说，小便失禁并不意味着性器官无能；缺乏知觉并不意味着缺乏感觉；生理上的畸形并不意味着性欲上的缺陷；无能力性交并不意味着要封锁能力享受性生活的其它乐趣；失去生殖器并不意味着失去性生活。一位女性脊椎拉伤截瘫后，尽管失去了骨盆的感觉，却增强了乳房的敏感性，并能以乳房的刺激引起性高潮。因此，残疾人不要对性能力和性生活完全失望，要采取一些积极措施，如根据具体情况对残疾人进行性教育和性生活指导，不能完成性交时（如失去生殖器而无法进行性交的动作等），可建议进行按摩、接吻、乳房刺激等非生殖器性交活动，也可通过手淫、口交以获得性满足，还可用人造阴道、振荡器等辅助装置。

第五章　男性性功能障碍

男性性功能障碍主要表现为男性性欲障碍、勃起功能障碍和射精障碍。性欲障碍包括性欲低下或缺失、性厌恶、性欲亢进、性欲倒错等。勃起功能障碍有如阳痿或异常勃起，射精功能障碍有早泄或不射精．、早泄和不射精等。

第一节　男性性功能低下

所谓性欲低下，即指兴趣或性要求减低，无主动的性要求，因而导致性交次数减少。按其病因可分两大类，即功能性性欲低下和器质性性欲低下。

（一）功能性性欲低下的原因

1. 精神和心理因素导致性抑制　由于精神心理方面的原因，使大脑和边缘系统对性的抑制增强，因而出现性欲低下。常见原因如下：①年幼时，接受错误的性教育，认为性生活是淫荡行为，使性欲受到了抑制。②由于工作过度紧张，或精神受到强烈刺激，思想上有严重的担心和顾虑使性欲受到抑制，导致性欲低下。③由于夫妻感情不融合，性生活难以配合默契，或缺乏性知识，使性生活不和谐，久而久之，导致性欲低下。

2. 年龄增加导致性欲低下　老年人，因雄激素产生减少，可引起生理性性欲低下。年龄的增长也会导致全身机能的衰退，支配性活动的神经及肌肉对性刺激传递和反应的敏感性降低。

（二）器质性性欲低下的病因

（1）许多严重的全身性疾病和慢性病都会使性欲低下，如肝硬化、慢性酒精中毒、营养不良、结核病、慢性肾功能衰竭、充血性心力衰竭、贫血、胶原性疾病。

（2）许多内分泌疾病能使性欲低下，如阿狄森氏病、柯兴氏症、男性高催乳素血症、垂体机能减退、甲状腺机能减退、甲状腺机能亢进、男性更年期综合症、醛固酮增多症、肢端肥大症。

（3）遗传性疾病，如克莱恩弗尔特综合症，可引起性欲低下。

（4）许多药物也能导致性欲低下，如许多降压药、抗癫痫药、镇静剂、抗精神病药和雌激素等。

（三）性欲低下的治疗方法

（1）首先要积极治疗所患的其他原发性疾病，恢复健康的身体状态。

（2）停止服用可损害性机能的药物，必要时可在医生指导下改变服药方式。

（3）夫妻共同学习一些性知识、矫正不适当的房事方法。必要时进行性感集中训练，提高对性的兴趣。

（4）如果血液雄性激素水平低，可肌注丙酸睾丸酮等睾酮制剂补充，也可根据病因特点选用绒毛促性腺激素等治疗，但必须在医生指导下进行。

（5）许多中药对性欲低下有较好的治疗效果，可辨证施治。

第二节　阳　痿

男子有性欲要求，尽管这种要求迫切，但阴茎却不能勃起，或者勃起无力或勃起时间不够，这种现象就称之为阳痿。新婚后，男子发生阳痿的原因很多，主要有功能性阳痿和器质性阳痿。

（一）性功能导致阳痿

（1）精神因素所致阳痿最为常见，一是缺乏性知识，对性生活恐惧或居住条件差，一室多人，对性生活有戒心；二是精神状态不好，如悲痛、忧愁、焦虑、抑郁时，大脑皮层的功能失调引起阳痿。

（2）男子过度劳累或身体衰弱，就会引起大脑皮层活动障碍，从而影响性功能，出现阳痿。

（3）婚后房事过频，或婚前长期手淫使神经经常兴奋，长期消耗就会衰竭，性功能消退，出现阳痿。

（4）过度疲劳、长期酗酒、吸烟或经常服用镇静药、抗高血压药、利尿药物以及激素类药物等都会导致大脑皮层功能障碍，使性功能减弱，从而出现阳痿。

（二）器质性病变导致阳痿

（1）生殖器官疾病，如先天性两侧睾丸发育不良、阴茎变曲、结核、尿道下裂等直接影响性功能，导致阳痿。

（2）全身性疾病，如患有严重的神经衰弱、截瘫、肾上腺功能障碍、糖尿病以及各部分器质性病变，都会直接或间接影响到性功能，引起阳痿。

（三）治疗

（1）老年患者。黄酒核桃泥饮。处方：核桃仁 5 个，白糖 50 克，水 300 毫升。文火煮 15 分钟。每晚 1 次饮尽。隔日 1 次，连用 10 次。休息 10 天，再用上法 10 次。

（2）针灸治阳痿法。临床表现：神经衰弱兼有阳痿者疗效好，慢性前列腺炎兼有阳痿者为差。

①取穴：取中极、关元、三阴交。手法：用捻转泻法进针，得气后留针15分钟。每日1次，20天为1疗程，停针7日，再行第2疗程。

②取穴：阳痿穴组即由脐至耻骨联合（曲骨），以上两穴为联线，上1/3，下1/3，中1/3各一处。中1/3旁开，1.2寸，共计5个穴。配穴三阳交。手法：每日针刺1次，留针20min，均用补法。

效应：针阳痿穴组应有向阴茎处麻串感为止，12次为一疗程。同时作长强穴封闭，方法，即皮试阴性。用0.5%普鲁卡因20mt，7号针头封闭进针时顺长强穴刺入，沿尾骨上刺至坐骨直肠窝处，将药注入。每周2次，12次为1疗程。每疗程休息7天后方进行下一疗程。

③取穴：取穴中极、关元、气海。加海法。有肾阳虚，加命门穴；心脾两虚，加足三里，三阴交，志室；肾阴虚，加阴陵泉，三阴交。手法：用烧山火第一法捻转补虚。7天为1疗程。治疗期禁性交，治疗后仍须节欲。

④取穴：主穴次髎、曲骨、阴廉、大敦。用灸法，1日1次。配穴；失眠加百会、内关；食欲不振加足三里。取穴时“以痛为输”。手法：平补平泻，运针1分钟，留针5分钟。每隔2~3天针灸1次，10次为1疗程，并禁房事。一般均在3个月内出现疗效。

⑤取穴：取关元、中极、太溪、手法：平补平泻，得气后留针，并温针3~5壮。会阴穴用艾雀啄炙。如遗精或勃起不坚，去会阴，刺太冲穴。上法隔日1次。治疗4~39次均愈。

⑥耳穴贴压法：取耳穴肾，皮质下、外生殖器。用剪好约0.6×0.6cm大小胶布，中央粘上王不留行，用镊子夹住，贴于穴位上，每日压迫数次，10次为1疗程。

（3）精神抑郁阳痿。是指因有明显的精神不畅所致阴茎勃起不坚，或阴茎不能勃起者。这类阳痿亦属精神性阳痿范畴。

①甘麦大枣汤加味。临床表现：精神抑郁，胸闷，常叹息，纳食不香，眠差。舌正常。脉沉细稍弦。精神抑郁导致。拟养肝疏郁法。予下方，并嘱养心除忧等慰语。服药20剂，自感心情欣快，食纳，眠好，阴茎勃起良好，性生活正常。白蒺藜、苦泄温通治阳痿，《古今医案按》有载：“治心情郁结之阳痿甚效”。处方：炙甘草10克，小麦30克，大枣10个，香附子、远志各9克，白蒺藜、合欢皮各12克。水煎服。

②四逆散。临床表现。症见心烦情志抑郁，叹息，胃脘胀满。时有两胁串痛。肝郁阳痿证，舌质暗红。脉弦滑。由情志不畅所致。拟疏肝解郁，行气和胃法。服药3剂，有时阴茎可以勃起，但举而不坚。再进4剂，阳事易举，性生活恢复正常，余症皆除。以逍遥丸善后。处方：柴胡、郁金、枳壳、白蒺藜各15克，白芍20克，茯苓、陈皮、当归、甘草各10克。水煎服。

（4）惊恐阳痿。是指在性交时因惊吓所致，阴茎不坚或阴茎不能勃起者。这是一种明显的精神因素所致，可以说是一种精神性阳痿。

①疏肝助阳汤。临床表现：舌质暗红，苔薄白。关脉弦尺弱。拟先定志安神，再疏肝助阳法，予以朱茯神、五味子各10克，灯心5克，炙甘草3克，黄狗肾（睾丸）1对。水煎服，狗肾食之。3剂煎服，并嘱心情愉快。药后精神振作，睡眠改善。升麻、柴胡、桑白皮、桔叶各6克，川芎4克，香附9克，莲子、麦冬、菟丝子、淫羊藿各15克。服药5剂，阴茎有勃起。下方加阳起石30克，锁阳12克。服10剂，两月后病已愈。磁朱

汤、磁石、酸枣仁各30克，朱砂1.5克，知母、莲子各10克，茯神12克，麦冬、远志各15克，竹叶10克。水煎服。

②安神益肾汤。临床表现：有时滑遗，腰以下发凉，失眠健忘，闷闷不乐。服甲状腺素，参茸丸等无效。心理因素所致，予以下方3剂，并对起因进行开导，解除疑虑。服药3剂，愈。拟药物及心理疏导并用的是恰如其分的。处方　朱茯神、五味子各10g，灯心5g，炙甘草3g，黄狗肾（睾丸）1对。水煎服，狗肾食之。

③益气壮胆汤。人参5克，菟丝子、山药、茯神各1克，远志10克，石菖蒲9克，枣仁15克，白芍、柴胡各15克。水煎服。另珠砂1克，大枣30枚，将枣煮熟去皮核，枣肉与珠砂捣匀，于临睡前服。8剂，性交成功。

（5）忍精不射性阳痿。是指每于性事时强忍精液不射出所致阴茎勃起不坚，或阴茎不能勃起者。这种阳痿多因担忧妻子怀孕，或担忧性交射精，伤了“元气”。在这种思想支配下，每于性交时强忍精液不射出，久之发生阴茎勃起不坚，或勃起不能。

通精化瘀汤。临床表现：忍精不射，败精内阻，致淤阻不通而发，阳不能举，并伴尿急，小便黄浊，滴沥不畅，小腹坠胀疼痛，心烦不眠，舌质淡红，苔薄白。脉沉细。以通精化瘀疏导清利法。予下方，服药9剂后，尿急消失，小便清利，腹部无不适。又服下方近20剂，有阳举，但举而不坚，有早泄现象。继以知柏地黄丸加车前子、萆薢、陈皮等，连服10剂，性生活恢复正常。处方　萆薢20克，泽泻、生地、黄柏、当归、郁金、元胡、川牛膝各15克，茯苓、苡仁、车前子（包煎）各30克，青皮、陈皮、丹皮各12克，黄连6克，红花8克，水煎服。

（6）前列腺炎性阳痿。前列腺炎与阳痿本身无必然联系，在患者有前列腺炎后发生阳痿，可能系前列腺炎导致阴部不适，而影响性欲的发挥所致。当前列腺炎康复后，阳痿即会得到改善，或在治疗时兼而治之，以期一同康复。

临床表现：下腹部及尿道刺痛，引及会阴及腰骶部。大便或小便终末时自尿道口有粘浊 物溢出。五心烦热。舌质紫暗。病证为下焦瘀血，肾阴虚弱。拟活血化瘀，兼补肾阳法。予以下方，服10剂后其疼大减，有阴茎勃起，但不持久，再于上方加淫羊藿12克，服12剂后，诸症除。性生活正常。处方：丹参、赤芍、王不留行、金樱子各15克，桃仁、泽兰、山萸肉、菟丝子各10克，生熟地黄各12克，败酱草30克，鹿角胶3克，乌药6克。水煎服。

第三节　早泄

性交时，男方过早射精即称早泄。一般认为，在性生活时，勃起的阴茎尚未进入阴道或刚刚与女方接触，便发生射精，以致不能进行正常的性生活，才算是早泄。其主要原因是：

（1）新婚性交次数过多。新婚夫妻，性冲动强烈，不易控制，往往性交次数过多。还有的是接受性刺激太多，性思念太强烈，过多迷恋女色，以致身体虚弱，引起早泄。

（2）身体过于疲劳或虚弱，思虑过度造成精力不足，此时性交，最容易出现早泄。

（3）长期手淫、纵欲过高；内裤太紧，局部刺激引起早泄。

（4）患有神经系统疾病，其大脑皮层的兴奋和抑制功能失调，对射精中枢的控制力减弱，而反射中枢兴奋性增强。还有包皮过长引起局部刺激，尿道炎患者，尿道敏感性强，一旦受到刺激，就会发生早泄。

（5）缺乏性知识。不了解男女生殖器官的构造和性功能的不同特点，性交时过急和精神过度紧张等心理因素会导致早泄。要预防早泄的发生，先要查找原因，若是神经衰弱或尿道炎、包皮过长，就要及早请医生治疗。要了解性生理卫生知识，正确对待性生活，掌握性生活规律，解除恐惧、紧张和自卑心理；要养成好的生活习惯，注意锻炼身体和适当增加营养，不要看带有性刺激的书刊，减少性刺激。在这里还需特别提到的是，作为妻子要体贴丈夫。男子早泄后害怕妻子责怪或害怕患了不治之症而感到恐惧和惊慌，产生内疚和自卑心理。此时，作为妻子不要埋怨，要关心和鼓励丈夫，这对男方性功能的恢复是大有帮助的。

第四节　血　精

是指肉眼观察所排泄精液呈鲜红色，为肉眼血精。或在显微镜检查见有大量红细胞成分则为显微镜血精，但统称为血精症。这是一种急性前列腺炎或精囊炎所致，炎症发生与局部血管受损，血液外溢有关。两者在临床可以通过按摩前列腺液镜检，以进行鉴别。如前者呈血性物或镜检有大量红细胞，而后者较前为轻，说明病灶在前列腺；反之，则为精囊炎。两者临床治疗均有显著疗效。

1. 猪肚丸加味　临床表现：性交射精出现血性精液。经化验诊断为精囊炎。经抗菌素治疗无效。胃脘闷，不欲食，口渴不欲饮。阴部坠胀，时有抽痛，尿频，尿浑浊，尿时茎中痛痒灼热。舌苔黄腻；脉数濡。肛门指检：双侧精囊略隆起。前列腺液化验：红细胞+++，白细胞2~10个。拟清热化湿，泻浊宁络法，予以下方，连服17剂，精液色为灰白，小便变清，阴部不适消失，前列腺液化验正常。适应精囊湿热症，诊断着眼于：精液及尿液浑浊，舌苔黄腻等症状。处方：猪肚200克，苦参、牡蛎、蚤休各30克，白术、黄柏、萆薢各10克，血余炭、红藤、车前子各20克。先将猪肚洗净，另炖烂与中药汤同服。忌烟酒及大鱼大肉。

2. 石韦散加味　临床表现：血性精液，腰酸痛，小腹拘急，阵痛，尿频，排尿困难。检查精液：红白细胞满视野，经抗感染治疗不效。诊为湿热内扰，迫血外出。治以清热利湿，育阴止血。予以下方，服10剂后，愈。处方：石韦、冬葵子、瞿麦、车前子、滑石、丹皮各15克，地榆炭30克，知母12克。水煎服。

3. 知柏地黄丸加减　临床表现：血性精液，红细胞满视野，精子+/高倍。舌质偏淡，舌苔正常；脉尺部弱。病证：肾阴虚，相火亢。治以滋肾、清火、止血法。予以下方，服12剂后，如若性交后观察精液仍呈淡红色，于下方加地榆炭、大黄炭各10克，再服20剂。如若症状不减，于前法作调整，兼佐温阳行气之品。生地30克，小蓟20克，丹皮、女贞子、旱莲草、半枝莲、知母各15克，艾叶炭、乌药、黄柏各9克，棕榈炭、小茴香各12克。服药8剂后，肉眼血精消失，再取药8剂，精液化验检查，可为正常。性生活1周1次。今再予4剂，以资巩固。本案系肾阴虚兼肾气不足所致，诊断着眼于：

除有射精呈血性外，无明显之自觉症状。精为肾所藏，精宫有血，当责之肾。故先滋肾止血稍进，迭稍左温阳之品而愈。处方：熟地20克，生地30克，旱莲草、丹皮、黄柏、小蓟、知母、女贞子、泽泻、茯苓、鱼腥草各15克，磁石12克。每日1剂。水煎服。

4. 知柏地黄汤加减　临床表现：血精，伴有腰酸，腿软，心烦，时而尿有白浊。舌质红，少苔。脉象细数。精液常规：白细胞+，红细胞+++，精子成活率50%，活力差，计数6000万/ml。症属：肾阴虚火旺，迫血外流。治宜滋阴泻火，止血法。予以下方，服药50剂，血精消失。处方：生地、双花、革薢、白茅根各30克，山茱萸、泽泻、茯苓各9克，丹皮、生山药、知母、黄柏、生甘草、阿胶（烊化）各15克。水煎服。

第五节　性功能亢进

阳强，是中医病名，又称“强中”，西医叫阴茎异常勃起。它是一种与性欲和性刺激无关的阴茎病理持久勃起。发病年龄最小11岁，最大65岁，平均32岁左右，所以发病以青年为主。表现为阴茎持续性勃起，胀痛，持续时间数小时至几十小时不等。临床治疗不及时，可发生永久性阳痿。

1. 芍药甘草汤　临床表现：因情志不遂，阴挺不收，症见近月阳强不倒，性生活后仍挺坚，胀痛，数法治疗不效。体质健壮，舌质赤红，苔薄黄，脉弦有力。肝郁化火，阴气不足，阴虚火旺，气血不充所致，拟滋阴泻火法，予下方5剂后，阴茎胀痛可明显减经，且有软缩趋势，继以上方减量用之，服3剂愈。处方：生甘草150克，芍药90克。水煎服（凉后服）。每日1剂，分3次服。

2. 知柏地黄丸加味　临床表现：脑外伤综合症，诸症加重，头晕头痛，继则阴茎自行勃起坚硬不倒。几经治疗无效，症见颧红目赤，舌质绛，苔黄乏津，脉细数。拟壮水制阳法。3剂后，阳强消失，其他兼症已好转。舌质由绛色变红。又继服3剂，诸症消失，继以丸剂善后．处方 知母、黄柏、山药、赤芍、山萸肉、炒枣仁各10克，茯苓、丹皮、泽泻各9克，熟地25克，肉桂3克。水煎服。

3. 龙胆泻肝汤加减　临床表现：性欲亢进，每次性交2~3个小时，不射精，挺纵不痿，茎内胀痛，龟头紫黯，用冷水浸良久方软，排尿不畅，停止性生活后，排尿恢复正常。舌质红，苔薄黄，脉弦滑有力。肝火炽盛，热血内阻，拟泻火活血法，予下方3剂后，性交历经1小时射精而茎软。继改知柏地黄丸加芍药甘草汤5剂善后。

处方 龙胆草、当归各10克，泽泻、车前子、黄芩各12克，栀子、柴胡各6克，生地20克，白芍、川牛膝各15克，茅根30克，甘草5克，田三七粉3克（冲服）。水煎服。

4. 芍药甘草汤加味　临床表现：因暴饮后同房，致阳强不倒，历时数日，行卧不便，服龙胆泻肝汤，知柏地黄汤无效。症状为阴茎强硬，龟头青紫。兼有头晕目眩，耳鸣，尿黄，舌质红，苔黄干；脉弦数。拟以舒挛缓急、止痛。服1剂，3天后阴茎稍软，再服3剂痊愈。芍药用量宜大，且余药用量亦重，药专力宏。白芍量少可补血，量重可通，可泻，宜知之。处方：白芍90克，玄参30克，甘草60克，水煎服。

第六节　遗　精

是指在没有性交、手淫的情况下，精液自尿道口自行泄出。遗精多发于睡眠时，尤其以夜间为多发．当阴茎勃起时尿道口流出点滴清亮而粘的尿道球腺液，或无阴茎勃起时，如压迫会阴部流出的白浊液体（前列腺液）不作遗精对待；童男或成年男子未婚，或婚后性生活久旷者，偶有遗精，并无明显的身体不适感，这属正常生理现象，不为病态。一般身体健康未婚的男子每月有2～4次遗精是正常生理现象。只有2～3天遗精一次，并有头昏不适，精神萎靡，心慌，腰膝酸软，消瘦自汗，不能熟睡等，方为病理性遗精。

1. 知母地黄丸加减　知母、泽泻、五味子（代山萸肉）、丹皮各12克，黄柏6克，生龙牡、生地黄各20克，山药15克。水煎服。凡1周内遗精1～2次，症见头晕，乏力，记忆减退，入夜手足心热，贴在墙上为舒。唇红，面部分布有轻度粉刺，舌尖鲜红，拟滋阴降火法。予上方6剂，半月末遗精，头晕除，精神较前振奋。效无更方。继上方服6剂。以后再坚持治疗3个月，1月有两次溢精。

2. 通窍滋肾健脾汤　路路通，石菖蒲、仙茅、白术、栀子、韭菜子各12克，马钱子1克，仙灵脾30克，地黄、山萸肉、山药、白花蛇舌草、补骨脂、覆盆子、菟丝子各15克，石斛10克，牛膝9克，蜈蚣1条。水煎服。加减法。肾虚者，加黄狗肾6克（分冲），羊睾丸1个（同药煎熟食用）；血瘀者加蒲公英、双花、红花各15克，连翅12克，皂刺。王不留行各9g；痰湿者，加法半夏、生山楂、苡仁各15克，白芥子、山甲、王不留行各9克；阴虚阳亢，减仙灵脾、仙茅、杞子、补骨脂，加入柴胡、山栀、知母各9克，龙胆草、黄柏各12克，黄连6克。每日煎服1剂，半月为1疗程。

3. 硫黄枸杞丸　硫黄50克，熟地200克，鲜枸杞100克，泽泻30克。将硫黄用豆腐加水同煮两小时，取出为末，泽泻为末，熟地、枸杞捣成泥状，和药为丸。每服6克，日3次，米汤送下。命门火衰证，兼治脾虚泻泄者有较好疗效。

4. 桂枝龙骨牡蛎汤　临床表现：体弱，复加用脑过度，常发头痛头昏，夜寐多梦，时有梦遗，小腹拘急，阴冷潮湿，下肢畏寒，食少，大便不畅。舌质淡，少津，脉虚。治宜调和阴阳，启闭精关。予以下方，服药15天，性交射精，梦遗消失。后又守上方化裁，桂枝龙牡汤系仲景为失精家之阴阳不和而调，以因涩精关，阴阳不和可致失精，亦可致精关不开，病虽异，其病机同矣。作者广而用于不射精，实见其对该方理解之深。功巧运用之灵活。

处方：生龙骨、牡蛎、炙甘草各30克，桂枝10克，白芍20克，大枣100克，生姜8片。每日服1剂。

第六章　女性性功能障碍

女性性功能障碍通常表现在性欲产生障碍、性兴奋障碍和性交困难等几个方面。具体来说主要包括性欲低下、性厌恶、性唤起障碍、性高潮障碍、性交痛和阴道痉挛等。性欲低下是指对性的兴趣淡漠。性厌恶则是指持续性地对性生活产生生理或心理的憎恶。性唤起障碍是指性接触时难以产生正常的性兴奋反应，如阴道肿胀及湿润等，较多见于绝经后妇女中。性高潮障碍的女性则不能获得强烈的性快感和性满足，而性交疼痛和阴道痉挛则使性交难以顺利进行。据国外统计，女性性机能障碍的发生率大致在35%～60%之间，其中性欲低下和性欲高潮机能减退最为普遍。已婚女性完全不能达到性欲高潮的占10%～15%。美国有一诊所统计257例女性性机能障碍者，性兴趣减弱占53%，性高潮机能障碍占19%，阴道痉挛占18%，被调查的4700位已婚妇女中，患性冷淡和性感不足的占23%。由于受社会、家庭、性知识等多方面的影响，女性性机能障碍常得不到足够的重视，即使意识到性机能障碍，患者也可能不积极进行治疗，因为他们不能像对待其他疾病一样对待性机能障碍。但是，随着性知识普及和性机能障碍的专科门诊的建立，就医的人数会越来越多。

第一节　女性性欲低下

女性性欲低下或性欲减退，指女性对性的欲望不强烈，对性生活不感兴趣。性欲低下与多种生理心理因素有关，如精神上的打击、工作过于疲劳、身体的疾病和用药、以往不愉快的性经历，对性生活的恐惧心理等。女性性欲低下可分原发性的和继发性两种。原发性性欲低下是指一直对性就不感兴趣，常由器质性的因素引起，但更多的是由于童年时受到心理创伤，如强奸、乱伦、父母离异等因素引起。继发性性欲低下是指以前曾经有正常的性欲，但以后因某些因素导致性欲减退，这种情况较多见。有些女性在青春期和恋爱期曾有旺盛的性欲，但结婚后或生育后由于夫妻关系或家庭矛盾等影响，而使性欲减退或消失。

（一）女性性欲低下的病因

1. 精神和心理因素使性欲受抑制　如年幼时接受错误的性教育，认为性生活是淫荡不洁的行为，使性欲受到了抑制；另外情绪紧张、性情忧郁、思想焦虑等也会影响性欲的产生；担心性交痛，惧怕怀孕、分娩等也会导致性欲低下；曾经遭受的性创伤（如被强奸或乱伦等）可能产生对性交恐惧和厌恶，因而导致性欲低下。

2. 缺乏性知识和性技巧也会导致女性性欲低下　夫妻不懂得男女两性的性生理和心理特点，不了解男女性反应的差异，忽略了性交前的准备工作，如性交前爱抚太少，未激起情欲，使妻子在性生活中不能体验到性快感和性高潮，久而久之也会对性生活不感兴趣。

3. 夫妻感情影响性兴趣　夫妻间感情不好，或配偶缺乏性吸引力，出现性生活的不协调，使妻子对性行为无兴趣甚至引起反感，以至性欲减退。

4. 身体机能状态差也会使性欲减退　如工作过度劳累，或者身体患有疾病，如糖尿病、甲状腺病等使体质虚弱，导致性欲减退。更年期卵巢功能低下，性激素分泌减少，也会导致性欲低下。

5. 某些药物有降低性兴奋的作用　由于身患其他疾病，服用了一些药物如降压药、镇静药等，使性欲减退。如服利尿酸和速尿后，10%的女性会出现性欲低下；女性长期服用安眠药或镇静药，像巴比妥类，都能降低中枢神经、周围神经、骨骼肌、平滑肌的兴奋性，使性交感觉迟钝，快感不出现或不明显。由于得不到满足，继而发生性欲低下。以上诸因素中，以精神因素及性生活不和谐最多见。

（二）女性性欲低下的治疗方法

对患者的性欲低下，要针对病因对症治疗。首先要检查身体是否有影响性欲的疾病，或是否服用过影响性欲的药物，然后采取一些适宜的治疗措施。由其他疾病引起的要针对病因，治疗原发性疾病。由药物引起的应停止服用可能影响性欲的药物，然后选择一些适当的治疗方法。多数性欲低下是由精神心理因素引起的，因此治疗也主要是解除精神压力，消除心理障碍。

（1）由精神和心理因素引起的性欲低下，应接受正确的性教育，端正认识，解除顾虑，消除心理障碍。性是人的正常需要，是夫妻生活不可缺少的重要内容。夫妻间的性追求和性满足，是人生的一大享受，对维持夫妻关系和家庭稳定具有重要的意义。

（2）掌握性和谐的技巧，提高性生活的质量，通过性快感的体验增强对性生活的兴趣。

①要学习一些性生活心理知识，了解性器官的结构和男女性反应的差异，同时熟悉身体的性敏感区，性交前要有充分的准备工作。

②性生活要有安全和舒适的环境，避免干扰，以便能够轻轻松松地体验性的乐趣。

③改善夫妻关系。夫妻间的感情对性生活质量有很大影响，如果夫妻感情不融洽，特别是发生冲突时，性生活就难于积极配合，也难于有和谐的性生活。

（3）改善身体的机能状态。平时要注意休息，加强营养，并经常参加锻炼，保持旺盛的体力。如果身患疾病导致性欲低下，则要积极治疗有关的疾病。如果是服药的副作用引起性欲低下，则应在医生的指导下改变服药方式，停止或减少服用减退性欲的药物。

（4）借助药物治疗。卵巢功能低下如卵巢发育不良或早衰时，可补充雌激素，这样既增进身体的性兴奋状态，又刺激宫颈产生足量分泌物，改善性交的局部条件。

雄激素能提高性欲，其机制是增加阴蒂的血液分配和敏感性，并有强壮身体的作用。阴道或阴蒂部位可应用一些局部润滑剂或刺激小的药物，如用润滑胶冻或6%樟脑、3%薄荷醇润滑胶冻涂擦阴蒂。对于绝经后妇女，阴道性兴奋反应降低，可在阴道壁上涂以雌激素霜使性反应得到改善。

第二节 女性性高潮障碍

是指在性交过程中，女性虽有性欲和性反应，也可能有性快感、阴道润滑和生殖器官肿胀，但不能体验到性高潮，从而难于获得性满足。这是非常多见的一种症状，尤其在青年新婚夫妇中，带有较大的普遍性。我国对200例育龄妇女的调查报告表明，原发性女性性高潮障碍为50%，明显高于国外统计数据。另一份资料显示，夫妻性生活中每次出现性高潮的占10%，经常出现性高潮的占48%，从未出现性高潮的占11%。一般说来，新婚1年之内只有19%的女性能够经历性高潮，而5年内可达60%左右。这反映出性经历和婚后学习对妇女获得性高潮的重要性。

（一）女性性欲高潮障碍的病因

这主要是由于精神和心理因素引起的。因为女性的性心理复杂，受多种因素影响。常见原因有。

1. 早期形成的性观念抑制了性欲的发展 孩提时期接受的家庭教育，一旦以潜意识形式藏在心里，会对性欲的产生和对性的态度产生深远的影响。如家庭中从来不许谈论性问题，使小孩认为性是错误或羞耻的事。那些对性有主动要求的女性被认为是名誉不好的，从而产生了“好”女子和“坏”女子的观念，前者是无性欲的，或她的性欲保持在严格的控制下，这样她可能成为一个较合适的新婚伴侣，而后者是主动追求性生活者，可能对将来的婚姻造成威胁。

2. 性知识缺乏 在我们的生活中，许多人，包括很多有文化人对性知识了解甚少，而且，往往仅有的性知识也是朦胧的或不准确的，因为他们没有通过正确的途径去学习，而只是道听途说。如有的女性不知道阴蒂的位置，甚至不知道它的存在，有的女性甚至也不知道性交有性高潮产生的快感；同样，丈夫性知识缺乏，也可以使妻子产生性高潮障碍，因为丈夫不懂得女性的性反应特点，不知道如何唤起妻子的性欲，也就很难让妻子获得性高潮。性生活的准备不充分也会影响性欲高潮的产生，有的夫妻间的性交前很少或根本无抚摸行为，或爱抚很拘束。他们把性生活简单地理解为性交，认为性好感只来源于阴茎和阴道间的摩擦，因此，没等充分兴奋就已完事，最终导致欲速则不达。有早泄的男性，由于害怕性交前抚摸引起过度兴奋导致射精加快，往往尽可能避免性前嬉戏，希望速战速决，结果使妻子难以体验性高潮。

3. 夫妻间缺少性交流 许多发生性高潮障碍的女性不愿与丈夫谈论自己的性需求和性感受。例如，在分娩后性欲减退的女性，不愿告诉丈夫要更多的温柔和爱抚才能唤起她的性欲。丈夫也不领会妻子在生理心理反应方面的变化，双方不能很好地协调和适应，性生活不能默契配合，因此影响到妻子性高潮的产生和性满足。夫妻关系不和，导致对夫妻生活无兴趣，也难以获得性高潮。

4. 女性心存顾虑、心情紧张 一些女性担心自己的身材，如乳房及生殖器的发育，对自己没信心，或者因为环境封闭性差，没有安全感，以致性交时精神紧张，不能充分体验性感受，影响性兴奋的发展和性高潮的获得。

5. 丈夫的性机能障碍的影响　女性的性欲高潮障碍常与男性的早泄或勃起机能障碍有关，且两者可互相影响，互为因果。如果丈夫患阳痿或早泄，则难以给妻子充分的性刺激，使其达到性高潮。相反，妻子长期达不到性高潮，不能产生激情，也可能给丈夫造成心理压力，最后导致性机能障碍。

除了上述因素外，女性身患疾病，如糖尿病、心肌梗塞、乳房切除等等，也可能影响到性高潮的获得。

（二）女性性高潮障碍的治疗

如果妻子不能获得性高潮，夫妻双方应到医院请医生诊治。除此以外，下面的一些建议相信会对治疗有所裨益。

（1）夫妻双方应学习一些性知识，了解男女性器官的解剖结构以及男女性反应的特点。

（2）建立正确的性观念。妻子应消除一些错误观点，如认为性是下流的、污秽的、不正经的，好女性（好妈妈）不该太注重性生活，性欲强的女人是淫妇等等。实际上，食与性、饮食与男女，是人类的本能和基本需要，是人类种族延续的基础，是人生幸福的组成部分。没有性的追求和满足，人类的生活黯然失色。正如性学先躯弗洛伊德强调的那样，“人类如无性的协调，整个世界将成为疯人院，一部人类发展的历史，将成为神经错乱病历表。”

（3）夫妻间建立良好的性交流。夫妻之间的性交流对性生活的和谐很重要。夫妻双方应能自然地表达各自的性要求和性感受，同时也要让对方知道如何使自己获得性满足。尤其是妻子应该学会说“是的，就是那样，那样使我很舒服”，也可用身体语言来告诉丈夫，怎样使自己满足，并使双方了解自己性反应的要求和特点。

（4）努力使夫妻双方的性反应同步发展。保证性生活的质量要有足够的前戏时间。据性学家调查，多数人性交前的爱抚时间只有 5 ~ 15 分钟，而对 10 万名妇女调查明表，有 50% 希望房事前爱抚半小时，还有 15% 希望持续 1 小时。丈夫学会控制射精，这对满足妻子很重要，男性容易达到性高潮，因此，为了使夫妻共同享受性高潮，丈夫应延缓自己高潮的到来，使妻子达到充分的高潮和满足。

（5）女上位的姿势，即男性躺在下面，女性骑跨在男性上方的性交姿势。这种体位对于妻子获得性高潮至少有 3 个方面的优点。一是妻子在上面可控制骨盆挺伸动作的快慢，可掌握好对自己的最佳性刺激；二是可以消除妻子躺在下面的一种被动，受操纵的感觉，因而使妻子注意力更加集中于性体验上来而缩短妻子到达性高潮的时间；三是这种姿势对丈夫的刺激相对小，可延长丈夫达到性高潮的时间，使丈夫易于控制射精。

（6）手淫的方法。经过一段时间爱抚后，丈夫采用手刺激阴蒂或阴蒂周围，然后慢慢伸入阴道，先后壁，再逐步向侧壁及前壁，触摸和轻压不同区域，直到找到最佳敏感区，激发出性高潮。一般来说，阴蒂及周围和阴道前壁外 1/3 处最敏感。但女性的敏感区千差万别，而且随时间、地点、心理、生理、情绪的变化而起变化，所以丈夫应细心和有耐心。如妻子从未体验到丈夫诱发的性欲高潮，妻子可单独采用手淫训练，直到自己能独自体验到性高潮，然后过渡到由丈夫来刺激。妻子可告诉丈夫如何爱抚，也可把着丈夫的手告诉他怎样触摸，一旦训练成功，可采用女上位的姿势性交，并伴随进行抚摸阴蒂，以利于妻子达到性欲高潮。

（7）有些女性在性交中暂时或最终不能体验到性高潮，夫妻双方还可采用其他方法，如使用按摩器刺激阴部，或用手爱抚阴部和阴蒂等。这些方法获得的性高潮与性交的性欲高潮一样有意义。

第七章　性生活和谐

一、性生活和谐

从性欲的产生、发展来看，男女有不同之处。一般来讲，男性的性欲来得快，去得也快，女性的性欲来的慢，去得也慢。

（1）性交时间最好在夜晚入睡前进行。一是便于睡觉休息和体力的恢复。二是夫妻双方经过一天的紧张劳动和工作，精神得到松弛，显得宁静和愉快，全身心地处在最好的状态之中，没有一切扰乱，就可以使男女双方同时达到性高潮。

（2）性交时，男方要善于控制自己的感情，不能只顾自己，不顾对方是否有性要求，就强行性交，这样就会使妻子反感和厌恶，更不能急促粗鲁，动作粗暴，所有这些都不能使性生活和谐。在性生活中，要善于温存，体贴妻子，当妻子还未达到性高潮时，要通过爱抚促进对方的性兴奋。根据女性解剖生理特点，在嘴唇、乳头、阴蒂等处，感觉神经末梢十分丰富，非常敏感，接吻、抚摸都有促进性兴奋的作用。女方达到性高潮后，并不影响性交的继续进行。和男性不同，女性可以在很短的时间里重复出现快感高潮。女性快感高潮的消退也比较慢。因此，在射精后，男方不要独自酣睡，仍要给妻子以温存，共入梦乡。

（3）有的新婚夫妻，因为事业或家庭方面的原因，不希望过早地得到孩子，但又缺乏避孕知识，在性交中采取不完全性交方式来进行避孕。所谓不完全性交，就是在性快感高潮（主要标志是射精）到来之前中断性交或体外排精。这种错误的做法，对男女双方来说，都是绝对有害的。因为在中断性交的时候，总不会像正常那样得到性满足。从医学的生理角度来看，性交在射精以前中断，储备的精力弹药没有完全退膛，神经系统，主要是大脑皮层和脊髓中枢神经仍然长时间地处于紧张状态，人就不能得到平静，而是觉得疲乏，常常会引起男子前列腺疾病、尿道末端的停滞现象和阳痿。对于女子来说，常常引起性不满足的感觉，发怒、头痛。因此，为了保持生理的健康，应当绝对禁止这种中断性交的做法。

二、性生活七则

只有把感情需要与生理需要结为一体，夫妻生活才可能真正幸福。一位著名学者通过对夫妻性生活多年的研究发现，大多数人在回忆自己的性生活时，都谈到了同样一个体会，即只有在爱情与性欲同时达到高潮时，性生活才会最为完美。可见，性欲的满足不仅限于生理，同时也包括感情。下面就是这位学者，根据自己的研究，就有关性问题作出的解答，共有7条，姑且称之为性生活七法则。

（1）爱情不仅限于性交。夫妻间平时就应该保持良好的感情联系，应经常互相表示爱慕之情，互相关心，互相爱护。只要夫妇双方的感情炽热，如胶似漆，一旦男方向妻子表达强烈的求欢欲望时，女方才不会感到茫然而会欣然接受。如果双方只是作为夫妻的存在而生活，相互感情平淡，甚至貌合神离，男方只是在有性要求时，才对妻子表示亲昵，这就会使妻子产生厌恶和反感。有一对因此感情破裂的夫妇，他们在离婚前的一番对话，很是耐人寻味。丈夫说："我们简直无法性交，她埋怨我给她的爱太少，但每当我向她表示爱时，她却并不感兴趣，总是回避我。我想她一定是有病，讨厌性生活。"妻子则说："他说的不全对，他平时对我不冷不热，除非是他想性交，只要他吻我，搂我，说我漂亮，我就知道他想干什么了。因此，我讨厌性生活。"令人可叹的是，这对夫妻的问题还存在于许多夫妇之间。女性多抱怨自己的丈夫太无情，他们如能在平时多给妻子一点爱，她们又何尝不愿意多有几次性生活呢？只要去真诚地爱自己的妻子，爱得真切、专一，自己也会被爱。

（2）性交中男人要关注女人。男人很少考虑怎样吸引对方，女人则希望为男人所青睐，这是天性，女人做到这点不难，但这并不意味着男人一经被吸引，就真正爱上了对方，就可以发生性行为。吸引还意味着在性行为过程中，男人要与女人交谈。因为，女人习惯于思维，凭借想象和暗示，来感受性刺激。男人则多运用视觉和触摸。因此，在性行为过程中，女方喜欢听对方说正在想什么，和自己在他心目中的地位之类的话，男人应投其所好。

（3）女性学会拒绝男性的请求。大多数女人都不可能意识到拒绝男人的性欲要求对他们将意味着什么。因为男人多把性行为看成是给予的主要方式，是一种来自生理与感情的表达方式。当他向对方提出性行为时，他实际上是向对方表明更多的超出性行为的东西。他仿佛在说："请接受。"这时，作为妻子应该理解到脆弱的男人已经在奉献自己了。如果你拒绝了对方，就好比是说："我不要你，我不爱你。"因此，如果女方正碰上情绪欠佳之时，你就应该告诉对方现在不能性交，同时表明你非常愿意与之亲昵、非常爱他、永远爱他。

（4）性交应以两颗心灵的碰撞为基础。猜疑是性交成功的大敌。因为，我们都需要在相互奉献之前得到感情上的安全感和亲近感。有一方对自己的安全感产生怀疑，就必然消极，从而导致性生活的不和谐。猜疑会使双方愈离愈远，发展下去，甚至连性生活会变得可望而不可及，许多性爱方面的问题和不满就是由于外界的刺激而引起的。一个女性，她不能与丈夫发生性行为是因为她发现丈夫的衣柜里有一摞色情杂志，于是怀疑丈夫已经对她不满足了。换言之，丈夫对妻子感到失望，把她仅仅看成是一个情人而已。他用幻想和色情书刊逃避对方给予的真正爱情，这样做既不能满足自己生理和心理上的需要，又是荒谬之举。

（5）花样翻新不等于性好感。有人认为，性生活的方式应该不断更新，性交不讲场合，有时在卧室，有时在厨房，有时在卫生间；有的甚至要求在性交方式上，花样翻新，认为只有这样，才能不使性生活乏味。殊不知，这种做法只会受到妻子的抵制，有的妻子甚至会认为这是在污辱她的人格，对丈夫的这种做法感到愤怒。因此，作为丈夫，应该重视和尊敬对方，决不可仅凭自己的幻想，为所欲为。只有这样，才能有助于夫妻间持久的爱情。

（6）合理地亲昵。人们常说，情感的发生是自发的。当你和伴侣饭后坐在一起，相互凝望，就会突然地感觉有一种欲望搅动你们的心，然后含有一种无法克制的情感使你们不得不到卧室里去。可实际并非如此，大多数夫妇饭后并不可能坐在一起，他们或是收拾碗筷，或是看电视，或是出门开会、上课等，真要是坐下来，那也多是孩子们的家庭作业需要他们指教，要不就是他们太困乏了，不得不上床睡觉。多数夫妇的确没有太多的时间，这就要靠他们创造时间了。这个时间并不是要用于性生活，而是应该成为夫妇亲昵和交流感情的良机。不妨花上一小时散步，或坐下来欣赏音乐，或谈谈双方都感兴趣的话题，要创造机会让情欲发生，而不是强迫。性生活只有伴随着爱情才其乐无穷。性生活和谐产生的巨大作用不言而喻，它能使双方紧密地结合。如果肉体的结合不与感情的结合相吻合、平衡、对称，那么本来可以引以为快的性生活就失去了大半意义。

（7）性爱不应是简单的机械重复。有位男子说："随着年龄的增长，我的性生活次数增多，持续的时间加长，我愈使她狂热，我就愈觉得自己像个男人。可有一天，她告诉我说，她对我俩的性生活感到厌倦，她说对她来讲这就像工作一样。也许她说得在理，可我不知错在什么地方，因为我是在做世界上最爱的工作呀。"实际上男人忽视了这样一个道理：人只要耗费1/5的精力便能达到性欲高潮，可性欲高潮本身并无意义，因为有无性高潮都不会太大地影响性生活的完成。性生活的目的和真正的完善应是夫妻间的相互奉献和占有，相互在爱的长河中遨游。美满的性生活的真正含义在于：干净彻底的爱，千真万确的爱。

三、性生活的频率

对于这个问题，恐怕无人能作出一个令人满意的回答。因为男女双方，除了性生理功能的差别外，还要受到年龄、体力、体质、性格、职业、环境、情绪和感情等方面因素的影响。比如，一个体质好、体力强、环境良好、夫妇感情笃深的青壮年的性交次数较多，新婚夫妇的次数又要多一些，老年就要少得多。即使在同一对夫妇在不同时期性生活的频度也往往有一定的差异。我国现代著名的医学家吴阶平教授曾在一篇谈《健康的性生活》文章中作过这样的叙述："性生活的频率受很多因素的影响，如天气的影响，工作紧张、劳累都会减少性的要求。年龄也是一个因素，青壮年阶段性的要求较强。男性50岁以后性能力一般下降，但也有至70岁时仍维持中年时的性能力的。对此，不必作什么规定。总的来说，要避免因性生活造成的疲劳、萎靡不振，影响工作和学习。社会上流行着夫妇'过礼拜六'的说法，也就是说性生活每周1次，作为平均频率来说，这是合理的。在青壮年时期，特别是初婚阶段，每周2~3次也不能说不正常；到中年以后，数周1次，数月1次也是很普遍的。"有资料表明，大多数夫妇是采取每周1~2次的性生活频率，这样的安排与吴阶平教授的意见是符合的，为此，不妨将此作为安排性生活频率的指南。至于每次性交时间的长短问题，这也是因人而异，健康的男子，从性交开始到射精，能保持3~15分钟的时间，都算正常。在性交过程中，不论时间长短，只要双方都能获得性快感而又不感到疲劳和不适，这都是正常的。对于新婚夫妇来说，这些生理现象是陌生的，但随着夫妇间性生活的经历和体验，双方自然会做到互相配合和协调。

第八章　与性有关的疾病

一、子宫后倾

子宫位于膀胱之上，通常与膀胱成直角而前倾。如果子宫后倾就会出现性交疼痛。子宫后倾的情况可见于15%的女性中，虽然她们并非都有性交疼痛。

二、阴蒂疾患

能够影响身体其他器官的所有病理过程，也同样能够影响阴蒂。因此，感染、肿瘤、炎症、瘢痕、萎缩等病变在这些特殊的器官都是可能存在的。下面选择性地讨论几种阴蒂的异常。

（1）阴蒂肥大，可能是对长期过量雄激素刺激的反应。目前对本病病因的认识还很少，但发现有些经常手淫的女性发生阴蒂肥大，这可能和反复长时间对阴蒂的直接机械刺激有关。

（2）阴蒂粘连和阴蒂包皮过长，可能是影响女性性反应的一个原因，这种病症在普通人群中很常见。有人认为，阴蒂的敏感性以及由此而产生的女性性兴奋可以由于阴蒂包皮的切除而增强。但是根据迄今发表的资料，还没有任何严谨的研究能够证实这一点。

（3）阴蒂疼痛可以在很多情况下发生，但是并不是所有的女性都能够准确地说出她们感到不适的部位。虽然感染无疑是阴蒂疼痛最常见的原因，但感染的病因学原理和表现类型却可以有很大的不同。有时候，阴蒂本身有孤立散在的病变，例如泡疹性外阴炎，有时候则是疼痛的第二原因，有时候还可以伴有继发性感染而使疼痛加重。刺激也可与性行为有关（如搔抓阴蒂或器具刺激），也可能与其他因素有关，包括过紧的内裤的擦伤或者化学刺激，如肥皂、香料、洗涤剂等。神经炎有时可以影响阴蒂，引起持续性或间歇性疼痛，这种情况在糖尿病女性中最容易见到。有些女性主诉只是在高度性兴奋时才伴有阴蒂的触痛。这些女性可能根本没有病理情况，她的反应事实上是一种非常正常的反应。在女性性反应周期的高峰期，阴蒂头对于直接的刺激特别地敏感，而且，因为阴蒂或阴蒂的邻近区没有相应的润滑功能，所以用手刺激阴蒂可以引起疼痛，除非阴道润滑作用影响到了阴蒂区。另一个与临床有关的情况是常常有许多男子粗重而持久刺激阴蒂，使得女方感到不适，而病人就医时却误认为是自己的问题。

三、子宫切除

切除子宫手术伤口愈合后，并不妨碍性交。但是不少女性说切除子宫的手术改变了她们性高潮感觉，这不奇怪，须知在性高潮中子宫是要收缩的。正因为这样（以及其他原因），有的医生尽可能为病人保留宫颈及子宫下部，而仅切除子宫的上部。子宫切除使女性的性反应出现相当大的差异。有的女性，不论出于什么原因而要切除子宫，对再也没有麻烦的月经感到非常高兴。有的女性则为没有了这么个器官而伤心，并变得忧郁。不幸的是，子宫切除成了一种十分常见的手术（在美国，每年约有25万女性失去了自己的子宫）。接受子宫切除术的一个好处，就是不必再担心避孕问题。月经当然也停止了，但只要卵巢完好，正常排卵还可继续至绝经期。

四、子宫脱垂

子宫会垂落到阴道，甚至出现于阴道口。造成子宫脱垂的原因很多。个别女性的子宫支持组织天生薄弱；另一些女性则由于分娩、抬举重物，或由于经常排放坚硬的大便以致劳损等等，使子宫的支持组织严重削弱。患有子宫脱垂的女性，阴道里有肿块，并有涨满感，觉得体内好像有什么东西要掉下来，常常还会伴有尿道疾患症状、背痛、月经量大或大量的分泌物等。如果合并出现上述任何症状，那就应当立即去看医生。多项研究发现，子宫脱垂手术后的女性性功能会降低，约有一半人完全停止了性交或减少性交次数。这种性功能的低下，有时是由于医生将支持组织收得过紧，

使性生活出现实际困难。但是，大多数夫妇的情况与此不同，他们所遇到的麻烦，核心问题是性心理因素。

五、多囊卵巢综合症

多囊卵巢综合症具有闭经，卵巢增大而且多囊，有不同程度的肥胖、多毛等症状。这种病后来被称做多囊卵巢综合症。激素影响对这种疾病的临床表现起着重要作用。多囊卵巢一般产生过量的雄性激素，特点是不排卵，通常（但不总是）伴有继发性闭经，偶尔也发现月经过稀或月经过多。大部分综合症女性都有多毛的症状，同时也常常伴有肥胖，明显的男性化，偶尔可见到轻度的阴蒂肥大。这些女性性欲增强，并积极地追求自己的性满足。但另一方面，肥胖和多毛的合并症也可能使许多患者产生一种自渐形秽的悲观念头，同时因伴有不孕症也很容易引起其他的性问题。适当的药物治疗（克罗米芬或促性腺激素诱发排卵）或手术治疗（卵巢楔形切除）一般能纠正不孕的问题，但这种疾病的其他一些现象仍会明显地保留下来成为一个难以处理的问题。对于伴有多毛症的病人，电解除毛常常是最好的解决办法。

六、回肠、结肠、回肠膀胱造瘘术后的性问题

根据患者个人的需要，对造瘘病人性问题有许多实用的建议。例如，若一女性非常担心她丈夫对接触人造出口的不良反应（或假如她丈夫起初害怕给她的人造出口造成伤痛），性交时可建议他们采用后进位或女上位。这种建议仅仅是根据一般情况而言。提醒注意一般性的问题，如个人清洁，避免进食引起肠道不适的食物及性活动以前排空造瘘装置内的大小便。最后，男性造瘘者，即使由于手术而发生阳痿，也可作外科手术植入阴茎支撑体纠正之；育龄妇女，造瘘术不影响她们怀孕和正常分娩。

七、膀胱炎

这种疾患很常见，由于膀胱感染，女性呈尿急、尿频、尿痛。性行为活跃而患有膀胱炎的女性，大约90%都将其与性交关联起来。这样的膀胱炎可分感染和淤伤两种类型。性交后一碰即痛的是淤伤型，36小时后感到疼痛，并尿频者属感染型。性交前和性交后用凉水清洗阴部，男子的包皮下面确保清洁，以及便后认真清洁（由前向后揩擦），都是减少感染机会的办法。对付淤伤可以使用一些无菌润滑膏，并不要采用引起性交疼痛的体位。如果改变避孕方式后患上膀胱炎，应重新考虑避孕方式。淤伤型的膀胱炎过去在蜜月中很常见，但现在由于大多数夫妇开始性交时较柔和，因此已少得多。对绝大多数性交受膀胱炎影响的女性来说，只要她们自己和伴侣认真注意卫生，性交后迅速排尿，以及充分润滑阴道，一般问题都是能够解决的。

八、女性外阴搔痒

引起女性阴部搔痒的原因有以下几种：

①卫生习惯不好。有的女性对阴部的卫生不太重视，致使细菌感染，从而刺激阴部。②阴道分泌物　女性常见的滴虫性阴道炎和霉菌性阴道炎，都可能带有一种刺激性分泌物，引起阴部搔痒。③化学物质致痒。女性所用阴部清洗剂、皂类以及所穿内裤有化学刺激过敏成分。④其他病因。个别女性患有糖尿病，或者因疲劳过度、精神因素等原因，都可能导致阴部搔痒。

九、男性乳房发育症

因腺体组织增生而不是脂肪积累或肿瘤引起的男性乳房增大，称为男性乳房发育症。这种病人有时伴有内分泌疾病。可能产生男性乳房发育症的原因有：正常青春期、性功能低下、肝脏疾病、血液透析、药物等。有人注意到大约40%～60%青春期男孩有男性乳房发育症，这可能因为在青春期时，血中浓度增高的雄性激素转化为雌激素的量增加，这使得乳腺组织内雌激素的浓度比较高，从而促进了乳腺组织的增生。但是这种类型的男性乳房发育通常都会在1～2年后恢复。偶尔有人会因增大的乳房感到害羞、难堪而要求手术治疗。很多药物会引起男性乳房发育症，从地高辛到安体舒通、吩噻嗪或利血平。当用睾丸酮及雄性激素类似药物，或人绒毛膜促性腺激素治疗男性性功能低下时，有的病人也会出现男性乳房肿大，通常在停用上述药物后，乳房肿大会恢复，但也有少数人例外。

因为有些男性乳房发育症的病人血催乳素含量是增加的，而在因吩噻嗪治疗而引起的男性乳房增大的病人中，血催乳素浓度也升高，所以可以设想，循环催乳素浓度的增加是男性乳房发育的原因，但这种设想并不一定正确，因为很多男性乳房发育症的病人的血催乳素含量却是正常的。当男性乳房发育症引起了病人的身体形状自信心或性别等问题时，可求助于心理学专家治疗，在某些情况下，最有效的方法是手术，但是应考虑手术切口对病人心理上的影响。

第九章　性卫生与手淫

一、男性生殖器的卫生

阴茎兼有排尿和排精的功能，阴茎皮肤在冠状沟处复叠形成包皮并遮盖龟头的后半部。包皮内面和阴茎头交接处的皮脂腺不断分泌淡黄色的油质物质，与少量的尿液和皮肤脱落下来的污垢混合成乳酪状，即包皮垢。包皮垢长期附着阴茎头表面或集聚在冠状沟内，很容易引起炎症或其他疾病。因此，要经常清洗阴茎，特别是冠状沟，以免积垢较多，发生刺痒或感染。阴囊位于阴茎的下方，是阴茎与会阴间的皮肤囊袋，内容睾丸、附睾等。阴囊皮肤薄而柔软，表面布满皱襞，富有汗腺和皮脂腺，平时有分泌活动，分泌物和其他不干净物混合一起附在阴囊表面形成一层污垢，因此阴囊要经常清洗。另外，由于阴囊皮肤薄而柔软，应避免用碘酒与其他刺激性较强的药物，以免造成疼痛损伤。由于肛门离阴囊生殖器较近，便后往往难以擦干净，因此每天也应用水清洗。

二、女性生殖器的卫生

女性生殖器的日常卫生主要包括经常清洗外阴和勤换内裤。阴阜和大阴唇外侧长有阴毛，自阴道内流出的白带、月经和外阴皮肤腺体分泌物粘附一些污垢积存在阴毛上，或在大阴唇与小阴唇、阴蒂之间，时间久了可刺激外阴皮肤，引起搔痒或炎症。另外，污垢有利于病原体的生长和繁殖，增加了病原体进入阴道的机会，因此要经常清洗外阴。可从大阴唇内侧开始，向内清洗小阴唇、阴蒂周围及阴道前庭。尿道口上壁有一对并列的尿道旁腺，常为细菌的藏身之地，故尿道口、阴道口周围应注意清洗。然后，清洗大阴唇外侧、阴阜、大腿根部内侧，最后清洗肛门。清洗时避免用刺激性强的肥皂，并最好有专用的盆具和专用的毛巾，以免交叉感染。毛巾用过后要用肥皂清洗并晒干。内裤也要经常换洗。女性尿道较短，距阴道口很近，如果内裤过紧，通过摩擦，阴道口生长的病原体容易感染尿道口，病原体一旦进入尿道，就可能沿尿路上行感染引起泌尿系统的炎症。另外，肛门距外阴很近，肛门处的病原体也可以通过内裤污染外阴。因此内裤要宽松些，并经常换洗。内裤的布料最好是柔软的棉布，保证生殖器的舒适和不受伤害。

三、月经期卫生

经血是随着子宫内膜的脱落形成的，很快经阴道排出，并不是人们想象的那么“脏”。但积存在阴道内，粘附在外阴上，渗透在月经带上的少量血液，倒是病原体生长繁殖的良好环境。因此，真正脏的是未及时清洗的血污。清洗外阴上的血迹要用干净的盆和干净的毛巾蘸温水从前往后擦洗，但外阴不要浸泡在水中，以免污水进入阴道，用具最好专人专用，起码要与洗脚用具分开。

月经期前后，阴道的酸碱度有所变化，经期子宫口微微张大，生殖器官的炎症常在此期间复发或加重，有必要时可适当用药。由于失血，机体抵抗力下降，月经期尽管可照常工作，但不宜进行重体力劳动或剧烈活动，应避免接触冷水、饮用冰冻的食品和饮料。月经来潮时，子宫内膜充血，增厚和广泛性的破裂脱落，许多血管与腺体也充分开放暴露，也就是说，月经来潮时，子宫内膜上有创面，受到损伤。这个时候如果进行性交，就会因性兴奋，使子宫内膜和盆腔进一步充血，导致月经量增加，经期延长，经常如此会引起盆腔血管淤血现象，今后还会发生腰酸、背痛。其次，由于性生活的刺激，性冲动带来的一系列神经反射，有时会引起子宫不同程度的收缩，再加上性器官的充血加重，月经会变得不规则，表现为血量增多，月经滴沥不清等；而且会使本来在经期就有的一系列不适，如烦躁不安、乳房胀痛、浮肿、腰酸等也会越发加重。由于月经期子宫和盆腔广泛充血，抗病御病的能力也会随之下降，在这个时期性交，就会将细菌带入女性生殖器内，如果细菌长驱直入进入子宫后，遇上有创面的子宫内膜，那么细菌就会迅速生长繁殖，容易发生子宫内膜炎，甚至引起不易治愈的盆腔炎，给女性带来长期的痛苦。月经期性交容易诱发尿路感染。细菌混杂在经血、白带、精液或尿液中，逆行侵入尿道后，用不了多久便会出现尿频、尿急、尿痛和血尿现象。所以，新婚、探亲最好能避开女方月经期，即使性欲极强的男女，月经期也一定要节制性冲动，待月经干净后再过性生活，以免给女方带来痛苦。

四、性生活卫生

性生活受环境影响很大，卧室要安静，不受外界干扰，床铺要舒适，被褥、床单等要整洁。室内空气流通性要好，性生活中双方都较兴奋、代谢强，新鲜的空气有助于人的体力大脑得到休息。室内灯光应暗些，它可以使人的性感集中，但由于刺激部分来自视觉，一概无灯光也不好，人们常常喜欢用带颜色的灯来装饰卧室，至于光的强度和颜色可因人而异。性生活前后要清洗性器官，最好要洗澡将全身清洗。性交前男性要清洗阴茎和阴囊，特别要把包皮向阴茎根部牵引使其翻转，将冠状沟和阴茎头洁净。女性也要将外阴和肛门部清洗。性交后，双方稍作休息后，如果精力允许，最好清洗一下阴部，然后舒舒服服地睡觉，也可以睡醒后早上起来洗个澡。女性性交后最好排一次小便，因尿液有冲刷作用。初次性生活时，由于处女膜破裂，容易感染，女方可服些抗菌素．夫妻双方应经常刷牙、清除口臭，否则严重影响接吻和做爱的情绪。如果夫妻一方或双方有生殖系统、泌尿系统感染的疾患，就会在性交中相互传染，这时应停止性生活，夫妻双方要一起进行检查治疗。

五、性生活与健康

尽管没有什么证据表明性生活会对身体方面有益处，但性生活无疑使大多数人感到更惬意。很多人虽然没有性生活可能也过得十分快乐，有的人偶尔才有性生活也很满意，但事实证明过于节制性生活对人体是没有好处的。通常认为独身的人，即使僧侣之类等，也不会完全没有性欲发泄。一旦性冲动压倒意识，很多独身者就手淫，不过，一年中仅那么几次。事实上，真正没有性欲的人是极少见的。患了急性疾病的人可能不会考虑性生活的问题，而许多残疾人和慢性病患者则可以过性生活。刚接受阴道手术、疝气术、子宫切除手术，或者患有性病的人，有流产史的女性在妊娠初期（尤其是在恢复正常月经一年内）不应性交。新近心力衰竭、刚接受过手术，以及肾病、心脏病和血压高等，一般认为都会影响性生活，但也并非绝对。对大多数人来说，让他们在一段时期内停止性生活是难以做到的，这样会引起他们的心理紧张，这是可以论证的，所导致的后果可能比性生活本身还要糟。如果身体不适，性行为不一定非要采取性交形式不可。如果出于某种原因不宜性交，相互还可以亲热，可以拥抱等等，而根本不需要性交。实际上极少人需要长时期完全隔绝性生活。在性交中若为了更长时间体验性快感而有意拖长性交的时间，用紧张的意志抑制和推延射精，这样男女性生殖器官会长时间充血，可能导致泌尿生殖系统的停滞现象，从而引起前列腺的疾病、月经不调、下腹部坠重难受。而且长时间重复这种不正常性交行为，将会引起神经衰弱，损害身体健康。

六、男性手淫原因及其危害

手淫，就是用手摩擦、刺激阴茎，以引起性快感或达到射精，是未婚青年易于发生的不良习惯。引起男性手淫的原因很多，有的是因性发育后，出于对阴茎勃起的好奇而经常玩弄所致；有的是因为裤子太紧或睡眠时对阴茎刺激而引起手淫；有的是阴茎包皮过长或长期阴茎包皮炎症刺激阴茎而引起手淫；有的是因为看了黄色书刊、影视而思想受到刺激，经常有性冲动而不能控制自己。男青年偶尔发生几次手淫，对身体健康并无影响，若是养成了手淫习惯，就会使大脑的性中枢经常处于兴奋状态，长此下去，就会使性中枢疲乏，最后衰竭，就会影响正常的性功能，可能会发生阳痿、早泄等性功能障碍，从而影响婚后正常的性生活。经常手淫的人，自控能力较差，容易诱发不射精，因为手淫是强烈甚至带点强暴的刺激，无形中减弱了性器官的性刺激能力，也就是说，只有通过手淫的强刺激才会射精，在正常的性生活时，性器官交媾的刺激达不到这种强烈刺激，也就不易射精。经常手淫所造成的性中枢衰竭，必然会影响大脑，使大脑疲乏。所以在手淫之后就会感到全身疲乏无力，记忆力减退，失眠和神经衰弱，经常玩弄生殖器，还可能导致生殖器感染等疾患。由此可见，手淫对男青年的危害是很大的，但已经染上了手淫恶习的人，也不必惊恐和害怕，只要能及时戒除，尤其不要因害怕手淫而产生心理影响，即使一度带来一些对性功能的影响，也会逐渐消声匿迹。所以男青年最好不要手淫，更不要频繁手淫。

七、女性手淫的危害

经常有手淫的女性，由于阴部长期摩擦的结果，变得感觉迟钝，甚至麻木，因而易造成性冷谈，使婚后在性生活上常得不到快感。同时，由于阴部长期受到刺激，常使外阴局部畸形异状，如阴蒂过大、阴唇变形肥大等，造成婚后性生活障碍。女性手淫对心理的影响也是十分严重的。手淫使女性产生自卑感，觉得自己下流、罪恶、没有勇气与朋友往来，使性格变得孤僻。当知道手淫的危害后，心理充满恐惧、懊悔、羞耻等，这又使女性失去原来的活泼，导致神经衰弱、记忆力减退、失眠，甚至会引起神经不正常。频繁手淫容易引起性器官和盆腔器官的充血，尤其多见的是女子盆腔郁血症，引起如月经失调、痛经、生殖器炎等许多不适症状，给女性留下肉体的病痛。女子手淫，还会影响婚后的正常性生活，使正常的性生活不易出现情欲高潮。这是因为女子手淫是靠手指或其他物品对阴道进行粗暴的强烈刺激来满足性欲的，这就无形中提高了性器官对性刺激的要求，正常性生活时性器官交媾的刺激达不到这种强烈的要求，这时，只有靠手淫的机械性强刺激，才能进入性欲高潮，否则，就会出现性冷淡。因此，女性一定要戒除手淫的恶习。

中篇　孕产妇保健

孕产妇的健康与否，直接关系到母与子两条生命，关系到婴儿的健康发育和成长，因此人们对孕产妇的健康给予了越来越多的关注。但是，有些人因为对孕产期基本知识的了解不够，导致了孕妇流产、胎儿畸形、产妇不能尽快恢复等一系列问题，严重地影响了孕产妇的健康，也给家庭带来了很大的痛苦。为了帮助广大读者了解孕产期的有关知识，合理地增加孕产妇的营养，为孕产妇创造一个良好的生活环境，保证优生优育，本篇重点介绍遗传与优生、孕产期卫生及营养、孕产妇保健等方面的内容，为新婚夫妇及孕产妇解答生活中的许多疑问。

第十章　遗传与优生

优生学是一门自然科学，也是一门社会科学。实行优生是每个公民的应尽义务，也是每人都期望的。所谓优生，就是指遗传健康，通俗地讲，就是生一个不痴呆、不畸形、无先天性遗传疾病的更健康、更聪明、更漂亮的孩子。这是每一个做父母所期望的。先天不足的孩子不仅给国家带来沉重的负担，也给家庭带来痛苦。优生学，是高尔顿根据“物竞天择、适者生存”的理论提出来的。高尔顿意识到，人类本身作为生物之一，同样受到大自然选择而进化，经过多少年的遗传、变异，“不适者”被毫不留情地淘汰掉。人类为改善和增强未来人类的体质和智力，在社会的控制下，不仅要改善现存人类的健康状况，而且要保障后代以及整个民族优良的素质，从而达到改善整个人类健康的目的。因此，优生学又被称之为“谋求改善民族素质的学科”。

每对年轻的夫妇，都希望能生一个身体健康、智力健全和聪明伶俐的孩子，能成为一个有用人才。先天性严重遗传性疾病的呆痴孩子，留着无用，弃之不能，双亲痛苦，家庭牵累，成为社会的负担，为此应进行优生优育，认真依照优生的方法去做，而不能有丝毫的侥幸和麻痹心理。

第一节　遗　传

（一）遗传基因

人们都可见到，孩子与父母之间，总是有些相似的特征，这种亲代和子代间有着某些相似特征的现象就叫做遗传．这是因为，人体的各种细胞（包括精细胞和卵细胞）的细胞核中，有一种只能在显微镜下才能看到的结构，叫做染色体。染色体上有许许多多按照一定顺序排列的遗传物质（基因），基因的化学成分是去氧核糖核酸（DNA），遗传信息主要通过基因这个遗传物质来传递的。人类的体细胞有46条染色体，按其大小和形态特征，可分为23对，其中1～22对染色体，男、女细胞核内都有，是决定身体一般性状和形态的，叫常染色体；第23对染色体是决定人类性别的，叫性染色体。男性的性染色体有一条X染色体和一条Y染色体；女性的性染色体是一对X染色体。人体的各种特征都是由这23对染色体决定的。染色体的数目和形成在代与代之间保持相对的恒定，使得遗传特征能从亲代相对稳定地传给子代，这就是子代能保持亲代某些性状的道理。

（二）疾病遗传

遗传病是指遗传物质或染色体发生异常而引起的疾病。当精、卵细胞结合形成受精卵时，如果染色体发生变化，如增多、减少，或染色体断裂、破碎、颠倒等，这样的受精卵发育成胎儿，就会出现各种遗传病，常见的有先天愚型、白痴等。如果是性染色体发生异常，就会出现性别上的畸形，如男性女人、女性男人等。如果染色体没有发生异常，只是染色体上的基因发生了异常，同样也会得各种遗传病，如多指（趾）、并指（趾）、白化病等。染色体或基因的异常，与放射线、化学毒物、长期使用各种药物以及环境污染等因素都有一定关系，故在受孕前后，要特别注意避免各种可能导致各种染色体或基因异常的因素，以确保后代的健康。

（三）智力遗传

孩子智力与遗传有关，但并不完全是遗传决定的，应该说智力是先天遗传和后天教育两方面共同起作用的结果。

智力与主观努力分不开，但遗传时智力发展的作用是客观存在的。一般而言父母智力高的，其子女智力往往也较高；父母智力平常，其子女的智力一般；父母智力有缺陷，子女也可能有智力发育不全。这在“双生子”中最为明显。如将一对同卵双胞胎，自幼分居两地，教育与生活不尽相同，但他们的智力、才能、爱好仍有许多相近之处。我国南北朝时戴逵和他的儿子戴勃和戴显，都是卓越的音乐家。似乎音乐、绘画等才能的遗传倾向更为明显。有人甚至认为音乐才能，如听音、掌握结构、节拍、节奏等功能与某些基因有关。有的学者认为，若有不同的基因共同存于同一体内，共同作用（如两个音乐家婚配），其子女更容易显示出音乐才能。

但是，不可否认，环境对智力也有极大的影响，即后天教育、训练、以及营养在起决定作用。众所周知，“狼孩”是自幼被狼掠走的婴儿，由于在其智力发育阶段生活于狼群之中，所表现出的爬行、狂叫、咬人的特性已经形成，因此当他后来重新回到人群中就不能很好地适应，不能很快恢复人的本性。不可否认音乐世家对孩子自幼的熏陶作用，但将一个音乐世家的子弟放到一个完全没有音乐的环境中去，那么这孩子永远也难成为音乐家。

因此，遗传可以提供智力的上下限度。即智力高低的可能性，天赋极佳即天才者，和天赋极差即白痴者，都是少数，大部分人的智力都属于中间型。世上绝没有绝对的事物。

第二节　优　生

一、优生的注意事项

（1）禁止近亲结婚。我国婚姻法规定：“直系血亲和三代以内的旁系血亲”应该禁止结婚。因为近亲结婚所生子女发生遗传病和产生遗传缺陷的机会要多。据调查，一般婚配的后代中，患病机会只有0.25%，而近亲结婚则为此3倍。

(2) 提倡婚前检查。通过婚前检查，可以了解男女双方的身体状况，对患有不适宜结婚的疾病的人，如麻风、严重遗传病、精神病等患者，要劝阻其不结婚；对某些患有暂不宜结婚的疾病的人，如急性传染病、乙型肝炎应采取其他预防或避孕措施，待该病治愈后再生育。家庭中曾有某个成员患有遗传病或先天性畸形，他们本人也有染色体不正常或发育畸形的症状，他们结婚以后，也应该避免生育，最好做绝育手术。如果抱有侥幸心理甘冒风险，一旦怀孕，生一个有遗传病或畸形的孩子，就会给家庭带来永久痛苦和负担。

(3) 要进行产前诊断。对怀孕4~5个月以上的胎儿诊断有无遗传性疾病，叫做产前诊断。产前诊断是预防先天性异常婴儿的一种技术。目前采用羊水穿刺及羊水细胞培养的方法，可以使数十种乃至数百种疾病得以确诊。当然，不是所有孕妇都必须作这种诊断，但有下列情形之一者，就应该进行产前检查：①以前曾有一个有染色体异常的孩子，如智力低下的先天愚型儿；②夫妻有一方是不正常染色体携带者；③双亲先天性缺陷；④曾有多次流产、早产、或生畸形儿；⑤怀孕早期曾患过病毒感染（尤其是风疹），以及有过不良用药和放射线影响等；⑥孕妇超过35岁；⑦近亲结婚的夫妇。凡符合上述条件之一的孕妇，都必须到有条件的医院，经腹壁抽取少量羊水，通过染色体的核型分析，发现胎儿的遗传性疾病，或通过医疗许可的性别判定，分析遗传病的关系，以便决定胎儿的留舍。这样就可以阻断遗传病的延续，确保一个健康、聪明孩子的诞生。

(4) 要掌握好适度生育年龄。生育年龄关系到人口增长、妊娠分娩过程顺利与否和后代健康的问题。从社会上来看，无计划、无控制的人口增长，会与社会物质的生产不相适应，给社会带来沉重的经济负担。因此，青年夫妇结婚以后2、3年再生育，会有利于控制人口增长；从个人和家庭来看，正值人生黄金时代的青年男女，应把充沛的精力集中在工作和学习上；再说养育孩子需要一定的经济能力，结婚花费了婚前的积蓄，假如一结婚就生育，经济上也难免出现“危机”，所以，婚后再有一个缓冲的时间，这对夫妇生活是大有好处的。再者从女性的生理角度考虑，有的女性在25岁前骨骼系统尚未完全发育成熟。35岁以后，子宫收缩力减弱，韧带松弛，难产的可能性增加，生育的胎儿畸形率增高。因此，最佳的生育年龄是25~29岁，这样既能优生，又有利于优育。

二、如何优生

（一）怀孕的最佳时机

选择适宜的受孕时机，也是生育一个身心健康的孩子不可缺少的条件之一。婚后经过一段时间，双方在生活习惯、爱好等方面都彼此适应了，感情也更加亲切甜蜜，如果正值女方最佳生育年龄，就可以在夫妇的安排下孕育了。为确保受孕成功，给胎儿的健康发育创造一个良好的条件，就必须注重选择合适的受孕时机。主要应从以下几个方面加以注意：

1. 怀孕时机

(1) 注意环境、心理因素。我国古代对受孕时双方的情绪和环境都很重视。在天气阴冷、风雨交加、电闪雷鸣、龌龊湿地、荒山野地，或者是男女心情不佳，悲伤、凄惨、恐惧、痛苦之时，均不利于受孕；而夜深人静、居室清洁、心境恬静、恩爱缠绵之时，则被认为是最好的受孕时机。这可能是因为良好的心情和外界优雅的环境能对夫妇产生较好的心理暗示作用。只要夫妻是思维、语言、行为、情感诸方面都达到高度协调一致的时候同房受孕出生的孩子，就会集中双亲在身体、容貌、智慧等方面的优点。事实证明，智力活跃、身心健康，同时，智商较高孩子的父母常常是文明的、彼此情投意合、体贴关心的。在这种情况下受孕的胎儿，质量自然会好。

（2）结婚前后，新婚夫妇格外紧张、繁忙。婚前要四处采购、布置新房；婚后又要应酬亲朋好友、欢度蜜月。夫妇双方的体力消耗很大。加上饮酒较多，性生活较频，精子数量明显减少，睡眠又不足，此时怀孕对优生不利。应采取相应避孕措施，避免怀孕。

（3）双方健康情况虽然良好，但受孕时若有一方正在患病，如高热、结核病等，其精子或卵子的质量和受精卵的发育会受到一定的影响，不利于胎儿的健康成长。

（4）由于酒精对生殖细胞有危害，饮酒后性交受孕的孩子，体力和智力会明显下降。

（5）在计划受孕的日期以前（女方排卵期以前），男女双方均不要穿紧身裤，如尼龙裤、牛仔裤等。因为这些织物透气性差，容易给病菌形成孳生地，使女方阴道炎症增多，直接影响受孕成功。男方则易使睾丸压向腹股沟管，增加睾丸的温度，使其生精功能减退，在这种情况下受孕畸形儿或有先天性缺陷的婴儿出生率会有所增高。

因此，若决定受孕，就必须保证精子的质量，要在新婚后有一段调节适应的时间，不可频繁性交，要“蓄精养锐”，这样就可以有一个良好的环境和情绪，这对受孕成胎是有好处的。

2. 受孕的季节

受孕季节的确定对胎儿的正常发育和产妇的身体健康都有好处。从妊娠生理看，孕妇在妊娠早期常有反应，胃口差、爱挑食。反应严重时，呕吐不能进食，影响维生素、蛋白质和矿物质的摄取，影响胎儿的发育。而6～8月份天然的蔬菜瓜果大量上市，各种各样的蔬菜瓜果增加了孕妇的食欲，保障胎儿的营养需求。在气候逐渐凉爽宜人的时候受孕，孕妇易于选食可口的食物，使胎儿有良好的宫内环境，继续发育；3个月后，正值秋天，气候凉爽，孕妇的食欲增加，这对孕妇和胎儿的健康都是十分有利的。

一般认为，怀孕的第3个月，正是胎儿的大脑皮层初步形成的阶段，这时胎儿的正常发育需要有适当的外界温度和合理的营养条件，这时期如果母亲营养缺乏或受外界环境影响太大，就会影响胎儿发育，甚至发生畸变。所以要为胎儿创造良好的生长环境和提供充足的营养，选择最好的季节受孕。

此外，从婴儿出生后的哺育和护理看，临产之时，正是春末夏初，气候温和。孩子出生后母亲哺乳，婴儿换衣，换尿布以及洗澡均不易受凉；婴儿长大了，需要大量添加辅食时，已进入冬季，这样又可避开流行病的发病高峰。如果在冬季出生，由于气候寒冷，到户外活动少，呼吸新鲜空气和晒太阳的机会就少，对母子健康不利。洗晒尿布也不方便。

从产妇的保健角度来看，春末夏初，天气不冷不热，风和日丽，对产妇恢复健康很有利，不易落下月子病，是坐月子的理想月份。因此，从医学观点看，以春末夏初出生为好，人的妊娠期为280天，以此回推，受孕期恰好是夏末秋初，这是最理想的受孕季节。

3. 易怀孕的时间

（1）从新婚开始测基础体温。在有条件的情况下，每天清晨起床前，女方应先用体温计测量一下基础体温，在坚持每天测量的基础上掌握体温下降和复升的时间，以确定排卵的日期，并及时提醒丈夫（女方一般应测量3个月以上的时间）。

女性的基础体温是与月经周期变化有直接关系的。由于孕激素的作用，孕激素的分泌活跃时，基础体温上升；孕激素不分泌时，则出现体温稍低。正常情况下，从月经开始那一天起，到排卵的那一天，因孕激素分泌很少，所以一直处于低温，一般为36.2～36.5℃；排卵后，空卵泡分泌孕激素，基础体温猛然上升到高温段，一般在36.8℃左右。可以把从低温段向高温段移动的这几天，就是下次月经前14天左右为排卵期，在排卵前2～3天，排卵后1～2天同房容易受孕。

（2）在排卵期前减少同房的次数，使男方养精蓄锐，以产生足够数量和质量的精子。在易受孕期，宫颈粘液增多，稀薄而透明。见到这种粘液，可考虑时值排卵期或排卵前期，是易孕期间，一般妇女无特殊不适，少数人可感到下腹酸疼及坠疼，此即称为排卵痛。结合基础体温测定，也可推测排卵期。

（二）孕妇所处环境对胎儿的影响

孕妇的情绪会直接影响胎儿。孕妇体内的化学物质，能影响胎儿的正常发育，尤其是脑的发育。国外有学者观察发现，胎儿2～3个月是腭骨发育时期。这一时期孕妇过度焦虑不安、抑郁寡欢，可能导致胎儿唇腭发育畸形；在妊娠后期孕妇遇到强烈的惊吓、忧伤、严重的精神创伤等精神变化时，也可引起胎儿循环障碍、发育迟缓，甚至造成死胎。所以，每一位即将成为母亲的孕妇，都要注意自己所处的内外环境。

（1）创造一个安逸优美的环境，避免噪音和高频率尖锐的声响。多听和谐、柔美的、节律性强音乐。

（2）避免污浊的空气。居室中禁止吸烟，同时要避免剧烈的颠簸和震动，如乘车经过坎坷不平的地段等不利胎儿的成长发育，香烟含有一定量的尼古丁，有使血管收缩的作用，所以孕妇如果吸烟，子宫的动脉就会收缩，不能顺利通畅地供给胎儿血液，因而使得胎儿供氧不足、营养不良。如果常有吸烟习惯的人，血液里的一氧化碳就多，因此，怀孕后同样容易形成氧气供应不足，怀孕期，喝点酒，也有容易入睡、调节心情、增加食欲等好的一面。但是，酗酒会给已经有了负担的肝脏、肾脏加重负担。如果因为喝醉跌倒了，还会引起流产、早产。

（3）孕妇应保持愉快、稳定的情绪，避免忧虑，避免精神刺激和创伤。孕妇的情绪可作为思维信息直接传给胎儿，母亲心情愉快或恐惧，可影响胎儿生长发育。妊娠期孕妇若长期处于悲伤、忧愁、焦虑的不良环境下，或者大怒、过喜、骤惊等强烈的刺激，都对胎儿不利。长期焦虑不安、惊恐，可使胎儿生后形成不稳定的性格和脾气。怀孕第7～10周，孕妇的过度不安易导致流产。妊娠后期，过度惊吓、恐惧、忧伤或刺激，可使胎儿的生长受到影响，出生后体重低于正常新生儿。孕妇的不良情绪可对胎儿影响很大，无形的心理因素对胎儿的影响也是如此。为了生一个健康、活泼、聪明的宝宝，母亲应在孕期保持良好的心情和愉快的情绪，避免悲伤、忧郁等不良情绪产生。人的不良情绪可使人体产生有害物质；相反，愉快的心境会产生有益物质，因而良好的情绪使胎儿避害趋利。所以应该做到以下几点：①胸怀宽广，乐观舒畅，多想孩子远大的前途和美好的未来，避免烦恼、惊恐和忧虑。②把生活环境布置的整洁美观，赏心悦目。还应挂几张健美的娃娃头像，孕妇可以天天看，想像腹中的孩子也是这样健康、美丽、可爱。多欣赏花卉盆景、美术作品和大自然美好的景色，多到野外呼吸新鲜空气。③饮食起居要有规律，按时作息，适当劳动和锻炼。衣着打扮、梳洗美容应考虑有利于胎儿和自身健康（如染发对胎儿不利）。④常听优美的音乐，常读诗歌、童话和科学育儿书刊。绝不可看恐惧、紧张、色情、斗殴的电视、电影、录像和小说。⑤未来的父母在情绪胎教中负有特殊的使命。丈夫应了解怀孕会使妻子产生一系列生理、心理变化，应加倍爱抚、安慰、体贴妻子，做她有力的心理支柱，尽可能使妻子快乐，多做美味可口的食物。建设美好的生活环境，使生活恬静，谈吐幽默而和谐，双双憧憬美好的未来，这是做父亲给自己孩子的第一份美好的礼物。

（三）胎教对胎儿的影响

胎教，是指利用外界环境直接或间接通过母体的生理、心理变化，影响胎儿的生长发育，使之达到有益于胎儿生长发育的一种手段。这种特殊微妙的教育是通过各种能刺激感官的因素如声音、光亮、震动等进行的，而母体的情绪是最为重要的因素。

（1）音乐胎教。胎儿的大脑在怀孕4～5个月基本定形，6个月时大脑皮层沟回增多，胎儿就已经具备了能够听到声音的所有条件。有人做过实验，给出生不久的婴儿播放一段胎儿生长时期听过的声音，婴儿就会在熟悉的声音下不再哭泣，安然入睡。这说明胎儿时期就对血液出入胎盘的湍流声，母亲的心跳声和肠道蠕动的声音都有着“深刻的印象”。一旦再现这种环境，便又勾起婴儿的情绪反应，其表现为胎动增加。奇妙的是胎儿可听到成年人听不到的极高和极低频率的声音。实验证明，低频率可抑制胎儿的活动，高频率则增加胎儿活动。所以说胎儿对外界许多变化的刺激有感觉，也能作出反应。还有人做过试验，给8个月的胎儿听大管乐曲《彼埃尔和狼》，胎儿听后有活动。当孩子降生后，只要一听到大管乐曲就立即停止叫喊和骚动，并露出笑容来。由此看来，优美的音乐能够给胎儿留下比较深刻的印象。可以说，利用音乐直接对胎儿进行教育（刺激），是怀孕中后期（25～40周）的一项重要的工作。音乐不仅能够陶冶人的性情，而且还可以激发人的想象力，这是有例可证的。有人曾为7个月的胎儿播放婴、幼儿被、主动操作的音乐，发现播放音乐对胎儿由伸胳膊蹬腿的激烈动作逐渐变为安详、舒展、有规律的蠕动。出生15天后再为这个孩子播放这段曾经听了3个月的音乐时，发现一听乐曲他的四肢便马上松弛下来，同时还面露笑容、睁眼四处张望。两个半月时，他开始表示对音乐以及收录机的极大兴趣，只要一放乐曲，就会双手挥动，而且脾气、性格很好，从不大哭大闹，动作发育也明显早于其他同龄婴儿，是一个耳聪目明、有着智力发育良好前景的孩子。在利用音乐进行胎教时，最好不要只给胎儿听几首固定的曲子，应该多样化。但在选曲时应当注意到胎动的类型，因为人的个体差异往往在胎儿期就有显露。有的“淘气”，有的“调皮”，也有一些是“老实”、“文静”的。这些既与胎内外的环境有关，也与先天神经类型有关。一般来讲，给那些活泼好动的胎儿听一些节奏缓慢、旋律柔和的乐曲，而给那些文静、不爱活动的胎儿听一些轻松活泼、跳跃性强的儿童乐曲、歌曲。切忌给胎儿听较大音量的乐曲，这会引起胎儿的躁动不安，长期下去，体力消耗太大，可能出生时体重过低，有时还出现不良神经系统反应。节奏过分强烈和音量较高的音乐，还会造成胎儿的消化系统发生紊乱，因而瘦弱不堪。

（2）运动胎教。抚摸胎儿是生命的亲昵。摸一摸胎儿，腹内的小宝宝可以感觉到，经常抚摸胎儿，可以激发胎儿运动的积极性，你也许不会明显感到胎儿发回的信号，这种信号缓慢而有节奏，只有实践，才可能有清晰的感觉。孕妇子宫内胎儿活动的差异能预示出生后活动能力的强弱。在正常情况下，胎儿时期活动能力强的婴儿，出生6个月以后，要比胎儿时期活动能力差的婴儿动作发展更快些。胎儿一般在怀孕后的第7周开始，有吞吐羊水、眯眼、咂指头、握拳头、伸展四肢、转身、翻筋斗等丰富的活动。大约在16周以后，孕妇就可以感到胎动。此时，我们劝孕妇多同胎儿接触——抚摸胎儿。孩子个个都喜欢抚摸、拥抱，也叫体肤接触，胎儿也是这样。按摩时，孕妇仰躺在床上，全身尽量放松，在腹部松弛的情况下来回抚摸胎儿。具体做法是用一个手指轻轻按一下再抬起。开始时，有的胎儿能立即作出反应，有的则要过一阵，甚至几天再做时才有反应。如果此时胎儿不高兴，他会用力挣脱或蹬腿反对，碰到这种情况，就应马上停止。过几天，胎儿对母亲的手法习惯了，母亲手一按压、抚摸，胎儿就主动迎上去。到6~7个月，母亲已能分辨出胎儿的头和脊，就可以轻轻推着胎儿在子宫中“散步”了，这时，应配合轻松的乐曲。此外，还可以给5个月以后的胎儿光刺激，用手电贴紧肚皮一亮一灭照射，透过肚皮和子宫壁的微弱光亮，可使胎儿视觉获得一点信息，促使他眼球转动，并促进视神经发育。生命的亲昵，也包括丈夫在内。做丈夫的可以用手轻抚妻子的腹部同宝宝细语，并告诉宝宝这是父亲的抚摸，并同妻子交换感受，这样能使父亲更早地与未见面的小宝宝建立联系，加深全家人的感情。

(3) 父亲与胎儿。胎儿和母亲之间的关系是血肉相连，心心相印的。照理说，孩子出生后应该同母亲的感情最深。但许多婴儿对父亲的欢迎程度远远超过母亲。其实胎儿特别喜欢爸爸的讲话声，在爸爸的唱歌声和抚摸下，能用似乎“陶醉”了的轻轻摇晃动作来表示他的满意心情。婴儿出生后哭闹时，母亲往往不能使其安静下来，而父亲却可通过唱婴儿熟悉的歌曲和抚摸动作使其尽快安静下来，或入睡。这大概与胎儿不喜欢高、尖、细的声音（这种声音常常会造成胎动增加），而喜欢低沉、宽厚的声音有很大的关系吧。所以一些心理学家提出一项极为有益的建议：创造那种与出生后的婴儿建立亲切、深厚的感情的先决条件，就是爸爸给胎儿对话．由爸爸对胎儿讲话，这首先是父爱的一种具体表示，胎儿能够通过听觉和触觉，感受到不仅有母爱，而且还有父爱的温暖，这对于胎儿感情发育具有莫大的好处。父亲抚摸胎儿并同他说话，这对做母亲的在心理上也是一种极大的安慰。这种天伦之乐是孕育、养育、教育孩子的最好气氛。爸爸与胎儿的玩耍，一般以谈话为其主要的内容。如：小宝宝呀，你的小手在哪儿？伸出来让爸爸摸摸吧。你的小脚在哪儿？会不会蹬？蹬蹬让爸爸瞧瞧吧。你的大脑袋呢？现在长头发了吗？妈妈经常为了你吃核桃和黑芝麻，你的头发一定是又黑又亮的，对吗？今天又有什么新本事呢？噢，会推了。那就轻轻地推一下吧，可千万别把妈妈推疼了。刚才听到音乐了吗？……极为有趣的是，这个常与爸爸对话和玩耍的胎儿，每天晚上到了10点钟就“急不可待”地动起来，仿佛是盼望与爸爸“游戏”时刻的到来。这个孩子出生后同爸爸的感情非常好，同时，这个孩子的智力，能力发展水平远远高于同龄孩子。爸爸同胎儿游戏所起到的作用是极其明显的，希望将要成为父亲的人能够经常与胎儿玩耍，早日建立起父子感情，并达到促进胎儿健康发育之作用。

（四）性别控制与优生

为了保护人种质量，阻断某些对民族素质影响较大的遗传病，控制性别是一个必须采取的有效措施。因为有些遗传病与性别有着很大的关系，称为伴性遗传病，如血友病，患者多是男性，女性带有致病基因，可以把致病基因传给她的子女，使她的儿子发病，女儿则成为又一代致病基因的携带者；如果胎儿是男性，最好做流产手术，女性则可保留，女儿长大结婚后，也只能生女孩。因为女性只是致病基因的携带者，不会发病。男性则发病。还有一种叫进行性肌营养不良症，几乎全是男性发病，在20多岁时死去，属于伴性、隐性遗传病，家中可有兄弟几人同病，但姐妹中却无人患此病的情况。这是在结婚前一定要进行体检的重要性，有些人可以结婚，但应知道婚后生育时应注意什么问题。家族中有某些遗传病的未婚男女，一定要在医生指导与监护下生育，并且要控制胎儿的性别，避免遗传病在下一代身上发生，给孩子和家庭带来不必要的痛苦。

怀孕后检查胎儿性别的方法很多，用羊膜腔穿刺法来预测是其中的一种方法。在怀孕16周左右，做羊膜穿刺，抽出羊水进行特殊培养。经过检查，若性染色体是XX配对，胎儿为女性，若是XY配对，胎儿即为男性。在预测性别的同时，还可以发现其他染色体病，只要及时采取有关措施，同样可以达到优生的目的。

此外，用B型超声波诊断，不但可以检查出胎儿的性别，还可以看出胎儿是否患小头畸形、脑脊膜膨出、脑积水和其他对智力发育有严重障碍的疾患，同时还可以查出是否双胎、多胎、葡萄胎和宫外孕等。这是一种既不损害胎儿，孕妇也不痛苦，准确率很高的检查方法。另外，检查绒毛膜细胞X或Y染色体，也可以早期预测性别，准确率在90%以上。通过孕妇血液或尿液检查，准确率也在90%以上，血液中Y染色体出现率在1%以上者为男胎，1%以下者为女胎。尿液“免疫扩散法”，早期预测胎儿性别准确率也可达90%。在胎儿外生殖器已能区分的时候，用胎儿镜直接观察，也可判明胎儿的性别。这里需要强调的是：预测胎儿性别的目的是为了阻断遗传病，特别是伴性、隐性遗传病的延续发生，切不可滥用，不能人为地制造性别不平衡。这是法律所不允许的。

为了阻断遗传病的发生，应在受孕前就要控制。男性X型精子活动力弱，“行动慢、但生存时间较长，而Y型精子活动力强，游动性快，寿命稍短一点；X型精子喜酸环境，而Y型精子则喜碱性环境……于是，可根据这些特征采用一些方法来达到人工控制性别的目的，避免遗传病的发生。

（五）慎用药与优生

妇女怀孕后要慎重用药，因为有些药物会给胎儿直接造成影响，尤其是那些专门注明孕妇禁用的药物，有的则注明要在医生指导下用药，切不可自行用药，以免引起畸形。

第十一章　胎儿及孕妇的生理变化及对策

第一节　怀　孕

怀孕，是精子和卵子结合的结果。健康的妇女一般在下次月经前14天左右排出一个卵子。如果在排卵前后的24小时内性交，就有怀孕的可能。凡是育龄妇女（18～45岁）月经一向很正常，有过性生活，这时如果突然停经，停经超过40天（即月经“过月”10天以上），同时感到精神不振、浑身无力，并伴有恶心、呕吐（轻者只是在清晨恶心和呕吐，重者一日内要呕吐几次）、偏食、食欲不振，饮食嗜好改变，乏力和嗜睡现象，应考虑可能是怀孕。除了上述症状外，妇女怀孕后，由于子宫体增大，压迫和刺激膀胱，致使孕妇的小便次数增多。怀孕后，乳房胀大，孕妇自觉胀痛、触痛、乳头痛。乳头和乳晕颜色加深，乳头周围有小结节突起。当你有了上述症候，就应到医院检查。医生根据子宫是否增大、变软，阴道变软以及小便的妊娠试验才能最后确定。妊娠免疫试验很简单，只要取清晨（空腹）第一次小便20ml左右做妊娠免疫试验，若试验结果是阳性的话，那就可以确定是怀孕了。

1. 胎儿的形成　人体是由数以百万亿个细胞构成的。其中承担繁殖后代的细胞，称为性细胞，也叫生殖细胞。对于男性，就是精子；对于女性，则是卵子。在排卵期性交，男子的精子通过阴道和子宫，在输卵管里和卵子相遇，并结合在一起，成为受精卵。受精卵是一个微小到肉眼刚能看见的单细胞，一个新生命就是在这个新细胞的基础上发育而成的。受精卵从精子和卵子结合的一刹那，便开始了日以继夜的繁殖分化工作，并逐步移向子宫，着床在已经准备好的子宫内膜里，这就是胚胎。受孕后，子宫内膜不再脱落，也就不来月经了。胚胎在母体内发育，直到胎儿离开母体。一般情况下，一个卵子和一个精子结合，形成一个胎儿。但有时，卵巢里也可能排出两个或两个以上待受精卵，各自发育成胎，这就会形成双胞胎或多胞胎。单卵双胎的孪生儿，因是由一个受精卵分裂而来，故胎儿性别一致，外貌酷似；双卵双胎的孪生儿，则由两个不同的受精卵发育而成，胎儿的性别可同可异，外貌也不一定相同。

2. 男女性别的产生　人类的细胞中有23对染色体，其中22对为常染色体，一对为性染色体。性染色体是专门管理人体性别密码的。性染色体分为X染色体和Y染色体。男性是X和Y组成的配对（XY）为46XY；女性由两条X组成配对（XX）为46XX。人类的性别就是由性染色体决定的。男性的生殖细胞经过减数分裂后，可产生两种含不同性染色体的精子：一种是带X染色体的，另一种则是带Y染色体的，这两种精子的数目相等，女性则只产生一种带X染色体的卵子。如带Y的精子与卵子结合则生男，带X的精子与卵子结合则为女。一般而言，受精时，男性所射出的X性染色体和Y性染色体的精子都具有相等的机遇和女性的卵子结合．因此，生男育女是取决于男性性染色体。

第二节　妊娠期胎儿的生长发育及预产期

受精卵在子宫着床后，通过胎盘从母体获得养料，逐渐发育长大。

1. 妊娠早期胎儿的生长发育　在妊娠的第1个月，受精卵按几何数进行着迅速的分裂，细胞的数目不停地增加，逐渐形成一个细胞团，叫桑椹胚。与孕卵发育的同时，子宫内膜也发生着相应的变化，并和胚泡的绒毛合在一起，构成胎盘母与子互通的交换站。妊娠早期是指妊娠前3个月。胎儿的生长与胎盘的关系非常密切，受精卵在子宫内膜着床以后，子宫内膜长出许多绒毛，形成胎盘。胎盘一般在15～16周左右完成，以后随着胎儿的生长而增大，在妊娠晚期可达到15～20cm，重500～550g左右。胎盘的主要任务是，供给胎儿生长发育所必需的养料和氧气，向母体排放胎儿产生的二氧化碳和代谢产物。另外，还分泌以孕激素为主维持妊娠的各种激素，促进胎儿的生长。妊娠4周末，孕卵已进入胚胎阶段，可以辨认胚盘与胎蒂；7周末，胎芽2～3cm，重4g左右，头和躯干也能区分清楚，大体上已有人形。眼睛、耳朵、嘴也大致出现，已经像人的脸了，但眼睛还分别长在两侧面。心、肝、胃肠等内脏已初具规模。超声波下可以看到心脏跳动，自孕10周开始已进入胎儿阶段，肾脏也逐渐发达，已有输尿管，胎儿可以进行排泄，骨头开始变硬。12周末，从外表可以清楚地区分性别，四肢可以活动，脐带逐渐增长，胎儿可以在羊水中自由转动。

2. 妊娠中期胎儿的生长发育　妊娠16周末，胎儿皮肤色红，可以看到皮下血管。经产妇可以感觉到胎动。在临床上也可听到胎音。外生殖器可以辨别男女，呼吸肌已开始运动。妊娠20周末，全身长出细毛，脑袋大小像鸡蛋，皮下脂肪开始沉着，皮肤逐渐变得不透明，这时初产妇也会感到胎动，心脏的活动也活跃起来，临床上可以听到胎心音。自妊娠20～27周末出来的婴儿，偶有存活的，故称为有机生儿。妊娠24周末，胎儿已长到30～35cm，身体逐渐匀称，皮下脂肪的沉积进展不大，因此还很瘦。皮肤上开始附着脂肪，脂肪是从皮脂腺分泌出的皮脂剥落的皮肤上皮混合物，它一直到分娩都给胎儿皮肤提供营养、保护皮肤，同时在分娩时起润滑作用，使胎儿顺利通过产道，此时，可以清楚地看出胎儿浓浓的头发、眉毛睫毛，骨骼也相当结实，关节也已发达。

3. 妊娠后期胎儿的生长发育28周末，胎儿身长30～35cm，体重约1000g，皮下脂肪沉积仍不多，皮肤色浅，由于皱纹很多，相貌却像是老人似的，头发、指甲已长出，娩出后能哭啼，生活能力弱，吸乳的力量还不充分。若具有良好的条件加以护理，可能存活，28周至37周末出生的新生儿称早产儿。32周末，胎儿身长约40～44cm，体重约1000～2000g，皮色深红，面部细毛已脱，羊水量不再像以前那样多。胎儿的身体迅速发育，紧靠子宫，一直自由转动的胎儿，到这个时期位置基本固定。由于头重，一般头部自然朝下，胎儿对外界的强烈声音有反应。肺、神经系统都发达到了一定的程度。36周末，胎儿身长约45～48cm，重量约2500g，全身粉红色，皮下积聚大量的脂肪组织，身体变成圆形，皱纹也少，皮肤有光泽，长满全身的细毛开始逐渐消退。指尖已长出手指甲，但不超指尖。已具备呼吸能力，婴儿喝进羊水，并且尿也排泄在羊水中。出生后的新生儿具备哭啼及吸吮能力，生活能力良好，娩出后基本可以存活。40周末，胎儿身长约50cm，体重约3000g以上，皮下脂肪发达，外观丰满，皮肤红润，肩背部有时仍可见细毛，出生后哭声宏亮，四肢运动活泼，吸吮动作强烈，能很好地存活。妊娠38～40周出生的婴儿，临床称为成熟儿，胎儿主要器官塑造期是12周以内。脑在孕后2～11周形成，眼3～7周，心脏3～7周，四肢4～8周，耳朵6～12周，口唇5～6周，腭10～12周，腹部在9～10周形成。可见妊娠早期是胚胎组织器官分化、形成、发育的重要时期。妊娠早期胎儿最娇嫩、最容易受内外环境有害因素的影响，引起畸形。如怀孕8周前受到有害因素的毒害，容易导致中枢神经系统缺陷以及心脏畸形、肌体畸形等；8～12周，容易形成腭裂、腹裂等畸形。

二、预产期

预产期是预计分娩的日期。孕妇学会计算预产期很有必要，它除了可以帮助判断分娩日期正常不正常以外，还可以帮助提前作好产前的准备工作，不致于临产时手忙脚乱。一般来说，怀孕需要280天，医学上把28天算作一个产科月，怀孕期全过程是280天，即40周，叫10个产科月，所以民间有“十月怀胎”之说。计算预产期是从最末一次月经来潮的第一天算起，月份上加9或减3，日期上加7天。这样计算出来的日期就是预产期。例如：末次月经是1981年4月20日。预产期计算方法是：月份4加上9是13，即次年的元月，日期是20加上7是27，那么预产期就是次年的元月27日。所以，孕妇一定要记清自己的最后一次月经的准确日期，否则，计算预产期就会有误差。还有的妇女，由于月经不准，或在哺乳期闭经时受孕（俗称暗怀），计算预产期可以结合怀孕反应日期或胎动的日期推算。一般来说，早孕反应常在怀孕的40天左右开始，胎动的日期常在怀孕的4个月或5个月初开始。还可以结合子宫底的高度、体检时子宫增大情况来估计预产期。

由于预产期计算的是分娩日期，所以和实际分娩日期常有一定的出入，这是因为月经周期、排卵时间不完全相同，每个孕妇的具体受孕日期又难以确定，每个胎儿的发育成熟时间也可能有差异。所以，实际分娩的日期可能比预产期提前或推后。一般来说，月经周期不足1个月的妇女，临产的日子多半提前；月经周期超过1个月的妇女，临产的日子多半是在预产期后。

第三节　妊娠期的生理变化及对策

怀孕乃是自受精卵着床之后，有一个从胎儿成长发育到胎儿分娩的将近280天的过程。在这段时间，孕妇在生理、心理及身体构造等都要发生相当大的变化。孕妇的心理应该适应，消除对怀孕的心理负担，如对胎儿性别想得太多；担心怀孕、哺乳会使自己的体型发生变化；对分娩过分害怕等等，这些都需要丈夫、亲属、医生给予耐心的解释。特别是丈夫，更应该体贴关心妻子，劝她多进食，多陪她出去散散心，对妻子因怀孕反应造成的烦恼多采取谅解、忍让的态度，这都是帮助妻子尽快度过反应期的有效方法。

1. 肠胃道的变化　在整个怀孕过程中，胃肠道的不适可以说是最为常见的，其主要原因：快速上升的绒毛膜性腺激素所致；黄体激素的增加，导致平滑肌松弛、胃排空时间延长，而致使便秘或消化不良；食道括约肌松弛，导致胃酸逆流；由于剧烈的荷尔蒙变化，导致齿龈肿胀充血，口腔酸度增加，再加钙质的流失而引起消化不良。临床上常见的症状为：

（1）恶心与呕吐。特别是在妊娠早期，多数孕妇有恶心、厌食、呕吐等反应，称为早孕反应，这种现象一般在怀孕40天前出现。早孕反应以早晨起床后最重，尤其是刷牙的时候最为典型，这是由于胎盘产生大量绒毛膜促性腺激素所引起的，至怀孕3个月左右后消失。有些孕妇无反应，有些孕妇反应很重，需住院治疗。怀孕期呕吐的真实原因尚不清楚，但从统计上发现那些心情不开朗、爱生闷气和体质较差的妇女，都表现出较严重的怀孕期反应。这是正常的孕吐现象，不必惊慌，因此以减轻症状为治疗目的：加强孕前身体素质的锻炼，特别要培养不挑食的习惯，因为体质较差的人，环境稍微一变，就会因为不适应而生病；保持心情舒畅，要明确这些反应不是病，可采取转移注意力的办法，如同丈夫一起去看电影，去朋友家做客，逛公园、观花赏景，以减轻怀孕期反应，同时，坚持进食，牢记吃饭是为了孩子的健康发育；在起床前，可先进食一点清淡的食物，改变一下空腹状态及口腔的味觉及增加胃肠蠕动，再起床就较为舒服；少食多餐、少碰油腻腥味、油脂多的食物，以清淡为主，减少胃肠的负担；有早孕反应时，爱吃带酸味道的食品，可食用一些梅干、桔干等以增进食欲；冷却的食品容易接受，反应也小，可食用一些凉拌菜，也可将热菜凉一下再端到孕妇面前，要不断改进饭菜的花样，以增进食欲；若仍呕吐得非常厉害，无法进食导致脱水、电解质失调，应找医生诊治，并服用维生素B_6，以保护胎儿中枢神经系统的发育。妊娠8个月左右，有些孕妇会再度出现类似早孕反应的症状，如恶心、返酸、呕吐等症状，它不同于早孕反应，也不是绒毛膜促性腺激素引起，而是由于增大的子宫压迫胃肠道，胃肠蠕动减慢，消化功能减弱引起。这种现象无需在医院就诊，注意少食多餐，多吃易消化的东西，少吃糖类及脂肪类东西，饭后适当散步，可减轻或避免这种反应。有些医学家认为，妊娠呕吐可能还是个好兆头呢。据研究，有妊娠呕吐的，日后小产的机会要少30%，而早产的机会也会减少17%。下面介绍一些防治呕吐的饮食方法。①每日3次，每次服1小勺蜂蜜。②鲜生姜1片，放口中咀嚼。③鲤鱼1条（约600g左右），去鳞、肠、肚，置碗中上笼蒸熟，不放任何佐料，随意吃。④甘蔗汁1杯，加生姜汁少许，一次服完。可视情况服数次。⑤生姜15g，芦根30g，煎水，每日1剂，连服6天。⑥柚子皮20g，切碎，煎水代茶喝，每日1剂。⑦蜜饯木瓜干，适量，随意嚼食。⑧猕猴桃鲜果90g，加生姜9g，同捣烂，挤汁，早晚各饮1次。⑨新鲜苹果皮60g，大米30g。将大米炒黄与新鲜苹果皮加水同煎，代茶饮。⑩鸡内金炒焦，研粉，日服2次，每次5g，米汤送服。⑪大雪梨1个，丁香15粒，将丁香塞人梨内，密封蒸熟，吃梨，日服1次。⑫牛奶1杯，煮开，调入韭菜末1汤匙，温服，日服1次。⑬米醋60ml，煮开，加入白糖30g，溶解后，打入鸡蛋1只，待鸡蛋熟，食蛋食醋。

妊娠剧吐多见于第一胎孕妇。初为一般早孕反应，逐日加重，至停经8周左右发展为剧吐，表现为反复呕吐，失眠乏力，至滴水不进，呕吐频繁，呕出物中有胆汁或咖啡渣样物。因严重呕吐和长期饥饿，引起水、电解质紊乱，以及脂肪代谢的中间产物—酮体积聚，尿中出现酮体，形成代谢性酸中毒。出现明显消瘦，唇燥舌干苔厚，皮肤无弹性，呼吸呈醋酮味，严重者脉搏增速，体温上升，血容量减少，红细胞压积上升，血压下降，甚至肝肾功能受损，出现黄疸，血胆红质和转氨酶升高，尿素有蛋白和管型，血液中尿素氮和肌酐增高，眼底视网膜出血，最后病人意识模糊而呈昏睡状态。本病诊断依据病史及妇科检查。首先应确诊是否为早孕，并排除葡萄胎引起剧吐的可能；此外，还需排除孕妇合并急性肝炎、胃肠炎、胆道疾病、胰腺炎、肠梗阻或脑部肿瘤等所致的呕吐。一般据孕妇临床症状，尿酮体阳性即可确诊，可进一步测定血红细胞数、红细胞压积，血红蛋白，二氧化碳结合力、电解质等以判别病变程度，必要时作眼底检查。

西医对本病的治疗比较单调，主要以止吐，纠正电解质紊乱为主，但输液时间长，病人易烦躁。中医对本病的治疗方式各家不一，恶阻的原因有两个方面：一是情志不遂，以致肝气郁结，引胎气上逆；二是胃气虚弱，中脘停痰，胎气犯胃。气郁者：精神抑郁，胸胁满闷，嗳气吞酸，进而不食和呕吐。治宜疏肝解郁，多用左金丸加紫苏、陈皮、香附。脾胃虚弱者，体倦无力，多卧少起，恶食呕吐，治宜健脾和胃，用六君子汤。治疗一恶阻病人，呕吐甚为严重，治宜竹叶石膏汤症，用之即效。

中医称为“妊娠恶阻”。认为妇女在怀孕之初，月经停闭，血海藏而不泻，阴血聚以养胎，冲脉气血旺盛。阴血既用以养胎，故相对不足，因而冲气偏盛。冲脉隶于阳明，今冲气盛，上逆循经犯胃，胃失和降，则生恶心、呕吐诸症。其所以酿成为妊娠剧吐，又与孕妇素体脾胃虚弱，肝胃不和及痰湿有关，如不及时治疗可发展成气阴两虚之重症。

妊娠呕吐有称孕吐及妊娠反应等。它是指妊娠期有不同程度的恶心呕吐的症侯群。一般呕吐程度分为三种；晨吐（在清晨可有恶心及流涎或轻度呕吐，但不影响日常生活，中度剧吐（恶心呕吐不限于晨间）和恶性呕吐（为持续性恶心呕吐，可导致酸中毒等并发症的发生）。虽然临床表现轻重差别很大，绝大部分患者治疗后均可痊愈。

病因病机　妊娠恶阻的发病机理主要是脾胃失和。妇女妊娠后，由于血盛于下以养胎元，经血不泻，使冲脉之气上逆，复因平素脾胃虚弱，或肝胆气郁，或气血失和，使胃气失降，脾运失职而发本病。

中医称“妊娠恶阻”，乃冲脉之气上逆，胃失和降所致。其病因：脾胃素虚，受孕之后，经血不泻，冲脉之气较盛，冲气上逆犯胃，胃失和降而呕恶；或因素体肝气偏旺，孕后血聚养胎，肝血不足，肝气更旺，或恚怒伤肝，肝失疏泄，肝气挟冲脉之气上逆犯胃，胃失和降而呕恶；或因素体脾阳不足，痰湿停滞，孕后经血壅闭，冲气上逆，痰湿随冲气上冲犯胃而呕恶。

本病治疗，始终以顾护胃气、调理中州为原则。若脾胃虚弱者，法宜健脾和胃、降逆止呕，方选六君子汤（《和剂局方》）加减；肝胃不和者，治宜抑肝和胃，方选苏叶黄连汤（《温热经纬》）合橘皮竹茹汤（《济生方》）加减；至于本病治不及时，或呕吐严重，表现为频频呕吐，呕出胆汁或咖啡色血液，复伴形体瘦削，肌肤枯燥，目眶下陷，口干喜饮，甚至尿中酮体阳性，此乃气阴两伤危候，治当以益气养阴为要，方用生脉散（《内外伤辨惑论》）合增液汤（《温病条辨》）化裁，且应配合西医治疗。本病的治疗用药，在辨证施治基础上，可选宽中下气、芳化醒脾药物。如藿香叶、苏叶、佩兰梗、豆蔻壳等，以期提高疗效。另外，服药时，为防药入即吐，可少少与之，频频饮服。亦可先用宽胸快膈、悦脾醒胃的芳香药（胡荽、苏叶、砂仁、陈皮等）煎液蒸气熏鼻止呕，然后再服辨证所选方药。根据病因病机不同，在辨证施治基础上，将健脾和胃法贯穿于整个治疗之中。其辨证治疗分为三大类型。①健脾和胃，降逆止呕。平素脾胃虚弱，妊娠后由于经血蕴内，使冲脉气盛，上逆犯胃，致胃失和降，脾失健运，二者升降失序，脾胃失和更甚而发病。临床见证及治验：妊娠数月后，恶心呕吐，脘腹痞胀，不思饮食，或食入即吐，口淡乏味，身倦思睡，舌质淡，苔白润，脉缓或小滑。治以健脾和胃。方选香砂六君子汤化裁。处方：太子参、白术、茯苓、甘草、半夏、陈皮、木香、砂仁等。若脾虚兼痰饮、胸脘痞重，呕吐频繁，苔白腻或厚腻者，可去太子参、甘草、白术之补品，合平胃散治之。若脾胃虚弱兼寒湿，症见腹部隐痛，喜暖喜按，舌苔薄白等，改投干姜人参半夏丸加减，以温脾降逆，使中阳得伸、胃逆得降。②疏肝解郁，和胃止呕。平素脾胃虚弱，妊娠后因阴血不足，肝气偏旺，或郁怒伤肝，肝旺侮脾，胃失和降，使脾胃功能愈加虚弱而致恶阻。在治则上宜疏肝解郁与降逆和胃并举，使肝郁与胃逆两分消，恶阻自除。方选左金丸加紫苏、陈皮、香附、竹茹、乌梅等。诸药配伍，使肝郁得疏，脾胃调和。若呕吐甚伤津，舌红口干者，加沙参、石斛以养胃生津。③补益气血，调中止呕。妊娠恶阻日久，极易伤脾损胃，使脾胃俱虚，气血乏源，冲任二脉失养。临床见证及治验：妊娠后呕吐日久，缠绵不愈，脘闷纳少，神疲肢倦，气短懒言，口唇及爪甲淡白，头晕眼花，面色皖白无华，舌淡苔白，脉缓弱。方选顺肝汤加减，药用太子参、当归、苏子、白术、茯苓、熟地、白芍、麦冬、陈皮、砂仁、神曲等。若见畏寒肢冷，面色苍白者，可减麦冬、熟地，加桂枝、干姜；呕吐较甚者减麦冬、熟地，酌加半夏、竹茹。此法以补土培中为其大法，从而使气足血旺，冲任得养，胞宫强壮，但在遣方用药时，勿忘补气药中少佐理气之品，使之补而不滞，养血药中少酌活血之品，使补而不腻。另有独到之处，认为本病与肝胆、脾胃关系最大，提出了按门分型的辨治方式。①脾胃门：用药一般以辛、甘、苦三味为主。主方如二陈汤、四君子汤加味、半夏茯苓汤、人参橘皮汤、保生汤、二香散等。②肝胆门：主方如竹茹汤、左金丸、逍遥丸、二香散、加味温胆汤等。进一步治法又有下列三种：缓肝法（即补土以御木邪），用甘药如四君子等。泻子法，如黄连、知母、竹叶心、连翘心、灯芯、莲子芯等，使“木火勿合邪，子母勿同病”。补母法（既滋水涵木）同肝肾门。③肺胃门：主方如芦根汤、近效方、人参木瓜汤、加味温胆汤等。④肝肾门：“补肾以安胎、滋水以生木”，主要方如傅青主顺气益肝汤、高鼓峰滋水清肝饮、魏玉璜一贯煎等。

辨证论治四法：①痰湿中阻，胃失和降。临床见证及治验。恶心呕吐，头晕目眩，面色萎黄，心悸恶寒，脘闷纳呆，舌淡苔腻，脉沉细缓。拟温补中土，降逆镇呕。药用党参、茯苓各20g，焦术、陈皮、清半夏各12g，厚朴、干姜各10g，黄芩4.5g，炒粳米30g。②湿热中阻，胃气上逆。临床见证及治验：恶心呕吐、食后尤剧，胸脘闷热，头晕体倦，喜食生凉，咽干口苦，小便短黄，苔薄黄腻，脉濡滑数。拟清热化湿、和中降逆。处方：苦参、茯苓、淮山药各20g，黄芩、清半夏、姜竹茹、陈皮各12g，滑石15g，炒杏仁10g，炒粳米30g。③肝热犯胃，上逆呕吐。临床见证及治验：呕吐频繁，头晕目眩，心悸气短，胸胁滞胀，躁怒心烦，口苦咽干，溲少便干，苔薄舌红燥黄，脉弦滑数。拟泻肝清胃、降逆止呕，处方：黄芩、姜竹茹、清半夏、陈皮、川楝子各12g，生白芍、夏枯草、石斛、炒白扁豆、炒粳米各20g。④气阴两虚，津伤胃燥，气失和降。临床见证及治验：恶心，进食则吐，头晕心悸，烦热低烧，喜食生凉，舌燥咽干，消瘦，舌红无苔，脉细虚数。拟益气养阴、清胃降逆，处方：党参、北条参、知母各24g，麦冬、石斛、炒白扁豆各20g，姜竹茹、清半夏各10g，炒粳米30g。

重症妊娠呕吐辨证分为4种证候施治。①肝胃不和 临床见证及治验：妊娠后食入即吐，呕吐酸苦水，伴头晕目眩，胸胁胀痛，嗳气口苦，心烦不寐，舌红苔薄白或薄黄，脉滑弦。治以抑肝和胃，降逆止呕。处方：苏连胡芩汤：黄连3g，苏叶、柴胡、竹茹各6g，黄芩、绿萼梅、橘皮、姜半夏各9g。②脾胃虚弱 临床见证及治验。妊娠后呕吐不能食，口淡无味，呕吐清水，伴胃脘胀满，神倦乏力，苔白舌淡，脉细滑而弱。治宜益气健脾，和中降逆。予橘皮竹茹汤加减：橘皮、竹茹、太子参、半夏、云苓各10g，炒白术12g，炙杷叶9g，生姜3片，大枣5枚（劈）。③痰湿内阻 临床见证及治验：孕后呕吐痰涎，厌闻油腻，伴倦怠嗜睡，舌体肥大，苔白腻，脉细滑。治宜燥湿化痰，降逆止呕。予藿朴二陈汤加减：藿香、陈皮、枳壳各10g，厚朴、半夏各9g，云茯苓、炒白术各12g，白扁豆30g，竹茹6g。④气阴两虚 临床见证及治验。孕后久吐不止，甚则滴水不入，伴形体消瘦，眼眶下陷，双目无神，烦渴口干，尿少便结，少苔舌红，脉细滑数。治宜益气养阴，生津止呕。以益气养阴汤治之。处方：生地20g，麦冬、五味子、乌梅各10g，元参、白芍各15g，石斛、炙杷叶、佛手片各9g，竹茹6g。以上各方均每日1剂，浓煎取汁约200ml，少量多次饮服。如呕吐严重，饮入即吐者，配合蒸汽雾化吸入法，即将中药浓煎取汁，乘热徐徐吸入雾气。伴有严重水、电解质紊乱者，给予输液纠正酸中毒和电解质紊乱支持治疗，有严重肝肾功能损伤者给予镇吐药配合治疗。

①保胎方：主治胎动呕逆。适应证为妊娠恶阻。方药：党参15g，茯苓9g，焦白术9g，桑寄生15g，菟丝子15g，杜仲6g，续断9g，竹茹6g，藿香6g。若腹胀加厚朴6g；胃气上逆加旋覆花9g；吐酸剧，用灶心土60g泡开水搅匀，待澄清后用此水熬药。

②穴位封闭法：双耳神门穴。用4号半针头，抽取维生素B_1，刺入神门穴皮下，推药0.1ml，形成白色皮丘，推针。双侧神门穴同法。

③针刺方：胃虚型：以双足三里、双太冲为主穴；以中脘、内关为备用穴。

肝热型：以双太冲、双三里为主穴；以阳陵泉为备用穴。

痰浊型：以双丰隆、双足三里为主穴；以内关为备用穴。

根据上述辨证，以补、泻不同手法，每日针刺2次，间隔6~8小时，待病缓解后减为1日针1次。

④安冲降逆汤加减：乌梅20g，炒苏子、枇把叶、炒杜仲、川断、半夏、砂仁各10g，生姜3片（为引）。日1剂。加减法：腹痛者加炒白芍15g，炒白术12g；脾胃气虚者加党参15g，炒白术10g；血虚者加当归10g，炒白术15g，熟地24g；胃寒者加炮姜12g，吴茱萸10g，胃热者加黄连、苏梗各10g。

⑤恶阻汤加减：党参、麦冬、茯苓、山药各10g，白术、陈皮、竹茹各6g，红枣5枚。加减法：口干者加北沙参；恶寒发热者加 苏叶、防风；咳嗽者加款冬花；便秘者加熟大黄；血虚体弱者加熟地。水煎服，日1剂。

⑥厌食，恶心，呕吐至吐出黄绿胆汁。神疲消瘦，便秘，持续低烧体温37.5~38℃。舌红苔花剥，脉细滑数。证系脾胃阴虚，脾胃气逆。治以育阴和胃，降逆止呕。予下方6剂，吐止症除。加减麦门冬汤：淮山药15g，扁豆、麦冬、佛手、莲肉各10g，粳米、沙参、白芍各12g，姜半夏、藿梗各6g，炙甘草3g。水煎服。加减法：偏胃阴虚者，倍用沙

参、麦冬，加芦根；口渴思饮者加石斛；夹热口苦者加竹茹、黄芩；气虚者加太子参、炙黄芪；苔薄而腻加白蔻、佩兰。

⑦凡停经两月，食欲减少，恶心呕吐，胸脘胀满，嗳气，身倦无力，大便溏。舌苔白腻，脉滑。证属脾胃虚弱。治宜健胃和中。降逆止呕。服下方。六君子汤加味：党参、醋炒白芍、菟丝子、焦白术各12g，砂仁、茯苓、陈皮、竹茹、半夏各10g，生姜、当归各6g，伏龙肝20g。水煎服，日1剂，

⑧频频呕吐，屡治无效。近期加重，卧床不起，食入即吐，形体消瘦，大便干燥，小便黄少。脉沉缓无力，舌质淡，尖红。证属脾气虚弱，胃失和降。下方服2剂后呕吐全止。继以归芍六君子汤加味而愈。大半夏汤：党参30g，半夏20g。水煎，白蜜50g兑服。加减法：气虚者加红参15g；胃热者加黄连3g，竹茹15g；兼外感者加紫苏10g，藿香12g。

⑨妊娠50余日，呕吐剧烈，不能饮食已5日，身体瘦弱，神色憔悴，脉细弱，苔薄白。服下方1剂，呕吐即止，当即停服，并能稍进流汁。续予健胃和中，益津安胎，愈。张氏安胃饮：赤石脂、清半夏各30g，净青黛9g。煎取药汁300ml，加蜂蜜60g，徐徐温饮下，1次只饮1口，半日服尽，若服后吐止，当即停服。

⑩停经50天，经常泛吐清水及涎沫，饮食难入，得之则吐，畏寒喜卧，消瘦面白。苔白厚滑，舌质淡红，脉迟细滑。证系脾胃虚寒，痰饮上逆。治以温化寒饮，和中降逆法。投下方4剂愈，续以香砂六君子汤善后，干姜人参半夏丸加味：干姜、生半夏、桔皮、鲜姜各6g，党参12g，炒白术9g，砂仁5g，吴萸3g。水煎取浓汁，缓缓呷服。

⑪曾孕2胎均因重症恶阻流产。近又孕40天，频频恶心呕吐，甚则进食即吐，多量痰涎，神疲消瘦，双目无神。脉细数，舌质淡，苔白腻。治以降胃气之逆以急治其标法。下方服后吐止，2月后康复。大黄甘草汤：大黄、甘草各10g。开水250ml，浸泡30分钟，取冲频频呷下，每次4ml。间服香砂六君子汤。

物理疗法治疗妊娠呕吐

（1）灸按摩法　妊娠反应的发病与精神因素和内分泌改变有关。祖国医学认为其发病机理是冲脉之气上逆，胃失和降所致。妊娠反应重者可用针灸按摩治疗。方法：①患者仰卧，针刺内关、公孙、足三里、三阴交四穴（双），补法行针，中等刺激。接着用艾条温热灸章门（双）及脐上鸠尾、上脘、中脘、建里、下脘等穴，留针加灸共20分钟。②患者俯卧，按摩背部俞穴，先用双手拇指按揉法，自上而下，重点以膈俞、肝俞、胆俞、脾俞、胃俞等穴，可结合点法及搓法；然后患者取坐位，用拿揉法和搓揉 法施于肩颈与两胁结束，时间约20分钟。补法针刺取交会穴内关、公孙，二穴相配具有通宣上中二焦气机的作用；刺足三里配合三阴交能健脾胃，导气下行；章门为脾之募穴及肝胆二经会穴，灸章门可疏肝利胆，加强健脾益气的作用；鸠尾 、上脘 当胃之上部，灸之可温胃散寒；再灸中脘、下脘、建里则能温中理气，帮助运化；按摩背部俞穴更能增强胃的蠕动功能。针灸按摩合用补脾健胃，益气降逆，扶正固胎，调达气机，。二者相得益彰，可以消除呕吐及其不良反应，增强免疫功能，促使机体康复。

（2）艾灸　灸法具有温通血脉，引导气血运行之功，作用于相关的各穴位，可以调补脾胃，调和冲任之气，取三阴交、关元为主穴，足三里、太冲为配穴。令患者仰卧位，将艾条的一端点燃，对准三阴交，距离2厘米左右，艾灸5～10分钟，以皮肤出现红晕为

度。然后灸关元穴，方法同前，只是艾灸的时间可以略短，以局部感觉温热无灼热为度。每日1次。脾胃虚弱型加灸足三里（双），肝胃不和者加灸太冲（双），方法同灸三阴交。治愈率分别为96.7%。妊娠恶阻多为脾胃虚弱，肝郁气滞，冲脉气盛，上逆犯胃所致。故取穴中脘、足三里（双）、肝俞（双）、太冲（双），艾条旋灸，日施2次，以皮肤潮红为度。中脘为任脉与足阳明经之会穴，胃经募穴，配合阳明经合穴足三里和胃平冲，降逆止呕，肝俞、太冲疏肝调气，诸穴同灸，奏效迅捷。

（3）按摩配合温和灸　采用按摩三阴交配合艾条温灸肾俞治疗妊娠呕吐。患者取仰卧位或端坐位，术者将两手拇指分别置于两侧三阴交，其余四指分别置于小腿外侧与此穴相对应部位。以拇指与四指的合力，由内向上、外、下的方向揉按，手法由轻到重，产生酸、胀、轻度痛感，以能耐受为宜，每隔2～3分钟两侧交替，间歇10～15秒，按摩15～20分钟；然后用艾条一根，距肾俞穴2～3厘米处反复循环熏烤，以患者感到皮肤发热而不烧伤皮肤为宜。在温灸中要不断吹掉燃尽的艾灰，以防皮肤烧伤，每穴温灸5分钟，每日1次。方剂简析：妊娠后肾气集中养胎，若肾气不足，则脏腑不和，胃气下降，冲气上逆犯胃，而致发生恶心呕吐。三阴交属足太阴脾经，脾胃相表里，此穴有补脾消积，调血摄精，壮肾益神之功，灸肾俞可调肾气。上述治疗可起到调节肾气，消积止吐，改善机体自身机能的作用，故可治疗妊娠呕吐。

（4）胶皮罐外吸法　胶皮罐外吸中脘穴，治疗妊娠剧吐，总有效率达97.1%。妊娠剧吐主要病机为胃失和降，冲气上逆，提示用胶皮罐刺激中脘穴，有调理冲任，降胃气的作用。刺激中脘穴可使健康人的胃蠕动增强，表现为幽门立即开放，胃下缘轻度升高，中脘为胃经“募穴”，也为“腑会穴”具有和胃降逆作用；三阴交属足太阴脾经，脾胃相表里，此穴有补脾健胃的功效，有补气血、调冲任之功。故采用胶皮罐拔罐，刺激中脘、三阴交，以调冲任降胃气，达到治疗妊娠呕吐之功效。治疗方法：用胶皮罐外吸中脘穴，每次在进食前使用1次，食后30分钟取下，可同时配合三阴交穴，日2～3次，7天为一疗程。如无胶皮罐，可用奶头吸引器或吸奶器代替均可，或用闪火法将火罐迅速吸在中脘穴上（但时间宜短，约10分钟）。

（5）穴位注射疗法　取穴：安眠（位于耳后乳突骨下，翳风与翳明穴中点）。药物：维生素 B_1 注射液2毫升。方法：2毫升注射器，5号针头抽取药液，找准穴位，分别缓慢注入双侧穴内，每日或隔日1次，治疗次数最多不超过5次，大多1～3次即愈。

脐疗法

（1）鲜生姜汁1小杯，刀豆壳（烧灰存性）10g，米醋适量。用法：将刀豆壳烧灰研为细末，将姜汁加入刀豆壳灰调和，掺与米醋适量成膏备用。取药膏如红枣大1块，贴于患者脐孔上，盖以纱布，胶布固定。每天贴膏1～3次。本方如配合服用生姜5g,，红糖5g煎汤内服，其效更佳。

（2）雄黄、五倍子各30g，枯矾15g，葱头5个，肉桂3g，公丁香2g，酒适量。将诸药研末共捣烂，加酒适量调和，软硬适度，制成圆形小药饼备用。用药时取药饼1个贴于患妇脐中（神阙）穴，压紧，胶布固定。再用艾条隔药悬灸15～20分钟，每天1～2次。

（3）吴萸10g，捣成粉状敷于涌泉穴，隔日1次，连用3～5次。

（2）腹胀及便秘：若在怀孕前就已有便秘的问题，妊娠期肠蠕动减弱，运动减少以及体内激素水平和植物神经功能改变，使孕妇更易出现便秘，其程度加重，因此除了养成每日排便的习惯外，还要多摄取水分及维生素 B、维生素 C 和纤维素多的水果、蔬菜等通便食物。在妊娠早期一般不能用泻药，容易引起流产，应调节饮食，多吃蔬菜，以减轻或消除便秘，如顽固性便秘，可到医院就诊，在医生的协助下处理。

（3）胃上部灼热感及压迫症状：这种症状在怀孕中期后的 28～32 周较为常见。由于子宫颈部不断上升，同时受到食道括约肌松弛的影响，一旦进食过量或食用高油脂的食物，会使这种症状加重，因此在日常生活中的饮食应适当调配，少食多餐。在 36 周以后，由于胎儿先露部位下降进入骨盆，症状就会减缓许多。

（4）痔疮：妊娠期特别妊娠晚期，腹压增高及增大子宫的压迫，使盆腔静脉回流受阻，易患痔疮或原来的痔疮加重。减轻痔疮的方法是减轻便秘，多吃蔬菜水果，少吃辛辣食物，重者可用痔疮膏及中药坐浴。

2. 生殖器官的变化　怀孕期间，身体生理上的变化，最明显的就是女性内、外生殖器官，包括子宫颈、子宫、卵巢及附近血液循环、阴道、乳房。这些变化包括了子宫的日渐扩大、子宫颈变软、阴道及外生殖器受激素的刺激，颜色变红甚至变紫，阴道壁因血管增加更为肥厚松弛。这一切的变化均是为了利于胎儿的娩出，但是，这些生理变化也会带来一些身体不适。

（1）乳房胀大、乳晕变大变黑。由于动情激素、泌乳素及黄体素的刺激；乳腺开始增生，导致乳房变大，乳晕因皮脂腺的增加而扩大且有色素的沉淀，这一切的变化均是为了产后能顺利哺乳。同时在 6～7 个月时，有些孕妇会有初乳的分泌，因此乳房的护理在此之后更应注意，特别是乳房的适度按摩及乳头的强化。

（2）阴道分泌物增加。由于阴道粘膜的增生及肥厚，白带增多为无色透明像鸡蛋清样液体，子宫颈内液体分泌量增加，导致 90% 以上的孕妇都会有这种不适，这是正常生理现象，只要保持局部的清洁及干爽即可。不过由于孕妇有胎儿的关系，自身的免疫力会降低以免对胎儿产生排斥，但相对地容易受到念珠菌等微生物的感染，因此当分泌物呈现异常颜色，有异味，且合并外阴部搔痒时，应及时就医。

（3）妊娠期白带。健康妇女在正常的情况下，阴道里都会分泌些白带，不过量比较少，为白色或透明粘液，没有特殊气味，且人也不感到不舒服。怀孕后，白带量就比平时明显增多，怀孕的月份越大，白带量也越多。许多孕妇常感到阴部经常是湿漉漉的，很难受，这是妊娠期的正常现象。如果白带量非常多或者发现白带里带红、黄或者其他颜色，有臭味，这就要考虑是否怀孕后合并阴道炎、子宫颈炎或长瘤子等其他病变。妊娠期由于阴道分泌物增多，刺激外阴部皮肤发痒，如果不经常清洁处理，往往会引起阴部湿疹、阴道炎或子宫颈炎等其他感染性疾病。妊娠期要避免这些病主要是保护外阴部干净，每天可用清洁的温水或高锰酸钾（又叫 PP）溶液擦洗外阴部几次，勤换内裤，保持干净即可。

3. 心脏血管系统的变化　怀孕后，由于多一个胎儿的循环及身体各重要器官的代谢增加，因此母体的循环血量增加。以初产妇来说，到怀孕末期可以增加 41% 的血量，经产妇甚至可达到 50% 以上，相对心脏的搏出量亦增加，心搏速率也会增加，平均每分钟可以到 85 次左右。由于这些生理上的变化，常见的妊娠不适为：

（1）平卧时的低血压症候群。由于子宫变大，压迫大静脉回流，当平卧时则逆回心脏的循环减少，导致心脏搏出量减少，造成母体晕眩不适。由于大静脉靠近身体的右侧，因此，当平躺时，应常常变换体位，可以减轻症状，也就是平时所说的一过性头晕眼花，怀孕期间，很多孕妇诉说有一过性头晕眼花，多发生在由蹲或平卧突然站立时，其原因是妊娠期植物神经系统变得不稳定，加上静脉回流受阻，大脑一过性缺血所致。如出现头晕眼花，立即坐下，或躺下休息片刻后可恢复正常。预防头晕眼花的方法是由蹲位或卧位站立时，动作要缓慢，避免长期卧位或蹲位。如果头晕眼花出现很频繁，也可能是由贫血、低血压、营养不良或心脏疾患等引起，应及时到医院就诊。

（2）静脉曲张。由于受到子宫日渐增大所造成的压迫，血管系统产生了倒循环，即所谓静脉曲张，通常好发于下肢及外阴部，甚至痔疮所形成的原因也在于此。随着怀孕的进展，会加重其程度。若早期发生，应立即使用弹性袜子，多休息，有机会就抬腿休息，即可改善不适。若是阴部的静脉曲张，则应穿宽松的内衣裤，避免摩擦造成破裂。

（3）贫血。指血液中红细胞和血红蛋白比健康状态时减少10%以上。红细胞作用是把呼吸所得的新鲜氧气输入体内，其内容是由以铁为主要成分的血红蛋白组成。孕妇的血红蛋白成分中，铁的需求量是一般女性的2倍左右。氧气的消耗要上升20%，因此，出现生理贫血在所难免。孕妇的贫血有时也有一定的遗传性。健康孕妇的红细胞数量在350万以下，血红蛋白在1.36g/L时，要补充铁剂，特别是在1.05g/L以下时，要考虑是否患其他血液病，有必要作更准确的检查。营养吸收障碍或痔疮、鼻衄等引起较大出血时也会增加贫血病情。贫血的孕妇也会阻碍对胎儿蛋白源供给，使食欲减退，形成习惯后，也同贫血一样会给胎儿带来不良影响，使未成熟儿出生率增高，故应常规补铁，并及时查明原因，常用硫酸亚铁0.3g，每日1次，维生素C100mg/日及钙片等。

（4）心悸。孕妇的心脏血液排出量增加，32周达最高峰，约比非妊娠时增加40%，心脏过度劳作，就会感到悸动。孕妇的脉搏数与非妊娠时比较高，1分钟约增加10次，普通成人60～80次/分钟，女性比男性稍多，有些人感受性强，便觉心悸强烈。贫血、心脏病、甲状腺机能亢进，维生素B_1不足等原因都会引起脉搏数在100次/分钟以上。悸动时要避免暴饮暴食，戒烟，保持身心安宁，限制剧烈运动。

4. 肾脏、泌尿系统的变化　泌尿系统的生理变化与子宫解剖学上构造的改变及肾脏过滤功能的改变，在临床上常出现以下现象：

（1）尿频。特别在怀孕的初期和末期。初期尿频的原因，乃是膀胱受到子宫扩大后来自纵轴方向上的压迫，而末期是由于胎头在下降，进入骨盆而压迫膀胱。这些都是正常现象。不过在怀孕的过程当中，较容易并发肾盂肾炎，因此若有频尿、排尿困难或合并发烧、剧烈的腰痛，应从速就医。

（2）尿糖反应。在产前常规的尿液检查中，常可以发现30%的孕妇会产生轻度尿糖的反应，这是由于肾脏对糖过滤的阈值降低或饮食所致，没有什么关系。不过若是连续3次以上尿糖阳性反应，体重过重或胎儿评估体重过重，家族有糖尿病病史、前胎有妊娠糖尿病等情况，应立即到医院检查。

5. 皮肤变化及护理

（1）妊娠皮肤的生理性变化。

①皮肤水分增多，严重者甚至浮肿。浮肿的部位多在面部、手部、足、四肢等。由于手足的浮肿，双脚要穿比原来大一码的鞋子。这种现象一直持续到分娩以后。

②由于孕激素的关系，皮肤失去了以前的柔软感而略呈粗糙。

③为保护胎儿，孕妇身体、手足的皮下脂肪增厚，全身的新陈代谢旺盛，汗腺、皮脂腺分泌增加。妊娠末期皮脂增加50%。

④妊娠中后期，孕妇身体皮肤对外来刺激敏感。双脚可见有浮肿的青色静脉血管，叫做静脉瘤，一般妊娠在2、3个月时出现。这是由于孕激素带来的血管变化以及腹部压迫增加而产生的。

⑤妊娠早期，孕妇乳头、乳晕、外阴、肚脐等部位色素加深，由茶褐色变成黑褐色。通常从第4～5个月时起，孕妇面孔出现浅褐斑，色深尤如荞麦皮似的。额头和双颊的明显褐斑叫妊娠性褐斑，产后自然变微。主要原因是孕妇激素分泌和皮肤对紫外线的感觉性增高而出现。即使没出现褐斑，皮肤也容易被晒黑。其主要原因仍是受激素变化的影响，无需特殊治疗，切不可乱用消斑类药物。平时注意避免阳光直射，多吃些含蛋白质、维生素B、维生素C丰富的食物，保证充足睡眠即可。

⑥头发、眉毛变稀，色泽变浅。有时根据女性的头发也可判断妊娠，但不绝对，孕妇在后半期的指甲伸长速度加快。

⑦90%的孕妇在妊娠后期，腹前臂、两股上部，臀部和大腿内侧等部位出现不规则的波纹，呈粉红色，叫妊娠纹，是妊娠母体较明显的生理变化。有人认为是妊娠期活泼的肾上腺分泌激素的作用。由于肾上腺分泌激素增多，引起皮肤组织改变。也有人认为是妊娠后的身体组织迅速增加、膨胀（即突然肥胖），使皮肤弹力纤维出现裂纹。新的妊娠纹呈紫红色或淡红色，常见于初产妇。分娩后腹部收缩，波纹就慢慢变成白色或银白色。

（2）皮肤的护理。

①保持皮肤清洁。由于汗腺、皮脂分泌旺盛，阴道分泌物增多，孕妇自身皮肤呈过敏状态。清洁皮肤不能用太强的洗剂，最好使用平时用惯的洗剂。坚持每天淋浴1次，下身每天用温水洗2～3次，勤换内衣。

②为避免皮肤受无谓的刺激，化妆品可继续使用一直常用的品种，用量控制在最少范围内。由于毛细血管的通透性加强，妊娠又是一个较易发生皮肤炎症的时期，所以，即使是以前靠得住的产品，此时也要慎重地使用。尽量避免刺激，不要化太浓的妆。

③散步，并进行适可而止的日光浴。由于孕妇面孔直接接触紫外线时会出现褐斑等，外出最好能涂上防晒油或带上遮阳伞、帽子。

④饮食营养要平衡。多吃优质的动物蛋白质和含维生素A、B_1、B_2、C等食物。色浓的菜、水果可使人体的皮肤更加漂亮。总之，良好平衡的食物营养能使毛发和人体内各器官等得到很好的发育。

⑤为防止静脉瘤、下肢凝血等，入浴后最好轻轻地按摩两下肢。孕妇坐下时，尽量伸直，抬起双脚。

6. 其他变化

（1）水肿。大多数的孕妇都会有水肿的现象，主要在下肢及足踝的位置。早期可于中午后在踝部出现水肿，休息后稍退。以后水肿逐渐增加并向上蔓延。水肿可随体位变动而改变其部位，如立位时双下肢的踝部明显。而半坐卧位时以腰骶部、阴唇明显，严重者也可引起全身性水肿。有的水肿按之凹陷。有的虽皮肤肿胀透亮，但按之并无凹陷。各类心脏病、肾病、肝病、营养不良，过度站立是引起水肿的重要原因。但大多数孕妇是由于增大的子宫压迫下腔静脉及淋巴，使其回流受到阻碍，因而下肢出现轻微水肿。这种水肿，一般在休息后能较快消退属于正常现象。如果经过6小时以上的休息，水肿仍不能消退，且由下肢逐渐向上发展，就属于不正常了。有的孕妇表面观察虽无明显的水肿，但体重增加每星期超过500克，这即为隐性水肿。如果除水肿外，孕妇还合并心脏病、肾病、肝病、高血压、营养不良等疾病，就应引起高度的重视，因这些并发症对孕妇及胎儿都会产生严重的后果，需要高度重视和及时治疗，如果水肿合并尿蛋白出现及血压的升高，则应注意是否是子痫的先兆，特别是初产妇。尽管妊娠引起的水肿对孕妇来说已司空见惯，但也不应麻痹大意。一般的治疗措施是调整工作和日常生活的节奏，不能太紧张和劳累，保证孕妇有充分的休息和睡眠时间，每餐后休息半小时，每日下午最少休息2小时，每晚应有9～10小时左右的睡眠。特别应该指出的是心脏代偿功能Ⅰ级者，一般在妊娠28～34周时，必须延长午后休息和晚间睡眠的时间；心脏代偿功能Ⅱ级以上者，应在家完全休息或住院。一般在预产期前1～2周住院待产，以保证其产前更好的休息和熟悉医院环境，平时要防止情绪激动和避免较剧烈或长时间的体力劳动。孕期水肿还要适当注意营养，最好摄取高蛋白和低碳水化物的饮食。体重不宜增加过多，最好整个妊娠期体重增加不超过9kg，以免过多的增加心脏负担。有人说少吃咸的就可以了，其实并非如此，水和钠的潴留是妊娠期生理性的再调整，而血容量的增加是为满足胎盘血循环的需要，所以适当而不过多地增加血容量还是必要的。妊娠后期体内还增加了排钠的激素，所以母体内相对地缺少钠离子。如果孕妇长期进淡食，还会影响食欲，这不但影响孕妇对蛋白质的摄入和钠离子的补充，还会影响胎儿的生长发育，因此盲目地禁盐，实则有弊无利。当然，任何事物都是物极必反，适当而不是极量，才会对孕妇的健康有利。另外避免久站，穿着要宽松，以利血液循环。水肿症状大部分在生产后即可恢复。

正常分娩妇女由于下腔静脉受压，血液回流受阻，在妊娠后期，常有轻度下肢水肿，经休息后浮肿自消。若 水肿加剧又无异常发现时，称为妊娠水肿。祖国医学根据浮肿程度及部位不同，有分“子气”，“子肿”不同名称。以浮肿为主要表现，常局限于踝部，以后逐渐上升，甚至发展到全身，肢体坠胀等。

治疗

①活鲤鱼1条（约500g左右）去肠杂，黑木耳、玉米须各50g。加水煮熟，少兑入适量红糖调味。隔3天食1次，连食5～7次。

②鲤鱼煨蒜：鲤鱼1条（约500g）去肠杂，大蒜1头，去皮放入鲤鱼腹中，小火煨熟，不加佐料食。

③鲤鱼汤：鲜鲤鱼（250g）1尾。刮鳞，去肠杂，加入潞党参、炒白术、茯苓各15g，干姜、桑白皮各6g，与鱼同煎约20分钟。去渣，温服汤汁与鱼肉。

④甘松（甘松香），根据患者浮肿情况之轻重而决定甘松的用量，一般用量为100～300g，重者可酌情增加，加水适量，煮沸数分钟，去渣，待药液温度降至40^{0}C左右时，擦洗患处，每天1～2次，每剂可洗2～3次更换，双足浮肿到膝下。此为脾肾阳虚，水液停蓄于肌肤而致。用上方100g，煎水洗，浸泡双足，每日2次。后改用上方100g煎水擦洗，2日后浮肿消退。

⑤补中益气汤加减。临床见证及治验：面目四肢浮肿，按之下陷，尿频量少，纳差便溏，头晕肢倦。舌质淡，苔白润，脉缓滑。证属脾胃虚弱，水湿不运。治宜健脾益气，温

阳行水。服下方8剂，浮肿大减。处方：炙黄芪、党参、炒白术各15g，陈皮、当归、升麻各9g，大腹皮、扁豆各9g，桂枝、制附片各10g，防己、茯苓、泽泻、冬瓜皮各12g。水煎服。

⑥全生白术散加减。临床见证及治验：面目肿胀，下肢浮肿延及外阴、腹壁，防碍行动，小腹及下肢皮肤胀痛不敢触摸，小便频数，纳食减少。舌淡暗，脉沉细。此乃脾虚不运，水湿停滞。治宜健脾利水，用下方3剂，小便量稍增多，如浮肿未消。加当归、肉桂、王不留行各10g，丹参15g，以活血通络，服3剂，水肿全消。处方：白术15g，茯苓皮12g，大腹皮、陈皮、香附各10g，生姜皮9g，砂仁6g。水煎服。

⑦当归芍药散加减。全身凹性水肿，头晕眼花，短气乏力，纳少腰酸，腹胀隐痛，尿少便稀。舌淡胖苔白腻，脉弦细滑。证属血虚肝郁，脾虚水泛。以养血解郁，健脾利水，益肾安胎法。予下方5剂，水肿症减轻，续服10剂，愈。处方：当归、仙灵脾各10g，白芍、大腹皮、茯苓各12g，川芎6g，泽泻、寄生、车前子（包煎）各15g，白术9g。水煎服。

⑧白术散加减。茯苓皮、大腹皮各15g，白术10g，生姜皮、陈皮各5g。水煎服，日1剂。临证加减：面及下肢浮肿而不温者加桂枝5g，生芪15g，猪苓9g；胃脘胀闷，食欲不振，舌苔腻者加苍术、枳壳5g，木瓜9g；胸肋胀痛者去姜皮加苏叶、枳壳各5g，木香3g；面色不容、疲乏，舌质淡，脉弦无力者加党参、生芪各15g。

（2）小腿抽筋酸痛。此症状常见于妊娠28周以后，通常发生在半夜睡梦中。主要原因：①体内钙比例失调摄入钙不足；②子宫的增大造成骨盆腔及下肢神经的压迫；③腿部肌肉温度过低，痉挛产生热量。改善方法：均衡饮食，适度地按摩自己的水肿肌肉，晚上睡觉应保持小腿的温度，另外可在脚发生抽筋时，坐起用手按压脚拇指片刻，也可一直一曲地活动脚部，这样就可以改善症状。

（3）腰酸背痛、手指关节酸麻。由于激素的作用，使得骨盆关节及脊椎会变得松弛软化，以利于胎儿的生长与分娩。随着胎儿的增大，腹部增大，身体重心前移，行走时给腰部和背部的肌肉增加负担也愈来愈大，因此，保持良好姿势，适度地柔性运动，避免受伤，尽量穿平底鞋，使用托腹带，可以减轻这些症状。最为主要的是孕妇不要睡席梦思、沙发床。

（4）脱发。有些孕妇，在孕期哺乳期梳理头发时，会发现头发的脱落比平时增多，另外，头发的生长也变迟缓。这种脱发的原因不清楚，可能是由于营养物质不足或代谢原因造成的，一般情况下，多吃营养丰富的食物，脱发可以自愈。

（5）失眠。妊娠晚期，很多孕妇发生失眠，是因为妊娠晚期腹部膨隆，睡觉姿势变化，精神上疲劳等造成。处理的办法是心平气和，不要想的太多，做些力所能及的事情，转移注意力。

（6）头痛。孕妇由于精神和感情受刺激、有压力，或对分娩、妊娠产生不安、恐惧等，容易引起头痛。剧烈的头痛往往是高血压所致，也有可能是妊娠中毒症和惊厥的前驱症状。此外，近视、散光的孕妇因妊娠增加度数时，亦致头痛。

（7）胎动。健康的胎儿，已活跃在腹中，而时刻都在显示他新生命的活力。胎儿3个月时，他的器官系统便已开始工作了，有时把羊水吞进肺里，再吐出来，有时还做出各种特殊的反应：他的腿、脚、拇指和头部都会动；他的小嘴会张、闭上或吞咽；刺激他的眼睑，他就把眼睛眯起来；碰了他的小手，他便会握紧拳头；若是碰碰他的小脚丫，他便把脚趾张开成扇形。这些能力就是先天性反射，可以保留到出生后几个月才消失。胎动有3种类型：怀孕6个月开始剧烈地踢脚或冲撞；产前3个月左右缓慢地蠕动或扭动；第三种是猛烈的痉挛式的胎动。胎儿活动的情况能预料到出生后第一年的能力。胎动强的孩子出生后6个月动作发展也快。此外，胎儿受到某种刺激，也会出现胎动。胎动可受许多因素的影响，如妊娠月份、测定时间、羊水多少，孕妇的喜、怒、哀、乐等情绪变化，以及用药等都有密切的关系。孕妇在怀孕28周到38周是胎儿胎动最活跃的时期。临近足月生产前，由于胎头下降至骨盆，胎动次数常常相对减少，这是一种正常现象。胎动次数的多少、快慢、强弱等，常表示着胎儿的安危，因此人们把胎动称为胎儿安危的标志。胎动正常，表示胎盘功能良好，输送给胎儿的氧气充足，胎儿在子宫内发育健全，小生命在子宫内愉快地生存着。平常孕妇在怀孕18～20周时，孕妇可以自己感觉到胎动。据妇产科专家观测，正常明显胎动不少于每小时3～5次；12小时明显胎动次数30～60次以上。但只要胎动有规律、有节奏、变化不大，都说明胎儿发育是正常的。孕妇若发现胎儿胎动次数突然减少甚至胎动停止，就预示着胎儿健康情况不好或出现了异常问题，应尽快到医院检查。若在12小时内胎动次数少于20次，或1小时内胎动少于3次，往往是因为胎儿缺氧，小生命可能受到严重威胁，有人把这种现象称为“胎儿危险先兆”，孕妇决不能掉以轻心。胎儿从胎动消失至胎儿死亡，这一过程一般需12小时到2天左右的时间，而多数24小时左右，当孕妇出现怕冷、口臭、食欲不振、倦怠、或有不规则的阴道出血时，一般可判定胎儿已经死亡。因此，孕妇如能及时发现胎动不正常，并及时到医院检查治疗，往往可使胎儿转危为安，免除不幸的发生。当然，胎动还只是一种主观感觉，还可以受到孕妇对胎动的敏感度、羊水量的多少、腹壁的厚度、服用镇静剂或硫酸镁等药物影响。故判断胎动这个信息的准确与否时，应排除这些因素。常用计算胎动次数的方法很简便，孕妇可每天晚上选择固定的时间（每天晚上的9点），测1小时的胎动次数。若有条件者，能在早、中、晚期间各测1次胎动次数更好。当然，胎儿的胎动计数只能作为反映胎儿安危的一个标志，至于胎儿的发育情况，有无畸形和其他异常情况，则需要结合其它医疗仪器等检查方法，由医生加以综合分析，才能做出准确无误的判断。

第十二章　妊娠期并发症及对策

第一节　高危妊娠与妊娠中毒

一、高危妊娠

高危妊娠是指对孕妇、胎儿和新生儿有高度危险的妊娠。具有这些高危因素的孕妇称为高危孕妇，其胎儿则为高危胎儿。以下几种情况中任何一种，均属于高危妊娠：①孕妇合并有较严重的高血压、心脏病、肾脏病、糖尿病等。②孕妇有习惯性流产或早产、难产、死胎、死产、剖腹产、新生儿死亡等不良生产史。③高龄（年龄在35岁以上或说在38岁以上）初产、多年不孕后怀孕的孕妇。④此次怀孕有异常情况：如妊娠中毒症（血压增高、浮肿、尿少）、过期妊娠（超过两周以上）、羊水过多、胎儿宫内发育迟缓、胎盘位置不正、母子血型不合、曾服过某些有害药物等。⑤估计分娩有困难，如胎位不正、骨盆狭窄、骨盆不对称以及产后出血、产后感染或产后休克等。高危妊娠大多都可能同时危及母子生命和健康，少数的仅危害胎儿。属于高危妊娠的孕妇不必紧张，只要在怀孕期按期做好检查，在医生严密观察和治疗下与医护人员密切配合，一定会安全度过孕期，平安地分娩出胎儿。

二、妊娠高血压综合征

人们长期习惯将妊娠时发生的高血压疾患称为妊娠中毒症，但致病的“毒素”不确切，也未有确切的病名。鉴于其主要表现为妊娠20周后发生高血压、水肿、蛋白尿症候群，便称之为水肿、蛋白尿、高血压综合症，简称妊高征。病因目前还不清楚，主要学说有子宫－胎盘缺血说、神经内分泌说、免疫学说、慢性播散性血管内凝血（DIC）说等。根据妊高症的症状及其严重程度，将其分为轻度、中度及重度妊高症，此病发展至严重时可发生抽搐和昏迷称为子痫，故也可将妊高征分为“子痫前期”和“子痫”。其主要病理变化为全身小动脉痉挛，导致各脏器包括胎盘、肾脏、肝脏、心脏等血流不畅和供血不足，组织缺氧。故妊高症是一种与妊娠密切相关的全身性疾病。因病因不明，以对症处理为主，故要突出预防为主的观点。

病因：孕妇素体脾虚，水湿内停成为肿满；或脾肾阳虚，水泛成肿阴虚阳亢、风火内动或痰火上扰清窍，蒙蔽心包成子痫。治疗采用活血化瘀、健脾渗湿、平肝潜阳、熄风止痉等法，使妊娠继续进行。

临床表现：本病以高血压、水肿、尿蛋白为三大主症。临床分为轻、中、重三度：①轻度。水肿自踝部开始，渐延至小腿、大腿、外阴、腹部；血压≥17.3/12kpa，或收缩压较基础血压上升≥4kpa，舒张压上升≥2kpa；尿蛋白量微少，开始时可无。②中度。血压继续增高，但不超过21.3/14.6kpa；尿蛋白量增加，超过0.5g/24小时，有头晕感。③重度。血压可高达21.3/14.6kpa；尿蛋白≥5g/24小时，出现先兆子痫、子痫等。本病的临床表现典型，诊断一般不难，但应与妊娠合并原发性高血压、合并慢性肾炎等鉴别。

轻、中度妊娠高血压综合征，相当于中医所称“子肿”。病因病机或因脾气素虚，孕后贪食生冷，流溢于肌肤；或因素体肾虚，孕后阴血聚下以养胎，有碍肾阳敷布，不能化气行水，水湿泛滥；或因素多忧郁，气机不畅，孕后胎体渐长，有碍气机升降，致气滞湿阻。其治疗应遵循“治病与安胎并举”的原则，慎用温燥、寒凉、峻下、滑利诸味，以免伤胎损气，加重病情。若脾虚者，治宜健脾渗湿，利水消肿，方取白术散化裁；气滞者，治宜理气行滞、健脾化湿，方选天仙藤散合四苓散加减。

预防和治疗：重度妊娠高血压综合征，临床分先兆子痫与子痫。

先兆子痫。中医称“子晕”、“子眩”、“妊娠眩晕”。其病因病机，因营血素虚，或脾运失职，水湿泛滥，营血运行受阻，肝失滋养，水不涵木，肝阳上亢而成。其证候特点常呈虚实夹杂之象。治疗以平肝潜阳为主，配合滋阴养血、扶脾除湿诸法。若阴虚肝旺者，治宜育阴养营、平肝潜阳，方选杞菊地黄丸加潜降之品；若脾虚肝旺者，治宜平肝潜阳、健脾利湿，方选白术散加潜降之品。

子痫。中医亦称“子痫”，是由子肿、子晕治不及时发展而来。病因病机或因素体阴虚，孕后胎元赖精血濡养，元阴益亏，木少滋荣，肝阳上亢，阳亢化风，风火相煽，遂发子痫；或因素体阴虚，复因七情过激气郁化火，火热灼津，炼液成痰，痰火上扰，蒙蔽清窍，致发子痫。子痫一经发作，病势危重，治疗以尽快控制抽搐、昏迷为首务，主以平肝熄风、清火化痰，俟肝阳潜降，风气宁谧，痰化窍开，阴血复充，危势可望缓解。若肝风内动者，治宜平肝熄风，方选羚角钩藤汤加减；若痰火上扰者，治宜清热豁痰，方选牛黄清心丸加减；若昏迷抽搐不已，可配合口服或鼻饲安宫牛黄丸，或至宝丹，或紫雪丹等，并速行中西医结合抢救，务使神识转苏，抽搐缓解。如治疗后神清、痉止，但见眩晕耳鸣、心烦口干、虚羸少气诸象，此乃邪势已衰，而真阴大亏，治以滋肾育阴、壮水涵木，方用杞菊地黄丸加龟版、石决明、钩藤等，以巩固疗效，防止痫症复发。

1. 益母地黄汤。滋阴补肾，利水消肿。

妊娠高血压综合征（阴虚肝旺）。症状，体征消失，血压正常，尿蛋白阴性。为治愈。总有效率96.9%。痊愈时间最短4天，最长150天。处方：熟地黄30g，益母草、枸杞子各15g，黄芪20g，泽泻、茯苓、白芍、当归各10g，丹皮、丹参各10g，山茱萸、菊花、木通、牛膝各9g。水煎服。

2、妊高方。滋阴养血，健脾利水，平肝熄风。处方：熟地黄、生白芍、桑寄生各15g，白菊花、决明子、茯苓、天麻、炒白术各10g，钩藤20g，生牡蛎30g。水煎服。

妊娠高血压综合征（阴虚肝旺，脾虚湿滞）。有妊娠高血压史现妊娠20周，头晕目眩，气短乏力，血压18.5/13kpa，面浮肢肿，涉及外阴，尿蛋白（±），舌红苔略腻，脉滑细数。证属阴虚肝旺，脾虚湿滞。投妊高方加减：生地黄、熟地黄、生白芍、桑寄生各

15g，炒白术、钩藤各20g，茯苓、生牡蛎、天仙藤、黄芪各30g，大腹皮12g，天麻、黄芩、紫苏各10g。每日1剂，水煎服。同时隔日交替食用红枣薏苡仁山药粥与鲤鱼萝卜汤。西药对症使用，并嘱其注意休息。4天后复查：血压（16/10kpa）已正常，浮肿消退大半。守原法再治疗4天，浮肿全消，血压稳定。停用西药，间断服用上述中药和食疗，坚持调理至足月，血压正常，未再浮肿，顺产。

敷脐法

（1）处方：马钱子（制）、僵蚕、胆南星、明矾等量，艾叶（鲜）、生姜各适量。取马钱子研为细末，与诸药共研为极细末，过筛，再以鲜艾叶、生姜和诸药混合如膏。取药膏贴在神阙、会阴穴，药上放艾绒炷，点燃灸之，按年龄，1岁灸1壮，每天1次。适用于痰热型妊娠痫证。

（2）处方：芫花（醋浸1日）25g，明雄、白胡椒各3g，胆南星5g，姜汁1小杯。取药末15～30g，捏成丸纳入脐孔穴。主治妊娠痫证。

（3）处方：地龙、甘遂、猪苓、硼砂、肉桂、附子、白术各10g，姜汁、食醋适量。研磨加姜汁、食醋至厚膏敷于脐孔。主治肾阳虚型妊娠水肿。

孕妇必须定期到妇产科门诊，在病症轻微时就彻底治疗和控制。平时要注意饮食调配，少进盐，多吃含高蛋白质食物，并控制水分摄入。盐量一般每天不超过15g，而且还要视病情的轻重严格控制。辛辣、咖啡、米饭等不宜过量，以吃到八成饱为宜。要注意保暖和保证睡眠，保持心身安定，不要操劳过度。妊娠中毒症的预防胜于治疗。上述三大症状中有两个或两个以上症状的孕妇，一定要入院观察治疗。住院环境不宜光线太强，要保持绝对的安静，避免与外界接触。经治疗不愈甚至更严重的孕妇，可以提前诱发分娩或施行手术终止妊娠。

第二节　羊水诊断及羊水过多

一、羊水诊断

羊水是胎儿生长和发育的环境，羊水诊断是目前产前诊断的重要组成部分。胎儿在子宫内，漂浮于羊水中，因此，检查羊水和羊水中的脱落细胞，便能反应胎儿的生理与病理状态。一般羊水诊断多在妊娠16～20周做羊膜腔穿刺，采取羊水，进行检查，通常作细胞培养、性染色体鉴定、染色体核型分析、甲胎蛋白测定、羊水生化检查等，以确定胎儿的健康状况。这是判断胎儿成熟程度及诊断胎儿某些遗传病和畸形的一种方法。孕妇进性羊膜腔穿刺前，先要经过医生询问及检查，估计胎儿有可能患病时方可进行，同时应配合超声波检查。目前，羊水细胞染色体检查技术已有了广泛深入的发展。

二、羊水过多症

胎儿在子宫内膜包围的羊水中生长发育，妊娠后期羊水量一般为250～400ml以下。由于某种原因，使羊水可增至2000ml以上，这就叫羊水过多症 。其约占分娩数的0.5%

~1%。大多数是羊水缓慢增加，称为慢性羊水过多；极少数是数天内羊水急剧增加，称为急性羊水过多。中医称“子满”，亦称“胎水肿满”。

病因：羊水过多的原因有特发性、胎儿畸形、多胎妊娠、脐带和胎盘异常，母体患妊娠中毒症等，母儿血型不合、糖尿病。羊膜（包裹胎儿的膜）分泌过多，而羊水的排泄受阻引起，都可能导致羊水排泄不畅。中医认为：责之脾肾虚惫，水湿不得运化、蓄积胞中所成。

诊断：一般用 X 射线或超声波断层法即能确诊。

临床表现：腹部胀痛，下肢及外阴部浮肿、静脉曲张。羊水的增多，有的是急速的，有的是缓慢的。孕妇的腹围与妊娠月份远不相符，且腹部往往呈球形，紧紧地绷着，腹围高达 1 米以上。从外面触摸胎儿，很难弄清胎儿的位置。孕妇会发生呼吸困难，并出现心跳过速、不能平卧，呼吸困难，甚至紫绀；食欲不振、恶心、呕吐、便秘、排尿困难，不仅可使母体随时并发心脏病、肾病，而且也可能使胎儿致畸和窒息。

腹部检查，见腹部显著大于正常妊娠月份，腹皮发亮，皮肤张力大，有液体震颤感，胎位不清，扪及胎儿部分可有浮沉感，胎心音遥远或听不到。如诊断困难或为排除畸胎，可作 B 型超声波、X 线、羊膜囊造影及胎儿造影等辅助检查，帮助确诊。

治疗：着重调益脾肾、渗利水湿，辅以固任安胎。如脾虚土衰，营血不足，水湿泛滥，蓄于胞中。治宜健脾渗湿、养血和营，方选千金鲤鱼汤合防己黄芪汤。若脾肾阳虚，气化传输失职，水湿泛滥，下注胞中，治当温肾健脾、利水消肿，方选真武汤合五苓散加减。若肿满之势颇甚，投淡渗利水之品效果不佳者，此常水血搏结、三焦阻滞，可于所遣用方中佐以丹参、当归、白芍、川芎、琥珀、泽兰等活血和营之品，以利血水分利，改善三焦决渎功能，促使湿邪下泄。

全生白术散。健脾除湿。临床见症及治验：羊水过多（脾虚湿盛）。妊娠 5 个月，近日体重明显增加，腹围增大超过妊娠月份。体倦怠无力，少气懒言，气促心悸，腹胀不能平卧，小便较少，纳食不香，舌质淡润，脉缓。西医诊断为羊水过多。中医辨证属脾虚不运，水湿停聚。治以健脾温阳除湿，方投全生白术散加菟丝子 15g，泽泻 9g，防风 4.5g。服 10 余剂后，体重减轻，腹围缩小。产前随访，未见明显羊水过多，足月正常分娩。处方：白术 30g，生姜皮、大腹皮、陈皮、茯苓各 15g。原方为散剂，现用煎剂，水煎服。

方剂简析：方中大剂白术重在健脾助运；生姜皮、大腹皮、茯苓、陈皮行气利水。中焦运、水湿化、则子肿自消。

防治：①腹围有 1 米以上的孕妇，最好去医院接受医生的检查。②服用利尿剂，重症患者，可抽取少量羊水；经常做深呼吸；控制摄取水份；避免剧烈运动和重体力劳动。③患有羊水过多症，最好在设备齐全的医院分娩，以便随时监护。

第三节　高龄初产

超过 30 岁才第一次分娩的叫做高龄初产。高龄初产对产妇不利。由于年过 30 岁，产道和会阴、骨盆的关节变硬，分娩时间会延长，容易造成难产；而且还容易引起高血压和糖尿病等合并症，因而容易患妊娠中毒症。高龄初产的产儿先天愚型和畸形等先天性异常的发病率要高。年龄越大产后体力恢复的越慢，养育婴儿力不从心，体力负担越大。但是，如果根据检查和诊断早期发现，及时采取治疗措施，结果也并不是那么可怕，先天异常发生率并不高。因此，在怀孕期间如果没有异常，与一般的分娩没有什么差别，不用特别担心，在生活中要保持舒畅的心情，但请注意下列几点：①因年龄关系容易疲劳，要充分休息和睡眠。②注意饮食，在充分摄取营养的同时，特别要注意食盐的摄取量，预防妊娠中毒症。③定期健康检查必不可少如医生指示增加检查次数也一定要去。

第四节　超期妊娠

超过预产期 15 天以上仍未分娩就叫做超期妊娠。妊娠达到或超过 42 周，仍不分娩者，其约占妊娠的 5% ~12%。过期妊娠的胎儿围产病率、病死率增高，并随妊期延长而加剧。初产妇过期妊娠胎儿较经产妇者危险性增加。产力、产道和胎儿是决定分娩是否顺利的因素。任何一个或一个以上的因素异常使分娩进程受到阻碍时，称为难产。

母体胎儿之间，依赖胎盘进行营养和氧气的交流，并帮助胎儿发育，而胎盘有一定的寿命，到妊娠末期已经成熟，若继续妊娠，则产生老化。胎盘内血液循环中氧气量减少，以致胎儿的营养供给也逐渐断绝，胎儿自身储存的营养绝不能自给自足等各种问题，使妊娠 10 个月的小生命不得不惨遭死亡。现代科学证明，妊娠 42 周是最终限度。此时，胎盘机能已经老化衰退。过熟的新生儿皱纹多、指甲长、皮肤蜡黄、干巴、呼吸困难，像小老头似的。出生时往往处于假死状态，或已死亡。对过熟胎儿应采取的较好措施是引产或手术助产，或剖腹产。超期妊娠容易发生妊娠中毒症，分娩时往往伴有宫颈管、会阴撕裂。由于子宫收缩无力而发生产后出血的产妇也很常见。通过检测胎盘机能的方法可知道子宫内胎儿发育的成熟度，事先作好临产准备。

病因：超期妊娠可能与胎儿垂体、肾上腺轴功能不全有关，也可能与内源性前列腺素和雌二醇分泌不足以及孕酮水平增高有关。妊娠过期可出现两种不同情况：①胎盘功能正常不影响胎儿健康，但胎儿过大，易致难产。②胎盘功能减退，影响围产儿发育。中医认为主要是气血虚弱或气滞血瘀。无论因虚因滞，均能影响胞宫的正常活动，导致难产。气血虚弱系因孕妇身体虚弱，正气不足；或产时过早用力，耗气伤力；或临产胞水早破，浆干血竭，而致难产。气滞血瘀则指临产过度紧张，忧虑不安或产前少活动，过度安逸，以致气不运行，血不流畅；或感受寒邪，寒凝血滞，气机不利，致成难产。一般认为过期妊娠多与孕妇体质有关，如身体虚弱，或因妊娠耗气伤血，消耗大，补充不足，故气亏血虚，体能下降，胞宫无力动作，以致气滞血瘀，胎儿不下。对气血虚弱者治以大补气血；对气滞血瘀者则理气活血，化瘀催产；对过期妊娠者则补气生血，振奋胞宫，化瘀缩宫催产。

诊断：检查尿中孕激素、子宫内窥镜检查、B 超等都可测知胎儿的成熟度。超期妊娠的指标是：腹围、子宫底、体重等停止增长。产科的诊察由软产道、子宫口的变化也可判断分娩状态的进行程度等方法。

治疗：当孕妇预产期超过 2 周时，应考虑下列可能：①妊娠并未真正过期，胎儿无危险；②妊娠过期，胎儿无危险，继续生长；③妊娠过期，胎盘功能不全，胎儿危险性大。

故如遇妊娠过期者首先确诊是否过期妊娠。肯定是过期妊娠，在胎儿已成熟、胎盘功能良好的情况下，可促宫颈管成熟配合引发宫缩，以结束妊娠持续状态，如发现超期妊娠立即施行人工分娩—分娩诱导法。①药物分娩诱导法：使用催产剂，使子宫收缩、发生阵痛；②器具分娩诱导法：是指利用异物放入子宫挤推，引起子宫收缩的方法。③电器扩宫，人工破膜等催生法。但在超期妊娠时一定要慎重处理。胎儿出现异常要马上做剖腹产手术。

若气血充盛、调畅，胎儿自能如期娩出。正如《胎产心法》所云："夫产育一门，全仗气血用事。"本病治疗以调气血为要。气虚者补气，血虚者补血，气血两虚者则气血双补，气滞者行气，血瘀者化瘀，气滞而又血瘀者理气活血化瘀。在此基础上选加催生助产药，如当归、川芎、牛膝、益母草、车前子等。值得注意是，选方投药，不可过于攻破，以免耗气伤血，加重症情，反致难产。

1. 辨证论治难产　产力异常性难产是因气血虚弱或气滞血瘀影响胞宫的正常活动所致，治疗需根据气血与胎孕的密切关系，进行辨证分型治疗，采用补阳益阴、补益气血、理气活血化瘀等法。

处方：菟丝子、当归各15g，生地、川芎各10g，人参12g。2小时服1次，直至胎儿娩出，服药3剂宫缩无明显变化者停服。在用此方时，可刺激乳头、乳晕，以调节宫缩。临证加减：气血虚弱型加黄芪15g，陈皮6g，炙甘草10g；气滞血瘀型加枳壳、香附、没药各10g，丹参15g；气血虚弱兼血瘀型加黄芪、丹参各15g，枳壳、赤芍12g。有效率81%。有效者从服药至分娩最短1.5小时，最长10小时，产妇胎儿均正常。

2. 保产无忧散催产　用具有补气行气，益血活血，暖宫催生的保产无忧散治疗过期妊娠，处方：川芎、当归各12~15g，芥穗、生黄芪各6~9g，白芍15~18g，菟丝子9~12g，川贝6~9g，枳壳20~30g，厚朴、羌活、甘草、蕲艾各6g，生姜3g片。方剂简析：方中枳壳具有兴奋子宫平滑肌及胃肠的作用，增加胃肠蠕动，从而作用于子宫（此与西药刺激灌肠引产机理相同），加速第一、第二产程，故枳壳重用。总有效率100%。

3. 黄芪催生汤　妇女以血为本，以气为用，若脏腑旺盛、气血调和通畅，则足月临盆。而现今孕妇多贪吃贪睡，过度安逸，一则"久卧伤气，久坐伤肉"；二则气不运行，血不调畅，遂致气血消乏，筋肉无力而成妊娠过期。故选用具有益气催生，活血调妊的黄芪催生汤治疗。处方：黄芪30g，党参、白术、当归、川芎、生地各10g，枳壳9g，怀牛膝、木通、甘草梢各6g。方剂简析：方中党参、黄芪、白术益气强力；当归、川芎、生地养血调血；枳壳行气消滞；牛膝、木通、草梢通利气机，导气血下行。诸药合用，有益气催生活血调妊之功。服本方均顺产，服药最少者1剂，最多者4剂。

4. 促宫颈成熟及引产　宫颈成熟并不一定与孕周成正比，成熟过早可导致流产、早产；成熟过迟，常发生过期妊娠及滞产；妊娠过期而胎不下，多为中气不足，需要大补中气，以扶正配合峻攻方，可望中气足而血流动，胎儿下，大人安。用药前Bispor（改良法）宫颈评分≥10分为宫颈成熟，引产前宫颈均未消失及扩张。过期妊娠者均无产兆。引产处方：当归、枳壳、川芎各15g，红花、川牛膝、生大黄（后下）各9g，生熟地、生蒲黄各12g，冬葵子30g，龟版18g（先下），黄芪20g，甘草6g。服药后宫颈评分均>8分，有服1剂分娩者，也有服2剂分娩者，服药后有规律或无规则宫缩静滴催产素在6~10小时分娩者。方剂简析：方中当归、川芎、红花、川牛膝、生蒲黄均有收缩子宫的作用。

5. 催生汤促宫颈成熟　催生汤促宫颈成熟，宫颈评分≤3分，处方：当归（另包先煎）、益母草各40g，川芎、川牛膝、川红花各15g，每日1次。或用苯甲酸雌二醇8mg双侧三阴交穴位注射。上述两种方法处理后，宫颈评分≥6分者，用0.5%布比卡因5ml加东莨菪碱0.3mg宫旁阻滞麻醉，人工破膜、扩宫，静脉滴注催产素。中药总有效率95%；雌激素总有效率92.1%。宫颈管长度<2cm者有效率100%；≥2cm者有效率91.2%，用药1~3天，提高宫颈评分。

6. 催生汤治疗过期妊娠　其中有过期4周者，过期3周者，过期2周者；气滞型、血虚型、气滞血虚型不等。处方：当归、白芍、熟地、潞党参、黄芪、怀牛膝、赭石、香附、红花、紫苏、枳壳、益母草、甘草。方剂简析：体形肥胖，偏气虚者重用黄芪、潞党参；体形瘦者偏血虚重用当归、白芍、熟地；合并子痫、血压偏高，抽搐症状明显加钩藤30g，石决明30g，牡蛎20g，僵蚕10g；下肢水肿明显者加腹皮10g，附片10g，云苓皮30g；合并妊娠咳嗽者加炙紫菀15g，地龙10g。结果：12小时内服药1剂分娩，24服药2剂分娩，36小时服药3剂不等，配合静滴催产素效果更佳。

7. 助产汤治疗过期妊娠　处方：太子参30g，炙甘草、熟地、菟丝子、川牛膝各15g，当归、川芎、红花、白术、枸杞子、枳壳、车前子（布包煎）各10g。临证加减：畏寒肢凉尿清者加肉桂、吴茱萸；情志抑郁，胸闷不舒者加制香附、郁金；心烦易怒，面赤畏热者加栀子、白芍；形体肥胖，痰湿壅盛，舌质淡，苔白腻者加茯苓、广陈皮，制半夏。

8. 中西医结合治疗第二产程宫缩乏力　采用具有针刺、穴封、药物三重作用的穴位注射疗法治疗第二产程宫缩乏力，要求定穴准确，宜选疼痛、麻木最强点。用蓝芯注射器吸催产素1ml（10u），按针刺手法刺入合谷穴（单侧）找到疼痛、麻木最强点注入催产素0.2~0.4ml（2~4u），用药量不得超过0.5ml（5u），避免出现强直性宫缩。产程明显缩短，胎盘娩出时间短，产后出血明显减少。

9. 合谷穴具有调理气血的功能，针感“气至病所”疏通经络气血，加强宫缩，可引产催产。分娩过程中二产程宫缩乏力者，采用小剂量催产素不同部位注射，临床见证及治验：无产道及胎儿异常，属宫缩乏力异常，宫口开全60分钟，以上仍未分娩者。显效率为64.0%，总有效率96.0%，

合谷穴注射催产素加速第二产程 合谷穴注射催产素治疗宫口开全，胎头已达盆底（压迫直肠有便意感），或胎头以露，无骨盆狭窄存在，主要是由于宫缩不好，胎儿娩出者。穴位注射时第二产程不能超过90分钟。方法：催产素0.2ml（2u）一侧合谷穴位注射。观察5分钟宫缩仍未明显改善，同侧或对侧重复注射一次，有效率80%，枕前位全部有效，枕横位有效率86%，枕后位无效。

10. 穴位注射安定的催产　在产程活跃期穴位小剂量注射安定能促进宫缩扩张，缩短产程。合谷穴具有疏风、解表、镇痛、通络功能，选此穴能减轻产妇的疼痛，促进子宫收缩。故采用安定穴位注射治疗活跃期宫缩乏力，自宫口开大3cm于宫缩间歇时，用7号针刺入双侧合谷穴，分别注射安定1.5mg；至开全这段时间明显缩短，治疗中应注意：①选穴准确。②药物注射应在宫缩间歇进行。③注射完药后留针至下次宫缩开始时起针。

11. 催产、引产　采用具有活血补血、理气化瘀、引降通行之功的中药，配合西药加剥膜术用于计划分娩和宫缩乏力性难产。所选病例宫颈评分均在7分以上无产兆者，对宫缩乏力难产，素体正气不足，产时用力过早耗气伤力，或临产过度紧张，或产前过度安

逸，使气不运行，血不流畅，或胎膜早破等原因所致者，应用十全催生汤：当归、川芎、党参、黄芪、冬葵子、牛膝、滑石、益母草等10味中药，频频口服。具体治疗如下：计划分娩者早晨6点服中药，8点行人工剥膜术，10～12点宫口开大4cm以上，静注安定10mg，必要时下午2～4点再服第2剂中药；或晚8点口服第1剂中药，10点行人工剥膜术，12点静滴注安定，必要时次晨6点时服第2剂中药。宫缩乏力性难产口服中药，静脉推注安定。对宫缩乏力性难产上述治疗可挽救血虚、阴亏之势；对计划分娩者，共同引动宫缩，使气血充足，瘀滞畅行。气足则胎转自顺，血足则胎滑易产，中西医结合既达到催生分娩的目的，又补血养血，扶助正气。总有效率95.6%；宫缩乏力性难产者总有效率94.1%。

12. 补中益气汤　补气摄血。过期妊娠（气虚）。面色苍白，心悸气短，舌淡少苔，脉弱。投补中益气汤加味：生晒参、生黄芪、白术、熟地黄、龟版各30g，升麻、柴胡、川芎、牛膝、当归各10g。3剂后心悸、气短若失，易饥思食，腹中阵痛频作。又进2剂，顺产，母子皆安。处方：黄芪15g，人参、白术、当归各10g，甘草、陈皮各6g，柴胡、升麻各3g。水煎服。

13. 芎归催生汤。催生下胎。过期妊娠（气血不足）。足月妊娠超过预产期20天无产兆。平素体弱，贫血。观察数天无产兆，始用药物催生，静脉滴注催产素3天，仍无宫缩现象。改用中药催生，予芎归催生汤1剂，水煎300ml，即刻服150ml，6小时后再服1次。药后再服1次。药后宫缩明显，夜间12时，顺产。处方：当归18g，党参、黄芪各30g，紫苏梗、橘皮、川牛膝各12g，川芎、枳壳各9g，厚朴6g。水煎服。

14. 黄芪催生汤。益气催生，活血调妊。过期妊娠（气血不调）。用下方治疗46例，服药后均顺利分娩，服药最多4剂，最少1剂。既往月经周期准确，体质健康，舌脉如常者，孕二胎，妊娠已达300天，因无临产先兆而求治。投黄芪催生汤2剂，首剂服后即出现宫缩，于次日顺产。处方：黄芪30g，党参、白术、当归、川芎、生地黄各10g，枳壳9g，怀牛膝、木通、生甘草各6g。水煎服。

15. 芎归助产汤。活血，引产催生。过期妊娠（血滞）。服药1～6天内诱发宫缩者总有效率为94.4%。其中服药1剂者24.8%，2剂者30.9%，3剂者17.4，4剂者6.3%，5剂者6.3%，6剂者8.7%，引产成功率达89%。处方：当归30g，丹参、益母草各15g，川芎、厚朴、红花、桃仁、怀牛膝各10g。水煎服。3剂为1个疗程，2个疗程未诱发宫缩者为无效。

16. 加味脱花煎。益气补肾，活血行血，催生下行。已逾预产期50天，仍无临产征象。胎心音正常，X线摄片胎儿体大，服上方1剂，自觉舒服，翌日再服1剂，第三天早晨自觉腰酸腹痛，速入院待产。当日上午10时胎儿顺利产出，母子平安，胎儿体重4.95kg。临床见症及治验：过期妊娠等（肾亏气虚）。处方：川芎、川牛膝各6g，当归30g，党参、熟地黄各12g，淮山药10g，车前子5g，肉桂3g，枳壳2g。水煎服。

17. 启宫汤。益气活血滋阴。过期妊娠等（阴血不足，气血失调）。用上方治疗过期妊娠46例，服药1～2剂有正规宫缩且结束分娩者16例，服药3～5剂后有正规宫缩且结束分娩者25例，服药6剂以上仍无宫缩者5例。处方：党参、当归、怀牛膝、血余炭各20～39g，生黄芪30～50g，川芎15～25g，王不留行15～20g，炙龟版40～60g。水煎服。

18. 保产无忧散：川芎、黄芪、菟丝子、枳壳、当归各9g，白芍6g，厚朴6g，艾叶

4.5g，荆芥穗6g，川贝母4.5g，生姜3g，甘草3g。水煎服。

物理疗法用于催产引产

1. 针刺引产　针刺不同的穴位，以缩短产程，减轻由宫缩引起的疼痛，从宫口开大至2cm开始针刺，其中有头位者和臀位者。主穴：耳神门穴，配穴：选主穴对侧的合谷穴。针刺方法：耳神门穴，直刺；合谷穴，直刺，提插补法。在针刺产生酸、麻、胀等感觉后，接用电针治疗留针30分钟。方剂简析：耳神门穴是临床常用耳穴之一，用于催产、引产不仅可以缩短产程，减轻产妇因宫缩引起的疼痛，而且部分患者能在针刺后安静入睡，但宫缩不减弱。合谷、三阴交是用于催产的要穴，观察发现针刺二穴可缩短产程，针刺合谷、三阴交的催产作用可能是通过垂体后叶素分泌增加的结果。总产程缩短5.73小时，作用最强，镇痛作用也较好。阳陵泉穴即使配合各穴，对产程也没有影响。

2. 针刺治疗宫缩乏力　胞宫主妊娠，赖冲任二脉气血旺盛，冲脉与足阳明经并行，经气相通，针刺合谷、足三里、三阴交穴位能强气补血，调节冲任，加强胞宫收缩。合谷有促进宫缩的特异性。三阴交一穴通三条阴经，针刺此穴能在治脾的同时，调节肝肾，致肝气疏畅、肾气强盛。对第二产程继发性宫缩乏力者，取穴：主穴：合谷、足三里，针直刺双侧合谷。配穴：三阴交，强刺激。每次宫缩间歇时捻针。有效率79.03%。

3. 针灸治疗宫颈难产　宫颈难产多由气虚和血瘀两大原因所致，故辨证论治主要分为两大类型。①气血两虚型：系因孕前、孕中气血两亏，或临产时过早出现阵痛，精神紧张，营养缺乏，羊水早破等所致。临床见证及治验：见阵痛时间过长，胎儿下降停止，宫缩乏力，宫口扩张不全。治宜补益气血为主，针灸取穴为足三里、三阴交、复溜、肾俞、肝俞、至阴、昆仑。配伍选用。方剂简析：其中单选足三里对治疗宫颈难产无特殊疗效，配合合谷可治疗产程延长。三阴交具有交会三阴，促进气血流通作用，为助产常穴，与有行气作用的合谷穴配合。但此穴有某种“泻”的作用，对虚性难产应慎用，宜先补益强壮后再用。复溜有补益肾阴的功效，肾俞则偏于补益肾阳。用温针刺肾俞，治肾先天精气不足，疗效极好，常配伍命门肾或根据脏腑盛衰选配脾俞。肝俞有增强肝经气血流通的作用，在宫颈难产，尤其是宫颈痉挛或狭窄时选用疗效明显。至阴穴用温针补法补气益血，可促进产程中胎头下降；先刺昆仑穴再刺至阴穴则更有助于胎头下降；临证加减：如果患者虚象严重，则选配肾俞、脾俞、胃俞；羊水早破，腰痛严重，加配次髎，可止痛并促进骨盆组织协调。②气滞血瘀型：妊娠的生理过程本身就影响气血运行，加之活动减少，情绪紧张，导致气滞血瘀。治宜理气活血化瘀，选用太冲、行间、太溪、三阴交、阳陵泉等穴。方剂简析：其中太冲用于治疗肝气不舒所致疼痛。太冲与关元穴配伍，具有促进子宫排出瘀血的效果，进针方向向涌泉穴刺，亦可配伍行间穴。行间善除肝经余热并行气止痛。无论是否配太冲穴，均对治疗宫颈水肿有特效。太溪具有补肾降火，壮腰膝的作用。三阴交与足三里或合谷配用，对宫颈难产没有特效。关元补肾益气，对治疗宫颈内口疾患有特效，选配太冲，以长针刺关元穴后向下深刺至中极穴，如可能则深刺至曲骨更好。阳陵泉具有调补肝脾，促进宫缩的功能。无论对于瘢痕狭窄性宫颈或正常宫颈均有很好的促分娩作用。根据临床观察，最佳取穴方案，为太冲配关元，并根据需要选加行间、阳陵泉，还可配次髎、肝俞，或足临泣，还可酌配镇静患者情绪的穴位，如配神门，沿通里穴方向进针，对缓解产妇精神紧张有一定作用。

4. 针刺无痛分娩　针刺解除或减轻分娩疼痛的机理，在于针刺调气和治神作用，使产妇恢复和保持经络气血运行通畅，协调宫体、宫颈及内脏的功能，消除精神紧张。选穴（均为双侧）：主穴：交感、子宫穴（耳穴）、内关、三阴交（体针）。配穴：滞产加合谷，腰腹胀疼甚加足三里。操作步骤：快速进针，行捻、转、提、插手法，操作1～2分钟后留针20分钟，视宫口情况重复行针，至宫口开全起针。其中取耳穴用于分娩止痛；刺子宫穴和三阴交穴具有调整子宫收缩与宫颈扩张的功能；刺神门、交感和内关具有治神调节，镇静止痛的功能，刺合谷则可加速产程进展。结果：优等率66%，宫口进展每小时4.12cm，活跃期宫口开全平均90分钟。对产妇和胎儿的呼吸、循环均无抑制作用。产后出血无差异。

5. 耳穴、体穴配合催产　耳有丰富的末梢神经网，刺激耳穴，可引起全身十四经的变化，通过十四经的内属脏腑，建立起耳与十二脏腑的辨证关系。耳穴具有调节经络、脏腑、气血的功能，子宫穴有活血通络、调经催产的作用，故应用耳穴与体穴配合促子宫收缩观察50例。取穴：主穴：子宫穴。配穴：合谷、三阴交、至阴。一般取双侧穴，根据产妇情况再加减取穴。方法：施捻转泻法，快速刺入，捻转2～3次，不留针。结果：针刺1次顺利分娩最高，针刺2～5次，分娩总有效率98%。

6. 耳穴贴压法　妊娠子宫特别是进入产程后，对机械、药物等作用反应极为强烈，使子宫不由自主地收缩愈演愈烈，加速宫口开全及胎儿娩出。用耳部穴位贴压法加速产程进展、减少产妇疼痛及产后并发症的发生，方法：用探针探子宫、内分泌、脑点三区，探出最敏感点。在0.75cm麝香虎骨膏上放一粒生王不留行籽，对准探及敏感点贴压。每10～20分钟按压1～2分钟。其中麝香虎骨膏有催产下胎之功；王不留行活血通经，增加子宫敏感性，催乳下奶。耳为十二经所聚，有止痛催产的功效。“脑点”调节植物神经，兴奋大脑皮层，调节“内分泌”，增加子宫应激性，促进收缩。“子宫”其神经反射特点为当受到刺激时发生反射性收缩。可抑制宫缩痛，促进宫缩强度，宫缩间歇时间缩短，产程缩短，产后出血少，膀胱受压时间短，产后排尿自如，血性恶露持续时间短，泌乳快，量也多。

7. 电针治疗过期妊娠　妊娠过期多因孕期阳虚阴盛，或孕期活动量少所致。合谷、三阴交都是催产有效穴，有促使子宫收缩之功能。有过期7～10天，10～20天，20天以上者不等。取穴：合谷（双），三阴交（双）。采用常规取穴法。合谷、三阴交针刺得气后。用电机接合谷与合谷、三阴交与三阴交，先选疏密波20分钟，再改用连续波10分钟。方剂简析：合谷是手阳明经原穴，属气，能振奋周身之阳气；三阴交为足三阴经交会穴，属血，有调理阴血之功。两穴相配，有补气调血下胎之良效。加之电针增强刺激，促使宫体收缩，引胎下行。结果：针1次分娩，针2次分娩，针3次分娩不等。有效率92.9%。

8. 刺激乳中穴治疗宫缩乏力　该症的发生，主要是气血虚弱，气滞血瘀。采用刺激乳中穴，其中原发宫缩乏力，继发宫缩乏力，刺激前宫口开大<3cm者，≥3cm者不等。治疗方法：用食指和拇指牵拉并左右旋转刺激双侧乳中穴，宫缩间歇期刺激，每分钟刺激80～100次，直到达有效宫缩。方剂简析：刺激乳中穴能调理阳明经之气血，使气血旺盛，宫缩有力。刺激乳头皮部可鼓起正气，通达经络，兴奋子宫，加强宫缩。有报道通过外界机械刺激乳头及乳晕的感觉神经后，脊髓神经传至视上核及室旁核。使垂体后叶释放内源

性催产素，作用于靶器官，引起子宫收缩。故认为进入产程的产妇，除疤痕子宫及明显头盆不对称外，均可用此法加速产程，减少宫缩乏力及滞产。结果：开始刺激至宫缩加强时间，<10 分钟者，10～15 分钟者，>15 分钟者不等，有效率 90.4%。

单方验方

（1）向日葵花盘（烧灰）3g，温水吞服。主治宫缩乏力难产。

（2）卷柏 15～30g，煎服，主治难产，宫口开全宫缩乏力。

第五节 胎儿畸形

胎儿和新生儿畸形主要由胚胎变异所引起，发生于妊娠的头 3 个月，也就是胚胎各器官的形成时期。卵子在受精以后，一般要过 7～8 天，才能从输卵管移动并种植到子宫内膜里去。在 8～17 天间细胞增殖最为旺盛，这时如受外来的有害影响，可使胚胎死亡，引起流产。在 18～55 天间是器官的发生期，各个器官的萌芽都在这个时期内发生并发育。

胚胎早期为中、外、内 3 个胚层的发育分化和联合，形成人体的各种组织和器官，而胚胎各器官的形成最容易受外来有害影响，使胚胎发生畸变。以后随着胎龄的增大，胎儿各器官的结构渐趋完善，发生畸形的危险性也就大为减少。从胎龄来看，引起各器官畸形的最危险时期，脑在受精后的 15～27 天，眼在 24～39 天，心脏 20～29 天，四肢在 24～36 天，生殖器在 38～62 天。所以，为防止发生胎儿畸变，在妊娠早期的 3 个月内要特别注意对孕妇的保护，防止感染、药物、辐射等对胎儿的损害。能使胎儿致畸的因素很多，但主要的有以下几点：

（1）感染致畸。病原体有寄生虫、细菌、立克次体、病毒等。病毒因个体小，能通过胎盘而进入胎儿体内，故危险最大。麻疹、疱疹、流感、肝炎等病毒对胎儿都有致畸作用，其他病原体虽不能通过胎盘感染胎儿，但孕妇患病时的高热也可使胎儿致畸，例如孕妇在受精后的第 23～26 天间发高烧，可影响胚胎中前神经沟的闭合，发育为无脑儿。

（2）药物致畸。妊娠期间几乎所有摄入的药物，都能通过胎盘进入胎儿体内。性激素药物，早在上世纪 40 年代曾用作保胎药，结果生下来的孩子到青春期易发生阴道腺癌或常有生殖器畸形；男孩常为生殖功能低下；雄激素以及具有激素作用的孕酮类药物，可使女胎的外生殖器男性化。

（3）辐射致畸。妊娠早期时，一定量的放射线可使胚胎的遗传基因发生变化，引起胎儿畸形。如受孕两周以内孕妇下腹部接受 X 射线照射时，可导致受精卵死亡。X 射线对 6 周（即一个半月）内的胚胎有很强的致畸作用，胎儿出现头畸形、眼畸形、痴呆和脑水肿等情况。故在妊娠早期忌用 X 线作腹部照射。妊娠晚期时虽然用诊断剂量的 X 线对胎儿影响少，但仍应注意避免不必要的 X 线检查，就是在整个妊娠期，孕妇都应避免碘、磷等放射性同位素诊断和治疗。因为放射性碘，对甲状腺功能刚开始的胎儿危害很大；放射性磷，可使胎儿中枢神经发生致命的损害。若用这些物质治疗疾病，它可在体内停留 4～5 个月之久，因此，应用放射性物质治疗过疾病的育龄妇女，至少应避孕 5 个月，以免发生胎儿畸形。

（4）其他物质致畸。吸烟、酗酒、工业中的废气、废水和废渣，农业中的砷、磷等农药，也都有可能给胎儿带来致畸等有害影响，所以妊娠期应注意保护，防止或减少与这些有害物质的接触。

此外，近亲结婚、精神受到强烈刺激等等都可以成为胎儿致畸的因素。为了防止胎儿致畸，孕妇应按期做产前检查，如已确诊，就应采取措施，中止妊娠，阻止畸形儿出生。

第六节　异位妊娠及葡萄胎

一、异位妊娠

孕卵在子宫体腔以外着床发育，称为异位妊娠，习称宫外孕。其包括输卵管妊娠、腹腔妊娠、卵巢妊娠、宫颈妊娠及子宫残角妊娠等。据近年国内统计，异位妊娠与正常之比为1∶50～300，其中输卵管妊娠为最常见，约占95%～98%。孕卵种植的部位可以在输卵管、卵巢或腹腔等处。所以，有的人按照妊娠的不同部位，称之为输卵管妊娠、卵巢妊娠或腹腔妊娠。然而，一般异位妊娠，发生在输卵管内为最常见，约占宫外孕患者98%左右。子宫外孕，多发生于生育年龄的青壮年妇女。本病来势凶猛，因急性腹腔内大量出血而致休克。若不及时处理，就可能发生生命危险。

（1）慢性输卵管炎。当输卵管发生了炎症以后，内壁的皱壁互相粘连，使管腔变得狭窄，因而阻碍了孕卵的通过。同时，发炎部分的内膜常有纤毛缺损，管壁肌层的蠕动也有所减退，因此，推动孕卵前进的力量也削弱了。

（2）输卵管先天性发育不全，有憩室形成，当孕卵陷入憩室中后，即不能再出来；发育不良的输卵管往往比较长，并且内膜缺乏纤毛，肌层蠕动力也较弱，因此，使孕卵不能及时到达子宫腔内而停留在输卵管里。

（3）输卵管外面有肿瘤压迫，阻碍输卵管的畅通。

（4）有的不孕症妇女，在治疗不孕时，输卵管曾作过整复手术，这时输卵管的管腔虽然畅通，受精的目的可以达到，但是输卵管输送孕卵的正常功能并未恢复；或者是管腔通而不畅，发育中的孕卵不能通过。

（5）孕卵外游。一侧的卵巢排出的卵子在受精后，经腹腔绕进入另一侧输卵管内。由于孕卵行动迟缓，在到达对侧输卵管时已经具备了种植能力，所以就在输卵管内发育。输卵管壁薄，管腔小，根本不适于孕卵的植入和发育。带器并发宫外孕的原因：宫内节育器的作用不是阻碍精、卵在输卵管的结合，而是阻碍受精卵的着床。这种抗着床作用在内生殖器各部位的作用强度不同。它对卵巢内的妊娠则完全没有什么作用。而临床上带器宫外孕以卵巢妊娠又较为多见。所以，对放置宫内节育器后仍可发生宫外孕的问题要有清醒的认识。若遇有带器的妇女发生停经或者有不规则的阴道出血、腹痛等现象时，尤其是对放置宫内节育器时间较长的妇女，首先就应该考虑有宫外孕的可能。一般来讲，子宫内放置节育器后并发宫外孕的比例，是随着放器时间的延长而增加。其次，对可疑带器宫外孕者要做全面、细致、认真的检查和必要的化验，以防不测。另外，性交时，精神过度紧张、恐惧也是造成宫外孕的精神因素。

导致异位妊娠的因素众多，如慢性输卵管炎、输卵管发育或功能异常、输卵管手术损伤、宫内放置节育器、盆腔子宫内膜异位症及孕卵游走等。

临床表现：分为休克型、不稳定型和包块型。休克型的临床表现为急性腹痛、晕倒、面色苍白、四肢发冷、神志昏迷等症状。

身体检查：脉搏微弱或摸不到，血压明显下降，腹部有压痛或反跳痛，移动性浊音明显。有停经或阴道流血现象；不稳定型的临 床表现与休克型相类似，但程度较轻。这一类型的病情很不稳定，有再次出血的可能。包块型的临床表现为腹痛 、阴道流血，有停经史。检查血压和脉搏基本正常，腹部或阴道检查可触及包块。脉细涩或细数，舌苔淡黄，舌边有紫色。

输卵管妊娠的结果往往在妊娠最初数周中发生流产和破裂现象。输卵管妊娠在流产或破裂之前的症状与子宫内早期妊娠或先兆流产一样。停经 45 天后，除了一些恶心、呕吐等反应外，往往没有什么特殊表现，最多下腹一侧有些隐痛，或者阴道继续有少许流血。但当流产和破裂时，必然出现剧烈腹痛。疼痛发作时，腹内一定出血。如果腹腔内出血渐多，流至下腹，刺激横膈，可出现上腹痛、胃痛和肩胛痛。由于盆腔内积血刺激直肠，肛门也感疼痛而有想解大便的感觉。情况严重的，由于腹腔内急性出血和腹膜刺激，常有头昏、眼花、昏晕及浑身冷汗等休克症状。病程中，腹痛可能反复发作而一次比一次厉害。阴道流血可以断断续续不止，只是流血量没有月经量多而已。以上只是阐述了最常见的、因输卵管病变所引起的子宫外孕，还有一种子宫外孕，亦称为带器宫外孕。随着育龄妇女放置宫内避孕器的人数增加，带器并发宫外孕的比例也有所上升。特别是宫外孕的主要症状，如闭经、不规则阴道出血、腹痛等，与放置宫内节育器本身所引起的副反应相似，因而，常常发生误诊、漏诊，造成严重后果。

据病情急缓分为急性和陈旧性。①急性异位妊娠。输卵管妊娠流产或破裂后的急性出血期。一般停经 6～8 周，发生腹痛，表现为下腹局部疼痛，后向全腹扩散，常伴恶心呕吐，肛门坠胀感；阴道出血，不规则，深褐色，量少，一般不超过月经量；晕厥与休克，其严重程度与腹腔内出血速度和出血量成正比，但与阴道出血不成比例。盆腔检查；阴道后穹窿饱满，触痛，宫颈有明显举痛；内出血多时，子宫有漂浮感，腹部叩诊有移动性浊音。后穹窿穿刺抽出暗红色不凝血。②陈旧性异位妊娠。内出血停止，病情渐趋稳定期。临床表现为阴道不规则出血，阵发性腹痛，附件肿块及低热。若合并继发感染，则为高热。可询及停经后反复内出血发作史。异位妊娠重在早期防治，妊娠试验、超声诊断及腹腔镜等检查是早期诊断异位妊娠的重要方法。

诊断：实验室检查 H. C. G 增高，B 超可见子宫旁有非均质性包块；腹腔镜检查可见输卵管局部呈紫色肿大，并可见腹腔内少许积血治疗：本病治疗应始终以活血化瘀为基本原则，对于血不循经而内溢、气随血脱之际，根据“急则治标”之旨，法当回阳救逆、益气固脱，亦须辅以消瘀行血之品，否则，蓄瘀不去，血运受阻，不通而痛，势必引起痛势增剧，或致腹腔血液过早凝聚，形成较大的血肿包块，不得消散。若系未破损期少腹血瘀之证，应着重逐瘀杀胚，畅运血行，方选宫外孕Ⅱ号方（山西医学院附属第一医院方）化裁，同时配合天花粉针剂注射以杀死存活的胚胎；已破损期之气脱危候，则须回阳救逆与和营活血并举，方宗参附汤（《妇人良方》）、生脉散（《内外伤辨惑论》）合宫外孕Ⅱ号方加减；当正气渐复、瘀积未除之际，可在消瘀行血剂中佐以扶正益气之品，方选活络效灵丹（《医学衷中参西录》）合宫外孕Ⅰ号方（山西医学院附属第一医院方）加减：至于瘀血留伏，治当破结消癥，方用失笑散（《和剂局方》）合宫外孕Ⅱ号方化裁，并可采用活血化瘀药外敷、外贴，灌肠等法治之。否则手术治疗。

二、葡萄胎

卵子受精以后，细胞分裂发展，逐渐分化为两部分，外围的细胞直接从母体吸收营养，称为滋养层细胞，它附着在有微血管的结缔组织上形成绒毛；内部的一团细胞以后形成胚胎。如因某种原因，内部的胚胎未能形成，或形成后又早期死亡，自溶消失，外围的绒毛又发生水肿变性，形成大小不等的、相互连结成串的葡萄样水泡，这就成了葡萄胎。因其中没有胎儿而只有水泡，所以人们又把它称之为“鬼胎”。葡萄胎是一种不正常的妊娠，是妇科比较常见的疾病之一。

葡萄胎是一种良性滋养性细胞肿瘤，可能发生在生育期的任何年龄。它不仅随时有大出血的可能，而且在葡萄胎的患者中，大约有10%～15%的葡萄胎以后有恶性变化，成为恶性葡萄胎或绒毛膜上皮癌而威胁人的生命，因此，对于葡萄胎的早期诊断、早期处理十分重要。

最早和最常见的症状是，妊娠早期有间歇性的阴道流血；子宫大于停经月份常规，如妊娠2个月时，正常时自己摸不到子宫。如果在耻骨联合上方摸到了子宫，那就可疑。葡萄胎患者在停经2个月左右开始有阴道不规则的流血、量不多，色暗红有时淋漓数日。当出现妊娠中毒症的病例时，都有早孕时的恶心呕吐现象，但一般较轻。如若症状严重时，部分病人早期就可出现高血压、浮肿和蛋白尿现象。此外，当葡萄胎自然排出时，往往有大量出血，严重者可发生休克甚至死亡。在排出物中可见到透明的葡萄粒，此时，对葡萄胎的诊断基本上可以肯定。

因此，有生育能力的妇女怀孕后，如果有不规则的阴道出血，子宫异常增大，恶心呕吐严重，甚至早期出现了血压增高和浮肿时，就应该及时到医院检查。医生根据盆腔检查及辅助检查，作出诊断。目前有很多可靠的检查方法，如测定血和尿中的绒毛膜促性腺激素水平。因葡萄胎有大量的滋养层细胞，分泌的绒毛膜促性腺激素要比相应日期的正常妊娠高得多，利用这个差别可作诊断。现在最为可靠而简便的方法，就是B型超声检查，因为在正常的妊娠时，B型超声可见到胚囊及其胚胎的形态，而对于葡萄胎，既见不到胚囊，也见不到胚胎，见到的只是充满在子宫腔内的飞雪状阴影，这就可以断定是怀了葡萄胎。

尽早刮宫清除葡萄胎。年轻妇女只须作两次吸刮手术就可将葡萄胎清除。年龄超过40岁已有子女的，直接剖腹将子宫及其腔内的葡萄胎组织一并切除，就可以避免发生恶变。如果手术后病理检查发现滋养层细胞增生较严重，说明以后恶变的机会较多，那就需要作一次抗癌药物治疗，予以预防。

葡萄胎患者刮宫后，至少要在两年内采取有效的避孕措施。这是因为，一方面患者经过两次刮宫后，体质比较虚弱，子宫腔内环境及内分泌紊乱，需要较长一段时间的康复过程，这一时期全身和局部的状况都不适宜妊娠；另一方面，再次妊娠后小便化验绒毛膜促性腺激素呈阳性，或妊娠后发生流产，阴道出血等，容易与葡萄胎是否恶变相混淆，给诊断造成困难，延误治疗。对于曾作过预防化疗的患者来说，避孕就更是至关重要。这是因为化疗药物能使染色体异常，对胚胎有致畸作用。为避免畸形胎儿的发生，在化疗停经后的2年内，甚至更长一些时间，应严格地坚持避孕。

葡萄胎患者清宫后，两年内的避孕方法应以阴道隔膜或男用避孕最适宜。而宫内节育器及口服避孕药在此时期使用则很不理想。因为宫内节育器容易引起阴道不规则的少量出血或月经异常，难以与葡萄胎恶变区分；而口服避孕药则有可能加速恶变的危险性，造成诊断及处理上的困难。

第七节　阴道出血

妊娠3个月之内，突然出现阴道出血，早期流产的可能性比较大。怀孕后发现阴道出血，应及时到医院检查，切忌盲目保胎，否则，会引起严重后果。如因子宫外孕或葡萄胎引起阴道出血，要在医生指导下中止妊娠，并行手术治疗。但一般这种情况比较少，而较多的是早期流产。

怀孕8周内发生流产，有80%是由卵子或精子某一方发育异常，或卵子和精子都不健全的结果，导致胚胎发育异常，而引起流产。这种异常的胚胎，不流产而出生后也是个畸形或染色体异常者。另外，孕妇患遗传性疾病，如滋养细胞功能不全，黄体功能不足、胚胎营养障碍，免疫功能低下，以及子宫畸形，或孕妇患有全身性疾病或突来的外伤等，都可以引起流产。发生先兆流产后是否保胎，要视具体情况而定，一般要注意：

（1）怀孕二周之内，如发生先兆流产，有可能由于孕卵胚胎异常所致，可任其自然或人工中止妊娠。

（2）发生先兆流产，虽经治疗，仍流血不止，且血变暗，表明胚胎发育异常，应中止妊娠。

（3）如系孕妇患全身性疾病中手术创伤所致，应请医生对症下药进行治疗和处理。

必要时服药治疗。鲁米那0.06g，每日2~3次；口服维生素E10~12mg，每日3次，注射黄体酮20mg，每日1次，注意用药要在医生指导下进行，如需要保胎，除治疗外，一定要注意休息，禁止性生活，减少刺激和劳累。

（4）如果只有少量流血，持续不止，并伴有突然的腹痛时，应考虑到宫外孕。

（5）如血暗红或呈水样，并伴有呕吐、恶心等严重的妊娠反应，且子宫迅速增大，则可能患葡萄胎。

（6）孕晚期出血的常见原因是前置胎盘和胎盘早剥，直接危及母儿的生命。

正常胎盘附着在子宫体的底部、后壁或侧壁；如胎盘附着在子宫下段，甚至胎盘边缘达到或覆盖子宫颈内口，其位置低于胎儿先露部者，称为前置胎盘。前置胎盘的发病原因可能与以下因素有关：①宫体部子宫内膜病变，如宫体部子宫内膜炎，宫体部手术或多次流产刮宫造成子宫内膜受损等；②巨大胎盘，如双胎；③胎盘其他异常；④受精卵发育迟缓。前置胎盘常表现为妊娠的晚期无痛性反复性阴道流血，出血可以发生在中期妊娠的晚期和晚期妊娠的早期。初次出血一般不多，多为点滴出血，但偶尔也见初次即发生致命性大出血者。随着子宫下段的不断伸展，胎盘与子宫壁间发生错位，出血可能反复，出血量逐渐增多。出血往往无任何诱因，常发病于睡眠中，无腹痛，无宫缩。如有大量出血时，孕妇可出现面色苍白、血压下降等休克症状。前置胎盘可造成孕妇贫血、胎位不正、产后出血多及产后感染。如前置胎盘合并植入性胎盘，可发生致命性出血，必须及时进行子宫切除术，否则可造成死亡。前置胎盘危及胎儿较多，因母体大出血，胎儿严重缺氧、早产，死亡率高达80%以上。由此看来，前置胎盘的危险不容忽视。如有妊娠晚期无痛性阴道流血，应立即到医院治疗。如出血少，胎儿不足37周，住院后医生可使用期待疗法，目的是在保证孕妇安全的前提下，延长胎龄，提高胎儿的存活率。如在观察治疗过程中发生大出血或胎儿已达37周以上或近足月，则可终止妊娠；对疑为前置胎盘的孕妇，在没有备血或输液情况下，不准作肛门检查或阴道检查，以免引起出血，甚至是致命性出血；紧急情况下，如患者阴道大出血，而当地医院无条件处理，可静脉输液或输血，并在消毒条件下进行阴道无菌沙布卷填塞暂时压迫止血，迅速转上级医院处理。

孕晚期妊娠出血的另一常见原因是胎盘早剥。正常位置的胎盘，在胎儿娩出前已剥离者称为胎盘早剥，大多发生于7个月以后，50%发生于临产之前，往往起病急，发展快，如不及时处理，可威胁母子生命。造成胎盘早剥原因很多，如母体慢性高血压或血管病变；脐带过短或因脐绕颈而造成的相对过短；外界损伤，如摔伤、压伤等。胎盘早剥的特点是阴道出血伴有腹痛。故对所有怀孕5个月以后有腹痛和阴道流血者，在未得出明确诊断之前，均应考虑到胎盘早剥。胎盘早剥可分轻型和重型：轻型胎盘早剥多见于分娩期，常以外出血即阴道出血为主，腹痛较轻或无腹痛；重型胎盘早剥以隐性出血为主，出血多积于宫腔或胎盘后，发病较突然，有持续性剧烈腹痛，伴有恶心呕吐、自觉头晕、眼前发黑，表现有不安静，面色苍白，出冷汗，四肢发凉，血压下降等休克症状。阴道出血与休克不成正比，即阴道出血量少，而休克症状较重，腹部拒按，子宫体较正常月份大，宫体如木板状硬，摸不清胎位，听不见胎心音。出现上述情况，应迅速到医院就医，一旦明确诊断即应边抢救孕妇边争取结束分娩，达到止血目的，其处理的关键是抓紧时间。

第八节　胎位与胎位不正

一、胎位

所谓胎位是指分娩前胎儿在子宫里的位置。胎儿出生前在子宫里的姿势非常重要，它关系到孕妇是顺产还是难产的大事。怀孕28周前，胎儿较小，在子宫里有活动余地，胎位也时常在变，差不多有半数以上的胎儿头朝下，约有半数胎儿的头朝上，这时的胎位正否关系不大，不必作处理。因为大部分胎儿可以掉头向下，采用头先出来。

二、胎位不正

怀孕32周以后，胎儿长大，贴近于宫壁，胎位基本就不变了，此时如果还没有转正头位，就应该纠正胎位。分娩时正常胎位约占90%，而胎位异常约占10%。胎位异常为难产的一重要因素，在临产前予以纠正，可以避免难产的发生。

胎位持续性忱后位、枕横位、臀位、横位等，称为胎位异常。以臀位较为常见，约占分娩数4% ~5%。胎位异常影响自然分娩，或不能自然分娩。臀位分娩，胎儿及新生儿并发症多，围产儿死亡率高。因为臀位或横、斜位都会造成难产。一般来讲，胎儿出生前的胎位有下面3种情况：

(1) 头先露。孕妇妊娠3 2周之后，胎儿自然转位变成头朝下的姿势，分娩时头先出来，这种胎位是正位，大约有96% 的产妇是属胎儿正位。头先露分娩，孩子和大人都比较安全。

(2) 臀先露。是指妊娠32周后，胎儿自然转位后臀朝下，分娩时臀先出来。这种臀先露属于胎位不正，分娩时有一定的困难，如果助产护理得好，孩子和大人也可以平安无事。

(3) 横位。胎儿横在子宫内，称为横位，分娩时先生出1只胳膊或1只腿。这种横位胎儿很难生出，危险性很大，母子的安全受到很大的威胁，必须及时进行手术，才能确保母子的安全。

病因：造成胎位不正的原因很多，如孕妇骨盆狭窄，骨盆畸形，胎头与骨盆衔接受阻，胎儿头部不能入盆；孕妇腹壁过度松弛，或羊水过多，宫腔空过大，使胎儿在宫腔内自由活动，胎儿在子宫位置不易固定；宫腔过小、子宫腔的形状对胎位的限制，胎头前转受影响；胎儿自身发育的特殊如胎儿脊柱弯曲，双胞胎；生殖道肿瘤等因素。此外初产妇腹壁过紧、羊水过少，也可影响胎儿的自然回转而发生胎位异常。

治疗：发现胎位不正要及时纠正胎位，一般只要按规定做产前检查，都可以发现。发现胎位不正后不必惊慌，可采取以下措施解决：

1. 胸膝卧位法：这是一种孕妇自我矫正胎位不正的方法，60% ~70%患者能够将不正的体位矫正过来。具体做法是孕妇跪在硬床板上，胸部紧贴床面，两手前伸，头向一侧，臀部抬高，大腿与床面垂直，臀部不可压在小腿上，每次15~20分钟，每日3次，5~7日为一个疗程。做前应排空小便，解松裤带。胸膝卧位不适应于心脏病、高血压等患者，

2. 饮水疗法：孕妇每小时饮一杯糖水（红糖、白糖均可）每天饮10杯，3天为一个疗程，可连作两个疗程。

针灸治疗：这是一种民间医治胎位不正的方法，其有效率可达80%以上，具体做法是：孕妇正坐，脚踩在凳上，松开腰带，用艾条（或激光照射）灸双足“至阴穴”，以感到小趾发热而不痛为度。本治法在睡前做，每次15分钟，每日1~2次，7天为一个疗程。

3. 人工倒转：如果以上两种办法都不见效，可考虑从外部进行倒转，让 胎儿来个180°的翻转，然后用布带将腹部包裹起来，维护头位。具体做法是用手在腹壁上摸到胎儿的头后，把胎儿的头慢慢地转到骨盆腔里，再把臀部推上去。外倒转术有脐带缠绕、胎儿宫内窘迫、胎盘早剥等并发症。假如胎儿的臀、足已经伸入骨盆，倒转困难，或者在倒转时胎心有变化，就不能勉强，那只好让这“固执”的孩子立着生了。

4. 中药治疗：常用的中药治疗方剂有“十三太保”，即用十三味中药组成，每 日一剂，清晨空腹服，连服10剂

其病因病机，与气滞、脾湿、气血虚弱等有关。气滞者，治宜理气行滞、养血转胎，方用保产无忧方。脾湿者，治宜健脾利湿、养血补肾转胎，药用当归、茯苓、桑寄生、菟丝子、白术、白芍、泽泻、川断、川芎等组方；气血虚弱者，治宜益气养血转胎，方选转胎汤《中医症状鉴别诊断学》加减。

物理疗法治疗胎位异常

1. 针灸合用治疗胎位不正　治疗时间在妊娠28~38周之间，一般治疗次数为3~5次。方法：仰卧位，松开腰带，取双侧至阴穴。针刺穴位常规消毒，进针得气后留针20分钟。艾灸点燃艾卷，灸烧双至阴穴，应用温和灸法，持续均衡地使热量增加达一定热度（皮肤潮红为度，出现循经感传更佳），每穴灸15分钟。针灸并用，方法同上。激光针组用7mWHe-Ne激光机，波长6328A，光斑直经3mm，以光导纤维直接照射双至阴穴，每穴照射5分钟。以上各法每日1次，5次为1个疗程。针灸纠正胎位较西医胸膝卧位、外倒转术等方法效果明显要好。治疗时机：妊娠28~32周之间为针灸转胎的最佳治疗时机。这与孕妇生理28~32周间羊水最多，最利于胎位转正相一致。

2. 温针至阴穴转胎　治疗方法：取双侧至阴穴，患者放松腰带，取仰卧位，运用32号毫针刺入2.5mm，待有得气感后，用捻转法平补平泻1~2分钟，然后连续温针3壮。每日1次，5次为1疗程，一般连续治疗1~2个疗程。治疗1疗程者为转正率71%；治疗2个疗程转正率为12%。说明一般1个疗程以内多能矫正，超过1个疗程疗效不理想。

3. 艾灸法矫正胎位　方法：孕妇取坐位或仰卧位，暴露双三阴交穴和双至阴穴，距离以不感灼痛为度，先灸三阴交，后灸至阴穴每组艾灸时间10min，每日1次。治疗时嘱孕妇放松腰带及腹肌，7天为1个疗程。结果：2个疗程完成后总有效率77%，方剂简析：三阴交与至阴穴者具有疏通气血、调整阴阳之功，而膀胱之经穴至阴对矫正胎位有特殊的疗效。两穴合用既补正气又调胎位，并具有简便舒适、疗效迅速等优点。①至阴穴属足太阳膀胱经与肾经、任脉密切相关，任主胞胎与冲脉同起于胞宫，艾灸至阴穴能温通经脉，振奋阳气，调整肾的功能，改变子宫的活动，促使胎儿活动增加。艾灸至阴穴可使肾上腺皮质系统兴奋，诱发子宫收缩和胎动增强，配合膝胸卧位可改变子宫位置，使胎臀退出盆腔，并在上述胎儿活动的基础上，借助胎儿重心的改变，增加了胎儿转臀位于头位的机会。②艾灸至阴穴矫正胎位的成功与否，主要和孕妇是否真正了解胎位不正分娩的后果及对此纠正方法的正确操作和信任程度有关。③纠正时间以妊娠28~38周为最佳，因在28周前胎位多不固定，38周以后，胎臀入骨盆较深，不易退出则不易纠正。

4. 艾薰：半仰卧位（仰坐在靠背椅上亦可），缓带自持，一下肢屈自然下垂着地（膝略低与髋关节），另一下肢伸膝并低与髋关节呈角30度左右自然斜放（舒适为宜）。取点燃艾条薰伸直膝之足15~30分钟，1日1次，左右足调换体位薰疗。薰疗时孕妇感觉薰疗之足温热舒适，宫内胎儿翻动力强，翻动次数增多者佳（孕妇无痛苦感）。

5. 取穴：正坐垂足或仰卧位屈膝，此穴在足小趾外侧，趾甲角后1分许。排空小便，松解腰带，局部消毒，针法：用5分毫针，直刺1~2分深，手法平补平泻。灸法：针刺后，自带艾条回家自灸，睡前灸。针灸合用，每日1次，7天为1疗程。

6. 激光穴位照射治疗矫正胎位　用激光光束代替传统针灸，给经络俞穴以刺激，能够起到针刺与艾灸同样的作用。方法：分别取各种不同型号或厂家的氦一氖激光机，嘱患者解松腰带，取坐位，双下肢平放另一张方凳上，以激光光导纤维光束正射两侧至阴穴，每日1次，每次每穴照射5分钟。

7. 穴位贴压矫正胎位　采用王不留行籽至阴穴贴压。方法：孕妇坐在床上，双足置于床面，脱去鞋袜，屈膝一膝内侧，足外沿翘起，用酒精棉球擦净小趾待干后用穴位探测至阴穴，将备好的王不留行籽胶布对准穴位贴牢，对侧以同样方法处理。嘱孕妇每日排空小便后，放松腹部，按压所贴药粒，每次2～3分钟，每日3次以上，以腹部有胎动感最好。待3～4日后复查，未转正者重复治疗。有效率88%。方剂简析：贴压法主要是取其机械压迫作用，刺激子宫，促使胎儿活动增加，也能兴奋肾上腺皮质系统，诱发子宫收缩和增加胎动，达到转正胎位之功效。贴压穴位是否准确是成功的关键，故贴压时最好用探测仪探测穴位，找到后才能取得好的效果。

单方验方：当归、白芍、熟地、党参、白术、黄芪、川断各10g，川芎、炙甘草、枳壳各6g。每日1剂。水煎，早晚各服1次，连服3剂为一个疗程。本方主要治疗妊娠30周以下的初产、经产妇有胎位不正者，但有骨盆狭窄、产道肿瘤、双胎、子宫及胎儿畸形、胎盘异常者不宜服用。

第九节　早产及流产

一、早产

医学上把妊娠28～37周之间就分娩的，叫做早产。引起早产的原因很多，主要与孕妇的健康和疾病等有关。常见的有以下几种：

（1）孕妇得了急性传染性疾病或原来就有慢性疾病，如肾脏病、肝炎和严重贫血等。

（2）孕妇受到外伤，如下腹部受到挤压、撞伤、猛击和跌跤等。

（3）孕妇受到了严重的精神创伤，或受到惊吓，引起过度悲伤或有恐惧情绪等。

（4）孕妇年幼、发育不全或孕妇生殖器异常，如子宫畸形等。

（5）异常妊娠，如多胎、羊水过多、胎盘早期剥离、前置胎盘以及妊娠中毒症等等。

（6）妊娠晚期性生活过于频繁，引起羊水早破。

如系一般性的早产是可以预防的。当不慎跌倒，或腹部被碰撞及不明原因的腹部疼痛时，应卧床休息，以免活动后促使子宫收缩加紧，促使早产的发展。除卧床外，还可适当用些镇静、保胎的药物。如果是由于妊娠中毒症或其他异常妊娠引起的，则要根据病情的病因进行治疗。

预防早产的关键在于做好产前检查，积极防止妊娠中毒症和其他妊娠异常，并在怀孕前后积极治疗各种急、慢性疾病，做好孕期保健，提高孕妇的抵抗力，只有这样才能减少和预防早产。家庭护理的好坏，直接关系到早产儿能否成活以及今后的生长发育。

二、流产

妊娠28周前胎儿及其附属物自子宫排出，称为流产。妊娠12周之前为早期流产，妊娠12～28周为晚期流产。自然流产的发生率约为10%～18%。流产按其临床进程，可分为先兆流产、难免流产、不全流产、完全流产、稽留流产，自然流产，其连续发生3次以上者，称习惯性流产。流产除部分难以避免以外，部分患者通过积极治疗，尚可正常妊娠，直至胎儿分娩。中医称之为“胎漏”。半数以上的流产发生于妊娠第2～3个月，称早期流产；妊娠第4个月以后出现的流产称为晚期流产；流产是妊娠早期出血的常见原因之一，不但影响妇女的健康，而且，当急性出血或严重感染时，常可危及生命。

病因：流产的原因不甚明了，目前认为与遗传因素（基因异常）、孕妇接触外界有害性刺激、母体全身性疾病、母儿双方免疫不适应及母儿血型不合等因素有关。

流产的原因主要有母体因素和胚胎异常两个方面。孕妇内分泌失调是一个重要原因，例如性激素分泌失调（黄体功能不全、甲状腺素缺乏），不能准备一个良好的内膜为孕卵着床而影响胚胎在子宫内的正常发育，引起早期流产；子宫颈口松弛或重度裂伤，不能承受孕卵的增长，可引起晚期流产；还有甲状腺功能低下、糖尿病也可引起流产；另外，急性感染（肺炎、流感、痢疾、伤寒），慢性疾病（贫血、心衰、维生素缺乏等）以及母体患有某些生殖器官疾病，慢性中毒乃至某些精神因素都可以导致流产。胚胎异常也是流产的一个重要原因。据资料表明，妊娠 12 周前发生流产主要是由于染色体异常所致。流产的时间越早，就越可能是受精卵染色体异常引起的。受精卵异常可能是由精子或卵子的异常所致，也可能是两种均有异常引起的。夫妇一方有染色体平衡易位，也可使受精卵的染色体出现异变，胚胎发育不良，最后流产或胎死宫内。据统计大约 50% ~70% 的早期自然流产，主要是由于胚胎的先天异常因素引起的。即精子、卵子或受精卵本身的某些缺陷使孕卵发育异常所致。这种流产所“流出”的病态胚胎，很难成活，即使少数能发育为成熟胎儿和正常分娩，也将是畸形儿、低 能 儿或有其他遗传病患儿。因此，流产尽管对孕妇的身体有损害，但在这种情况下，流产并不 是一件坏事，而是一种自然选择，是人类的自然淘汰法，即去劣存优。由此可见在出现有 流产先兆时，不宜盲目保胎，要到医院去做全面的检查，找出流产的原因并作相应的处理。

临床表现及分类：根据流产的临床表现，流产可分下列几类：

（1）先兆流产。仅有少量阴道流血，伴有下腹坠痛和腰部酸痛，如果做阴道检查，子宫大小与妊娠月份相符，宫口未开，妊娠试验阳性。

（2）难免流产。系先兆流产的进一步发展，阴道流血较多（超过月经量），小腹阵痛加剧，如胎膜已破，有羊水流出，做阴道检查，可见宫口大开或胎囊膨出于宫口处。

（3）不完全流产。系难免流产后胎儿已排出，但有胎盘部分或全部遗留于宫腔内，影响子宫收缩，阴道流血增多，甚至可大出血而引起休克。妇科检查：子宫比妊娠月份小，宫口松弛，有时胎盘组织堵塞于宫口处。

（4）完全流产。胎儿胎盘全部排出，流血停止，腹痛消失。

（5）过期流产。系指胚胎死于宫内达两个月以上尚未自然排出。孕妇多有先兆流产经历，此后子宫不再继续增大，反渐缩小，早孕反应消失，有时可有反复性阴道流血，量时多时少，妊娠试验阴性。

（6）习惯性流产。自然流产连续发生 3 次以上者称为习惯性流产，中医称之为“滑胎”。每次流产往往发生于同一妊娠月份，至于流产经过，依妊娠期迟早与其他流产相同。

（7）感染性流产。在上述各种流产过程中，因流血时间过长，胚胎组织残留于宫内；手术时无菌操作不严格或非法堕胎等，都可以引起子宫感染。此时除有一般流产症状外，尚有体温升高，脉搏增快，下腹疼痛和阴道分泌物有臭味。妇科检查时，子宫及附件伴有明显压痛，如不及时处理，严重者可并发腹膜炎或败血症，感染性休克，甚至危及生命。

流产的防治：为了防止流产的发生，应采取以下措施：

（1）适龄晚婚。因为年龄过小，身体尚未发育完全，流产发生的机会就较多，已经发生过流产者，应避免在短期内再次怀孕。

（2）妊娠期要多吃蛋白质丰富的食物及新鲜的蔬菜、瓜果，心胸要开朗，精神保持愉快。

（3）妊娠早期，应进行体格检查，以便治疗慢性疾病。有先兆流产症状者应及时治疗，并应防止感染性疾病的发生（感冒、肺炎等）。在此阶段，要绝对禁止性交，并避免同化学物质接触。

（4）妊娠期不宜做剧烈运动和重体力劳动。在从事一般性的劳动时，也应适当休息，如一旦发现小腹胀痛、阴道少量流血，应去医院检查，以便及时保胎。

（一）先兆流产

妊娠28周以前，出现阴道流血或下腹痛者称先兆流产，是流产的最早阶段。

诊断：早期先兆流产主要表现为停经一段时间后有早孕反应，以后有阴道流血，一般比月经量少，呈鲜红色、淡红色或深褐色，持续时间数日或数周，无痛或轻微下腹疼痛，伴腰酸痛及下坠感。妇科检查；宫颈口未开，羊膜囊未破裂，子宫大小与停经月份相符。尿妊娠实验阳性。经过保胎治疗及休息后，如胎儿存活，一般仍可继续妊娠。否则导致不可避免流产。

治疗：因其胎元欲殒而未殒，故应以安胎为主。而安胎之法，根据胎居腹赖母之肾系、气载、血养和胎前多热、血气贵乎清静安谧之理，可采用或固肾、或扶脾、或养血、或清热诸法，“因其病而药之”。若肾气不固者，治宜益气固肾，方如寿胎丸（《医学衷中参西录》）；若气血虚弱者，治宜补养血，方如胎元饮（《景岳全书》）；血热内蕴者，治宜凉血清热；方如保阴煎（《景岳全书》）；跌摔伤胎者，治宜调和气血，方如圣愈汤（《兰室秘藏》）。在治疗用药时，鉴于本病胎元已伤而有欲堕之势，行血、通利之品须审慎，若确因病情需用，务遵中病即止原则，切不可过剂、久用。再者，选方遣药尚可根据本病阴道流血及腰酸腹痛轻重，适当佐以缓急止痛、固冲宁血之品，以奏标本同治之功。临床虽然有保胎、安胎药之说，如白术、黄芩、杜仲、川断、苎麻根等，但也应辨证使用，不宜滥施。另外，对确属堕胎难留者，切不可再行安胎，应急以去胎为要，以保求孕妇之安全。

（二）习惯性流产

习惯性流产系指妇女孕后连续自然流产三次或以上者。

病因病机：其病因复杂，或因精细胞、卵细胞的染色体异常；老化的精子或卵子形成的胚胎等；母体因素，如全身性疾病，生殖器官。或因胎盘因素如绒毛水肿、胎盘梗塞；或因ABO血型不和；而晚期流产则大多系因母体本身的某些疾病如糖尿病、肾炎，内分泌功能失调等，或有生殖器畸形、子宫肌瘤等许多病变或异常等导致本病。

诊断：习惯性流产发生的时间可在同一妊娠月份，也可在不同妊娠月份发生。其临床表现与一般流产相同。临床重点在孕前检查导致流产的原因，因此要作全面、详细的检查。如检查夫妇染色体及血型、母血内抗体，子宫、输卵管造影等。

治疗：本病治疗，未孕之前，主以调养冲任，或重在补肾健脾，或重在益气养血，或化痰祛瘀。或重在滋阴泄热；而受孕之后，则当健固胎元，防患于未然。使正气健旺，冲任调和，肾气充盛，精血充盈，为再次受孕打好基础，为胎儿的生长发育创造优良环境滑胎患者孕期要注意保养，忌房事，戒怒静养，以防损伤胎气。

本病虚证居多，用药以甘润滋养为宜，慎投辛热香燥或苦寒凉降之品。若脾肾两虚者，治当补肾健脾，方选补肾固冲丸（《中医学新编》）加减：若气血虚弱者，当治益气养血，方选泰山磐石散（《景岳全书》）加减；若阴虚血热者，治当滋阴凉血，方选两地汤（《傅青主女科》）加减。

风衣散：凤凰衣适量，瓦上文火焙黄，按前次流产月份提前连服5日，每日2次，每次10g，米汤冲服。

凤凰衣即雏鸡孵化出壳后的卵壳内膜。于春、秋季待小鸡孵出后碎壳取膜，洗净阴干备用。《胎产心法》有风衣散治胎漏小产的记述。

物理疗法治疗滑胎

1. 针药并治滑胎　中药养血补肾，温暖胞宫，疏通肝气之剂：当归、香附、玫瑰花各9g，川芎7g，白芍12g，生熟地、覆盆子各15g，柴胡6g，合欢皮10g，菟丝子18g，甘草3g。3剂后加巴戟、麦冬各12g，川芎6g，杜仲、寄生、山药各15g，熟地20g。每日1剂。同时服用艾叶煮鸡蛋以养胎，每日1个。针灸取穴：关元、中极、子宫、三阴交，平补平泻，隔日1次，至以往流产月份后停。

2. 温针治疗滑胎　穴位：百会、足三里、外关、行间、三阴交、血海、关元。操作方法：银铜合成银针20号针，用2号针向前横刺百会，施捻转手法，得气后留针。在针尾装艾卷点燃加温，取3寸针直刺外关、足三里，施提插手法，行间穴向上斜刺，得气后加温，每日1次，每次必针百会，其他交替使用，10次为1疗程。

单方验方

1. 羊肾固胎饮治疗滑胎　羊肾固胎饮基本方：山羊肾1具，胎盘粉20g（冲服），生龙骨、生牡蛎、菟丝子、白术、炙黄芪、寄生各30g，补骨脂、熟地、白芍、炒杜仲各15g。临证加减：血热加黄芩15g，熟地改生地12g；腰痛加川断12g；阴道出血加焦艾10g；纳呆腹胀加陈皮8g，砂仁10g；恶心呕吐加竹茹、藿香各10g。每日1剂，煎400～500ml，分2次服，服至症状消失。成功率98.89%。

2. 保胎饮治疗滑胎　保胎饮基本方：驴鞭3g，阿胶、炒杜仲、破故纸各10g，白术、菟丝子、熟地、白芍各12g，当归6g，川芎5g，黄芪15g。临证加减：血热加黄芩18g；腰痛加川断12g；出血加焦艾10g，苎麻根12g；纳呆腹胀加陈皮8g，砂仁10g；恶心呕吐加竹茹10g。每日1剂，水煎服，服至流产月份过1个月停药。制作方法：驴鞭乃公驴之外生殖器，炮制法：将驴鞭洗净，加水在锅中略煮片刻，取出切片，搽上酥油在火上炙黄脆，碾面装瓶备用。滑胎，每遇妊娠胎动异常，阴道时下血，腰酸腹坠、头昏心悸，气短懒言，纳少不馨，气短懒言，面色萎黄或苍白，多选用当归散、当归芍药散治之，颇效。

（三）不完全流产

本症多由先兆流产发展而来，此时阴道出血量多，下腹阵发性疼痛，子宫口已开，或胎囊已破，羊水已流出，继续妊娠已不可能，称此为难免流产。若再进一步发展，胚胎已有部分排出宫腔，称此为不完全流产。以上，中医称为“小产”。可以出现严重出血或阴道出血淋漓不断。此时若不欲做人工刮宫清除残存胚胎组织，使用中药亦可受到好的疗效。

对停经两个月后先有阴道流血量不多，色暗红，无快，少腹痛。后阴道流出肉样组织块，检查为蜕膜，未见绒毛者。诊为不全流产。予下方2剂后，阴道蜕膜组织及过期胚胎，绒毛呈变性坏死。再予下方加减，服4剂恶露净。

生化汤加味：当归、香附、牛膝各15g，川芎6g，桃仁、乳香、没药各10g，炮姜、甘草、三七各3g

第十节　妊娠杂症

1. 妊娠小便不通　妊娠小便不通是指妇女妊娠末期因胎儿下迫压迫尿道以致小便困难。本症需同妊娠浮肿之小便不通相鉴别。中医多认为此症为中气下陷，不能举胎所致。

（1）半月来尿频量少，渐至点滴不通，少腹张急疼痛。舌质淡，脉虚缓。证属气虚不能载胎，胎气下坠，压迫膀胱所致。治以补气升陷举胎之法。投下方4剂，愈。处方：举元煎加味：黄芪18g，党参15g，白术、桔梗各9g，生麻4.5g，甘草3g。水煎服，每日2剂。

（2）半月前尿频量少，今又小腹胀痛、小便点滴不通。头晕神疲，气短懒言。舌质淡，苔薄白，脉虚缓而滑。证属中气不足，气虚胎重下坠，迫及膀胱所致。治以补中益气，升举胎元。下方加减服6剂，小便通畅。处方：补中益气汤加减：炙黄芪30g，人参（另煎兑入药汁）、陈皮、补骨脂、桔梗、台乌药、车前子（另包）各9g，炒白术、山药各15g，当归、升麻、柴胡、甘草各6g。水煎服

2. 妊娠咳嗽　妊娠咳嗽中医又称“子咳”。它是妇女妊娠期外感邪气不去所致肺气不降。

妊娠后咳嗽不止，潮热盗汗，手足心热，小便赤少，头面肢体浮肿。舌干苔腻，脉滑数。证属胎火灼阴，肺气上逆。投以润肺止咳安胎法。予以下方2剂，咳嗽大减，续服2剂，愈。处方：清肺安胎饮加味：知母4.5g，贝母、炒白术、木瓜、黄芩各9g，炒苏子3g，麦冬、茯苓、枳壳、元参、秦艽各6g，灯心草1g。每日1剂，水煎服。

3. 胎动下坠　胎动下坠是指妇女妊娠中、末期因孕妇腹肌疲劳而有不能托举胎儿之感。本症中医认为可能与脾肾气虚有关。

对初孕7月余，因劳累过度，初感小腹不适，继则入夜小便频数，一夜竟达20余次，翌日小腹下坠，如不用手托扶下腹则不能迈步行走。舌淡苔白，脉象沉细。证属中气下陷，胎失所载。服下方3剂而胎安。处方：益气安胎饮（即补中益气汤加菟丝子、寄生、川断）：生黄芪50g，菟丝子30g，党参20g，白术15g，寄生、川断各12g，当归、陈皮、柴胡、升麻各10g，甘草6g。水煎服。

4. 胎气逆乱　胎气逆乱是指妇女妊娠期（常见于4～5个月）发生气上从心，胸肋脘胀满或疼痛，呼吸急促，烦躁不安等症状。本症发生多与情绪有关，或称“胎气上逼”、“妊娠喘满”、“胎上逼心”，也称“子悬”该类患者多有“神经质”体质。也有可能系怀孕期“歇斯底里”发作。对此治疗多以舒理肝气调和营卫为要。

（1）怀孕6个月。夫妻不睦，心中郁郁不乐。近日又受风寒，一日早饭后脘闷不舒，气上冲心，难受不已，随即卧床，胸廓起伏，频频抽动，牵掣肩胛臂膀，抖的床板“咚咚”作响，呼吸浅短急促，鼻发出“哈叽哈叽”之声，形似欲绝，但神志清醒，欲制止而不能，3～4分钟后自行缓解，尔后每进食后必发，自汗。唇舌淡，苔薄白，脉浮缓而滑，左关脉弦。此乃营卫不和，肝气郁结，胎气逆上。治宜调和营卫，疏肝和中，安胎。服下方1剂后，当夜胸廓抽动停止。自觉胸脘较为舒畅，进食无妨。处方：桂枝汤加味：桂枝、枳壳、紫苏叶各8g，白芍、茯苓各12g，炙甘草5g，生姜3片，大枣5枚，柴胡、白术各10g。水煎服。

（2）怀孕5个月，自觉胸闷腹胀，时时作痛，日益加重，伴呼吸急迫。坐卧不宁，食欲减少。舌苔薄黄，脉弦滑。诊为“子悬”。治宜先解郁下气以治其标，后宜滋阴养血。先服下方3剂，后改服阿胶养血汤加砂仁3剂，隔日1剂，愈。处方：紫苏饮加味：苏梗、当归、陈皮各10g，大腹皮7g，白芍12g，川芎3g，人参5g（或党参12g），甘草5g，黄芩3g。水煎服，日1剂。

（3）怀孕后一直食欲不振，身软乏力，妊娠4月后出现喘促，动则尤甚。偶感风寒，继见恶寒发热，头身疼痛，喘促益甚，痰少，胎动频频。唇舌淡白，舌苔薄白，脉细滑。诊为气血两虚，并胎动不安症。予以下方1剂后，气喘显减，饮食增进，精神好转。仍宗原方加减服数剂，处方：人参养荣汤加减：红参、白术、当归、白芍、茯苓各12g，陈皮10g，黄芪15g，肉桂、砂仁、五味、远志各6g，炙甘草3g。

5. 妊娠子宫脱出　妊娠子宫脱出是指妊娠期因跌坠所致怀孕子宫脱出阴户外，这将危及胎儿的生命。治疗时除要静卧外，还可以从提气、顺气方面着手。

妊娠7月。不慎坠地，胞宫即脱出。西医诊为妊娠子宫Ⅱ度脱垂。形瘦，面青白，宫挺出阴户如碗大，言腰腹胀痛难忍，小便频急，二阴重坠，苦状难言。舌淡苔白，脉细玄。治以固肾升补脾气法。予下方2剂子宫完全归位，续以六君子汤加味3剂，处方：补中益气汤加味：黄芪60g，潞党参15g，白术、续断各20g，益智仁、菟丝子、当归各10g，升麻、柴胡、陈皮、炙甘草各6g。水煎服。

6. 孕期乳头溢奶　孕期乳头溢奶又称“乳泣”。它是指妇女在妊娠时乳头自行溢奶。

（1）妊娠8月，近1月来，乳汁自出、质清稀，每日量约30～40ml。神疲气短，面色苍白，食欲不振。舌淡苔薄，脉细弱。服上药3剂后，乳汁自溢显著减轻，余症亦好转。效不更方，乳泣已止，诸症悉除。处方：黄芪、党参、熟地各20g，白术、白芍、芡实、茯苓各15g，当归、柴胡、五味子各10g，陈皮6g。水煎服。

（2）妊娠5个月，乳汁自行溢出月余。劳累或触动乳房乳汁溢出增多，伴气短乏力，心悸纳差，下肢稍肿，带多色白，大便不畅。舌淡苔白，脉细滑。证系肝胃气虚之乳泣。治宜补中益气摄乳法。服下方10剂，愈。处方：补中益气汤加味；党参、炙黄芪各15g，炒白术、升麻、柴胡、茯苓、芡实、全当归各10g，五味子、陈皮各5g，红枣5枚，炙甘草3g。水煎服，每日1剂。

（3）小产后3日，乳汁自溢，服麦芽500g之多及多方治疗不效。证见面色苍白，精神萎顿，乳房松弛，乳液自溢，质清稀。舌淡胖，苔薄白，脉细弱。证属中气亏损，肾气不固。治宜益气敛乳法。服下方5剂，愈。处方：白术、红参、枣皮各10g，熟地15g，五味子、炙甘草5g，鹿角霜、炙黄芪各30g。水煎服，日1剂。

（4）妊娠6个月，乳汁自出，胎动不安，服补益安胎药，诸症更剧。证见头晕、目眩、心烦不宁，两肋及乳房胀痛，口燥咽干，乳汁粘稠而黄。舌红苔黄，脉弦滑，证属火性上炎，迫乳外溢，下扰血海，胎动不安。治宜清热解毒，养血安胎。服下方3剂，愈。处方：五味消毒饮加味：银花、公英、地丁、炒麦芽、生地各15g，野菊花、天葵子、川黄连各10g，生牡蛎30g。水煎服。日1剂。

（5）自孕4月乳汁自出至分娩。娩后乳汁暴涌不止、产后1月丧子，乳出不止。神疲乏力，食欲不振，口干欲饮，乳房胀痛唇舌红而少津；脉细软而弦。拟益气清热，甘寒益胃，佐以解郁。5剂则乳汁涌势有所收敛，再以参苓白术散加减之，后以调补气血，固摄冲任之法治其根。处方：北沙参、炒麦芽各30g，麦冬、生地、豆卷、枸杞各20g，生谷芽15g，石斛、白芍、黄芩各12g，炒侧柏10g，柴胡、丹皮、甘草各6g。每日1剂。

（6）妊娠6个月，乳汁自行溢出月余。乳房微胀不痛，口苦咽干，急躁易怒，渴喜冷饮，尿短赤频急而灼热，便秘。脉弦滑有力。舌红少苔。证系肝经郁热。治宜疏肝解郁，养阴清热法。投下方10余剂而愈。处方：丹栀逍遥散合两地汤化裁：丹皮、生山栀、当归、生白芍、茯苓、白术、地骨皮、麦冬、玄参、续断各10g，柴胡5g，薄荷（后下）、甘草各3g，生地、桑寄生各15g。水煎服，每日1剂。

7. 妊娠齿衄　妊娠齿衄（即出血）是指妊娠期牙齿出血不止。该症的发生可能与妊娠期饮食营养结构搭配不合理所致。中医认为多是胎气热。妊娠5月齿缝出血不止，门齿间尤甚。多方治疗无效。证见面赤心烦，胎动不安。舌质略红；脉滑偏数。证属阳明郁热，上冲抵齿，络破血溢。治宜上止衄，中清胃，下安胎。服方3剂，愈。处方：竹茹100g。陈醋100g。兑水适量，煎煮，徐徐含漱，缓缓咽下，闭口勿语一时许，一剂止血。

第十四章　孕妇保健

第一节　孕妇日常注意事项及围产期保健

一、孕妇日常注意事项

1. 妊娠早期日常注意事项　怀孕的生理现象不是疾病，但身体状况显然和普通人不一样，为了能平安地度过怀孕期，生个健康的婴儿，在日常生活中必须全面注意：要有充分的睡眠和休息，进行适度的运动，要均衡地摄取营养，保持精神安定，生活规律等。要做到这些，当然主要靠孕妇本人，也要靠家里其他人，特别是丈夫的协助。

（1）睡眠不少于8小时。怀孕期的睡眠要比平时多1小时左右，最低不要少于8小时，因为睡眠不足会引起疲劳过度，特别是有工作的孕妇，丈夫及家人应协助，确保睡眠时间，感到疲劳时就睡觉，特别是在夏季天热时，孕妇应该每天睡午觉。但午睡也要有个规律。午睡的时间，最多不能超过2小时，有工作的孕妇睡不了午觉，所以晚上要多睡，或在工作岗位上注意休息。为了能够熟睡，还要注意睡眠时的姿势。主要是自己觉得舒服就行，一般地说，按下列办法做较好。

怀孕早期，仰卧比较舒服。在膝盖下垫上枕头或叠成两折的椅子垫，容易睡着。到了怀孕中期以后，肚子越来越大，仰卧就很难受，左侧卧比较舒服。在腿脚疲劳时，或有浮肿、静脉瘤时，把叠成两折的椅子垫放在腿下，把腿垫高，睡眠的效果好。为了容易入睡，可以在就寝前洗洗澡。

（2）经常休息。怀孕期要忠实于对身体的自我感觉，想休息就休息，想睡就睡会儿，这很自然。如果背逆身体的要求，不仅毫无道理，而且没有任何好处。

怀孕早期，身体对于怀孕还不适应，无论是谁都容易疲劳，或觉得浑身无力，稍微感到疲劳或无力时，就应该躺下休息。过度疲劳会引起各种各样的疾病，也容易感染病毒性疾病等。有过早产病史的人，有先兆流产现象的人，特别需要休息。

怀孕中期，妊娠反应消失，情绪也逐渐好转，这时往往容易不知不觉地操劳过度。这时要安排好时间，常休息。哪怕休息5分钟、10分钟，身体疲劳的程度就大不一样了。长时间总是一个姿势坐着不动，或是全力以赴干一件事情，不休息是不行的。

怀孕晚期，是特别容易疲劳的时期。所以要记住，只要有时间，就要休息。此外，在怀孕晚期，有时肚子会发胀，这时要马上放下正在干着的家务事，休息5～10分钟，腹胀就会消失。如果腹胀次数频繁，要请医生检查。

（3）适度运动确保正常分娩。运动不足，容易引起食欲不振、便秘和肥胖令人厌恶的症状。适度的运动可以帮助生产时有足够的体力。对于怀孕期过分保重自己，或听信周围人的话而什么也不干的做法是很不科学的。而且，分娩时需要相当体力的消耗，所以在怀孕期要保持体力，至少应该注意维持现状。

（4）散步是怀孕期的好运动。操持日常家务也是一种运动。最好办法就是散步，每天一次，一边呼吸户外的新鲜空气，一边溜溜达达地散步，通过散步产生适度的疲劳能帮助睡眠，还可以变换心情消除烦躁和郁闷。散步时不要走得太急，要慢慢走，不要使身体受到振动。特别是在怀孕早期和晚期要格外注意。

衣服应穿便于行动的，鞋要用穿惯了的平跟鞋，夏天和冬天要注意防暑防寒。夏天不要忘记带太阳伞和帽子，冬天不要忘记带围巾。要避开特别冷和特别热的天气，还有散步的时间，夏天最好是阳光不太强的早晨或傍晚，冬天最好是暖和的下午两点到三点钟左右。

（5）神经质的人特别要注意，在怀孕早期还好，到中期、晚期，身体行动不便，要从头到尾地干一件完整的事绝对不行。想干又干不成，心情就容易烦躁，所以不要有这种不切合实际的想法。

（6）怀孕早期和晚期要控制外出。在怀孕早期和晚期，除了非去不可的，要尽量控制外出。为了避免流产、早产，特别是怀孕晚期不知哪一天就要生产，所以尽量不外出。怀孕中期，胎盘位置上升，流产的危险变小，而且肚子还不太大，可以利用这段时间出去购买分娩和育儿的用品。

（7）为安全度过夏天和冬天，在食欲减退的夏天，再加上妊娠呕吐反应，是最令人难受的。要想法吃些凉爽的、顺口的食品。每次吃一点，注意不要大量饮用清爽饮料或吃变质的东西，防止痢疾。夏天容易出汗，分泌物增多，所以要勤换内衣，经常保持清爽。衣服要穿肥肥大大不贴身的，可以减少出汗。室内冷气温度过低，或对着电风扇直接吹，对身体都不好。睡觉时不要一直开着空调，同时要注意选用手感舒服的床单和睡衣。冬天空气干燥，容易感冒，所以要特别注意。整个怀孕期尽量不要到人多的地方去，从外面回来不要忘了漱口，注意预防感冒，因为感冒也可造成流产。冬天大多都关在房间里，容易氧气不足，要注意换空气。

（8）在怀孕以后，应尽可能不再接触那些“心爱宠物”。因为这些小动物身上常带有弓形体原虫或其他病原体，使孕妇感染弓形体原虫，造成流产和先天异常。

2. 妊娠中期日常注意事项　下腹部隆起逐渐明显，身体的重心向前移，很容易跌倒，特别是在上、下楼时，要特别注意。这个时期非常容易疲劳，要充分注意休息，可以少食多餐。要注意保护牙齿，如果口腔不清洁易患龋齿和口腔炎。如果有牙病，在这个时期治疗最为合适。从这个时期起，作授乳的准备，开始乳头的保养，做到有备无患。孕妇的身体、心情都比妊娠初期大大好转，但不能因为这一点而过分加重工作。

妊娠中期虽然可以过性生活，但也不能像平时那样，次数尽量少，时间尽量短，动作尽量轻。

3. 妊娠后期日常注意事项　由于身子沉重，过激的运动会造成早产，因此，要注意减少活动量，宜减少上、下楼梯的次数，避免过度疲劳，保证充足的睡眠。腿抽筋和静脉曲张的人，不要长时间站立，睡觉时把脚稍微垫高一点。在静脉曲张处可用紧筒袜或紧身裤加以保护。应尽力避免拿重东西、向高处伸手、突然站立起来等。为了不造成便秘，应在每天早晨喝牛奶和开水，并多吃水果和纤维素多的疏菜。这时期一定要按时做产前检查，避免妊娠中毒症的发生，同时，应注意是否有妊娠贫血。

至妊娠 38 周以后，要做好住院、分娩的准备。即使以预产期以前临产，也不致着慌。容易疲劳，休息的时间也要相对延长，休息时大多采用左侧卧位。孕期最后的两个月避免性交，以免导致流产、早产及产褥感染和妊娠期间阴道分泌物增多。

二、围产期保健

从怀孕第 28 周到产后 1 周，这个期间叫做围产期，也有人把围产期划为从怀孕 20 周到产后 28 周。

在围产期内，孕妇容易得一些与怀孕有关的疾病，这些疾病不但会影响孕妇的健康，而且母体有病也会影响到胎儿，甚至造成胎儿发育迟缓、早产、胎儿死亡等后果。产后 1 周以内，是婴儿最易得病和死亡的时期。为了进一步搞好妇幼保健工作，必须加强围产期保健，它包括产前检查和孕期卫生指导以及加强对新生儿的护理。通过检查，可以全面了解孕妇的妊娠过程和健康状况，预防可能发生的疾病，做到早期发现、早期治疗。孕期卫生指导，可以使孕妇正确了解妊娠与分娩，饮食、劳动、生活等方面的卫生，增强体质，预防疾病。产后对新生儿加强护理，可以减少新生儿的患病率和死亡率。

因此，围产期保健是在孕妇保健的基础上充实了新的内容，运用先进的科学方法和技术对胎儿的健康进行预测和监护，避免有遗传疾病及先天畸形等病残儿出生，以保护母亲，同时也是为了保证胎儿的正常生长发育。

具体内容包括：充分体息，充足睡眠，居住环境安静、卫生、优雅，加强营养、食品卫生，清洁卫生，禁止性交，保护乳房，注意恶露，产后检查，产后锻炼。

计划生育是我国的基本国策，“少生”、“优生”又是计划生育的最终目的。只有减少病残儿的出生，提高人口质量，才能达到优生目的，只有降低婴儿死亡率，提高婴儿健康，才更能做到少生，而少生又反过来有利于母婴健康，有利于优生。要提高人口素质，孕产期合并症及病残儿的出生，减少母婴死亡，围产期保健有着重要的意义。围产保健不单是指围产期保健，因为在怀孕前和整个孕期孕妇的健康情况都对胎儿的生长发育有影响，所以围产保健应从受精卵，胚胎期或更早开始。

（一）围产期监护的对象、内容及方法

1. 监护质量 围产期的质量从以下 3 方面来衡量：①孕产妇死亡率；②胎儿新生儿围产期死亡率；③新生儿后遗症（或称障碍儿）的发生率。

2. 监护对象 围产监护是以有某种并发症或有某种致病因素的高危孕妇、高危儿。

高危孕妇是指具有以下高危妊娠因素之一的孕妇：①孕妇年龄小于 18 岁或大于 35 岁；②有异常妊娠病史者，如自然流产、异位妊娠、早产、死产、死胎、难产（包括剖宫产）、新生儿死亡、新生儿溶血性黄疸、新生儿畸形或有先天性或遗传性疾病等；③孕期出血，如早产或先兆流产、前置胎盘、胎盘早剥；④妊娠高血压综合征；⑤妊娠合并内科疾病，如心脏病、糖尿病、肾炎、甲状腺功能亢进、血液病（包括贫血）、传染性肝炎、

病毒感染等；⑥妊娠期接触大量放射线、化学性毒物或对胎儿有影响的药物等；⑦母儿血型不合；⑧胎盘功能不全；⑨过期妊娠综合征；⑩骨盆异常；⑪软产道异常；⑫盆腔肿瘤或曾有手术史；⑬胎位异常；⑭多胎妊娠；⑮羊水过多等。

高危儿是指具有以下情况之一的围产儿：①胎龄不足 37 周或超过 42 周；②出生体重在 2500g 以下；③孕妇的姐妹或兄弟的配偶曾分娩过有严重新生儿病的胎儿，或于新生儿期死亡，或有 2 个胎儿死亡史者；④出生 Apsar 评分 0～4 分者；⑤产时感染；⑥高危孕妇的新生儿；⑦手术产儿等。

3. 监护内容及方法　围产期监护的中心内容是筛查及管理常见高危因素，早期发现胎儿宫内窘迫，预测当时胎儿的成熟度，为临床处理提供条件。

（1）孕产期常见危险因素的筛查。早孕期通过问病史、测骨盆及作一些理化检查，可及时发现骨盆异常，高或低龄孕妇、内科合并症、不良产科史等高危因素，为中孕期监护打下基础。中、晚孕期通过询问症状、测血压、量宫高和腹围、B 型超声检查、绘制妊娠图等，可发现胎位不正、子宫过大或子宫过小等异常情况。产时、产后通过了解是否破膜及破膜时间，观察产程图、准确测量出血量、测量体温等，可发现胎膜早破、产程延长、产后出血、产褥感染等危险因素。总之，通过对高危因素的筛查，可及时发现并消除高危因素，从而降低孕产妇及胎儿、新生儿的死亡率。

（2）胎儿宫内监测。

①胎儿生长发育监测：主要通过妊娠图观察子宫高度的增加及 B 超测量胎体主要径线的发育。

②胎儿成熟度的监测：主要通过正确测算胎龄，测子宫高度及腹围，估计胎儿大小。B 超动态观察胎头双顶径、胎盘成熟度。羊水的某些指标检查，如羊水卵磷脂/鞘磷脂（L/S）>2，提示胎儿肺成熟；羊水肌酐≥2mg/dl，提示肾成熟；羊水胆红素类物质值，若用 ΔOD_{450} 测该值<0.02，提示肝成熟‘羊水脂肪细胞出现率 15%，提示皮肤成熟；羊水淀粉酶碘显色法测定≥4501U/L，提示胎儿唾液腺成熟。

③胎儿宫内缺氧情况的监测：

a. 自动胎动数：于每日早、中、晚各测 1 小时，3 小时胎动次数总和乘以 4 为 12 小时总数，若 20 表示正常，若<10 次或每小时<3 次表示胎儿缺氧。

b. 胎心：正常胎心率 120～160 次/分钟，若>160 次/分钟或<120 次/分钟均提示胎儿宫内缺氧，此时要延长听诊时间，至少连续听诊 1 分种。

C 胎儿监护：

a. 胎心率反应试验（NST）：主要观察无宫缩时胎心基线变异和胎心随胎动的变化。正常胎心基线变异相差 5～10 次/分钟，若较胎心基线持续<5 次/分钟，称基线平坦，表示胎儿缺氧。胎动后胎心增速在 15～20 次/分钟之内视为正常，若增速<10 次/分钟，称无反应型，提示胎儿有缺氧的可能。当 NST 无反应时，若孕周大于 36 周，应行催产素激惹试验（OCT），进一步了解胎盘功能。

b. 激惹试验（OCT）及宫缩压力试验（CST）：用以了解宫缩对胎心率的影响。

早期减速：一般认为是宫缩时胎头受压脑血流量一进性减少，反射性刺激迷走神经引起的异常现象。其特点为：减速几乎与宫缩同时开始，宫缩后 15 分钟内迅速恢复正常。减速<40 次/分钟。

晚期减速：反映胎儿胎盘功能异常。其特点为：宫缩高峰后出现胎心减慢，减速<40次/分钟，持续时间长（30~60s），恢复缓慢。

可异减速：常因宫缩时脐带受压兴奋迷走神经所致，可变减速的发生与宫缩不相关联且减速下降迅速，下降幅度大（>70次/分钟），持续时间长，恢复也迅速。

④儿头皮血pH值测定：正常胎儿头皮血pH值为7.25~7.30。若pH值为7.15~7.25，可疑胎儿低氧酸中毒，pH值<7.15则肯定酸中毒，应立即结束分娩。

⑤羊膜镜检查：胎儿缺氧可引起迷走神经兴奋，肠蠕动增加，肛门括约肌松弛使胎粪排于羊水中，使羊水呈黄绿色或绿色。羊膜镜可在直视下观察胎膜内前羊水性状及颜色。此项检查目前常被人工破膜直接观察羊水性状及颜色所代替。

⑥胎儿生物物理现象的监测：B超观察胎儿五项生物物理指标，联合监护和综合评分。

⑦胎儿畸形及先天性遗传疾病的监测：

a. 甲胎蛋白（AFP）：于孕第8~24周时正常值为20~48mg/ml。若≥200~480mg/ml，提示开放性神经管异常或无脑儿。

b. B超检查：能查明无脑儿、脑积水、脊柱隐裂等。

c. 羊水染色体检查：能查明有染色体异常的胎儿。羊膜腔穿刺，以常规方法进行羊水细胞培养检查。

d. 早期绒毛活检：于孕早期，在B超引导下经子宫管针吸绒毛，直接或细胞培养后作染色体检查。

e. 羊水中的酶诊断遗传性代谢缺陷病。

（二）围产期保健的管理

目前，我国普遍实行孕前期系统保健的三级管理，以及使用孕产妇系统保健卡，着重对高危妊娠的筛查、监护和管理。

通过早孕初筛及中、晚孕每次产前检查，及时筛查出高危因素，用评分方法提示其时母婴健康的危害程度。对高危孕妇，基层医疗保健机构要专册登记，并在卡上作特殊记号，参高危因素复杂或病情严重者，应及早转上级医疗单位诊治，上级医疗单位全面衡量高危因素对孕妇影响的严重程度，结合对胎儿成熟度和胎儿胎盘功能的预测，选择对母儿有利的分娩方式，决定有计划的适时分娩。凡属妊娠禁忌症者，经会诊后尽早动员终止妊娠。

（三）围产期保健及其内容

围产期保健要点是监测胎儿宫内发育情况，防治妊娠合并症及产科并发症的发生。

正如以上所述，晚孕期为了解胎儿宫内发育情况，须定期（孕29~36周间每2周检查一次，孕36周后每周检查一次）测量宫高、腹围及孕妇体重增减程度，B超检查是否符合孕周（双顶径、股骨长度）等。一旦发现异常，应寻找原因，看是否存在胎儿宫内缺氧情况，尤其在孕晚期监测胎儿宫内缺氧非常重要，往往决定着分娩方式及分娩时间。目前常用的监测方法有：自我监护（胎动计数）、胎心率的听诊、胎心电子监护、胎儿心电图、羊水性状及胎儿头皮血酸碱度的测定等。目前认为监测胎儿缺氧的最佳方法是五项生物物理指标，因其对胎儿最安全无损伤，母亲易接受检查。指标包括胎心率反应（NST）、胎儿呼吸运动（FBM）、胎动（EM）、胎儿肌张力（FT）和羊水容量（AFV）。除胎心率的反应性需应用胎心监护仪外，其余四项只需B超即可。一般NST、FBM、FM、FT这四项指标为判断有无急性缺氧的标记；AFV为判断有无慢性缺氧的标记。在某些高危妊娠中，对胎儿成熟度的监测，又是选择分娩时间的重要前提。当孕早、中期发现危险因素时，应积极防治及早卧床休息、合理用药或住院治疗。孕28～30周时作骨盆内、外径测量，对孕28周以后异常胎位者，予以纠正。对于晚期阴道出血者应予以重视，积极寻找原因，及时处理。常见异常胎位的原因有前置胎盘、胎盘早剥、早产等。总之，孕晚期，应根据孕妇有无合并症、胎儿的发育、胎位及骨盆大小，预定分娩方式及分娩地点，必要时提前住院治疗和待产。

（四）分娩期保健

“十月怀胎，一朝分娩”，分娩是妊娠最后的关键阶段。正确认识分娩的生理过程，合理实施必要的干预措施，保障安全分娩，是围产期保健的重要内容。此期保健要点应抓好“五防一加强”：防滞产、防感染、防产伤、防出血、防窒息。加强对高危妊娠的产时监护和产程处理。产程中给产妇以安慰、鼓励，注意其大便情况，密切观察宫缩的强度、频率和持续时间，对异常者及时予以处理，了解宫颈扩张进展及先露下降的情况，绘制产程图，根据产程图及时识别和处理各类难产。只有做到以上几点才能防止滞产发生。要防止感染，必须坚持产房和接生器械的消毒，高度隔离，严格执行无菌操作规程，对产妇合并胎膜早破、贫血、产时出血多、手术产者及早产、窒息、产程延长者，均应给予抗生素以预防感染。产程中，提倡严格执行各产程处理常规，及时发现和正确处理各种难产，当发现胎位异常时，及早决定分娩方式，避免难产造成婴儿产伤和产妇产道损伤。要防出血，首先对有产后出血倾向的高危产妇，积极治疗原发病，预防产程延长。产时用催产素加强宫缩者应维持到产后2小时，胎头娩出后常规肌注催产素10～20单位，同时及时娩出胎盘，胎盘娩出后按摩子宫底以促进宫缩，减少出血。防止新生儿窒息是产时监护和处理的关键。必须做到产程中密切观察胎心情况，积极防治胎儿宫内窘迫，如有缺氧情况存在（宫缩后胎心率下降不能迅速恢复，或胎心率<120次/分钟，或>160次/分钟），应当即给予产妇吸氧，采取左侧卧位，经处理无效者，应尽快结束分娩。胎头娩出后，及时清理呼吸道。此外，避免产程延长，正确实施助产措施。新生儿娩出后产台上的保暖条件等对预防新生儿窒息是重要的环节。加强高危妊娠产时监护和产程处理是产时保健的重要措施，应做到高危孕妇提前住院待产，根据其一般情况、胎儿宫内状况及产程进展情况以合理选择分娩方式，适时终止妊娠。胎儿娩出时产科医生和儿科医生必须密切配合，做好新生儿的抢救工作。

三、不孕不育症的预防

由于妇女有经、孕、产、乳的特点，因此经期、孕期、产后的调养就显得至关重要，加强日常生活中各期的卫生调护，可以有效地预防不孕症的发生。主要注意以下几点。

（1）经期应注意个人卫生，保持阴部清洁，劳逸适度，避免受寒，以防御外邪；免食生冷、辛辣食物，保持心情舒畅，禁忌房事。

（2）孕期保健应注意劳逸结合，不宜提拿重物及攀高涉险，以免引起流产，衣着宽松，勿紧胸束腰，以免造成胎儿宫内窒息或发育不良；保持外阴及皮肤清洁；忌烟忌酒，饮食应清淡富含营养，勿乱服中西药物，无必要时勿作X光、CT等放射检查，以免造成胎儿畸形。孕3个月前和7个月后，避免房事，以免引起流产或早产，给以后的生育带来困难。

（3）自然流产或人工流产后，要充分休息，适当活动，饮食富于营养而易于消化，忌食生冷、辛辣、油腻之品；注意保暖、避免风寒，保持心情舒畅，切忌暴怒或忧思，注意外阴清洁，流产后1月内谨戒房事，以免引起妇科各种炎症从而诱发不孕症。

生活因素与不孕证相关。不孕不育症受精神心理影响较大，必须保持心情愉悦才易成孕。望子心切，精神紧张，可妨碍受孕。常见多年不孕妇女，抱养孩子以后，却无意中受孕了，这是解除精神紧张之结果

养成良好的饮食习惯，摄食全面而富于营养，锌、铜与锰等微量元素对人的生育机能有十分重要作用。棉籽油可以妨碍生育。

第二节　妊娠期生病的治疗及用药

怀孕期间患了病更要积极治疗，特别是肺结核、心脏病、肾脏病、糖尿病、贫血以及肝炎等，这些疾病对母体和胎儿的健康都不利，原则上应当避孕。如果一旦怀孕，要根据各种疾病和病情的具体情况，区别对待，如果认为不适合怀孕的，就应当人工流产，人流后还要采取避孕措施；如果可以继续怀孕的，要按时做产前检查，加强孕期保健，同时继续治疗疾病。

由于胎儿器官功能发育不完善，对药物的敏感性高，分解、解毒能力低，排泄慢，特别是妊娠头3个月，最易受药物的影响。可能通过两条途径影响胎儿：一是药物通过胎盘进入胎儿体内，影响胎儿生长发育；二是药物对母体或胎盘的代谢发生影响，进而引起胎儿发生变化。例如，孕妇如使用链霉素、奎宁可致胎儿的听神经受损，出生后可能是一个有听力有障碍的婴儿；孕妇使用庆大霉素和先锋霉素，可能对胎儿的肾脏有所损害；孕妇服用氨苯喋呤、利眠宁等，可致胎儿畸形；服用抗癫痫药物，可造成胎儿腭裂；孕妇使用肾上腺皮质激素，胎儿蛋白质和钙质的代谢可受到障碍，出生时体重比正常减轻；孕妇使用抗甲状腺药物或含碘药物可引起胎儿甲状腺肿大；孕妇服氯霉素可引起新生儿皮肤发灰或突然死亡，医学上称为灰婴儿综合症；临产孕妇如大量服用阿斯匹林，可引起新生儿头部血肿、紫癜和便血，有时还可造成过期产和难产。因此，孕妇不能随便服药，必须服药时，一定要在医生指导下谨慎服药。一些对母体并无损害的药物却能造成胎儿畸形，因此，孕期应忌用的药物较多，现将能引起胎儿畸形的药物分述如下：

（1）妊娠早期。抗肿瘤类药物如氨甲喋呤、白消安、苯丁酸氮芥、6－巯基嘌呤、环磷酰胺、白血宁、去乙酰秋水仙碱、放射性碘；激素类如可的松；超常量的避孕药；镇静药如反应停、利眠宁、眠尔通；抗过敏药，如敏克静等等。

（2）妊娠期间。性激素类药物，如乙烯雌酚、睾酮、孕酮；降血糖药，如氯磺丙脲、甲磺丁脲、甲基硫氧嘧啶、丙基硫氧丙嗪、奋乃静、氟哌丁苯、苯巴妥；抗过敏药，如苯

海拉明、乘晕宁、扑尔敏；兴奋药，如丙咪嗪、苯丙胺；抗惊厥药，如苯妥英钠，扑痫酮；抗凝血药，如双香豆素、丙酮双香豆素；抗疟药，如氯喹、奎宁、乙胺嘧啶；解热镇痛药，如水杨酸类；缩瞳药、如毛果芸香碱；拟交感药，如麻黄素；拟肾上腺素药，如鼻眼净；利尿药，如噻嗪类利尿剂；维生素，如大量维生素 K 类、烟碱；激素类，如肾上腺皮质激素；镇静安定药，如巴比妥类、镇静剂；镇痛药，如吗啡等。

（3）临产期。抗生素，如链霉素、卡那毒素、新霉素、氯霉素；磺胺类药，如长效磺胺类；解热镇痛药，如阿斯匹林。

祖国医学历来十分重视孕妇用药，将药性猛烈、毒性较强的药物列为禁用，如巴豆、牵牛、大戟、斑蝥、商陆、麝香、三棱、莪术、水蛭、虻虫等；通经去瘀，行气破滞以及辛热，滑利药物则列为慎用，如大黄、枳实、附子、桃仁、红花、肉桂、干姜等。

大剂量的薏苡仁也可利尿，故不宜多用，另外含麝香成份的六神丸、十滴水、云南白药；有重坠或坠胎作用的卷柏、代赭石、磁石也不能用。

一、药物对胎儿影响及孕妇用药的不良反应

胎儿虽不是直接用药者，但很多药物均能通过胎盘屏障均匀地分布至胎儿，势必对胎儿产生效应，少数药物对胎儿较为安全，但大部分药物由于药物自身的性质和胎儿生理及代谢功能不健全等诸多因素，致使胎儿中毒或致畸，因此对孕妇用药应十分慎重，

二、药物对胎儿的毒性

孕妇用药后，药物吸收多呈均匀分布于母体及胎儿（一般胎血浓度较低），而孕妇用药多为成人剂量，对胎儿则为敏感用量，易使胎儿中毒，况且胎儿消除药物的能力很低，妊娠期用药极易对胎儿造成各种不良影响。药物剂量过大，用药疗程过长，药物的毒性及其物理化学的特性均能影响胎儿不同时期的生长发育，引起中毒。如地西泮的脂溶性高，孕妇注射地西泮后，胎儿血药浓度与母体血药浓度很快达到平衡，1 小时后在肝、脑中的浓度达到高峰，因其代谢物为 N－去甲地西泮水溶性强而不易返回母体排出体外，于是造成在胎儿体内的蓄积，在用药 6 小时后虽血中总体浓度已经下降，而肝、脑中的浓度将持继 24 小时之久。如在分娩前 3 小时注射过地西泮，胎儿娩出后 24 小时内，胎儿的血浓度仍比母体高而致娩出后出现窒息，吸吮力减弱，体温不升，中枢和周围神经障碍，肌肉松弛等症状，通常叫“松软综合征”；若母体使用了吗啡可使胎儿产生药物依赖性，分娩后造成窒息或呼吸抑制；如果使用了能在胎儿体内代谢的药物，但由于胎儿肝肾功能尚未发育成熟，虽然有一些酶能使某些药物氧化、还原、分解或结合，但直到出生后仍不完善，因解毒能力不足，易造成药物在体内蓄积而中毒，如氯霉素引起的灰婴征、氨基苷类抗生素引起的耳聋及肾损害，和双香豆素引起的出血等都是与药物在体内蓄积有关。一般剂量越大，给药时间越长，越易通过胎盘的药物，在胎儿体内浓度越高，作用越持久，对胎儿的影响也越严重。绝大多数能通过胎盘的药物，对胎儿都不利，因此孕妇用药要十分慎重，尽可能少用药或不用药，绝对不能滥用药。

直至目前为止，对妊娠期绝对安全的用药还很少。因此应尽量减少妊娠期用药，确需用药时要选择“安全”制剂，用于明确的适应症。如孕酮可防止习惯性流产，但在妊娠前 3 个月不能使用，因为①缺乏明确的疗效；②可致女婴男性化；③妊娠前 4 个月使用可能

致胎儿心脏、肢体缺陷。

许多药物如在临产期使用，能对胎儿或新生儿引起意料中的毒性反应，只要事先认识和预防，通常是可以逆转的。如上述吗啡、哌啶、地西泮等宜在婴儿降生后，再用于产妇。

三、妊娠期间用药的不良反应

（1）妊娠期间服用大剂量维生素 A 引起胎儿先天性畸形。如孕妇服用大剂量维生素 A 后，婴儿出现脑积水、小耳、小眼、腭裂，外耳道闭锁、发育迟缓、肌张力减退、先天性心脏病、泌尿生殖器官畸形等，故妊娠期不宜应用大剂量维生素 A。

（2）妊娠期间服用氯喹引起视力障碍。孕妇患恶性疟疾，应用氯喹片，氯喹能聚积于眼角膜及视网膜，发现视力模糊，停药后能恢复，如出现视网膜动脉收缩、水肿及视野缩小则较难恢复。将怀孕小鼠用放射性氯喹静脉注射，发现该药能很快进入胎盘，并聚积于胎鼠眼的黑色组织，当药物从体内排出后，在眼睛组织的药物还能保留约 5 个月。所以，孕妇应用时应在医生严密观察下应用。

（3）妊娠期间经常服用地西泮、氯氮卓、甲丙氨酯及其他催眠药可引起胎儿先天性畸形。地西泮等口服后能通过胎盘进入胎儿，并分布至胎儿骨骼、脑等组织。怀孕初期三个月为胎儿各器官开始形成期，在这时期应用，易引起胎儿先天性畸形；在分娩时如使用地西泮，由于地西泮在胎儿肝脏及小肠内不能代谢，故能影响新生儿的体温调节，延长生理黄疸期，并可引起高胆红素血症，故地西泮等在怀孕初期三个月及临产期不可应用。

（4）妊娠期间多次使用哌替定止疼，影响胎儿成长。哌替定有呼吸抑制作用，孕妇多次应用会增强对胎儿的呼吸抑制，有可能引起胎儿窒息。所以，孕妇不宜多次注射哌替定，近分娩时更应注意。可用安乃近等其他镇痛药。

（5）妊娠期间应用乙醇制剂影响胎儿正常发育。嗜酒妇女怀孕时为滋补，每日饮人参酒或其他酒类，而影响胎儿正常发育。对孕妇的饮酒问题，有不同的说法，一说在妊娠头 3 个月应忌酒，以免发生畸胎，而在妊娠 4 个月以上就不再有致畸作用；也有认为酒可使胎盘发生病变，使胎儿生长发育迟缓，不论妊娠早、中、晚期或临产时均应慎用乙醇制剂或饮酒（酒内含乙醇亦较多）。事实上孕妇饮酒，子宫内乙醇浓度长期较高，可引起胎儿颅面、四肢、心脏缺损，宫内胎儿发育延迟及智力发育延缓，形成胎儿酒精综合征。乙醇中毒还可增加流产发生率与围生期婴儿的死亡。有些婴儿显示出烦躁情绪和其他戒酒症状，与母体孕产时饮酒有关。故怀孕妇女不宜嗜酒或服用酒精制剂。虽然偶而少量饮酒尚无不良影响，还是要求孕妇在早、中、晚期怀孕的全过程中不应常饮酒或酒制品，尤其是大量饮用。

（6）临产妇注射利血平引起新生儿呼吸困难。妊娠妇女由于妊娠高血压，为了避免产时血压过高发生意外，在临产前注射利血平，注射后 2 小时生产，新生儿开始呼吸尚佳，但不久即呼吸困难，面色青紫引起窒息。利血平静脉注射后 1 ~ 3 小时起效，可延效 4 ~ 12 小时，半衰期 50 ~ 100 小时。利血平大部分从肝脏代谢，代谢产物为利血平酸及甲酯利血平酸等，仅约 1% 以原形从小便排出。利血平较易通过胎盘进入胎儿体内。当胎儿在母体时药物可通过母体肝脏代谢，胎儿离开母体后，药物则需靠胎儿自身的肝脏代谢灭活。新生儿肝功能尚未成熟，肝内生物转化酶系统发育尚不完善，使利血平在新生儿体内积蓄。

利血平可引起鼻塞、鼻粘膜充血肿胀、呼吸道阻塞等不良反应，而新生儿鼻部及鼻咽腔短小，鼻通道狭窄，气管和支气管管腔狭窄，粘膜纤毛运动、肺弹力及呼吸肌发育均差，故应用利血平后约有10%胎儿出生后出现嗜睡、鼻塞甚至发生呼吸抑制。所以，产前2周不可应用利血平。

（7）孕妇使用阿斯匹林致产程延长，产后出血增多，新生儿皮肤、眼睛出血并有血尿。血液凝固的过程首先是血小板粘附，接着血小板相互聚集成团块，形成血栓使血液凝固。血小板的聚集与前列腺素（PG）的合成酶（环氧酶）有关。在血小板中含大量PG的前体即花生四烯酸。许多刺激物如胶原、ADP等可激活血小板的磷酸脂酶，使花生四烯酸从血小板膜的磷脂中游离出来，在PG合成酶（环氧酶）的作用下生成许多不稳定的环内过氧化物，其中代谢物在TXA2合成酶的作用下生成TXA2（血栓素A2），而产生血小板聚集作用使血液凝固。阿斯匹林除对抗维生素K的作用外，能使血小板的PG合成酶乙酰化，而抑制环内过氧化物的形成，使TXA2生成减少，影响血小板聚集，延长出血时间，如一次服阿斯匹林0.3~0.6g能使出血时间延长1倍，并持续5~7天。新生儿均有轻微的出血倾向，生产前服用阿斯匹林使这种倾向加重而引起新生儿出血。如孕妇长期应用使产程延长，产后出血增多。产前长期服用阿斯匹林对孕妇及婴儿均不利，故临产前2~5周，不可服用。如出现上述症状，可注射维生素K1，但不宜应用K_3，K_4，因后者可引起新生儿溶血性贫血及脑核性黄疸。

（8）孕妇长期应用碘化物（复方碘溶液等）引起新生儿甲状腺肿及甲状腺功能降低。复方碘溶液为含碘5%及碘化钾10%的水溶液，患地方性甲状腺肿的孕妇长期应用碘化物可引起新生儿甲状腺肿及甲状腺功能降低，甲状腺肿大可机械性阻塞气管或食管，应引起注意。可在怀孕后14周应用，此时胎儿甲状腺开始产生作用，不致引起甲状腺肿。

（9）妊娠期应用苯妥英钠引起婴儿畸形。孕妇患癫痫病，经常用苯妥英钠以预防发作，妊娠期服用苯妥英等乙酰脲衍生物，有30%可引起胎儿乙酰脲综合征，如身体发育不全，颅面、四肢发育不正常，特别是指甲或指骨末端发育不全。所以，妊娠期不可用苯妥英钠。

（10）妊娠期间应用泼尼松糖皮质激素类药引起流产及婴儿先天性缺损。泼尼松等糖皮质激素类药物能增加钙、磷的排泄，还有抗维生素D的作用，减少钙的吸收，如长期应用能抑制骨细胞的活力，减少蛋白质和粘多糖的合成，使骨质形成受到障碍而造成骨质疏松，孕妇长期应用可增加流产及颚裂等婴儿先天性缺损，故妊娠期应慎用。可的松、氢化可的松、地塞米松等其他糖皮质激素类药物亦有类似作用，孕妇不可长期应用。

（11）妊娠期间用普萘洛尔影响胎儿发育。妊娠后引起心动过速，用普萘洛尔治疗，可使胎盘缩小，胎儿发育延迟及新生儿心动缓慢、低血糖等，因此妊娠期不可用普萘洛尔。

（12）妊娠期间服用甲苯磺丁脲引起新生儿血糖过低。孕妇患糖尿病，经常口服甲苯磺丁脲。甲苯磺丁脲为口服降糖药，一次服后半衰期4~6小时，降血糖作用可维持6~12小时，尤其是氯磺丙脲作用比甲苯磺丁脲强而持久，半衰期约30~40小时，降血糖作用更长，能维护24~60小时，可引起新生儿长期血糖过低，故糖尿病孕妇不可用这两种药物，而可改用胰岛素。

（13）妊娠期间长期应用氢氯噻嗪偶可引起新生儿血小板减少及胰腺炎。氢氯噻嗪除排钠外，还能排钾；氨苯蝶啶为留钾排钠利尿剂，合用可加强利尿作用，并能减少钾离子丢失及增加尿酸排出，故合用较好。但氢氯噻嗪属噻嗪类利尿药能引起坏死性血管炎、感觉异常、黄疸、胰腺炎、过敏性肺炎等。如怀孕时应用噻嗪类利尿药，由于药物能通过胎盘进入胎儿，能引起新生儿黄疸、血小板减少及胰腺炎等。因而，孕妇最好不用氢氯噻嗪，如必需应用，只能小剂量短期应用。

（14）妊娠期间长期注射链霉素可引起婴儿听力丧失。链霉素可引起前庭及耳蜗损害，尤其是耳蜗，损害后不易完全恢复，可引起永久性耳聋，故孕妇长期应用可使听力从丧失高音听力至完全耳聋，对孕妇肾功能差者更应注意。链霉素容易透过胎盘进入胎血循环，胎血浓度约为母体血药浓度的一半，故能影响胎儿听力。卡那霉素、庆大霉素、妥布霉素、新霉素等其他氨基糖苷类抗生素亦有类同作用。所以，怀孕期不可用链霉素等氨基糖苷类抗生素，可改用对氨水杨酸钠及异烟肼或其他抗生素药物。

（15）妊娠期间服用四环素影响婴儿出生后牙齿发育或致孕妇肝脏损害。三个月以上胎儿骨及乳齿正在发育，妊娠三个月以上的孕妇，应用四环素可引起产后婴儿骨中四环素沉积及乳齿发育不全，染色、荧光，或牙釉发育不全。尤需注意产前三个月如应用四环素类药物可使孕妇引起严重肝脏损害，对肾损害的妊娠妇女，静脉注射超过每日2g，可引起严重肝损害，甚至死亡，所以，妊娠三个月以上妇女不可应用，对伴有肾功能损害者更应注意。

四、妊娠期禁忌中药

为切实地保障胎儿在母体内顺利生长发育直至分娩，根据传统理论结合临床实践经验，孕妇生病在使用药物治疗的过程中应尽可能避免因用药对胎儿产生不良影响，甚至因药源性缘故造成伤胎、堕胎、小产或给胎儿、新生儿遗留疾患及肌体缺陷。

早在《神农本草经》中已有水银、牛膝、地胆、石蚕能堕胎和瞿麦可破胎堕子的记载，提出注意孕期使用药物的问题。《本草纲目》分列妊娠禁忌药、堕生胎药、治产难药、滑胎药、下死胎药等归纳收录总数达247味之多而最为详尽。凡药物见有堕胎、下胎、动胎、碍胎、行血、破瘀、渗利、滑下、重坠、辛窜等作用者，均属历代医家所列示的妊娠禁慎应用之药。医著尚附录有“妊娠药宜忌歌”以利记诵遵循。如《便产须知》歌曰：“斑蝥水蛭与虻虫，乌头附子及天雄，野葛水银暨巴豆，牛膝薏苡并蜈蚣，棱莪赭石芫花麝，大戟蛇蜕黄雌雄，砒石硝黄牡丹桂，槐花牵牛皂荚同，半夏南星兼通草，瞿麦干姜桃木通，硇砂干漆蟹爪甲，地胆茅根莫用好。”等24部医著录载的药物、食物达432种之多。

我国医药学家李时珍著的《本草纲目》明确指出了妊娠期禁忌的中药，包括既是食品又是药品的物质。是多年实践经验的总结，现介绍如下：乌头、附子、天雄、乌喙、侧子、野葛、羊踯躅、桂、南星、半夏、巴豆、大戟、芫花、藜芦、薏苡仁、薇衔、牛膝、皂荚、牵牛、厚朴、槐子、桃仁、牡丹皮、茜根、茅根、干漆、瞿麦、茼茹、赤箭、草三棱、鬼箭、通草、红花、苏木、麦蘖、葵子、代赭石、常山、水银、锡粉、硇砂、砒石、芒硝、硫黄、石蚕、雄黄、水蛭、虻虫、芫青、斑蝥、地胆、蜘蛛、蝼蛄、葛上亭长、蜈蚣、衣鱼、蛇蜕、蜥蜴、䗪虫、樗鸡、蚱蝉、蛴螬、猬皮、牛黄、麝香、雌黄、兔肉、蟹爪甲、犬肉、马肉、驴肉、羊肝、鲤鱼、蛤蟆、鳅鳝、鳖蟹、生姜、小蒜、雀肉。

第三节　孕妇服装

当青年女子孕育一个崭新的生命，挺着隆起的腹部时，往往为自己逐日粗胖的身体而犯愁，颇有自惭形秽之感，甚至认为这是女性最丑陋的时光。其实大可不必烦恼，你可以去买件最美丽的衣料，做一件漂亮的孕妇服，同样可以显示出特有的女性魅力。

怀孕4～5个月后，体形难免有些变化，由于体内分泌加速，胸部、腹部和臀部突出来，乳房增大，下身也有相对横宽，整个身体变得又粗又圆。根据妇女的这一生理特点，做一件可以调节松身、色泽明快柔和、衣料质地富有弹性和有吸汗能力的孕妇服，以增加孕妇的美感。

孕妇服的款式也很多，有裙袍式、套头长衫式，还有宽摆裙式。无论哪一种款式，都必须根据孕妇的生理特点设计。

孕妇服装首先应该考虑整洁、舒适宽松和穿脱方便，尤其是裤腰更应宽松、柔软，一般要前身开口。为了弥补突出而不稳的体型，前后身应开破断线。打褶的裤子和裙子均以松紧带束腰。要做得长一些，把腹部盖住，这样就显得美观、精神。

孕妇内衣要常换洗，以免影响胎儿发育，妊娠期间不应束胸，鞋袜也要选择适宜。不要穿太紧的袜子，以免影响下肢的血液循环。鞋要合脚，宜穿轻松的便鞋，不宜穿高跟鞋，由于孕妇身体重，行动不便，鞋跟太高一来会加重腰酸和腹坠，二来很容易跌倒，极不安全。

第四节　孕妇睡姿

怀孕到了7、8个月以后，由于自身体重和胎儿体重增加，其负荷变得越来越沉重，已从妊娠的“黄金季节”（4、5、6月）走向了含辛茹苦的后期妊娠时期。中国民间有句俗话：“孕妇挺大肚，坐不行，立不行，睡又不行”，道出了孕妇的艰难。我们且不谈孕妇的坐与立，只谈孕妇的睡姿问题。

孕期的卧位对孕妇身体健康及胎儿的安危有着举足轻重的影响。人的卧位有仰卧位、俯卧位、半卧位及侧卧位之分。根据科学道理，孕妇采取左侧卧位睡姿是最为科学的。这是因为由于胎儿生长发育的需要，母体各系统均发生了一系列的变化，其中要数子宫的变化最为明显。它的重量从50g约增到1200g重，容积从未孕时的4～7ml增至容纳足月胎儿、羊水及胎盘，容量可达5000ml，同时子宫的血管也变粗，以保证足够的营养物质输送给胎儿，并将胎儿的代谢产物及时清除，促使胎儿在子宫内健康地生长发育。由于子宫的明显变大、变粗、容积增大，使它与周围脏器、血管等毗邻的关系发生了变化。妊娠期的体位可直接影响子宫的血流量，尤其是仰卧位时增大的子宫压迫腹动脉，使子宫动脉的压力降低而影响子宫供血，从而使胎盘的供血也明显减少，影响了胎儿的营养供给和代谢产物的排泄。子宫血流量不足时，可使缺血的胎盘释放大量肾素。肾素进入母体血液时，造成动脉压增高，易发生或加重妊娠中毒症。此症的发生，对母婴的健康十分不利，可发生早产、胎儿宫内窘迫、宫内发育迟缓、死胎等。仰卧时，增大子宫压迫下腔静脉，使血液循环受阻，下肢静脉压升高，则是造成某些孕妇下肢浮肿，下肢、外阴静脉曲张或形成痔疮的主要原因。①左侧卧位可以减少妊娠对主动脉、髂动脉的压迫，使之维护正常的张力，保证了子宫、胎盘血液灌注量。②还可以减轻下肢静脉压迫综合症，免除由于增大的子宫压迫下腔静脉，使回流到心脏的血流突然减少，大脑的血液和氧气的供应也减少，而使孕妇出现头晕、胸闷、恶心、呕吐、出虚汗等症状。

从血液动力学的观点出发，静息时心排血量增加是孕妇血循环最主要变化。一般从妊娠10～12周开始增加，其高峰到达时间与孕妇所取的体位有关。取仰卧位时，约在20～24周达最高峰，一般约比未妊娠时增加25%～30%。但孕妇睡姿取左侧卧位，其高峰到达时间移至28～32周。高峰时间的推移正是说明左侧卧位有利孕妇的血液循环所致。

据临床观察，左侧卧位24小时，可利尿1.2～2.4kg；对重度妊娠中毒症患者采取左侧卧位，48小时体重可降低1.2～1.8kg，血压也有不同程度的下降，有利于妊娠中毒症的康复。

根据以上所述和为了给胎儿在宫腔内创造一个完全舒适的生活环境，所以孕妇应取左侧卧位的睡姿。

第五节　妊娠期的性生活

人与普通动物的区别之一在于他能用理智战胜感情，为了第二代的平安健康，控制生理上的需要。夫妻过性生活是婚后夫妇之间极正常的崇高的生活。但当妻子怀孕后，如何过性生活却是应该高度重视。

妊娠头3个月内分泌机制发生改变，一般应避免性生活，以防止子宫收缩而发生流产，因为此时胚胎在母体子宫里还未牢固地生存下来，随时有掉落的危险，性生活时阴道与子宫颈受到机械刺激，腹部会受到挤压，尤其是在性生活过于激烈的情况下，这样一些机械性力量也足以引起流产。因为这些机械性力量会诱发子宫收缩或松弛，另外精液中有某一种能刺激和影响子宫肌肉活动的物质在起作用。现代医学还发现，人体内除精液中有前列腺素外，其他许多脏器都会产生此类物质，子宫肌肉对前列腺素的反应特别敏感，也容易发生流产。此时，孕妇对性交的要求降低；同时还有心理方面的因素，担心性交影响胎儿正常发育和安全；还有身体方面的因素，身体笨重，不灵活，行动缓慢，不方便等；更重要的是妊娠头3个月里，由于胚胎正处于发育阶段，特别是胎盘与母体子宫壁的连接还不紧密，如果性交，很可能由于动作的不当或精神过度兴奋时的不慎，使子宫受到震动，很容易使胎盘脱落，造成流产。即便性交时十分小心，由于孕妇盆腔充血，子宫收缩，也会造成流产。

夫妇过性生活应该相互体贴和谅解，如果男方不能做到这一点，就容易造成孕妇的不愉快和夫妻感情的隔阂，因此，在能不能性交的问题上，应首先考虑对自己将来的孩子有否影响。

当妊娠4~6个月时应节制性交。这是因为这个时候的子宫逐渐增大，胎膜里的羊水增多，胎膜张力逐渐增加，孕妇体重增多，且身子笨拙，皮肤弹性下降，这时期最重要的是维护子宫的稳定，保护胎儿的正常环境。如果性交次数过多，用力比较大，压迫孕妇腹部，胎膜就会早破。胎膜早破，脐带可能从破口处脱落到阴道里甚至阴道外面，而胎儿的营养全靠脐带供应，这种状况势必影响胎儿的营养和氧气，甚至会因而死亡，或者引起流产。即使胎膜不破，没有发生流产，也可能使子宫腔感染。重症感染能使胎儿死亡，轻度感染也会使胎儿智力和发育受到影响，因此，妊娠4~6个月时，虽不严格限制性交，也要有所节制。性交姿势要千万注意：①不要给孕妇的肚子增添压力；②不要给子宫以直接强烈的刺激。所以女性骑坐在仰卧的男性身上，虽然不压迫女性肚子，但阴茎插入太深，直接接触宫颈，刺激宫颈；另一种屈曲位是女性在下，抬高双腿刺激也太强均不宜采用。

当妊娠最后3个月时要禁止性交，尤其是临产前1个月或者3个星期时必须禁止性交。因为这个时期胎儿已经成熟，身长约50cm，体重已达3000g左右，为了迎接胎儿的出世，孕妇的子宫已经下降，子宫口逐渐张开，如果这时性交，羊水感染的可能性更大。有人做了调查后证实，在产褥期发生感染的妇女，50%在妊娠的最后1个月夫妻性交过；如果在分娩前3天性交，20%的妇女可发生严重感染。感染不但威胁着将分娩的产妇安全，也影响着胎儿的安全，可使胎儿早产。如果不早产，胎儿在子宫内也要受到母亲感染疾病的影响，使身心发育受到障碍。如果再夹杂有一些妊娠异常情况，例如前置胎盘，胎盘早期剥离等，未及时处理，又冒然性交，有时会引起孕妇子宫内大出血的危险。

总之，妊娠性交是有害的，即使没有造成不良后果，也会给孕妇心理增加担心和烦恼。为了不影响孕妇和胎儿的健康，夫妻间不但要学会克制情感，而且最好分睡，以免不必要的性刺激。

有自然流产和习惯性流产的孕妇，应在整个妊娠期间都避免性交，千万不要为一时的冲动造成永久的悔恨。

按照人们的传统认识，妇女怀孕期间不宜过性生活，就连以往很多医学教科书也普遍认为在妊娠期是不宜过性生活。而事实上，很多研究结果表明，在孕期有过性生活的妇女所发生的并发症并不比无性生活者多，因此，在妇女怀孕期间，合理地安排性生活，对于母子的健康并无什么影响。

按照妇女的生理特点，可将妊娠期分成3个阶段：

介于妊娠头3个月和临产前2个月之间的这段日子，夫妇过性生活是安全的，在孕期有性欲，说明孕妇的全身性健康状况良好。但是作为丈夫，要理解妻子的性欲有身孕以后可能会有改变。怀孕后由于生理上和心理上起了巨大的变化，大多数孕妇的性欲有所下降，甚至完全消失，部分孕妇的性欲可能没有改变，但也有少数孕妇的性欲可能增强，对于某一个人在怀孕以后的不同时期，性欲改变也有不同，孕早期，由于早孕反应（恶心、呕吐、胃口差、头晕、乏力和心悸等）的影响，性欲下降较明显；孕中期，早孕反应基本消失，孕妇进食较多，体力较充沛，因而性欲较强，但到孕晚期，性欲又下降，所以过性生活要尊重妻子的性欲望，绝对不能在妻子无性欲的情况下强行性交，这样做是十分有害的。值得注意的是，在妇女孕期内，应该减少性交次数，即使性交，要注意性交姿势，避免压迫孕妇腹部，性交动作要轻柔些，不能过于频繁和粗暴，还要注意性生活前后的清洁卫生，对有习惯流产史，早产史、孕期有阴道流血，妊娠高血压综合症，以及妊娠合并心脏病，高血压和蛋白尿病者，在孕期还是应该避免性生活。总之，作为丈夫，应该关心、体贴和爱护妻子，使妻子减轻精神负担和心理压力，否则，会损害妻子的身体健康，以致造成终身痛苦，损害夫妻之间的感情，成为终身的遗憾。

第六节　妊娠期乳房的护理

1. 乳头畸形的矫正　最迟在妊娠早期即要开始对乳头畸形进行矫正，如乳头内陷、内翻、扁平乳头等的矫正，以减少哺乳期的乳腺疾病并保证婴儿良好的喂养。

正常乳头为圆柱状，伸出乳房平面约1.5～2cm，呈一结状。乳头异常小者称乳头过小；未高出乳房皮肤，且牵拉也不高出者，称之为真性乳头内陷；乳头向内翻而不能拉出者称乳头内翻；与乳房皮肤在同一平面而不能竖立者，称为扁平乳头，也称假性陷没乳头；乳头中央有一横裂者为横裂乳头；极少数在乳晕处有两个或两个以上乳头，称之为多乳头。

乳头内陷多由于乳头及乳晕的平滑肌发育不良，致乳头不能突出之故。

扁平乳头、内陷和内翻乳头均可使哺乳发生困难，甚至根本无法哺乳，使乳汁淤积，继发感染，而引起急性乳腺炎。甚至在非哺乳期，也可能由于局部蓄积分泌物，而引起慢性炎症、疼痛及恶臭。久而久之，可在慢性炎症的基础上，继发癌变，故应及时给予处理，尤其在妊娠前期。

对扁平或凹陷乳头者，可先用温水洗净后，再用手指向外慢慢牵拉按摩，或用胡桃壳或小酒盅扣下，外加布带压紧，亦可用拔火罐法向外吸出。根本无法纠正者，可用玻璃乳罩间接吸乳。

对乳头内翻者，可先用负压吸引纠正，即将1个5ml空注射器外管扣在乳头上，用一个橡皮管连接在另一个5ml空注射器上，抽吸形成之负压有助于乳头吸出。

对非手术疗法不能使乳头膨出的重症者，可行乳轮切开术，即将乳轮以外切开，使乳头延长。具体操作如下：

先用美蓝沿乳晕边缘画出圆形切开线及8条较短的放射状切口，其中水平方向相对的2条线较长，并且越过乳晕边缘。然后用0.5%普鲁卡因且加1%肾上腺素几滴于其中，在乳晕皮下行浸润麻醉。

麻醉后，在标志线上先切开横切口，切透皮肤，进入皮下组织，再切开环状及放射切口，用5～0号缝合线穿过乳头作牵引，然后用尖刀沿乳头旁作环状切开，将乳头轻轻提起并分离环状的平滑肌纤维。如发现肌纤维紧张，可切断其中一部分，但注意勿损伤乳腺管及附近小血管，直至外翻的乳头及周围的乳晕成伞状突起为止。然后在四周皮肤小切口上切除8块三角形皮肤，这样就可缩小乳晕的周径，以防止乳头再度内陷。最后将乳晕周围皮肤与肌肉组织作褥式缝合，并在乳晕上下将乳晕创缘各缝 1 针，并将其余创缘在上下方向作适当的剪修及拉拢缝合。

对乳头内陷者还作新月形切除法、菱形切除法和乳轮切开乳头延长术。在进行以上手术时，切除皮肤组织不可过深，以免损伤乳腺导管。一般皮下注射麻醉药后即将皮下组织与乳管分离。

2. 乳房卫生　在妊娠期，尤其是妊娠后半期，要注意乳房的清洁卫生。乳头是个勃起组织，表皮较嫩而易损伤，如乳头皲裂，并易发生乳晕炎以及乳房感染等。因此在妊娠期的最后 2 个月，即应开始做乳头的保健工作。乳头上出现分泌物，要常用肥皂和清水清洗，洗后稍微涂些植物油。同时可用柔软的新毛巾轻轻摩擦乳头，使它受到锻炼，使其表皮逐步老化、结实，改善血液循环，以增强乳头的抵抗力。

分娩后，在每次哺乳前用温开水擦洗乳头和乳晕，尤其在夏天炎热多汗及乳汁过多经常外溢的妇女更要常清洗。产妇要洗净双手，尽量不要用手揉捏乳房。应该用合适的乳罩将乳房向上托起，防止乳房下垂，有利于血液循环，增加泌乳量及预防感染。如乳头、乳晕有感染病灶（乳头皲裂、乳头炎、乳晕炎等）应及时治疗，以免发展为乳腺炎，并可避免因其而引起的小儿肠道感染。

第七节　妊娠保健运动

在分娩前夕，女性身体变化较为显著，如腹部肌肉拉长松弛，骨盆底部肌肉结实。由于胎儿在体内的发育也直接影响孕妇的血液循环等系统，所以，这一时期要特别注意做孕妇保健操，不断增加人体的氧气含量，防止由于妊娠期体重增加和重心变化引起的肌肉疲劳和机能降低，并松弛腰部和盆部肌肉，锻炼与分娩直接有关的关节和肌肉，为将来分娩时婴儿的顺利娩出打下基础。

至于妊娠几个月能做哪种操，哪些情况不能做操，这完全由医生来决定。所以妊娠保健操完全应在医生的认可下才能进行。孕妇保健操的具体步骤是：

（1）脚部运动。通过踝关节、脚尖的活动来增强血液循环，并锻炼脚部肌肉。①深坐椅子上，腿和地面垂直，双脚并拢，脚心平放。②脚尖使劲上翘，待呼吸一次后，再恢复原状，以后又重复做。③将一条腿放在另一条腿上，上面腿的脚尖慢慢向上活动，然后再换另一条腿，动作同上。④每次活动 3 分钟左右。

（2）盘腿坐运动。通过伸展肌肉，可以松弛腰关节。①盘腿而坐，精神集中，背部挺直，双手轻放膝盖上。②每呼吸一次，手就压一次，重复进行。③按压时须用手腕向下按膝盖并一点点加力，让膝盖尽量接触床面。④每次各做 5 分钟左右。

（3）摆动骨盆运动。目的是加强骨盆关节和腰部肌肉的柔软。①仰卧、双腿直立，双膝并拢。②双肩紧靠床上，双膝带动大小腿向左右摆动，像用双膝在空中画半圆，动作要慢，要有节奏。③左腿伸直，右膝直立。④右腿膝盖慢慢向左侧倾倒。⑤待膝盖从左侧恢复原位后，再次向左倾倒，反复多次后，再换另一条腿做同样动作。⑥运动时间最好安排在早晚，各做5~10次。

（4）推动骨盆运动之一。目的是除了松弛骨盆和腰部关节外，可使产道出口肌肉柔软，强健下腹肌肉。①仰卧位，后背紧贴床面，双膝直立，脚心和手心平放床上。②腹部向上突起呈弓形，默数10下左右，再恢复原位。③运动时间最好选在早晚，连续做5~10次。

（5）振动骨盆运动之二。①呈趴下体位，头低着，后背呈圆形。②抬头挺胸，使后背翘起。③上体向前方慢慢移动，翘起，并保持重心前移的姿势。每呼吸一次做一次，反复做。④运动时间最好安排在早晚，5~10次为宜。

第八节　孕妇营养

（一）孕妇禁忌的饮食

（1）饮食。芥末、山俞菜、辣椒、咖喱等辛辣的食品对孕妇有刺激作用，少量摄取没有太大关系，多了就会刺激肠胃，严重的还可能导致流产、早产，是应控制的食品。若孕妇的肾脏欠佳、血压高则更应该避免食用辛辣的食品。

（2）饮料。冷的东西吃多了会引起下泄，下泄又刺激直肠，从而引起子宫充血，给孕妇带来不良后果，特别是怀孕早期，更应注意这一点。咖啡、可可、红茶这些饮料喝多了，也会使人兴奋而难以入睡，而孕妇需要多休息，休息好，所以这些饮料还是不宜多喝，特别是咖啡，一般都认为它会妨碍生长期的胚胎细胞分裂，对孕妇有不良影响，应尽量少饮用。

（3）咸的食物。对于食盐的营养价值，前面已经提到。另外要注意的是孕妇应控制对食盐的摄取量，否则会加重肾脏的负担，从而发生浮肿。调味应尽量清淡，但是，味道太淡了，又会影响食欲，最好是能做到清淡又不失口感。比如，可用酸食品或香料代替盐做佐料，还可以灵活地使用醋、柠檬、柚子、芝麻来调味，对一些食品使用多些油炒或油炸，便可做到用盐少，又不失味道，若加进一些柠檬，味道会更好。

（4）有些孕妇爱补些复合维生素药物，即使是有益的也要经过医生同意，确定无弊时方能使用。可以说，怀孕期服用任何药物对孕妇、对胎儿都会有不同程度影响，所以要慎重用药。

（二）孕期科学营养

营养是人体身心健康的物质基础。孕期的营养尤其重要，因为它不仅影响到胎儿正常发育，也影响到出生后婴幼儿的体力和智力。需知先天不足者，后天也难调整。

有调查表明，孕期蛋白质的缺乏，不利于胎儿中枢神经系统的发育和功能的健全，使30%的幼儿出现精神或智力不正常，反应迟钝、记忆力差。孕期很少吃肉食因而缺锌，日后孩子阅读能力也会差些。有人对生有唇裂婴儿的母亲进行了孕期营养调查，发现40%的母亲在孕期有营养缺乏症，另外60%有不同程度的贫血。因此，应该合理而均衡地安排孕期的饮食，保证营养的全面供给。

营养对妊娠妇女本身也是重要的，既要保证自己正常新陈代谢的需要，又要给胎儿发育所需，当然需要良好足够的饮食。而良好的饮食，适宜的膳食，可减轻妊娠初期的不适反应，可以减少妊娠后期发生的某些疾病的可能性，对产后促进乳汁分泌也是有益的。不过，妊娠妇女对食物往往有“不”的要求，如特别喜欢吃酸的、甜的或辣的；有的迫切希望吃到某种食物，想吃个够；有时想吃平时从不愿吃的东西等等。对于这些，一般都可给予满足。有人曾对部分孕妇作过营养调查，发现她们对蛋白质、钙、维生素的摄取普遍不足，患贫血的也不少（患贫血者达36.3%，夏季为18.3%）。可见，防止孕妇营养失衡，既是关心孕妇的健康，更是为了优生优育，其重要意义是不言而明的。

1. 怀孕早期（1～3个月）　胎儿生长较缓慢，对饮食中热能及各种营养素的需要量与孕妇基本相似或略有增加。由于此时孕妇常有不同程度的恶心、呕吐、厌食、厌油、嗜酸等异常，故此期的饮食宜清淡而易于消化。晨起可吃些干的淀粉食品，如烤馒头片、烤面包干、苏打饼干、甜饼干等。在3次主餐外可根据条件增加副餐2～3次，使每餐进食量不致过多，力争不引起呕吐。吃饭时应少喝汤。如有轻度呕吐，休息一会再设法补食。也可按妊娠呕吐食疗法处理。此期应多食蔬菜、水果，进食一些高营养食品如鱼、禽、蛋等，要多注意饮食的质量。

2. 怀孕中期（4～6个月）　这时早孕反应多已停止，胎儿发育增快，此时需要足够的热量、蛋白质和维生素，不可挑食忌口，也不应该迷信蜂王浆、珍珠粉、巧克力之类的补品。鲜牛奶，羊奶含有优质蛋白质及多种无机盐（100ml牛奶中含钙约100mg），也是维生素A、D，维生素B_1、B_6的食品来源。每日应供250～500ml，鼓励不习惯饮用者从少量开始，逐渐增加至需要量。

蛋类是提供优质蛋白的最佳天然食品，也是脂溶性维生素及孕妇特别需要的叶酸、维生素B_1、B_6、B_2的丰富来源，铁的含量也高。每天可食鸡蛋1～3个。

鱼、禽、畜的瘦肉及动物血液，都是蛋白质、无机盐和维生素的良好来源，每天饮食中最好供给50～150g，如有困难，可用蛋类、豆类代替。

各种动物肝脏是孕妇必需维生素及铁的优良来源，也是供给优质蛋白质的良好食品，可每周食1～2次，每次100g左右。大豆及其制品是植物性食品中蛋白质、B族维生素和无机盐的丰富来源，豆芽中含丰富的维生素C，可经常食用。新鲜蔬菜（尤其是深色菜）是每日必需之营养品。它含必需维生素、无机盐、食物纤维素较多，每日应吃0.5kg左右。若能每日供给新鲜水果150～200g，如生食西瓜、香瓜、番茄、黄瓜等，则更有益。为保证碘摄入，应常食用海带、紫菜、海鱼、虾、虾皮、鱼松等食品。

一般来说，怀孕中期的每日食谱可这样安排：粗细粮各约200g；鸡蛋2～3个或豆制品100～200g；瘦肉或鱼100～200g；牛奶或豆浆250ml；植物油30ml，蔬菜0.5kg，虾皮或海米5～10g，水果适量。

3. 怀孕末期（6个月到分娩）　此期的各种营养素大致与中期同，略增加，但由于此期正是胎儿脑细胞磷脂及细胞增殖的“敏感期”，所以，更要注意补充含蛋白质、磷脂和维生素丰富的食品，以促进智力的发育，对脂肪和糖类食品要限制，以免热量过多，使胎儿长得过大，影响分娩。

此时，大量孕激素使胃肠平滑肌松弛，水分被肠壁吸收，故常引起便秘。因此粗纤维、新鲜水果、蔬菜要增加食量。此外，这期间要增加核桃、花生、芝麻、葵花子等食品。这些食品富含不饱和脂肪酸，可减少日后小儿皮肤病的发病率。多吃肝、木耳、青菜、豆汁等富含维生素 B_{12}、叶酸等食物，可减少出生后贫血症发病率。常用些含碘食物，可减少小儿痴呆等病的发病率。

总之，孕期特殊的生理需要，饮食品种要多样化，并调配合理，虽不必过精，但必须全面。

为保证各种营养素能被充分利用，减少丢失，必要的烹调方法也是应当掌握的。

第十五章　产前准备

第一节　产力保养

产力是指产妇将胎儿从子宫中逼出的力量。它包括子宫收缩力、腹肌和提肛肌收缩时产生的排挤力和向下的压力。其中子宫收缩力起主要作用，它能使子宫颈口扩张、开全，迫使胎儿下降，腹肌及提肛肌收缩力能协助宫缩将胎儿及其附属物排出体外。所以，在盆腔和胎儿都正常的情况下，产力是促使分娩的主要动力。

如果产妇产力不足，则子宫收缩无力，腹肌及提肛肌收缩时产生的压力不足，难以使胎儿先露头部下降，子宫颈口不能正常扩张，使整个产程延长，导致难产。在第二产程中，当胎儿已降至子宫颈口或阴道时，由于产力不足，胎儿迟迟不能娩出，胎头长时间地受到阴道前壁、子宫口及耻骨联合弓下缘的压迫，一方面可引起胎头血肿，另一方面使产妇局部组织因长时间受压而引起功能异常，如产后大便困难，产后小便不通等。

产力大小因人而异。产妇年轻、体质强健、少病痛者，产力较强，分娩较快，且少痛苦；体力劳动者或平素好活动者，其产力亦强，分娩较快；若产妇年龄较大，或身体虚弱多病，或为脑力劳动者，或素来好逸少动者，其产力较弱，分娩困难且多痛苦。此外，产妇情绪的好坏以及能否有效地同医生配合，也会直接影响产力。

分娩是一次较为繁重的体力劳动，产力的好坏、大小会直接影响生产的顺利与否。产力的大小也非一时能产生的事，这要靠平时锻炼和孕期保养。

（1）加强孕期和临产时的营养是保护产力的重要措施。孕期宜多食用含蛋白质较高和维生素丰富的食物，如瘦肉、禽、蛋、乳、鱼类、新鲜蔬菜及水果。孕期营养丰富，不但能促进胎儿生长发育，又能增强孕妇的抗病力，保证孕妇有一个健康的身体进行分娩，临产前，孕妇必须吃饱喝足，最好进食些热能较高的食物，如大米、白面、玉米、红苕、红糖、鸡蛋等，都能增加产力。

（2）劳逸适度。孕期不可过劳，也不可过逸，常见有的妇女一旦怀孕，便过分强调休息，稍有不适，就要求开假条，甚至连日常家务活也懒于去做。更有甚者，无故整天卧床不起，生怕伤害了腹中的小宝贝，怕流产。其实，越是不动，胎儿越得不到应有的锻炼。相反，如果孕期适当劳动锻炼，能够增加体力，加强子宫和腹肌收缩力而有利于安胎，有利于增加分娩时的产力。如果孕期过于讲究安逸舒适，卧床不起，往往会引起血气运行不畅，中气虚弱，以致影响胎儿生长发育。临产前也会由于元气不足，无力推动胎儿外出，气血阻滞、胎儿迟滞不下而出现难产。所以，妇女正常妊娠，绝不可整天卧床不起，应该与平时一样参加劳动。只有到临产时，才要适当休息。

孕期切不可过劳，过劳也会伤产力。孕期内不做超过自己体力所能胜任的劳动。因为劳动强度超过自己肌肉的负荷时，会使肌肉、骨骼受到损伤，以致不能负重。当盆腔肌肉、腰肌受损后，分娩时宫缩无力，腹肌及提肛肌收缩无力，胎儿下降困难而导致难产。

（3）应注意预防各种疾病发生。尤其是慢性消耗性疾病，如肺结核、肝炎、肠胃炎、关节炎、心脏病等。疾病不但消耗营养，降低产力，还会影响胎儿生长发育，以致流产。特别是妊娠晚期，更应该注意预防疾病的发生，哪怕是一般的感冒、咳嗽、腹泻等都要影响产力而导致难产。预防方法是：预产期内注意饮食有节，不过饥，不过饱，加强营养；生活起居应有规律；保持外阴清洁，勤换内裤，常用温开水洗涤外阴，或用 1∶5000 的高锰酸钾液冲洗外阴；不到人群密集的地方去；不去餐馆进餐；遇到家中或周围有传染病人，应当注意隔离和消毒。

（4）临产时保持精神愉快。产妇不可有任何紧张、忧虑情绪，因精神过度紧张，会扰乱中枢神经系统的正常功能活动，以致大脑皮层过度疲劳，因而影响正常的子宫收缩，这是产力不足和子宫收缩异常的重要原因之一。临产时，要尽量设法消除紧张、恐惧情绪，排除各种精神刺激。

第二节　产前检查

人们常说："女人生孩子如过鬼门关，一脚在关（棺）内，一脚在关（棺）外"。也有人说女人生孩子是"儿奔生，娘奔死，生死只隔一层纸"。这就是说，女人生孩子是很危险的事情，不能麻痹大意。女人在分娩前后确实是一段艰难多变的历程，它关系到母子两条生命的安危。因此，要保证产妇与胎儿的健康，每个孕妇都必须定期到医院做产前检查。

一般来说，怀孕 28 周（7 个月）前，每 4 周检查一次；28 周到 36 周，每 2 周检查一次；36 周到分娩前，每周检查一次。产前检查的意义在于：

（1）孕妇在生孩子之前进行一次全身健康检查，可以发现孕妇有无隐藏的慢性疾病。如发现疾病，可以提早治疗，以免由于怀孕使病情加重。

（2）产前检查，便于及早发现异常，及早进行处理。例如胎位不正，孕妇往往自我没有感觉，而通过产前检查，就很容易发现，及早纠正，方法既简单又安全。如果不进行产前检查，临到分娩时才发现胎位不正，再纠正时就很麻烦，不但需要一定的条件而且还要进行必要的手术，来不及纠正的，甚至会威胁到母子的生命安全。

（3）产前检查能够帮助孕妇了解生产的各个过程，减少顾虑，保持健康。在分娩时。医生可根据孕妇在妊娠期间所作的产前检查记录，了解孕妇的情况，作好应付紧急情况的准备，消除某些造成难产的因素，预防难产的发生。如产妇在生孩子后突然大出血，要是孕妇本来就贫血，再碰上这种急性大出血，就有可能发生危险。如果在产前检查中发现孕妇贫血，及时治疗，那么它经受出血能力就增强，危险性就要小一些。

除此之外，产前检查还可以发现其他许多问题，例如骨盆狭窄、妊娠中毒症（血压增高、浮肿、尿少）、母子血型不合、多胎或羊水过多等等。针对各种问题，医生可以进行及时的诊断处理，帮助孕妇安全度过孕期，平安娩出胎儿。

产前检查大体有以下几个方面：

（1）记录病史。病史，就是与疾病有关的资料记载，内容包括孕妇的过去和现在的身体健康状况，月经史、结婚史，妊娠分娩史及家庭其它成员的健康史。这些都是妊娠分娩的参考资料。

（2）腹部检查。腹部检查是诊断胎儿方位和了解胎儿情况的一种最简便最重要的方法，它包括视诊、听诊和触诊。视诊的目的是了解宫底的高度及外形；听诊是了解胎儿心音正常情况与否；触诊是了解胎儿的大小及宫底高度是否与妊娠月份相符，是正常的头先露，还是异常的臀和肩或者其他部位先露，如果是异常，就要早期及时纠正，以保证顺利分娩。

（3）全身检查。全身检查就是了解发育及营养状况，身长步态，全身有没有浮肿，各器官特别是心脏有没有病变，四肢有否畸形，体重变化，乳房发育，乳头大小及有无凹陷等。

（4）测量骨盆。提供分娩方式。

（5）测血压、尿蛋白，下肢水肿等。

第三节　临产前的心理准备

许多人对于分娩的经过缺乏了解，很难想象这么大的一个婴儿是怎么生下来的。某些传闻更是夸大其词地形容分娩是如何如何的痛苦，使得许多产妇对分娩感到恐惧。当然，分娩是产道被撑开而让婴儿通过，所以痛是不可避免的。但这种痛又是因人而异，有人并不感到很痛，分娩时的阵痛是自然现象，与受伤、疾病的疼痛有本质上的区别。

人感受到痛是大脑皮层中枢神经的作用。如果自我感觉不安，中枢神经会有非常敏感的反应，痛就会更厉害。所以，消除对分娩的恐惧不安，保持平静的心情，分娩时就不会感觉太痛。对于人体来说，心情舒展，肌肉也会放松；心情紧张，肌肉就会绷紧。分娩时，婴儿是从狭窄的产道出来的，只有肌肉和骨盆放松，婴儿才能顺利通过。如果产妇这时精神非常紧张，则肌肉也会绷得很紧，产道不容易撑开，婴儿不能顺利出来，疼痛就会更厉害。

第四节　产前的物质准备

（1）住房。①要阳光照射充足，有利于钙的吸收及对孩子有益；阳光不充足，室内阴暗潮湿，产妇就会患关节疾病，小儿也易患感冒等疾患。②通风良好，但不能有串堂风或直吹风。③温度适宜。

（2）产妇住院需准备临产及产后用的消毒卫生纸、洗漱用品、产妇换洗的衣物、必要的营养补品、新生儿出院时穿用的衣物、大毛巾被以及尿布等。①婴儿衣类。a. 汗衫

（贴身衬衣3～5件），用漂白布、薄棉针织布或纱布制成，分别做成没袖、三分袖和七分袖的小衣服。按季节穿用。b. 长袖衣（3～4件），是保暖用的贴身衣服，多用针织布和棉绒毛巾制成。夏天则不需要准备。c. 棉背心（2件）、毛背心，保暖用。夏天不要准备。d. 棉外套（或棉斗篷）、大毛衣（1件）。授乳和外出时使用。主要根据出院季节而定。或是毛织品、绒毛织品等也可以。e. 尿布（30块）。用柔软、吸水性强的布料。呈正方形，每块一组。小块尿布两块一组。自备的尿布要煮沸消毒，晒干待用。f. 尿布套（3～4块）与短裤配套。选择通气性能好的法兰绒。g. 安全别针（3只），用于扣紧尿布、毛巾和被套等。h. 纱布毛巾（10块），授乳、抹脸，或作婴儿围嘴用。

②寝具 a. 垫被（2床），用吸水性好的棉布。面积为70×120cm，棉花2.1～2.3kg。b. 被子（1床），用纯棉、化纤都可。但被里一定要棉织品、要备套子。夏天不用。c. 棉毛巾（1～2块），薄毛法兰绒毛巾，四季通用，也可兼用作棉斗篷。d. 被单（3床），吸湿、柔软、容易洗的棉布。e. 毛巾（2块），折二三叠。当小枕头用。f. 水袋（一个）胶质，当水枕。

③调乳器具 a. 哺乳瓶（2个），饮奶、喝水或果汁各一个。用耐热耐高温消毒的硬质玻璃奶瓶。瓶外应有刻度，便于掌握喂养量。b. 胶乳嘴（3个），奶头要用橡胶制品。新奶嘴使用前用热针头扎两个小孔。c. 煮奶用小锅（1个），最好有刻度。d. 洗瓶刷（1个），硬质尼龙小刷子。

④入浴用品 a. 浴盆（1个），能放入婴儿整个身体的长形大盆。b. 小洗脸盆（1个）。c. 冲凉、洗脸巾（2块），用吸水性能较好的绒毛织物。d. 水温计（1个），入浴前调测水温。夏天38～40℃，冬天在40～42℃。e. 体温计（1个）置家中备用。f. 药绵（1小盒），擦抹婴儿身体脏污及油腻。g. 橄榄油（1瓶），必要时使用。

（3）产妇的衣服。产妇的衣着应随着四季气候变化而进行相应的增减调给。夏天产妇的衣着被褥皆不可过厚，以穿着棉布单衣、单被、单袜避风即可。被褥须用毛巾制品，也能吸汗去暑湿，总以不寒不热为好。若汗湿衣衫，应及时更换，以防受湿，这就是养生家所说："时当暑，必将理以凉"的方法。冬天产妇的床铺衣着均需柔和，床上厚铺垫褥，被盖宜软而轻。衣着宜穿棉衣、羽绒服之类，脚着厚棉线袜、羊绒袜。背心和下衣尤须保暖。春秋季节产妇衣着被褥较平常人稍厚，以无热感为好，穿薄棉线袜。

坐月子的衣着应注意以下各点：

（1）衣着应宽大舒适。有些产妇怕产后发胖，体型改变，或者以瘦衣服来掩盖已经发胖的身型，便穿紧衣服，进行束胸或穿牛仔裤。这样的装束都不利于血液流畅，特别是乳房受到压迫极易患乳痈（奶疖）。正确的做法应该是衣着略宽大，贴身衣服以棉衣为好。腹部可适当用布带裹紧，以防腹壁松弛下垂，也有利于子宫复原。

（2）衣着要做到厚薄适中。产后因抵抗力有所下降，衣着应根据季节变化注意增减。天热就不一定要穿长袖衣、长裤、头包毛巾，不要怕暴露肢体。如觉肢体怕风，就可穿长袖衣。但夏季应注意防止长痱子或引起中暑。

（3）衣着要常换。特别是贴身内衣更应经常洗换。短裤在产后10天内最好一天一换，上内衣也要两天一换，以保持卫生，防止感染。

（4）鞋子宜软。以穿布鞋为佳，勿穿硬底鞋，更不要穿高跟皮鞋，以防产后足底、足跟痛、或下腹酸痛。此外，产后不要赤脚，赤脚会受凉，对身体不利。

（5）如果不是在冬天屋子有漏风，就不要戴帽子或包头。在冬季外出时，可适当蒙一下头，也不要包得过严。

在家分娩的准备　有的孕妇可能准备在家里分娩，特别是一些偏远的山区或农村，离医院远或受经济条件限制，在家分娩者不算少数。即使在城市，如果身体健康，年龄在35岁以下，妊娠期经过医生检查，一切正常，家中环境和人员具备，个人愿意在家中分娩也可以。

生孩子是一件大事，如果准备在家中分娩，切不可预先不准备，临时抓瞎。那种以为在家里分娩一切方便，不做任何准备的想法，实在害死人。

（1）在怀孕过程中，尤其在怀孕晚期，必须经产科医生检查确定为妊娠正常后，才可以在自己家里分娩，这一点切不可忽视。有的产妇在怀孕过程中从未经过产科医生检查，自认为一切正常，在家中分娩，结果有的发生难产，有的发生产后大出血，又来不及送医院抢救，造成母婴双亡，令人抱恨终生。所以，要想在家分娩，就必须经过产科医生检查，这是先决条件。

（2）要准确掌握预产日期，并提前与医生或有经验的接生员联系好，以免分娩时乱了手脚。在家分娩，千万不可不用医生（或接生员），只用家中老年人接生，那样遇到情况会更糟。

（3）要选择合适的产房。产房要求卫生条件好，通风，明亮，暖和。如果房内温度太低，易使产妇感冒，新生儿也容易发生硬皮症．同时要准备好宽敞的床铺，床垫不可太软，否则既不方便产妇分娩过程中用力，也不便于接生人员保护产妇会阴，最好用普通硬板床，若家中只有软床，可在床垫上加放木板，在木板上铺上褥子。

（4）要准备一块像单人床大小的塑料布或油布，另准备消毒卫生纸及月经带若干，清洁的内衣，内裤2~3套，消毒过的脸盆2个，消毒过的竹筷子1双。另外，还要准备好煮开水用的锅和炉，以及两壶温开水及肥皂、毛巾等。

（5）准备消毒过的脐带布（长66cm、宽10cm）3条，如能买到药用消毒纱布最好。

（6）准备好新生儿的衣服、尿布、包被等。

（7）准备好交通工具，以备在分娩中出现意外，及时将产妇送到附近医院。

第十六章　正常分娩与特殊分娩

第一节　正常分娩

1. 临产　初产妇临近预产期，往往心情都很紧张，因为不知道什么时候分娩，什么样的症状才是临产前的征兆，生怕一不小心发生意外。分娩是有一定预兆的，孕妇只要了解分娩前的几个预兆，就可以临产不慌，做好准备。临产一般有3个预兆：

（1）腹部规则性阵痛。足月的孕妇常有下腹坠痛或腰部酸痛感觉。如果疼痛的持续时间比较短且不规则，经过卧床休息后可以减轻、停止，这是不规则子宫收缩，也叫假临产。如果腹部是有规则性阵痛（即子宫收缩有规律，通常间隔6~7分钟），休息后也不停止，且腹痛一阵紧似一阵，间隔时间逐渐缩短，疼痛持续时间愈来愈长，且逐渐加剧，这才是临产前征兆。

（2）阴部少量流血（又称“见红”）。分娩前的最可靠的征兆是在分娩前24~48小时内，子宫颈口开始活动，使子宫颈口附近的胎膜与该处的子宫壁分离，毛细血管破裂而经阴道排出少量血，并与宫颈管内的粘液相混而排出。这种阴道流出的血性粘液便是我们俗称的“见红”，医学上叫“血先露”。“见红”，是分娩即将开始的一个可靠征象。因此孕妇在预产期已到，并已有不规律宫缩的时候，应及时发现这种征兆，特别是发现靠阴道口的短裤处有潮湿不适之感时，应立即查看短裤上有否这种血性分泌物。如有则应刻不容缓地去妇产科医院，以防不测。

有些情况也可造成阴道出血。例如，妊娠晚期或临产时，发生无痛性反复出血是前置胎盘的主要症状。这种情况不是分娩前兆，应注意鉴别。但一般来说，产前检查正常，平时又无异常情况，到了预产期，曾有过不规律宫缩，这时如发现阴道流出血性粘液，均是临产前的可靠征兆。

（3）羊水流出（俗称破水，又叫破膜）。妊娠晚期，如果孕妇阴道有稀薄透明的水样液体流出，量比较多（尤其是站立时更易涌出），这是临产前胎膜早破的征象。

以上任何一个征兆出现，都说明分娩即将开始，应当做好准备，及时去医院待产。出现阴道流血或胎膜早破的孕妇应平卧待产，不可随便走动，以免发生意外；有腹部阵痛征象的孕妇，不痛时尽可能下地走走，活动活动，可促进分娩。

2. 分娩过程　分娩是指子宫开始出现有规律的收缩到胎盘完全娩出时止的整个过程。这个过程被产科医生人为地分为3个产程：

第一产程是指子宫开始出现有规律的收缩到子宫口开全时为止，称为开口期或扩张期。开始时，子宫每隔约 10 ~ 15 分钟收缩一次，每次收缩的时间很短，收缩的力量也很微弱。以后，间歇的时间渐渐缩短，每隔 3 ~ 5 分钟一次，收缩的时间延长而收缩的力量也加强。随着子宫收缩的逐渐强烈，子宫口就慢慢扩张。此后，大概每 2 ~ 3 分钟就有一次子宫收缩，每次维持 1 分钟左右，这时子宫口也就全开了。

在第一产程中，产妇的情绪十分重要，绝对不能紧张，如果感到腹部发胀或者腰部发酸，要斜倚床旁用手轻轻按摩下腹部。深吸气时，双手自腹的两侧向腹中内方向按摩；呼气时两手从腹中部向两侧按摩，如此反复，可使产妇精神放松，有利于消除分娩前的紧张、恐惧心理。在第一产程中，产妇还要懂得以下几件事：

（1）剃毛。临产后，接生人员要把产妇下身的阴毛剃去。这样做是为了能够比较彻底地洗干净阴部，减少发生产褥感染的机会。

（2）饮食。好多产妇在临产后不肯吃东西，这是不对的。因为整个分娩过程的时间较长，而且精力的消耗也很大，如果没有足够和充沛的精力，在分娩时就要付出更大的代价，有损自己的健康。

（3）灌肠。所谓灌肠，就是通大便。当接生人员估计胎儿在短时间内不会生出来时，一定要给产妇灌肠，因为灌肠有两个好处，一是加强子宫收缩，缩短产程；二是避免分娩时由于下迸排出粪便而污染阴部，增加感染的机会。

（4）小便。贮藏尿的膀胱位于子宫前面。膀胱膨胀起来会影响胎儿的下降和子宫的收缩，因此，临产后隔 2 ~ 3 小时，产妇就应该解一次小便，假如自己解不出来而膀胱又胀得厉害，接生人员必须为产妇导尿。

（5）肛门检查。为了了解宫口扩张和胎儿下降的情况，接生人员隔些时间就要给产妇做一次肛门检查。这时产妇要尽量合作。

（6）行动。如果胞浆水还没有流出，子宫收缩不强，产妇可以起床走走，下床活动可以促使子宫收缩加强，早点分娩。

第二产程是从子宫口完全扩张到胎儿产出为止，是娩出期。这时子宫收缩持续时间延长，间歇时间缩短，收缩的强度已经达到最高峰，所以，羊膜也在这个时候破裂，同时有胞浆水流出来。由于胎儿下降到骨盆底、压迫直肠的关系，产妇常有要大便的感觉而不由自主地往下迸。迸气可以增加腹内胎儿的娩出。此时，产妇应该听从接生人员的指导，在宫缩刚开始时吸一大口气，随着宫缩的加强而向下迸气，用腹压像解大便样用力往下迸，以帮助胎儿克服在产道运行过程中所遇到的阻力。同时，枕头略为抬高，两腿上屈，足蹬床，用双手抓住床两边的带子或把手，吸一大口气迸住，再用力往下挣，迸气的时间越长越好。宫缩间歇时应抓紧时间安静休息，让体力能及时得到恢复，准备迎接下一次即将出现的宫缩。如果感到口渴难忍，可饮少量液体，但不能暴饮，应以润唇为宜。

胎儿一露顶，接生人员会通知产妇“呵气”，此时绝对不能再迸气和用力了，但要做短促的呼吸运动。臀部不能扭动，否则会影响接生人员保护会阴，胎儿娩出得太快，下身就容易撕裂。

第三产程是胎儿娩出到胎盘排出的阶段，也就是胎盘娩出期。等胎儿一娩出，子宫底就缩到了肚脐以下，暂停止收缩。这时候，产妇除了疲乏之外，再也不觉得有什么不舒服了。几分钟后，子宫再收缩，胎盘就与子宫壁分离。等胎盘全部排除，整个分娩过程也就结束。

第二节　特殊分娩

1. 会阴切开　到怀孕末期，外阴部变得又肿又软，多亏这种变化，阴道口周围在分娩时才能很好地扩张，以便让婴儿通过。但是，若初产妇扩张情况不好，分娩的速度快，在还未扩张时胎儿就出来了，就会出现从阴道到会阴的撕裂。医生为了不出现撕裂，用手控制着胎儿的前进，等待着阴道口的扩张（这叫做保护会阴）。但是为了不使分娩时间拖长，要在撕裂出现前切开会阴。比起撕裂的伤口，还是切开的伤口恢复得快，而为了不使感染也是积极施行切开的理由之一。施行切开手术，是在做阴部神经麻醉或阴道口周围的皮下浸润麻醉以后，从阴道到会阴切开3cm左右，在分娩后将刀口缝合。

2. 产钳分娩和胎头吸引分娩　分娩有一个时机问题，稍微错过了，正常的分娩也会发生异常。这样的病例并不少。也有这样的病例：在怀孕期的诊察和检查中，知道有某种程度的异常，分娩时胎儿突然紧迫假死；或产妇在怀孕过程中什么问题也没有，在分娩时却突然发生子痫；还有，就是胎盘早剥，在婴儿还不具备出生条件时，胎盘就剥离了，如果不能及时发现，胎儿会死亡，有时还会对母体产生影响。

发现这些异常时，必须尽快从体内将胎儿取出。为此要施行产科手术。例如，如果胎儿已进到出口，可施行阴道胎头吸引分娩法或产钳分娩法。

吸引分娩是用吸杯放在胎儿的头顶用力拉出。产钳分娩是用钳子将婴儿的头，也就是将双侧颞骨夹住，用力拉出的分娩法。

过去由于产钳分娩引起颅内出血或死亡，或发生智能障碍。或引起手脚麻痹，其后果是很麻烦的，所以现在不轻易使用产钳分娩。

3. 剖腹产　所谓剖腹产，就是不通过产道将胎儿取出。方法有几种，大部分采取所谓腹式剖腹产，切开产妇的下腹部和子宫的方法。

施行剖腹产的情况有两种：一种是产前就清楚地知道不能自然分娩，能够预测出胎儿和母体有危险时；另一种是在自然分娩过程中发生什么异常，必须紧急取出胎儿时。例如，胎儿头部与盆腔不适合，骨盆狭窄；或胎儿过大，胎儿通不过骨盆时；或初产出现臀位时；高龄初产妇大多软产道坚韧，也就是产道发硬，胎儿不易通过时；前置胎盘、胎盘早剥、脐带脱出，以及有子宫破裂，有合并症等情况时。

剖腹产，是为了将母子从危险中抢救出来必须采用的方法。然而，尽管近年来产科麻醉技术发达，输血也简单了，加上广谱抗生素的应用，手术的情况也良好，但毕竟是有相当危险的，不能断言绝对安全。术后母体的恢复缓慢，又在腹壁残留疤痕。不管怎么说，自然分娩无论对母体还是对胎儿都是最好的。

剖腹产的注意事项：

（1）提前就决定做剖腹产手术的人，一旦发生宫缩，应立即住院，因为必须在胎儿未进入产道时施行手术。

（2）从手术前6~7小时开始不许进食。

（3）即使第一次分娩是剖腹产，下一次分娩如医生认为是正常的也可以自然分娩。

（4）剖腹产的次数，尽管有个体差异，但不能超过3次。

（5）手术后伤口疼痛，住院时间长，授乳开始的晚。

（6）与下一次怀孕的间隔，必须比自然分娩长些。

4. 臀位分娩　臀位有各种各样的形式，全臀位（蹲着，屁股和腿先出来）、单臀位（腿伸直贴着脸，屁股先出来）、膝位（跪着，膝盖先出来）、不全足位（站着一条腿上举，另一条腿先出来）、全足位（双腿站立着出来），按这个顺序，分娩一个比一个复杂。

臀位分娩的危险是脐带脱出，在婴儿生出以前，脐带先出来，脐带夹在胎儿的足部和骨盆之间，因此不能供给胎儿氧气。而且由于大脑袋最后出来，分娩时间拖长，胎儿越发缺氧。如果确实认为是臀位，应让医生决定是自然分娩还是剖腹产。如果有可能是自然分娩，可用臀位牵引术，在胎儿的身体露出的时候，将胎儿拉出。

需要施行剖腹产的是：胎儿的位置非常不正，有合并症、大年龄的初产妇，胎儿的头部与骨盆不适合，子宫口未开时发生破膜、脐带脱出等情况时。

5. 双胎，多胎分娩　双、多胎分娩必须注意的是，与单胎相比因为肚子大，子宫肌被拉长，出现宫缩乏力或分娩后发生弛缓出血的比率也高，而且容易早产，生早产儿的多，因此必须在设备齐全的医院里生产。只要没有特别的异常，会自然分娩的。

第三节　剖腹产与正常分娩

十月怀胎，一朝分娩。胎儿在母体内发育成长一般需要经历280天。在这280天的妊娠期中，母体孕育胎儿的子宫随着胎儿的发育在逐渐扩张。等到胎儿成熟，子宫就不再扩张，而是收缩，迫使胎儿排出，这就是所谓的“瓜熟蒂落”，这在医学上称之为阴道式自然分娩。如果孕妇身体健康，在经过严格的产前检查和正常的助产条件下，绝大多数人分娩是平安顺利的，产后母体恢复也是较快的。但是，现在有一种不良倾向，就是有不少产妇在临产时要求施行剖腹产手术，她们认为阴道式分娩太痛苦，还不如挨一刀干脆、爽快，既不损伤产道（即阴道），又能保证婴儿的安全，并认为剖腹产的婴儿要比阴道产的婴儿聪明。于是，在临产时不管是否具备手术指征，坚决要求剖腹产。而有的医生也不认真掌握手术指征，致使剖腹产率逐年上升。到底剖腹产好，还是阴道分娩好呢？应做客观的评价。

人类为了繁衍后代，通过长期的逐渐演变和进化，妇女的身体结构也变得有利于分娩。一般来说都可以顺利分娩，因此，经阴道分娩才是正常的分娩途径。这对母子都有好处。

（1）临产后有节律的子宫收缩、舒张，能使胎儿的肺脏得到锻炼。同时，子宫收缩还能使肺泡扩张，为出生后的自动呼吸创造有利的条件。而剖腹产儿较阴道分娩的新生儿容易发生呼吸窘迫综合症。

（2）胎儿经阴道分娩，由于产道的挤压作用，可将胎内积贮在肺、鼻腔和口腔中的羊水及粘液挤出，减少新生儿的并发症。而剖腹产儿却是无法做到的。

（3）经阴道分娩时，因胎头受子宫收缩的挤压，头部充血，对脑部的呼吸中枢提供较多的氧气和刺激，出生后容易激起呼吸而啼哭，至于胎头被拉长变形，这是自然现象，过

1～2天就会消失，不留痕迹，也不会影响小孩子智力。国内外调查材料证实，剖腹产和阴道自然分娩的孩子的智力并无差异，剖腹产儿决不会比阴道分娩儿聪明。

（4）阴道分娩可使产门扩张得很大，有利于产后恶露的排泄，也有利于产后子宫的复原。当然，剖腹产也并非一无好处，它可以在短期内取出胎儿，结束分娩，在难产或母儿有异常情况下，起到了特殊的作用。但我们不能只看到剖腹产有利的一面。还要看到剖腹产给母体带来痛苦和危害的一面。人们常说“刀伤药再好也不如不拉口”，这句话是有道理的。凡是具备阴道分娩条件的产妇，任何时候都不能轻率决定做剖腹产手术。

什么情况下的产妇才施行剖腹产呢？用一句医学术语来讲，就是正确掌握剖腹产指征。所谓指征，是指不具备阴道分娩的条件，也就是说，迫不得已的情况下才施行剖腹产手术。常见的指征是骨盆狭窄和胎儿过大，造成头盆比例不相称，形成分娩困难；其次是胎儿位置不正常或因为某种原因造成胎儿发生子宫内窘迫，等待阴道分娩不利于胎儿安全；再者是因为胎盘早期剥离或前置胎盘发生流血，危及母儿安全又不具备阴道分娩条件；最后是因为母体有严重疾病、需要尽快娩出胎儿，如妊娠高血压综合症和严重的心脏病或以前做过剖腹产，或子宫肌瘤剔除术后有子宫破裂的危险等。偶然因产妇年龄过大，婚后多年不孕或反复多次自然流产经保胎至足月的珍贵儿，虽不具备上述手术指征，但能确保胎儿安全，也可以做剖腹产。

任何事情都是有一利必有一弊，剖腹产手术后的并发症要比阴道分娩后的并发症多2～5倍，只要施行剖腹产手术，就有发生并发症的可能。剖腹产患并发症中，最常见的是感染，其发生率在2%～10%之间。轻者只是切口感染，延长了切口愈合的时间，重者可发生子宫内膜炎、子宫肌层炎、盆腔结缔组织炎、腹膜炎、血栓静脉炎，甚至发生败血症，有时可造成产妇死亡。因此，应该高度重视，无原则地做剖腹产手术是应该制止的，只要产妇的身体健康，就应尽量争取经阴道分娩。

第四节　分娩异常现象

（1）子宫破裂。在娩出力和产道的阻力不一致的时候，分娩障碍中最不幸的合并症就是子宫破裂。破裂的原因有：胎儿位置异常、胎儿过大、狭小骨盆、子宫口坚韧、子宫畸形、子宫或卵巢肌瘤、宫缩异常等。此外，还有子宫壁过度扩张引起的自然破裂和由于产科手术引起的人为破裂。

破裂是在宫缩的高潮时突然发生的。产妇自觉腹内像有什么被打碎的那样剧烈的疼痛，难以忍受。如果有破裂的先兆，做剖腹产手术最适合。子宫口已经开全时，可施行胎儿缩小术。但是如果已经发生破裂，只能做剖腹手术了。这时，如有感染危险，应摘除子宫。

（2）子宫颈管裂伤。和子宫破裂一样，在分娩出力过强时，容易发生的是子宫颈管撕裂。由于高龄初产而颈管阻力过强时、胎儿过大时、胎儿的位置有异常时，颈管遭受强力而致伤分娩后，子宫收缩良好，阴道和外阴部没有伤口，但鲜血总是不断时，可以认为是颈管撕裂。由于出血容易引起急性贫血，因此必须充分注意。如果发生撕裂，要立即缝合，救急处置办法是用纱布和消炎药条填塞阴道伤口，如果是轻伤自然会止血。

(3) 胎盘滞留。婴儿出生后不久，胎盘就会脱落。胎盘迟迟不脱落叫做胎盘滞留。使用子宫收缩剂，或从腹部往下推，促使剥离，或用手和器具取出，但这是医生做的事，产妇不用操心。

(4) 产后出血。分娩后，子宫收缩不好，胎盘剥离面的血管不闭锁，总是流血，叫做产后出血。分娩免不了要出血，一般的出血量是300ml左右，超出这个量，就是异常出血。出血500ml以上者占10%以上，出血1000ml以上者占3%，1500ml以上者占1%。出血多了，产妇就觉得身上发冷，严重时出冷汗、呕吐、呼吸和脉博加快，陷于休克状态。

产后出血的原因，大多是由于多胎或羊水过多症，而使子宫肌伸张，分娩后收缩不好。按分娩次数做比较，发现分娩次数越多，出血率越高。因此，分娩多次的人，必须注意出血问题。

虽然每个产妇都有恶露，但每人排出的量是不同的，平均总量约为500～1000ml。各产妇持续排恶露的时间也不同，正常的产妇一般需要2～4周，少数产妇可以持续1～2个月。

第五节　产后检查

经过42天的产褥期休息和调养，一般产妇会感到身体基本恢复了，也就是接近坐月子的结束时间了。但究竟身体恢复如何，婴儿是否正常，还必须经过产后检查才能确知。所以，产后检查不是可有可无，也不能用自我感觉良好来代替。

产后检查内容：大的方面包括产妇和婴儿两个方面，各自又有其具体检查内容。

(1) 产妇方面。首先要检查盆腔器官，看看子宫是否恢复正常；阴道分泌物的量和颜色是否正常；子宫颈有无糜烂；会阴和阴道的裂伤或缝合伤口是否愈合等；同时还要测量血压，看看血压是否正常；对于有合并症的产妇，如患有肝病、心脏病、肾炎等，应到内科检查；对怀孕期间有妊娠高血压的产妇，还要检查血压是否仍在继续升高，如有异常，应积极治疗，以防转为慢性高血压；其次要量体重，如果发现体重增加过快，就应适当调整饮食，减少主食和糖类，增加含蛋白质和维生素较丰富的食物。另外，对于产后无奶或奶少的产妇，医生要进行饮食指导，或给以药物治疗。

(2) 婴儿方面。医生通过对婴儿进行详细检查，了解婴儿生长发育是否正常，营养状况如何，脐带断落情况怎样，以及有无其他异常等。

第十七章　产妇常见病及保健

第一节　产后易发病症及其治疗

虽然孕妇从沉重的大肚子状态解放出来了，但是在产褥期间，也有恶露、会阴痛、乳房变化等等不少使产妇烦恼的症状和异常。有的是生理现象，不用担心，有的则是病态，必须及早治疗。

1. 子宫复原不全

由于子宫收缩不好，尽管分娩后已经过去好多天，但子宫还比较大而且柔软，迟迟恢复不到原来的样子，红色和褐色恶露一直持续不断。偶尔有人还自诉下腹部疼痛。

原因是由于子宫残留有胎膜和蜕膜，服用子宫收缩药和压迫子宫可以治愈。如果这些方法不行的话，必须施行子宫内容物清除术。分娩后轻率地早期离床，或在膀胱、直肠里存尿存便，不及时排出，也是造成子宫恢复迟缓的原因之一，要充分注意。

2. 胎盘残留

有的人在分娩后不久，发现突然出血，这是因为胎盘和胎膜等一部分残留在子宫腔内。

治疗时要施行子宫内容物清除术，在排出残存物的同时，要使用子宫收缩剂、止血剂等药物，以保证安全。

3. 晚期出血

晚期出血也是分娩后不久发生的出血现象，这是从一度止住血的子宫颈管裂伤和阴道壁的伤口等处再次出血，应立即缝合伤口。一般产妇在分娩 24 小时后，都会有少量的血性物质从阴道里流出来的，一般随着时间的推移和自己注意卫生，会渐渐消失。但个别产妇产后 5 ~6 天，仍从子宫大量出血，这是不正常的现象。这种晚期出血应引起高度重视。

分娩后，胎盘附着面的蜕膜血管内血栓形成，这是子宫复原的生理过程，一般在 3 周后栓塞逐渐纤维化，完全阻塞管腔。如发生感染，局部不能如期复原，血栓溶解脱落，血窦重新开放，可发生大出血。如果分娩时处理不当，部分胎盘小叶、胎膜残留在宫腔内，经过一定时期后，坏死脱落，使附着的血管裸露或蜕膜长时间残留在宫腔内，都可影响子宫的如期复原而致产后大出血，一般多发生在分娩后数日至 20 天内。

残留的胎盘组织坏死，引起纤维素沉积而形成的息肉状物，可影响该部分胎盘附着处复原，发生子宫出血。子宫粘膜下肌瘤，产后子宫滋养细胞瘤等也可引起产后出血。

剖腹产时，由于缝合过密，特别在角部，容易影响血运而发生坏死，可造成严重子宫出血，也可由于子宫切口对合不好，导致感染坏死，发生大出血。在剖腹产日益增多的情况下，此类情况应特别引起注意。

产后出血多发生在分娩数日，甚至20～30天之后，剖腹之后的出血甚至可发生在产褥末期，表现多为急性反复出现的大出血。胎血、胎膜、胎盘息肉所致的大出血在发生之前，可先延续有少量阴道出血，恶露增多，但一般无腹痛症状，失血过多，过急，可致休克，应引起高度注意。

对于产后出血的治疗应依病因而定。子宫复原不良者，除刮宫外，应予子宫收缩药物。刮出物不论是胎盘组织还是坏死蜕膜组织，均应做组织学检查，术后予以子宫收缩药物，并密切观察病人。对术后仍有多量出血，尤其反复出血者应迅速在病人情况许可下做子宫切除术，术后仔细检查子宫出血原因。剖腹产出血者多系创口感染未愈，血管破裂，故常需切除子宫。处理前后应给予抗感染药物。

为了预防产后出血，在胎盘娩出后，必须仔细检查胎盘或胎膜有无残留，胎膜边缘有无断裂的血管残痕，如有，应在当时取出。剖腹产的子宫切口必须看清楚切缘出血点，结扎后再缝合子宫。缝合松紧、间隔要适当，不可过紧过密。有感染可能者应予以预防性抗感染治疗。对于产后出血的妇女，最重要的是不能粗心大意，不能单纯认为出血是产后的正常现象。当发现有出血现象时，除了注意卫生，预防由于不卫生造成的感染，应及时去医院诊治，以防不测。

4. 产褥感染

产褥感染，俗称“月子病”。它的涵义很广，概括一切在产褥期中由于产道感染而引起的疾病。

致病细菌可能在产前、产时或产后从外界侵入，也可能早就存在于产妇体内。外来感染的途径主要有三：①接生人员的双手及所用器械消毒不严，带入细菌；②同产妇接触的人的呼吸道中有细菌，通过谈话、咳嗽传播；③空气中的灰尘传播细菌。自体感染多见于临产前不久有过性交和洗过盆浴的产妇。产妇其他部分，像呼吸道、肠胃道、泌尿系统或皮肤上的细菌，也可能通过产妇双手或经血液散播，而侵入产道。至于肠道和膀胱内的细菌，由于部位邻近，可以直接渗入阴道。

虽然产褥感染发病轻重与入侵细菌的种类、数量及毒性有一定的关系，但是产褥感染发生与否，主要取决于产妇局部和全身的防御能力。如果产道没有损伤，局部组织健康和产妇身体强壮，即使有致病细菌入侵，也不一定发生感染；如果产道损伤，局部组织不健康以及产妇的体质较差，即使致病的细菌感染不严重也会致病。所以产前有贫血、营养不良、妊娠中毒症或其他疾病，产时营养和水分补充不够，产程延长，产时、产后失血的产妇，由于全身的抵抗力削弱，容易得产褥感染。还有胎膜早破、产前出血、产道裂伤、胎盘滞留的产妇，由于局部改变有利于细菌的入侵孳生，也容易发生产褥感染。

产褥感染的起始总是创面感染。子宫颈、阴道和会阴的裂伤皆有可能成为细菌进入的途径，而胎盘剥离面更是细菌孳生的良好场所。除局部的创面感染外，细菌还可经淋巴、血循环扩散，或直接蔓延，引起子宫内膜炎、子宫旁组织炎、血栓性静脉炎、腹膜炎，甚至菌血症与败血症。所以产后发热时不要滥用退热药，以免延误治疗。

另外，急性盆腔结缔组织炎、腹膜炎、栓塞性静脉炎、急性输卵管炎等都可引起产后发烧的现象。特别是感染性静脉炎累及股静脉者，患者患肢肿胀、变粗、皮肤发白、下肢疼痛明显，也就是人们称谓“股白肿”。对于这类患者的感染，皆需应用抗菌素。由于炎症多为厌氧与亲氧菌引起的混合感染，可根据不同的细菌采用有效的药物治疗。例如厌氧菌可用林可霉素、灭滴灵、青霉素、卡那霉素、庆大霉素等。对严重感染者静脉给药效果较好；对中毒症状严重者，短期加用可的松类药物是有益的。对外阴、阴道局部感染者，可根据情况采取热敷、及时引流等方法治疗。腹膜炎腹腔有脓液者，必须做剖腹探查和引流，多处有脓灶处也应仔细排脓。

上呼吸道感染、肾盂肾炎、乳腺炎等也可能使分娩后的产妇发生高热的症状，应注意与这些疾病的鉴别。

预防方法：在处理恶露时要注意清洁，更应注意外阴部等局部的清洁、卧床休息、保暖；此外要摄取适当的营养，保持全身状态良好。

5. 后宫缩

在产褥初期，有轻微的下腹部疼痛。这是由于子宫在不规则地收缩，叫做后宫缩和产后腹痛，不是病症，不必担心。

分娩过程快的人和难产妇感觉强烈。初产妇如果在子宫或阴道内残留着血块或部分胎盘、胎膜的话，也会导致痉挛性子宫收缩，有时会错认为是后宫缩。

6. 会阴缝合的疼痛

有时会阴缝合的伤口痉挛或疼痛，但在拆线以后，就不会再疼了。如果还继续疼的话，也许是有血肿形成，因此要请医生诊断。

7. 恶露的恶臭

胎儿娩出后，在一定时间内产妇阴道仍有血样分娩物流出，这就是医学上所说的恶露。正常的恶露有血腥气味，并不臭。它包括从宫腔排出的血液、坏死的蜕膜组织、粘液及产道的细菌。在产后的不同时间里，恶露的内容各不相同，我们可以通过不同时期恶露的内容物来观察是否有异常现象。一般正常产妇的恶露有3种不同的情况：①血腥恶露，又名红色恶露。这是产后第1~4天内排出的分泌物，呈鲜红色，含有较多的血液，量也比较多，一般可与平时月经相似，或稍多于月经量，有时还带有血块。②浆液性恶露，呈淡红色，其中含有少量血液、粘液较多的阴道分泌物，还有细菌生长。在产后4~6天左右排出。③白色恶露，是在产后一周以后排出的呈白色或淡黄色的恶露。其中含有白血球、蜕膜细胞、表皮细胞和细菌等成分，形状如白带，但是较平时的白带多些。

虽然每个产妇都有恶露，但每人排出的量是不同的，平均总量约为500~1000ml。每个产妇持续排恶露的时间也不同，正常的产妇一般需要2~4周，少数产妇可持续1~2个月。

孩子吃奶时，吸吮奶头，可引起反射性子宫收缩，有利于子宫腔内的恶露排出。大部分产妇恶露在1个月时可停止，如果产后3个月恶露仍淋漓不净，属于恶露不净，肯定有病理因素存在。常见的原因有子宫腔感染，子宫腔内有妊娠产物如胎盘、蜕膜、胎膜等组织遗留，子宫复原不全等，最严重的并发症是绒毛膜癌。这些都是不可忽视的病理现象，因而，如遇到产后恶露持续不净时，需要及时去医院检查治疗。

如果在1个月后，恶露不净，同时伴有臭秽气味或腐臭气味，或伴有腹痛、发热，也可能是子宫、附件（输卵管、卵巢）、阴道有感染；如果排出恶露量逐日增多，颜色逐日变红变深，或出现淤块，都属于异常现象；或有子宫出血，或有宫颈、阴道创伤，或有感染情况发生，这些情况应及时引起注意，并到医院检查治疗。

8. 痔疮

怀孕期患痔疮，经过分娩一般都易恶化。而且因为在分娩时用很大的力量，在分娩后2～3周里红肿，而且特别疼，因为怕疼有大便也憋着，引起便秘，使痔疮更加恶化，就形成恶性循环。除用唑药和软膏等治疗外，应注意饮食，不要形成便秘，不要早期离床。只需一个月左右，红肿和疼痛都会消失。

9. 妊娠中毒症的后遗症

一般来讲，即使得了妊娠中毒症，分娩过后血压也就降下来，浮肿消失，蛋白尿也没有了，但是偶尔也有分娩后还是原样未变。此外，也有的在怀孕期间什么也没有，可是分娩后出现妊娠中毒症的症状。

主要的症状是浮肿、蛋白尿、高血压等，这些症状有时会单独出现。产后要接受周密的检查，出现症状时，应接受治疗。特别是在怀孕期就有症状的人，要进行饮食疗法和安静等，要遵医嘱。放任自流的话，会留下后遗症，下次怀孕时，症状会加重，还可能患慢性肾炎。出院后应充分休养，在完全好转以前都要接受检查和治疗。

10. 耻骨联合分离

骨盆的耻骨联合部分在分娩时分离了，一活动就特别疼，要固定骨盆进行矫正。

11. 子宫脱垂、阴道前后壁膨出

由于分娩，支撑子宫和阴道的骨盆底的肌肉和韧带松弛，子宫从骨盆底垂落和阴道壁膨出。其程度各不相同，但初产妇几乎没有这种情况，多见于难产妇，严重时必须施行手术。

12. 乳头裂伤、表皮剥落

乳头裂伤在初产妇比较多见。这是由于乳水流通不畅，或者还不熟悉授乳，因而使授乳时间拖长，造成乳头破溃，乳头受伤，乳头和乳晕的表皮剥落。趁伤口小时，敷上铋糊软膏，注意乳头清洁，以免细菌感染。如因为疼痛而拒绝授乳，可采取带乳头帽授乳，或挤奶喂等方法，防止乳汁滞留。

13. 淤乳（乳汁滞留症）

乳汁滞留在乳房中，引起淤乳，乳房胀的硬梆梆的，红肿、发热。如果置之不理，会成为乳腺炎的病因，因此必须治疗。做乳房按摩，挤出乳汁就会好转，但随便进行是危险的，要尽早接受医生的诊治，遵医嘱行事。

14. 乳腺炎

在母乳授乳期发生的乳腺炎，叫做产褥乳腺炎，这是由于淤乳处置不当引起化脓，或从乳头伤口进入化脓菌引起感染。乳房红肿发硬，疼痛也很剧烈，体温可达38℃左右。发展到严重的时候，积存的脓使乳房变得又软又大，最后从乳头往外流脓，这时要切开排脓。在治疗初期，要常挤乳，要充分将乳房挤空或用冷毛巾暂时冷敷，病情会减轻一些，根据情况要使用抗生素和消炎剂。乳房发硬或疼痛剧烈时，尽早请医生诊治。

预防方法是做乳头和乳房的按摩，保持清洁，不要把乳汁保留在乳房内。

15. 膀胱炎、肾盂肾炎

产后，由于容易造成排尿困难而进行导尿，或是憋尿，或恶露的处理不清洁，或因分娩使膀胱粘膜受伤，都会引起尿路感染，导致膀胱炎、肾盂肾炎。

预防方法：勤作恶露处理，注意清洁，不憋尿是最为重要的。

膀胱炎的症状是尿频（尿的次数增多），有残留尿感（排尿后总觉得没尿净），排尿时疼痛，尿混浊。

肾盂肾炎是细菌感染波及肾盂，因此几乎是与膀胱炎并发。突然感到冷，忽而高烧达40℃左右，忽而又降下来。被感染的肾脏附近有压痛感。和产褥热相似，尿混浊，化验出细菌后可与产褥热区别。用抗生素治疗，如治愈不彻底，容易再犯。

16. 排尿障碍

许多产妇，尤其是初产妇，在分娩后一段时间内会出现小便困难，有的产妇膀胱里充满了尿，但想尿又尿不出来；有的产妇即使能尿，也是点点滴滴地尿不干净；还有的产妇膀胱里充满了尿，却毫无尿意。其原因是：在怀孕期，孕妇体内的水分主要靠排尿和出汗等排出体外。但在怀孕晚期，由于增大了的子宫压迫膀胱，使膀胱肌肉的张力降低，在分娩时，胎儿的头又长时间紧紧地压迫膀胱，使膀胱肌肉的收缩力减弱，因此，虽然分娩后子宫对膀胱的压迫减轻，但由于膀胱肌肉张力的下降和收缩功能的减弱，膀胱已无力将其中的尿液排除干净。另外，有些产妇在分娩时做了会阴侧切术，小便时尿液刺激伤口引起疼痛，导致尿道括约肌痉挛，也是产后小便困难的原因。也有些产妇不习惯在床上小便，也会引起小便困难。如果产后5~6小时仍排不出尿液，医生称之为产后尿潴留。

分娩后8小时还没有自然排尿可采取以下方法处理：

（1）预防产后排尿困难的方法最好在产后6~8小时主动排尿，不要等到有尿意再解。排尿时要增加信心，精神放松，平静而自然地去排尿，特别要把注意力集中在小便上。

（2）如不能排出尿液，可在下腹部用热水袋敷或用温水熏洗外阴和尿道周围，也可用滴水声诱导排尿。

（3）为促进膀胱肌肉收缩，可用针刺关元、气海、三阴交等穴位，也可肌注新斯的明0.5mg。

（4）可取中药沉香、琥珀、肉桂各0.6g，用开水冲服。

若以上方法仍无效，应该在无菌操作下行导尿术，并将导尿管留置24~48小时，使膀胱充分休息，待其水肿、充血消失后，张力自然恢复，即可自行排尿。

17. 便秘

产妇分娩后最初几天，往往发生便秘，有时3~5天不解大便，或者大便困难，引起腹胀、食欲不振，严重者，还会导致脱肛、痔疮、子宫下垂等疾病。引起产后大便困难的常见原因有以下几点：

（1）由于妊娠晚期子宫长大，腹直肌和盆底肌被膨胀的子宫胀紧，甚至部分肌纤维断裂，产后腹肌和盆底肌肉松弛，收缩无力，腹压减弱，加之产妇体质虚弱，解大便时用不上力气，又不能依靠腹压来协助排便，解大便自然发生困难。

（2）产妇在产后几天内多因卧床休息，活动减少，影响肠子蠕动，不易排便。

（3）产妇在产后几天内的饮食单调，往往缺乏纤维素食物，尤其缺少粗纤维的含量，这就减少了对消化道的刺激作用，也使肠蠕动减弱，影响排便。

（4）躺在床上排便不习惯。

（5）会阴切开或痔疮疼痛不能用力等各种不利的因素相互重叠，导致便秘。

预防产妇便秘一是产妇应适当地活动，不能长时间卧床。产后头两天应勤翻身，吃饭时应坐起来。两天后应下床活动。二是在饮食上，要多喝汤、饮水。每日进餐应适当配一定比例的杂粮，做到粗细粮搭配，力求主食多样化。在吃肉、蛋食物的同时，还要吃一些含纤维素多的新鲜蔬菜和水果。三是平时应保持精神愉快，心情舒畅，避免不良的精神刺激，因为不良情绪可使胃酸分泌量下降，肠胃蠕动减慢。

便秘的治疗：用黑芝麻、核桃仁、蜂蜜各60g。先将芝麻、核桃仁捣碎，磨成糊，煮熟后冲入蜂蜜，分2次1日服完，能润滑肠道，通利大便。也可用中药番泻叶6g，加红糖适量，开水浸泡代茶频饮。用上述方法效果不明显者，可服用养血润燥通便的四物五仁汤：当归，熟地各15g，白芍10g，川芎5g，桃仁、杏仁、火麻仁、郁李仁、瓜蒌仁各10g，水煎2次分服。便秘严重者可给予灌肠排便。

18. 贫血

从怀孕期贫血就没有得到改善的人，分娩后会恶化，即使是从前没有贫血的人，由于分娩时出血，也可能变成贫血。特别是有弛缓性出血或子宫颈管裂伤等情况时，容易变成贫血。

19. 头痛、头沉重感

产后，有贫血的人、血压高的人、因剖腹产使用过麻醉药的人、疲劳过度的人等，有时会感到头痛或头沉重。如果充分睡眠，症状可以缓和，严重时请教医生。

20. 手脚麻木

产后，有浮肿时，或产后疲劳不能充分消除时，有时会出现手脚麻木。偶尔还会感到手无力、腿沉重，这些症状会随着身体的恢复而消失。与生产时消耗钙过多，而致钙缺乏有关。

21. 肌肉发硬和疼痛

既要支撑大肚子，又要在分娩时消耗热量，腰部肌肉发生酸痛。在产褥早期过量活动也是造成腰痛的原因之一。一周左右能得到缓解，如久拖不愈时，应请教医生。

22. 腰、腿疼

产后一段时间发生经常性的腰、腿疼，但检查化验不是风湿或类风湿病，其主要原因是生产时，各大关节松弛时得不到恢复或耗能较多，经适当出汗后再补钙，一般都能得到缓解。

第二节　产后乳房的护理

1. 哺乳期的乳房健美

女子胸部丰满与否同饮食有密切关系。发育成熟的乳房，脂肪居多数，腺体仅占1/3，所以脂肪的多或少，决定乳房是否丰满和有无弹性。妇女妊娠期间乳房会逐渐增大，不过脂肪组织的体积并未增大，相反还有所减少，这就为乳房复原创造了条件。因此，妊娠末期至哺乳期乳房增大不十分显著者，停止哺乳后乳房依然恢复原来美的形状。有人认为乳房是孩子的粮仓，在怀孕、哺乳期间吃得好，乳房大而乳汁多。营养好固然对母子有利，但脂肪和糖类糕点食品吃得过多却容易发胖。乳房部位的脂肪堆积过多，可致使乳房下垂，体态臃肿。其实，乳汁分泌的多或少不在于乳房的肥大和瘦小，而是决定于乳腺腺泡的发育程度。

一些乳房瘦小的妇女，借助哺乳的机会，可促进乳腺的完全发育，使乳房丰满，增添了体形美。产后哺乳，既是孩子增强抗体的最好营养，又是乳房健美的很好办法。因为，哺乳可促进乳腺的完全发育，使乳房丰满起来，为形体美增姿添彩。需要注意的是，产后不要突然停止喂奶，否则，乳腺内压升高，乳汁分泌受抑，腺体就会萎缩。哺乳对产妇有好处，能消除乳房的胀、硬、疼痛，促进子宫收缩，利于体形的恢复。

哺乳后出现乳房下垂现象，与支持乳房的悬韧带是否有韧性和两侧胸肌是否强壮有力有关，与哺乳没有多大关系。为保持乳房丰满匀称，体态优美，必须坚持做操、游泳等体育锻炼，才能使支撑乳房的胸部肌群壮实发达，延缓乳房萎缩，防止乳房下垂。

哺乳应适可而止。一般来讲，9 个月以后乳汁的分泌量日渐减少，乳腺也自行复原，此时断奶有利于恢复乳房的自然健美。

2. 合理的哺乳时间及正确的哺乳姿势

有规律地刺激乳房使之排空乳汁，是保持泌乳的必要条件。产后 12 小时即可哺乳。此时乳量少或无乳，主要通过吸吮刺激泌乳，第 1 ~ 2 天每 6 小时喂 1 次，每次 3 ~ 4 分钟，以刺激泌乳，以后每 3 ~ 4 小时 1 次，夜间减少 1 次，以便产妇休息。

哺乳时间过长，可使乳头受浸过久而发生皲裂等损伤，再者就是因为婴儿在哺乳的头 5 分钟内，已将需要量的 2/3 吸入，所以，在哺乳 15 分钟时，乳汁中的各种营养成分达最高浓度，也就是说这段时间是哺乳的最佳阶段。只要双乳轮流进行喂奶，既可以达到最佳哺乳阶段，又能避免对乳房的损伤，是一举两得的好办法。

一般产后 2 ~ 3 天开始泌乳，在乳汁尚未正式分泌前，可挤出少许稀薄黄色的乳汁(因其含胡萝卜素较多而呈黄色)，称为初乳。初乳蛋白质含量高，脂肪含量较低，营养丰富，易于消化且富有酶、抗体和矿物质，又有轻泻作用，最适于初生婴儿。

每次哺乳时，如果乳房内乳汁没有吸完，应设法把剩奶按摩挤出或者用吸奶器将其完全吸出，才能维持乳汁的最大分泌量，并借以保护乳房。

保持哺乳的正确姿势，有利于婴儿充分哺乳及乳房的排空。产妇可采用侧卧式、半坐式、或坐式哺乳，以全身充分放松和舒适为原则。如果采取侧卧式，尽量将枕头垫高；如果是半坐位式（半卧位），背后要垫上棉被等软物，力求舒适；如果坐在椅子上，最好脚踩一小板凳，避免不适、过于紧张。正确的喂奶姿势，能使母亲的血液循环通畅。为防止婴儿咬乳头及加大吸吮力，应将一部分乳晕塞入婴儿嘴内。授乳时，要注意不能堵住婴儿的鼻孔。

3. 哺乳期乳房常见异常现象

（1）乳汁淤积根据充盈程度可分为 4 级。①正常。产后 2 ~ 3 天后乳房有膨胀感，乳汁很易排出，不需用手挤出或用吸奶器吸出。②乳房充盈。产妇感到乳房胀痛，有笨重感，可能触到块状物，但乳汁可排空。③乳汁淤积。乳房膨胀严重，皮肤变厚、缺乏弹性、表面发亮、发热较硬，疼痛较剧烈，乳头不能挺立，婴儿吸吮时咬住水肿的乳头，不易吸出乳汁，以致发生乳头皲裂。④乳汁淤积及乳管堵塞。乳腺组织水肿，乳腺导管变狭窄，阻塞乳汁外流以致乳房膨胀严重，血液循环及淋巴液回流受阻，乳房皮肤出现水肿、发亮、紧张、硬而发热，有时呈紫蓝色甚至出现瘀斑、乳头肿胀。如有腋窝部副乳，在副乳分泌过度时，表现出腋窝处肿胀，并有压痛及硬结，甚至患侧手臂不能靠近躯干。此时产妇感到剧烈的疼痛及体温升高，称为“乳热”。如不及时处理，将导致急性乳腺炎的发生。

以上现象是产妇在产后常见的一种症状，如不及时治疗，就有可能引起乳房化脓感染，不仅影响产妇的身体健康，而且会严重妨碍婴儿的哺乳与生长发育。以上症状的出现，常有以下几种原因：

产妇于产后 3～5 天因乳腺不通，乳汁积聚而憋胀；

产妇的乳头凹陷，乳汁粘稠，婴儿吸吮困难，以致聚乳堵塞，乳管憋胀；在妊娠期由于情态不遂，而使乳房形成硬块，产后硬块未消，使乳汁不通而憋胀。

凡有上述原因引起的乳憋胀，可及时采用按摩疗法，以疏通乳腺，消散硬结，这比吃药打针的效果要快要好。

操作方法如下：

①首先检查产妇的乳头有无凹陷，如有凹陷可将乳头轻轻拉出，然后用左右手相互交替按摩乳房，应反复多次，直至乳汁通畅为止。

②术者与产妇对坐，先检查产妇的乳头有无硬结，如有，可涂些消炎膏或蛋黄油，然后用手托住乳房，由上而下反复按摩，使乳腺疏通，硬结消散。

③按摩数次后，再用两手交替轻轻挤压乳房两侧，直到乳汁自然疏通，产妇就会感到轻松。

④产妇乳汁虽已疏通，但婴儿吸吮仍有困难，那就需要继续按摩，以防复发。

为了保证疗效，在按摩治疗时，产妇要佩戴乳罩，防止胀大的乳房下坠影响血液循环。产妇衣服要宽松，睡觉时仰卧，多喝水，吃容易消化的食物，并经常保持心情舒畅。如果发现产妇的乳汁太多，乳房憋胀较重，除了采用按摩外，可用吸奶器将奶吸出。如果产妇乳头胀痛，乳房红肿，应该用乳罩将乳房托起，进行按摩治疗，排出积乳，以疏通乳腺管。还可配合冷水袋局部间歇冷敷以减轻充血水肿。此时还应停止授乳并且禁止使用吸奶器，以防发生乳痈，直至皮肤水肿消失及乳汁外溢方可恢复哺乳。

如按摩疗效不佳时，可服用药物进行配合治疗。临床上常用的有散结通乳中药、维生素 B、乙烯雌酚、左旋多巴及克罗米芬等药物。

（2）乳胀。因乳腺管不通，使乳房胀实而成硬结时，用面引子敷乳房，或服用散结通乳的中药：柴胡 6g，当归 12g，王不留行 9 克，漏芦 9g，通草 9g；热敷乳房或肌肉注射催产素 10 单位，15 分钟后吸乳。

（3）溢乳。有些产妇乳汁不停地“漏出”致使衣衫经常潮湿，称为溢乳。如果乳汁溢出量超过 2000ml 以上，可导致乳儿吸乳不足，也使母亲营养消耗过多，且影响乳头保持干燥，而发生皲裂。遇到这种情况可采用在哺乳后冷敷或限制水分摄入量的方法防治，亦可用绷带压迫乳房，并且服用维生素 B_6、克罗米芬或左旋多巴。

（4）退奶。因疾病或其他原因不能哺乳者，可在产后 24 小时内开始回奶，用皮硝 250g 分装两袋，敷于两乳房。亦可口服乙烯雌酚 5mg，每日 1 次，连服 3 天。

（5）乳头皲裂。初产妇易发生乳头皲裂，轻者可继续哺乳，重者采用乳头罩间接哺乳。哺乳后局部涂 10% 复方安息香酸酊或 10% 鱼肝油铋剂或枯矾油（枯矾油 3g 研细末加熟植物油 10mg 混匀）于哺乳前洗净。

（6）产后少乳、无乳。母乳是婴儿最理想的食物，母乳中含有婴儿需要的各种营养成分和抗体，而且具有经济、方便、新鲜、清洁、温度适宜、能迅速被婴儿吸收等优点。用母乳喂养的婴儿，比人工喂养的婴儿抵抗力要强。用母乳喂养，对下一代的健康成长是很有益的。但是有很少数妇女在产后无乳，或者乳汁分泌不足。

脑垂体里存在着催乳素，催乳素是由198个氨基酸组成的蛋白激素，它对乳腺的发育和分泌是必不可少的。当女子处于一种雌激素分泌较低，同时伴有催乳素分泌较高的情况下，乳汁分泌才会发生；反之，则可中止泌乳。只有在妊娠晚期，妇女体内的催乳素含量可以达到妊娠以前的10倍以上，因此在产后才有泌乳，可见一般人是不会有泌乳现象的。雌激素本身对催乳素的分泌有促进作用。在分娩以后，如果产妇体内的雌激素含量太低，也不利于催乳素产生，从而发生无乳汁或乳汁分泌不足的现象，这种情况只要及时补充小剂量的雌激素，有的可以得到纠正。

许多人误以为乳房大奶就多，其实不然，泌乳量与非妊娠时乳腺组织成分多少成正比，与乳房大小、形态无直接关系。有的女性的乳房外形发育好，但主要成分为脂肪组织、结缔组织。而有分泌功能的腺体组织所占比例却少；相反，有的乳房体积虽小，但仍可分泌足够的乳汁，主要就是乳房内腺体组织比例较多，腺管和腺泡发育好的关系。

孕前乳腺的发育，可能因垂体功能不全而引起生长激素、促肾上腺皮质激素、促性腺激素及促甲状腺激素等的全部或部分缺乏而受到障碍。孕期乳腺的准备性发育，可因胎盘功能不全（如严重的妊娠中毒症、雌激素、孕激素分泌不足等所引起）而受到障碍。影响催乳素分泌的其他原因还有营养不良、精神受刺激、吸烟、服用某些药物（如左旋多巴、麦角、肾上腺皮质激素等）以及患有某些疾病等。如果有以上原因时，应在哺乳以前及时给予纠正和治疗。

乳汁分泌的开始及维持可通过下列许多因素而受到程度不等的障碍：

①乳腺发育不良。由于原来乳腺发育不良，产后乳汁分泌较少或不分泌。

②乳房发育畸形。小乳头、深凹乳头、鳞片状乳头等乳房发育异常，都会造成乳汁分泌障碍。

③不正确的哺乳方法。哺乳次数太少，乳汁排空不够等不正确的哺乳方法。此外，婴儿对母亲乳汁分泌也有很大影响，如婴儿体弱，早产儿、剖腹产的小儿对乳头吸吮刺激弱，以上这些原因都会使母体乳腺腔内乳汁不能排出或排空，由于乳汁潴留，乳腺上皮受压而产生乳腺上皮萎缩变性，而致使泌乳功能低下。

④各种消耗性慢性疾病与营养不良。

⑤精神情绪的改变。

精神负担重，恐惧、疼痛等不愉快的精神刺激，特别是乳汁分泌不足而造成精神上的紧张、忧虑则形成恶性循环。要想使乳汁分迷量充足，必须严格注意以下几个方面的问题。

首先必须重视营养。为了防止产后少乳的发生，还得从妊娠期开始注意营养。有些妇女害怕胎儿长得太大，在分娩时增加痛苦，因而在妊娠期限制饮食，这样会造成营养不足，影响乳腺发育，以致产后少乳。因为哺乳期妇女的膳食质量，直接关系到乳汁的成分，所以必须重视妊娠期和哺乳期的营养，应吃粮食、肉类、乳品、蛋类、豆类、蔬菜和水果等多种混合性食物。但是也应当合理调给，不能无限制多食，当然更不是每餐都要山珍海味。如果饮食过度，有时也只能增加母亲的体重，对泌乳的量影响不大。哺乳期妇女每日所需的总热量平均为3000卡，这些热量需要每日进食以下一些营养成份：蛋白质100~150g，碳水化物400~600g，脂肪100g，钙3g，磷4g，铁15mg，维生素A8000国际单位，维生素$B_6$2mg，维生素$B_2$3mg，烟酸20mg，维生素C150mg，维生素D100国际单位。具体地说，一般哺乳期妇女每日应该吃的东西包括：粮食0.5kg，肉类0.25~0.5kg，牛奶0.25~0.5kg，蛋2只以上，豆制品若干，蔬菜0.5kg，水果0.25~0.5kg，烹调时所用的油类50g。多喝些汤也是促进泌乳的重要因素。总之，随季节的变化而调整饮食，做到既有丰富的营养，

又要经济实惠，必要时还可用些鱼肝油、钙片和维生素制剂等。

其次是要有正确的哺乳方法和规律的喂养时间。有些青年妇女，对哺乳缺乏应有的知识和兴趣，不按时哺乳也是造成乳量减少的原因。每一次哺乳，由于婴儿吸吮刺激乳头的关系，会使催乳素分泌增加，所以要维持泌乳和增加乳汁量，必须做到按时哺乳，并尽量做到排空乳房。

再者就是要精神愉快和充分休息。在整个妊娠期和哺乳期都要尽量避免在精神上受到任何不良刺激，切忌发怒、忧郁和烦躁不安。多做一些使身体愉快的事情，如看戏、听音乐等正当的娱乐活动。保证哺乳期妇女有充分的睡眠时间对维持泌乳也是很重要的，睡眠时催乳素分泌增加，乳汁的合成也加速。

如果有些妇女已经注意了以上情况，但乳汁仍旧很少，可采用药物治疗。在我国，从古至今有句名谚："穿山甲、王不留，妇人食了乳长流"。据历代文献资料介绍，穿山甲具有通经下乳等功效。

常用药处方如下：

（1）催乳：炙黄芪15g，当归9g，王不留行9g，穿山甲12g，漏芦9g，瓜蒌9g，白芷3g。水煎服。每日1剂。也可服用甲状腺素0.03g，每日2~3次，连服3~4天。

（2）穿山甲9g，王不留行9g，通草9g，路路通9g。水煎服，每日1剂，日服2次。

几个具有显效的单方：

①将鸡蛋放在豆油上煎，待蛋黄稍凝固后，将七厘散（成人一次量）撒在蛋黄上，药变色后即取出，连同鸡蛋1起服下，每日1次，从生产第2天开始服，连续服3~7天。

②猪蹄2只，通草9g。煨浓汤淡服。

③赤豆250克，煨浓汤去豆服汤。

此外，采用艾灸膻中穴，针刺乳根、膻中、少泽、足三里等穴位的方法，也很有效。

西药可用小剂量雌激素，每日口服乙烯雌酚0.25mg，连服7天。也可每日皮下或肌肉注射催产素0.5~2单位及隔7日注射泌乳素100~200单位（注意过敏）。还可以用紫外线照射乳房，改善血液循环，以求泌乳。

国外研究发现，喝啤酒能增加乳汁分泌，资料表明喝啤酒30分钟后血清促乳腺分泌激素的含量从原来的11.16μmg/ml剧增到27.1μmg/ml。

4. 早产妇乳汁的营养成份

有人认为，早产妇女的乳汁的营养成分与正常产妇的乳汁不一样，没有正常产妇的乳汁营养成分高，不能满足早产儿的营养要求，因而不给早产儿喂母乳，宁可给婴儿喂牛奶等其他营养品。这样做，不但使母乳白白浪费掉，不利于婴儿的发育，也不利于母亲身体

的恢复，甚至引起乳汁淤积，处理不当还会使乳房患病。早产妇分娩后的 1 个月内乳汁中的免疫球蛋白 A 的含量是正常产妇的 2～3 倍。母乳中的免疫球蛋白 A 对于预防早产儿患肠道病特别有用。另外，在早产妇的乳汁中，蛋白质的含量比正常产妇多 50%，分娩 4 周后，仍然还多 20%。早产儿比正常新生儿需要更多的营养，早产妇的乳汁是符合要求的。此外，早产妇乳汁中的氯化钠的含量也相当高。糖、脂肪、钙、镁、磷等的含量跟正常产妇乳汁的含量一样。

早产妇应该哺乳自己的婴儿，这对早产儿有好处，对母体的健康和体形恢复也有好处。

5. 哺乳期要小心用药

妇女在喂乳期间，如患了病，要谨慎用药，因为有些药物经母亲服用后，会从乳汁中排出来，影响婴儿的健康，有的甚至会引起婴儿患病。虽然通过哺乳对乳儿有不良影响的药物很少，但亦应注意。

第三节　夏天产褥期的注意事项

分娩后到产妇的生殖器官复原大致需要 6～8 周，这段时间叫产褥期。

夏天“坐月子”最要紧的应该是防止中暑。由于旧风俗习惯的影响，有些人认为“坐月子”忌风、怕凉，不仅要产妇穿长袖衣服、长裤、长袜，还把门窗关得密不透风，甚至有的产妇还穿棉衣盖棉被，吃的又是姜、酒等温热刺激性强的食物，即使汗流夹背也不能煽扇子，衣衫湿透了也不敢洗澡。这样在高温和无风情况下，产妇极易发生中暑。因为月子里产妇体内各器官正在恢复阶段，身体虚弱，抵抗力低，加之阴道及汗腺分泌物增多，如果不经常擦洗不但容易发生中暑，而且也极易引起产褥期感染。如果产妇有头晕、头痛、眼花、耳鸣、口渴、恶心、胸闷、多汗、心慌及全身无力等症状，那就是中暑了。此时应该立即将产妇移到阴凉通风处，解开产妇的衣领，让她静卧休息，并用凉温水（可用井水）或 30% 酒精擦产妇四肢和额头帮助散热，再让产妇喝些盐糖水、绿豆汤或清凉饮料等。如出现体温上升、呼吸加快、心跳加速、血压下降，甚至昏迷抽搐等，应立即送往医院抢救。

要预防产妇中暑，必须做到如下几点：

（1）产妇的卧室必须空气流通、阳光充足。房间的门窗应该打开，只要不是直接吹着产妇，一般是不会着凉感冒的。

（2）产妇应注意个人卫生，勤洗澡，勤换衣裤，衣着宜宽大轻薄，以舒适为宜。产后第 1 周，产妇身体比较虚弱可用温水擦澡。待体力恢复后可洗澡。一定淋浴，切忌盆浴，或用瓶子装温水冲洗。不要让污水流入阴道，以免引起感染。产妇月子里出汗多，应经常用温水洗头发。

（3）产妇应注意饮食卫生。以清淡饮食为主，少吃含脂肪多、姜、酒等刺激性大的食物。饮食要合理搭配，荤素结合，除给予富含蛋白质及维生素多的食物如蛋类、乳类、瘦肉等，还应多吃些蔬菜水果，多喝些消暑清热饮料，如绿豆汤、菊花甘草汤等。多吃蔬菜和水果不但可消暑，还可使产妇大便通畅，防止便秘，亦可使婴儿少生痱子和疖子。西瓜是盛夏消暑止渴的佳品，产妇可以多吃，不要担心损伤脾胃。但对于那些冰棒、冰淇淋、冰汽水等过凉饮料不可食用，那倒真的会损伤脾胃和刺激牙齿，以后发生牙齿过敏症。

第四节　产后母体变化

从胎盘娩出至产妇全身各器官（乳腺例外）恢复至正常状态所需时间称为产褥期，一般为6周。产褥期内，以生殖器官和乳房的变化最为显著。但前者为复原，后者为进一步发育。

产褥期内子宫的变化最大，它将从胎盘刚娩出后的状态逐渐恢复至妊娠前子宫大小的水平。产褥第一天，子宫底平脐，以后每日下降1～2cm。产后1周，子宫约似妊娠12周大，在耻骨联合上可扪及。产后10天，子宫下降至骨盆内，腹部检查扪不到子宫底。产后6周，子宫恢复正常。其重量也相应由分娩结束时的1000g左右降至接近非孕期的50g左右。子宫内膜，特别是胎盘附着处内膜的脱落也逐渐修复。

分娩后阴道腔扩大，阴道壁肌肉松弛，张力小，阴道粘膜皱壁会因过度伸展而消失。产褥期内阴道壁肌张力逐渐恢复，但不能完全达到孕前水平。粘膜皱壁约在产后3周左右开始重新出现。

产后外阴轻度水肿，约在2～3天内自行消失。会阴部的轻度裂伤或会阴切口约在4～5天内愈合。处女膜在分娩时被撕裂，仅留有粘膜残痕。

哺乳期的乳房发育除有分泌激素的参与外，还取决于哺乳时婴儿对乳头的吮吸刺激，由乳头而来的感觉信号经传入神经纤维抵达丘脑下部，以致垂体生乳激素释放而促进乳汁分泌。吮吸动作还可反射性引起垂体后叶释放催乳素，它将刺激乳腺和乳腺管的肌上皮细胞收缩，以促进乳汁的流出。产妇的营养、睡眠和精神状况、健康状况也将影响乳汁的分泌。

产后最初2～3天，乳房极度膨胀，静脉充盈，压痛明显，此时仅有少量初乳分泌。产后4天乳房开始分泌乳汁。产后2～3天内，由于大量血液从子宫进入体循环，以及妊娠期间过多的组织间液的回吸收，致使血容量上升，使心脏负担加重。一般在产后3～6周恢复至孕前水平。

在妊娠期，肾盂、肾盏及输尿管均有尿量性扩张，一般需3个月可恢复正常。由于妊娠期体内潴留的大量水分均在产后数天由肾脏排出，故尿量明显增加。

未哺乳妇女平均在产后10周左右恢复排卵。哺乳妇女可于4～6个月左右恢复排卵。故哺乳妇女也有受孕的可能。

腹壁皮肤受子宫膨胀的影响，肌纤维增生，弹力纤维断裂，产后腹壁松弛，到了6周后方能恢复。妊娠时出现的下腹正中线色素沉着在产褥期逐渐消退。腹壁原有的紫红色妊娠纹变白，成为永久性的白色旧妊娠纹，它将永远地证明你曾履行过做母亲的伟大职责。

第五节　产后注意事项

一、产后性生活

一般情况下，产后第6~8周后恢复性生活，对产妇健康无大妨碍，是安全的。即使有的人分娩顺利，子宫恢复较快，体质又好，性生活也不可过早恢复。分娩4周之内，绝对不可以进行性交。其原因有如下几条：

（1）妇女分娩等于是一种强体力劳动，不仅会消耗相当大的体力，还会因大量失血造成体质虚弱，需要一个充分的休息阶段，在这段时期，是不能再由于性生活而消耗体内的能量，消费精力与体力。

（2）妇女在分娩后，子宫的变化相当大，子宫会由大变小地逐渐缩小，子宫腔的分泌物会以“恶露”的形式不断由阴道排出体外。由于“恶露”的存在，阴道粘膜因分娩所受到的损伤，生殖道很容易受细菌的污染，加上产后生殖道里本身抵抗力十分低下，如果因性生活而招惹细菌入侵，后患无穷，极容易引起子宫感染，发生产褥热等严重疾病。产褥热能引起产妇绵延不断的发热，即使用上不少的抗生素药物，有时也未必奏效。即使产褥热消失，今后也许还会留下盆腔炎之类的病根。

（3）也许是由于性激素代谢的缘故，产后生殖道的组织会发生一定程度的脆弱现象，一旦遇上粗暴的性交动作，甚至会造成阴道穿孔破裂。

（4）妇女在分娩时被撑大了的阴道壁粘膜变得很薄，子宫内部有裂伤，有的妇女阴部会撕裂，大约需要4周时间能完全愈合长好，而且分娩时开放的子宫口，短期内也不能全闭合，因此，在产褥期性交，会妨碍愈合，也会带来细菌感染，引起这些裂伤部位化脓。

由此可见，产后什么时候可以恢复性生活，除了56天这样一个大致的时间范围外，还要看产妇体力恢复与“恶露”是否完全干净等情况，有时还必须适当延长禁止性交的时间，不能操之过急。

另外，虽然产后4周以后可以恢复性交，丈夫也应该关心和体贴妻子。这是因产后身体尚未完全恢复，性器官也有失调感，对性生活要求一般不如孕前那样强烈。同时，卵巢激素的作用还不够充分，阴道粘膜的柔软度也稍差一些。这些都需要丈夫的体贴和合作，在刚恢复性生活时，动作要轻柔，节奏放慢一些，准备时间宜长一些。反之，丈夫只顾满足个人的性欲不体贴关心妻子，很容易引起妻子的不快甚至反感，也可能导致女性的性冷淡。

二、坐月子与席梦思床

卵巢于妊娠末期分泌第三种激素，称松弛素。此物质有松弛生殖器官中各种韧带与关节的作用，有利于分娩。由于松弛素的作用，产后骨盆失去完整性、稳固性，而松散的骨盆，加上席梦思的松泡性、弹力性好，压之下去，重新移动又弹起，人体睡上后左右活动都有一定阻力，很不利于病人翻身坐起。如欲急速起床或翻身，产妇很容易造成骨盆损伤。为此建议睡席梦思床者，产后宜改睡一时期板床，等机体复原后再睡席梦思床为好。

三、坐月子与洗澡

产后应当常洗澡，但产妇气血虚弱，表卫不同，抵抗力差，易受邪气侵害，所以产后洗澡应特别注意寒温得当，严防风、寒、暑、热乘虚侵入。产后宜用药水洗澡。

产后洗澡应做到“冬防寒，夏防暑，春秋防风”。冬天沐浴，必须密室避风，浴室宜暖，浴水须不太热，洗澡时不使大汗淋漓，汗出太多伤阴耗气，易致头昏、晕闷、恶心欲吐等。夏天浴室要空气流通，浴水如人体温，约37℃左右，不可贪凉用冷水，图一时之欢而后患无穷。产后触冷，将来患月经不调、身痛等病。

沐浴后若头发未干，不可辫结，不可立即就睡，否则湿邪侵袭而致头痛等。饥饿时、饱食后不可洗，洗后应吃点东西，以补充耗损的气血。洗浴必须淋浴，不宜坐浴。

洗澡时间，夏天产后3天便可洗浴，冬天宜在产后1周以后洗。洗澡的次数要比正常人少为宜。

产后宜用药水洗澡，下面介绍几种洗澡药物，供选用。

（1）桃皮柳枝方。桃树白皮150g，柳枝250g，用水洗净，煎水去渣洗浴。用法：先用清水洗净身上尘垢，再用药水遍体擦洗，若皮肤长疮疖者，宜先浸泡片刻再擦洗，洗毕，擦干即可，切忌用清水清洗。功效：香身避秽，通利血脉，防风寒。

（2）黄芪防风方。黄芪100g，用水洗净，煎水去渣洗浴。用法：同上方。功效：实毛窍，固腠理，防风寒，止汗。产后汗多最宜。

（3）竹叶桃白皮方。竹叶250g，桃树白皮150g，用水洗净，煎水去渣洗浴。用法：同（1）方。功效：香身除秽，通利血脉。治热疖疮毒，皮肤不健康者宜用。

（4）艾叶草蒲方。陈艾150g，草蒲100g。用水洗净，煎水去渣洗浴。用法：同（1）方。功效：芳香避秽，解毒杀虫，温暖肌肤，防风寒。湿毒疮疖，疱疹最宜。

（5）防风生姜方。防风50g，生姜50g，捶破，用水洗净，煎水去渣洗浴。用法：同（1）方。功效：通利血脉，防风寒，暖肌肤，祛风除湿。尤其于素有风寒湿痹、肌肉关节疼痛者。

四、产后精神卫生

产后精神卫生，从妊娠期就必须有所考虑。

产褥第1天，产妇对小宝宝健康状态担心，以及期待将来做母亲的种种遐想等，母爱的生活开始了。第2天产妇产生强烈的睡眠意识，第3天达最高峰，以后这种状态仍然持续。产妇在此时的胃口比较好，什么东西吃到嘴里都感到是香喷喷的。要注意合理调节营养，应给产妇提供能促进乳汁分泌及促进产妇身心健康的食物。

产妇的感情生活时常表现为不安定、敏感、容易受刺激、情绪不稳定等。随着产后期的延续，2周以后，生活在平和、温暖家庭中的产妇渐渐恢复常态。

产后的家庭活动中心转移到小宝宝身上，至今为止一直是家庭主角的产妇，不知不觉中被亲人忽视了。而且，产妇也为照顾小宝宝而忘记了自身的健康管理，过着不合理的日常生活，结果引起失眠和神经衰弱等，有的还出现头昏、头痛、腰痛症状。

从上述可知，产后期对产妇的身心照顾仍不可忽视，亲人们要给予重视。

五、产后的生理卫生

产妇经过妊娠、分娩，体力消耗很大，身体变得十分虚弱，抵抗力也比平时低得多，容易患病。加之产褥期新陈代谢旺盛，汗多，阴道排泄物多，如不注意卫生，容易造成细菌感染而生病。因此，必须注意产后卫生。产后卫生包括环境卫生、个人卫生、饮食卫生、产后锻炼、预防疾病等。

产妇的卧室要保持清洁安静、阳光充足、空气流通、温暖舒适。产后多汗，毛孔张开，容易感冒，要注意避开风口，但若门窗紧闭，终日不通风，空气污浊，也易致病。特别是夏天坐月子，若紧裹厚衣被，不通风、不饮水，容易发生产后中暑。

产后多汗，恶露外流，如不清洗，很容易发生感染。产后要常用温水沐浴（淋浴，不可盆浴）或擦身，勤换内衣裤，及时更换（消毒过或经阳光晒过的）纸垫。产后每天早晚各用温水擦洗外阴部一次。在哺乳之前，大小便之后一定要洗手。揩大便要用干净的卫生纸，应从前向后擦。产后 6 ~ 8 周内，或恶露未净的，不要同房。

同时需注意乳房卫生，每次哺乳前，要用温水擦洗乳头，乳头有裂口，要停止哺乳，并涂以铋剂、安息酸酊或熬过的植物油，防止乳腺炎。

产后产妇体质较弱，婴儿娇嫩，除讲究饮食营养外，更应注意饮食卫生。

产妇要吃容易消化和富含营养的食物，不要吃得过多或过饱，以免引起消化不良。除一般食物以外，还应多吃水果。水果能保进产后身体恢复，增强抵抗力，同时还可增加乳汁，使婴儿得到充分的营养。民间还有产妇吃红糖和生姜的习惯，这是好传统。中医认为，红糖和生姜性温入脾，有益气、暖胃、化食等作用，对于产妇体虚，或恶露下行不利，或有腰酸、下腹疼痛等症状有一定的治疗效果。红糖是一种未经提纯的糖，含有“杂质”较多，正是这些“杂质”使得它比白糖具有独道之处。红糖除含有的钙、铁、锰、锌等元素比白糖多以外，含有的葡萄糖要比白糖多 20 ~ 30 倍，胡萝卜素、核黄素含量也高，这些都是产妇十分需要的营养物质。红糖的另一个特点是易被人体吸收，产妇喝下红糖水后会很快感到全身发暖。

此外，产妇应该梳头、洗头、刷牙。旧风俗、旧习惯认为，产后禁忌洗头、刷牙等，这是不科学的，不卫生的，产后汗多，不洗头发更易感冒。由于产后吃甜食多，如不注意口腔卫生，容易发生蛀牙。两周后就可以做一般家务劳动，做产后操，做仰卧起坐动作、头部和腿部同时向上翘的动作，以增强腹肌的收缩力，促进对新陈代谢的调节，消耗体内过多的脂肪和糖分，当然就可以防止产后肥胖，保持身材苗条。

第六节　产后体操

产褥期体操可补充产妇在产褥早期活动的不足，还能促进腹壁和盆底肌肉张力的加强，尤其对腹壁过度膨胀的产妇，如羊水过多、双胎、巨大儿等更为重要。通过盆底肌肉的锻炼，对防止产后尿失禁，膀胱、直肠膨出和子宫脱垂也有重要的意义。产后体操的运动量应由小到大，逐渐增加，循序渐进。运动次数和每次持续的时间，应根据产妇的具体情况决定，量力而行。正常分娩的产妇从产后第二天开始即可进行。产后体操的动作主要是针对盆底肛提肌、腹肌、臀肌和腰肌的锻炼。

（1）盆底肛提肌的锻炼。开始时先教会产妇做肛门收缩和憋尿的动作。产妇取仰卧位，髋和腿稍屈曲，双膝分开，然后用力合起，助手将两手放在产妇双膝的内侧，并嘱产妇有节律的用力收缩和放松肛门。能坐起时，产妇可坐在椅子上，双腿交叉，反复进行无支撑的起立、坐下。开始时每日 3 ~ 4 次，每次每个动作做 5 ~ 10 次，以后逐渐增加运动量。

（2）腹肌的锻炼。

①产妇仰卧，两臂放在头上做深吸气，使腹壁下陷，将内脏引向上方。

②伸腿运动：两腿平伸、高举，离开床面，两腿可以同时进行，也可以交替进行。见图 17 – 1。

③产后两周以后，可做仰卧起坐运动。开始时每日 2 ~ 3 次，每次做 3 ~ 5 次，以后逐渐增加。见图 17 – 2。

（3）臀肌的锻炼：产妇仰卧，髋及腿均屈曲，脚底放在床上，尽力抬高臀部和背部使之离开床面。见图 17 – 3。

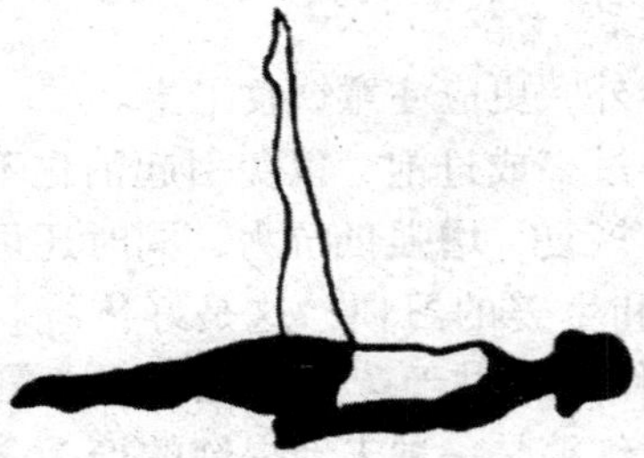

图 17 – 1 伸腿运动

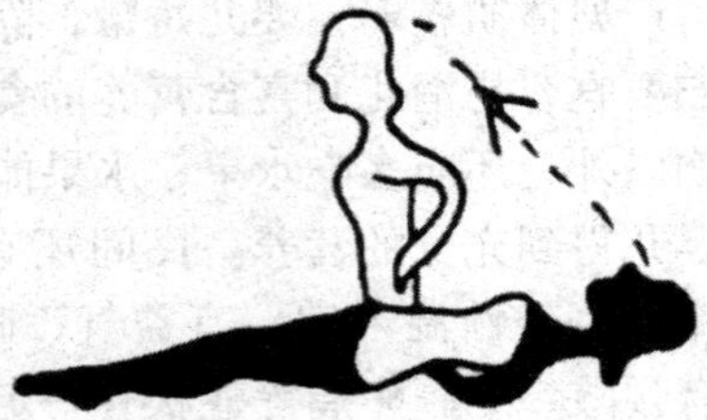

图 17 – 2 仰卧起坐

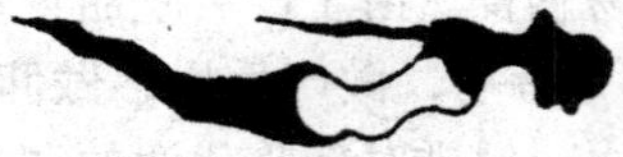

图 17 – 3 臀肌运动

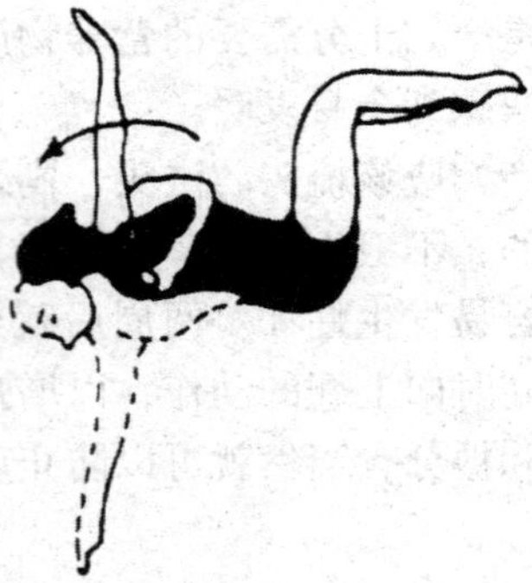

图 17 – 4 腰肌回转运动

（4）腰肌的锻炼。

①腰肌回转运动：产妇以一手和膝支撑，另一手和头尽可能的做大的回转。见图 17 – 4。

②骨盆扭转运动：产妇坐在床上，髋及腿均屈曲，两臂平伸，头和躯干向两侧做有力的大回转。见图 17 – 5。

（5）膝胸卧位：分娩两周以后可以做膝胸卧位，每次 2 ~ 3 次，每次 10 分钟，有助于防止产后子宫后倾。见图 17－6。

产后体操在我国推行的不够广泛，主要是观念上的差异。与国外比较，我国习惯于被动地休息，对主动的锻炼认识不足。因此，首先要大力宣传，并在有条件的地方积极推行

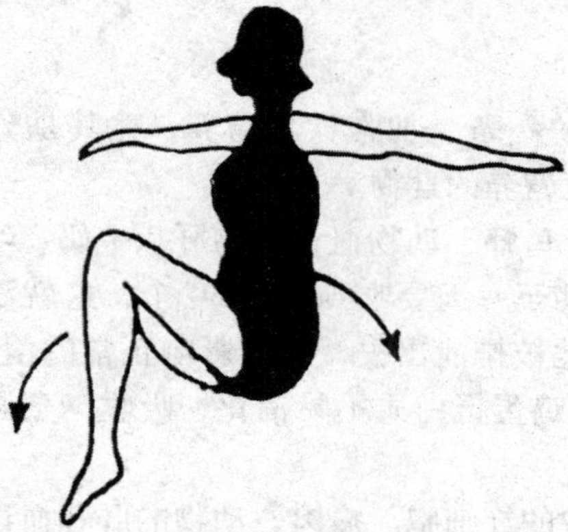

图 17－5 骨盆扭转运动

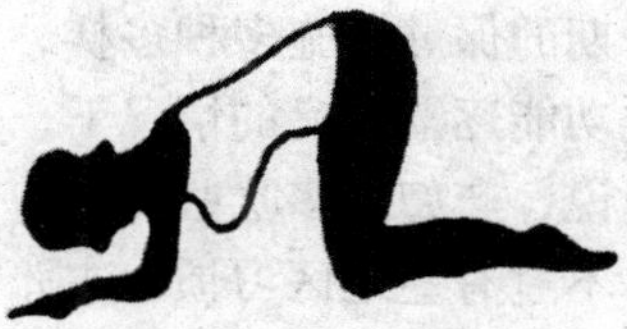

图 17－6 膝胸卧位

产后体操，以提高产妇在产褥期恢复的质量。

第七节　产妇营养

（一）产后三天的饮食

分娩后的产妇，需要足够的营养补充，妊娠与分娩时的消耗、生殖器官的逐渐恢复及分泌乳汁等因素，也需要营养的额外补充。

一般来说，正常分娩的产妇略休息后，即需进食清淡易消化又营养丰富的食物。通常以糖水煮荷包蛋、挂面荷包蛋、蒸鸡蛋羹、蛋花汤或甜藕粉、小米稀饭为宜。产后三天仍应以蔬菜、水果、鸡蛋、稀饭、挂面等为主，忌冷食。以后可根据产妇的情况进软食或普通饮食。当产妇自解大便后，即可吃炖汤、肉类等食物。有些地方的习俗要忌口，只能吃咸菜、稀饭，这是不正确的。

分娩时若会阴撕裂并行缝合者，在自解大便后，也可给普通饮食；重度撕裂缝合者，应给少渣饮食 5～6 天。

行剖腹术者，术后胃肠功能待以恢复（约术后 24 小时），应采用术后流质 1 天（忌用牛奶、豆浆、大量蔗糖等胀气食品），情况好转后改用半流质饮食 1～2 天，再转为普通饮食。

由于产后需要增加营养，应在三餐主餐外再加副餐 2～3 次。这样，既能较好地补充所需营养，又可避免在一餐内摄取过多而引起消化功能失调。

产后 4～5 小时内应争取解 1 次小便。若超过 6 小时不解小便的，可选用下方：

（1）炒麦芽，研成细末，每服 9 克，用白开水送服，每日服 3 次。此方对产后大便不通也可用。

（2）青小豆50g，小麦50g，通草5g。先以通草煮汁、去渣，再用此汁煮豆、麦，做成粥，早餐食之。

（3）将食盐炒热后，敷于腹部，但要防止烫伤。

（二）产褥期的饮食

月子期的保健措施多种多样，其中最重要的一条是加强饮食营养，尤其是分娩几天后，消化功能逐渐旺盛的情况下，更要多吃富含营养的食物。

一般说，产妇应多吃些鸡蛋、豆腐、瘦肉、鱼虾、动物血、动物肝、牛奶、红糖、山楂等物。不过有些地区习惯上主张大吃鸡蛋，甚至一天要吃到20～30个，这就没有必要了，因为吃得过多也无法被身体吸收，会白白地被排泄出去，还会影响正常的消化功能。所以，产妇每天不超过4～6个鸡蛋。另外煮的鸡蛋蛋白质不易消化、吸收，烹调方法要多样化。

产妇失血较多，需要补充铁质以制造血液中的红细胞。瘦肉、动物的肝和血以及某些蔬菜，含铁较多，应多食之富有含铁的食物。

牛奶、豆腐、鸡蛋、鱼虾中，除含丰富的蛋白质外，还含有大量的钙。而钙是助长骨骼、生长牙齿的重要原料，产妇多吃些，可增加乳汁中的含量，从而有利于婴儿骨、牙的发育。产妇生产时消耗大量的钙，农村常有生孩子后腰腿疼主要是缺钙引起，补钙对产妇尤为重要。

我国广大地区的习俗是：产妇要吃红糖。中医认为红糖有散寒作用。由于红糖所含的葡萄糖较多，所以饮服红糖后会使产妇全身温暖。红糖里的铁、锌、镁、铜等物质，还有补血、生乳、止痛的效果。

山楂酸甜可口，食后能增进食欲，帮助消化，而且能兴奋子宫，可促使子宫收缩和加快恶露的排出。广东地区的产妇喜进食大量用糖醋泡过的生姜，也有收缩子宫、去寒之功。

产妇需哺乳，排骨、猪蹄、鲫鱼等有下奶作用。汤类滋味鲜美，能促进食欲和分泌乳汁，宜常服。不过汤的营养不如肉，鸡汤亦如此，所以应汤和菜一起吃。

产妇由于较多地卧床休息，加之分娩时的损伤，解大便不敢用力，故粪便积滞且呈干燥状，若每餐吃些新鲜蔬菜（芹菜、韭菜、胡萝卜、绿豆芽、大白菜等等），常吃些水果，则能使大便保持通畅。

总之，月子里的饮食要多种多样，荤素兼备，富于营养和易于消化。

有一种主张，认为“坐月子”期间，烹调时最好常用一些酒来代替水，以改善产妇的血液循环；同时要多用生姜少用盐。更主张多吃老母鸡帮助促进产妇新陈代谢并有下乳作用。

维生素A具有美容作用，维生素B可防止皮肤粗糙，维生素C具有减轻褐斑的作用。维生素E能防止皮肤老化。各种维生素和保养牙齿的钙，预防肥胖和掉落毛发的碘，含有矿物质的蔬菜、水果、海藻类等，孕妇大可放心地食用。

各种含丰富维生素和矿物质的食物：

维生素A：鳝鱼，猪、牛、鸡等动物内脏，蛋黄、菠菜、青菜、青椒、蜜桔、胡萝卜。

维生素 B_1：牛、猪、鸡内脏，猪肉、火腿、花生、蚕豆、鳕鱼、小豆、大豆、豆芽、甘薯。

维生素 B_2：猪、牛内脏、牛奶、蛋类、芹菜、海藻类，蒸后发酵的大豆、鱼松、沙丁鱼。

维生素 B_6：猪肉、牛肉、沙丁鱼、鲑、蛋黄、大麦、大豆、内脏、蚝。

维生素 C：牛内脏、圆椒、菠菜、番茄、蜜桔、柿子、草莓、菜花、豆芽、土豆。

维生素 E：牛内脏、肾脏、鳝鱼、蛋类、黄油、菠菜、生白菜、青豌豆。

铁：动物内脏、蛋黄、海藻类、果干、芹菜、紫菜。

碘：海鱼、贝类、牛奶、黄油、海藻类、蔬菜。

钙：牛奶、奶制品、小鱼、小虾类、大豆、豆制品、青菜、海藻类。

民间产妇多喜吃鲤鱼，但一般说不出吃鲤鱼的好处，有的则说“鱼能撵余血”。所谓“余血”，主要是指恶露。鱼为什么能排出恶露？恶露的排出与子宫的收缩力关系密切，当子宫收缩时，肌纤维缩短，挤压血管，将子宫剥离面的毛细血管断端的余血挤压出去，排入宫腔内；子宫收缩时又将残留在宫腔内的坏死蜕膜细胞和表皮细胞，经阴道并带着阴道内的余液，排出体外。若子宫收缩不良，则剥离面断端的血管开放以致宫腔积血，恶露增多，时间延长。凡是有营养丰富的饮食，都能提高子宫的收缩力，帮助撵余血。鱼类有丰富蛋白质，当然能促进子宫收缩，而鱼中主要是鲤鱼更能促进子宫收缩，撵余血。据中医研究，鲤鱼性平味甘，有利小便解毒的功效；能治水肿胀满、肝硬变腹水、妇女血崩、产后无乳等病。

此外，鲤鱼还有生奶汁之作用。所以，产后适当多吃些鲤鱼是有道理的。

（三）增加母乳的方法

1. 增加母乳的饮食

母乳营养丰富，它几乎包含着婴儿成长所必需的一切物质。而且，乳汁中各种营养成分的比例配合得也很恰当，容易被消化，也容易被吸收。

饮食增乳方法：

（1）鲤鱼 1 条，去肠、杂，不去鳞，加赤小豆 100g 和姜醋少许，炖汤食之。

（2）黑芝麻 15g，炒焦研末，每服 10g，以猪蹄汤冲服。

（3）生花生仁适量，煮汤服。

（4）鲢鱼 1 条，去肠、杂，加冬瓜适量，煮汤服食。

（5）猪肝 500g，黄芪 100g，煮汤，肝熟后除黄芪，食肝饮汤。

（6）鲜木瓜适量，河鱼（品种不论）适量，共煮汤，加调味品服食。

（7）猪蹄 1 ~ 2 只，加花生米 150g，同煮熟，饮汤食花生及猪蹄。

（8）蛏肉 250g，黄酒适量，蒸后再煮汤服食。

（9）鲜海蜇适量，切碎，煮熟后服 1 小碗，每日 1 次。

（10）鲜红薯叶 250g，猪五花肉 200g，煮后调味服食，每日分 2 次服完。

（11）鲜带鱼 300g（洗净），生木瓜 400g（去皮，核），切块，共放锅内加水煨熟，调味后服食。

（12）虾米 200g，加米酒适量泡软，再加清水服饮，每日 1 次，用以佐膳。

（13）豆腐250g，红糖100g，水煮，加米酒50ml，1次服完，连服5日。

（14）小米30～50g，煮粥后加红糖适量，每日服1次。

（15）豌豆100g，大米200g，煮至糜烂，加红糖适量服用。

（16）母猪蹄1只，煮至熟透，去蹄；加苦瓜10g，木通10g，漏芦（去头）10g。煎煮后去渣，再以大米50g及葱、豉、佐料一起煮成粥食用。

（17）鲜鲫鱼1尾（去鳞与内脏），水煮，并加入豆芽、通草，待鱼熟，食鱼饮汤。

（18）甲鱼（鳖）1只，去肠杂，猪蹄1～2只，洗净，加红枣5枚，生姜50g，陈皮5g。加水煮汤服。

（19）猪肉末500g，加经水泡发的黄花菜250g，再加葱、盐、佐料、一起加工成肉馅，然后做成馅饼吃，分顿食用。

（20）河蟹2只，虾60g。共捣烂，加黄酒适量煮熟服用。

（21）鸡蛋2～3只，鲜藕200～250g。加水同煮至熟，去蛋壳，食藕、蛋（可加红糖），连用3～5天。

2. 其他增乳法

（1）产妇分娩方式若从仰卧式改为坐式，那么，坐式分娩法的产妇将比仰卧式分娩法的产妇增加乳量约30%。这是日本试验比较后得出的结论。

（2）产妇与新生儿同在一起，而不是隔离，那就会使产妇的乳量平均增加约40%。这也是国外的试验结果。

（3）完全无奶或部分无奶的产妇。可每天服用30mg胃复安药片（每日3次，每次服10mg），产妇则每3小时喂奶1次，经4天左右就有87%的人排乳。

注意：①哺乳女性的生活要有规律，精神应该愉快，因为情绪沮丧时奶水就会减少。②即使无乳汁也应该让孩子吮吸，因为吮吸是一种良好的刺激，可以引起反射性乳汁分泌。③每次喂奶应尽量把奶吸空。

（四）回乳单方

婴儿喂奶10个月到1年，应考虑给孩子断奶。因为这时母乳的质量已渐差，婴儿的胃肠消化能力已逐渐增强，需要的营养也不断增多，主要靠喂母乳已不能满足婴儿生长发育之需要，而且吃母乳的孩子往往不愿意吃一般的饭菜，这就更易引起营养不良。在这种情况下，及时断奶就很有必要。当然也有母亲因事、因病（如活动性肺结核、急慢性肝炎、全身性严重感染性疾病、乳房化脓、精神病等）而需要提早断奶的。

断奶的时间最好选在春秋季节，夏天气候炎热，孩子的消耗较多，细菌的繁殖也快，若这时断奶，饮食卫生稍不注意，就易引起肠胃道疾病，饮食冷烫也不易掌握好，最好暂避一段时间。

断奶时还得考虑孩子当时的健康状况，要是正在患病，也应延缓些日子。

既要适时地给孩子断奶，也要适时地让母奶回掉，否则会给母亲带来不必要的麻烦和痛苦。这里选介几则常用回乳法：

（1）炒麦芽100g，加红糖适量，放锅内加水煮开，去渣饮用，每日1次，连服2～3天。

（2）麦芽100g，炒香研成粉末，用开水送服，每次服25g。

（3）海蜇30g，马蹄60g，白糖适量，共同煎汤服，每天1剂，连服数剂。

（4）生山药20g，青皮10g。煎汤服。

（5）面引子（发酵的面粉）100g，分别敷在两侧乳房上，每天换1次，连用2～3天，有退奶效果。

注意：①断奶前，应逐渐先给孩子添加辅食，以便为完全断奶做好准备。②断奶时，母亲不要在奶头上涂辣的、苦的或带色（如紫药水）的东西，避免孩子产生恐惧心理。③刚断奶时，食物的花样宜多些，食物要做到碎、软、烂、热。

第十八章　新生儿评估及护理

第一节　新生儿评估

新生儿出生后由于压力和温度的突然改变，再加上光、声、地心引力以及疼痛等刺激可引起呼吸，更主要的可能是血内氧与二氧化碳的变化。脐带结扎后胎盘循环终止，母体内的氧不能再向胎儿输送，胎儿产生的二氧化碳也不能通过胎盘排出，使胎儿血内氧分压急剧下降，二氧化碳分压急剧上升并刺激周围化学感受器，经中枢神经系统的调节而发生呼吸运动。但是第一口呼吸需要克服以下的阻力：

（1）气管中液体的阻力。气管内液体量越多越粘稠，则阻力越大。所以呼吸道粘液常是新生儿窒息的主要原因。

（2）表面张力。按照 Laplace 定律：p（压力）=2T（表面张力）/r（肺泡半径），则肺泡半径越小，表面张力越大。所以如肺泡萎陷，则使其张开所需的压力更大。

（3）肺组织弹力。当肺泡有一定容量时肺组织回弹的阻力大，使肺不易萎陷，再次吸气时更易张开，以上阻力的克服就需一定的压力。

出生后第一次呼吸最困难。通过食道测量胸腔内压了解，第一次吸气需用负压 0.98～6.86/kPa（10～70cmH_2O），呼气时胸腔压力为 1.96～2.94kPa（20～30cmH_2O 柱）正压。第一次呼吸后 1/3 肺泡已膨胀良好，以后吸气所需压力大大减低，约为 -0.98kPa（-10cmH_2O）。呼气时与大气压之差约为 5mmHg，而成人为 8mmHg，故新生儿的呼吸较浅。

新生儿出生后的短时间内是从宫内寄生生活到宫外独立生活的一个生死攸关的过渡时期。对此阶段新生儿状况的判断不仅关系到生与死，而且还关系到今后的生命质量。

（一）目的

（1）判断新生儿的重要生命体征有无异常，是否需要立刻进行复苏。

（2）判断宫内生长发育状况，决定相应的保健措施。

（3）判断有无严重的先天畸形和产伤，决定紧急的处理措施。

（二）评估的内容

1. 出生后即刻生命体征评估

新生儿出生后立刻擦干全身，置于保温环境中，然后立刻判断有无呼吸、心率、皮肤颜色。如无呼吸则应先清理呼吸道后进行触觉刺激，如拍打脚底或快速按摩后背，如仍无呼吸则按新生儿窒息进行复苏，并根据心率及肤色决定复苏措施。以上过程应在新生儿出生后20～30秒内完成。

2. Apgar评分

Apgar评分是对新生儿出生后短期内健康状况的综合评估，应在产后1、5、10分钟各评一次。1分钟的Apgar评分代表新生儿出生时的状况，反映其宫内生活及产程中经历的状况；5分钟及以后的评分则代表新生儿独立生活的能力，与以后的生命质量关系密切。如10分钟Apgar评分仍低于正常标准，需边处理边继续评分。

Apgar评分是Virginia Apgar医生于1953年推荐的评分方法，包括心跳、呼吸、肌张力、对刺激的反应以及皮肤颜色五个方面。

（如皱眉、咧嘴）哭、咳嗽、喷嚏皮肤颜色全身青紫或苍白躯干红、四肢紫全身红润

进行Apgar评分时，心率要用听诊器在心尖部听取6秒乘以10，或听取10秒乘以6，以此来计算1分钟的心跳次数。在1分钟时也可以触摸距脐根部5cm处的脐带搏动数。呼吸及其他三项可通过观察了解。

五项指标的逻辑关系是：呼吸为基本指标，肤色变化最灵敏，而心率是最终消失的指标。在临床上其恶化的顺序是肤色→呼吸→肌张力→反射→心率。在复苏有效时，其逆转的顺序为心率→肤色→呼吸→反射→肌张力。肌张力恢复越快，预后越好。目前国际上仍以Apgar评分来诊断新生儿窒息，以≤7分为窒息标准，其中0～3分为重度窒息；4～7分为轻度窒息。通常以1分钟Apgar评分来诊断，但实际上如等待评分再进行复苏会延误病情，故临床上均以出生时的生命体征判断，迅速及时进行复苏，而不等待1min评分后复苏。一部分新生儿在出生1min评分达8分以上，但以后又降到≤7分，此时也应诊断为新生儿窒息而需要复苏。

3. 检查有无严重的畸形和产伤

出生后即刻的全身检查在产房中进行，主要从体表观察到无畸形、无脑积水、脊柱裂、脊柱畸形或肿物，如脑膜膨出、脊膜膨出、骶尾畸胎瘤等；唇腭裂，腹部异常膨隆（注意有无腹水或肿物），四肢畸形，外生殖器畸形，肛门闭锁，皮肤有无异常的色素沉着、丘疹、溃疡、破损或水肿等。如发现有畸形应及时向产妇和家属交待。

产伤包括皮肤损伤，主要是先露部位的淤血斑、破损、出血或血肿，骨胳损伤如锁骨、肱骨、股骨和颅骨的骨折，肌肉或神经损伤如胸锁乳突肌血肿、面神经麻痹或臂丛神经麻痹等。如发现有产伤应及时予以治疗。

以上仅是出生后即刻的检查，有些内脏畸形如先天性心脏病、呼吸、消化、泌尿、神经系统的畸形需在出生后一段时间才能确诊。某些产伤如颅内出血、内脏损伤也需要一定时间观察才能发现。

4. 体格发育评估

全面体格发育评估是根据详细的形态指标如体重、身长、胸围、头围、上臂围等测量指标判断，但出生短时间内测量的指标只包括体重和身长。体重测定应在出生后1小时内完成，磅秤的精确读数应为5～10g，误差最多不能超过50g。新生儿身长可在出生时测量，但头位胎儿胎头有明显塑形时可能影响结果，可在出生后24～72小时内完成。测量是应用木制测量床或测量板，新生儿仰卧，两下肢完全伸直，测量从头顶到足底的长度。

不可用软尺测量。

5. 胎龄评估

胎龄评估是判断胎儿成熟度，估计出生后生活能力的重要指标。如母亲月经规律，常用末次月经推算。但对月经不规律或确切受孕日期不清楚时，需要从新生儿的形态及行为来判断胎龄，以制定保健措施和判断预后。在出生后大多用形态标志来判断。

第二节　新生儿出生后的处理

新生儿期是一生中最缺乏自我保健能力的一个年龄段。据人口死亡统计，出生后一周内特别是24小时内的死亡率居各年龄组之首。因此，新生儿保健直接关系到国家民族兴旺和人口质量。

（一）新生儿的生理特点

正确的保健措施取决于对保健对象生理和病理的了解，及时发现异常并予以相应的处理。

1. 新生儿的体格发育特点

正常足月新生儿皮下脂肪丰满，皮肤红润，胎毛较少或没有，胎脂也较少或没有，头发呈丝样，颅骨质硬，耳、鼻软骨有一定硬度，耳廓能保持直立位置。乳腺结节可达或超过0.75cm，乳晕明显，乳头突出。指（趾）甲已达到指（趾）尖，足跖纹遍布整个足底。男婴睾丸已降入阴囊，阴囊皱襞已形成。女婴大阴唇发育可以覆盖小阴唇和阴蒂。四肢活动活跃，哭声响亮。体重、身长以及其他径线如胸围、头围、上臂围等指标均达到同胎龄的平均值。

2. 新生儿各系统的生理特点

（1）神经系统。

①脑沟回已明显形成但较浅，大脑皮质及锥体束尚未发育成熟，所以新生儿的运动不由大脑皮质运动中枢所控制，而是由皮质下系统如丘脑、苍白球来调节控制，因而新生儿的动作慢、不协调、肌张力稍高，哭闹时可有一定程度的肌强直。

②大脑皮层兴奋性低，神经活动过程弱，睡眠时间长。

③脑的需氧量大，完全断氧10分钟可造成不可逆的脑损伤。营养不良特别是蛋白质和葡萄糖供给不足，可影响脑功能、重量以及形态的发育。

④生后即有觅食、吸吮、吞咽、拥抱、握持、呕吐等先天性反射活动。

⑤新生儿味觉、触觉及温度觉较灵敏，痛觉、嗅觉、听觉较迟钝，眼肌活动不协调，常可见斜视，对明暗有感觉，具有凝视和追视能力。角膜反射存在。正常新生儿有视、听反射。

（2）呼吸系统。

①鼻和鼻咽腔比较短小，鼻道较窄，无鼻毛，血管丰富，因此上呼吸道抵御能力差，易感染和容易造成鼻腔阻塞导致呼吸困难。

②气管和支气管相对狭窄，软骨柔软，缺乏弹力组织，粘膜血管丰富，腺体分泌不

足，纤毛运动差，不能很好的排除微生物，因而容易造成感染。右侧支气管自气管直接延伸，容易进入异物如粘液、乳汁等而造成肺不张。

③肺弹力组织发育差，血管丰富，间质相对多而肺泡数量少，故肺含血量多而含气量相对少。呼吸道狭小、干燥，因而轻微的炎症即可产生严重的呼吸困难和缺氧。

④肺泡内存在液体，在胎儿娩出过程中液体大部分被挤出。由于肺泡表面活性物质降低肺泡内的表面张力，在出生后第一次呼吸以后，肺泡内逐渐充气，肺泡扩张，在呼气末残余气体留在肺泡内形成功能残气量，使肺泡稳定防止肺泡萎陷。良好的呼吸建立后，气道内液体可通过血管和淋巴管吸收。缺氧、早产、酸中毒、寒冷损伤和感染等，均可影响肺表面活性物质的形成和代谢，而降低肺的顺应并造成呼吸障碍。

⑤新生儿的呼吸呈腹式呼吸，呼吸动作主要靠膈肌的升降支配。呼吸浅表，频率快，每分钟 40 次左右，早产儿可达每分钟 60 次。

（3）循环系统。心脏容量小，每次排血量少，心率快，每分钟可达 120 ~ 140 次，心脏负荷能力较差。

（4）消化系统。

①新生儿的口腔小，舌短而宽，双颊脂肪垫发达，利于吸吮。

②消化道自主神经调节功能不成熟，消化酶分泌少，活性低，唾液和胃液酸度低，所以消化功能差，容易引起消化功能紊乱。

③对母乳的消化吸收好，而对牛乳蛋白和脂肪的吸收较差。已具有将蔗糖和乳糖分解为单糖的能力，但未成熟儿的此项功能较差。

④消化道相对较长，面积相对较大，肌层薄，因而易于吸收流质食物。消化道运动较快，咽下的空气经 3 ~ 4 个小时即可到达直肠。大部分新生儿在出生后 12 小时内开始排便，如 24 小时仍未见有胎便排出，应注意有无消化道梗阻畸形。出生后 2 ~ 3 天胎便排尽，并转变为新生儿大便。如胎便排出延迟。可致腹胀、呕吐和黄疸。人乳喂养儿一般每日排便 1 ~ 4 次，为黄色、糊状、稠度均匀的大便，带有酸味，人工喂养儿每日排便 1 ~ 2 次，大便呈中性或碱性，色淡灰或灰土色，较粘稠并略有腐败臭味。

⑤新生儿的胃呈水平位，容量小，贲门括约肌松弛而幽门括约肌发育好，所以容易发生溢乳和呕吐。

（5）泌尿系统。新生儿泌尿系统的特点有

①新生儿的肾组织发育不成熟，滤过面不足，肾血流量少。

②肾对药物排泄慢，故容易发生药物中毒。

③肾盂和输尿管较宽，管壁肌肉和弹力纤维发育不全，弯曲度大，容易受压或扭转而造成尿潴留或泌尿道感染。

④大部分新生儿在出生后 12h 内出现第一次排尿，在 24 小时内者占 96.5%，仅很少部分可延迟到 36 ~ 48 小时。对排尿延迟者应注意有无泌尿道的梗阻或发育畸形。

（6）运动系统。新生儿运动系统的特点有

①骨胳的骨化尚未完成，含有机质较多，弹性大，硬度小，故容易发生变形。

②关节臼窝浅，关节囊和韧带松，关节周围肌肉较细长，故关节的伸展性和活动范围比成人大，但牢固性差，容易发生脱臼。

③大肌肉群的发育早于小肌肉群，肌肉的力量和耐性较差，容易疲劳。

(7) 血液系统。新生儿的血液系统有如下特点：

①由于胎儿在宫内生活的需要，血液中的红细胞和血红蛋白均高。

②白细胞偏高。

(8) 免疫系统。新生儿是处于相对的免疫缺陷阶段的人群，容易感染，而且一旦发生感染容易向全身扩散。

①免疫球蛋白：新生儿血中的免疫球蛋白主要是 IgG、IgM 和 IgA。IgG 可通过胎盘由母体进入胎儿血内，有抗链球菌、流感杆菌、麻疹和脊髓灰质炎病毒感染的作用。IgM 不能通过胎盘，主要由胎儿自身合成少量的 IgM，当有宫内感染时 IgM 升高。IgA 不能通过胎盘，新生儿出生时血中的含量极少。在母乳的初乳中 IgA 的含量高，主要是分泌型 IgA (SIgA)，有助于抗肠道和呼吸道的感染。

②生理屏障体系：新生儿的生理屏障体系薄弱，如皮肤、粘膜、血脑屏障等功能差，肠道的通透性高。

(二) 清理呼吸道

新生儿出生后自主呼吸的建立需要克服各种阻力，其中很主要的一部分就是呼吸道内粘液所产生的阻力。呼吸道内粘液越多，质地越粘稠，产生的阻力越大。所以呼吸道内的粘液常是新生儿窒息的重要原因。清理呼吸道不仅可以降低新生儿窒息，而且还可以降低由它引起的呼吸道疾病。

胎儿生活在羊水中呼吸道内充满着液体。在经阴道分娩的过程中，肺及气道内的液体由于胸腔被产道挤压，可将肺和气道中液体的 1/3～1/2 排到体外，而一部分留在口鼻咽腔内；再加上胎儿在分娩过程中有吞咽动作，可咽入或吸入母亲产道内的粘液和血液，所以出生后需要外力协助排除这些液体。否则，当自主呼吸开始时可将这些液体又重新吸入呼吸道而造成阻塞。

清理呼吸道的时机与方法是：

(1) 当胎头娩出后，应立即清理口鼻咽腔的粘液。方法是用一只手的拇指自下而上挤压前颈部和咽部，另四个手指自鼻根部向下挤压鼻口腔，挤出粘液。也可用吸粘液管插入口咽腔及鼻腔吸引。

(2) 当胎儿全部娩出后，再次清理呼吸道，方法同上。此时将胎儿头略向一侧偏斜有利于粘液的排除。

(3) 如有胎便性羊水，粘液很稠，应在新生儿第一口呼吸前吸清口鼻粘液后，立即用喉镜窥视咽喉部。如有胎粪样粘液，则立即吸净后行气管插管，并将气管内粘液吸净。如未见有胎粪样粘液，则不需气管内吸引。这样处理可以减少胎粪吸入综合症的发生。

(4) 吸净呼吸道粘液后方可刺激呼吸。

(5) 清理呼吸道时吸粘液管只插到咽喉部即可，不宜过深，否则会引起迷走神经反射导致心动过缓，甚至心脏骤停。

(三) 新生儿的体温调节及保温措施

恒定的体温对人体正常生理活动是十分重要的。应具有很好的体温调节功能，使体温在较窄的范围内波动。体温调节依靠产热和散热机制的平衡来完成。但新生儿尤其是早产儿的体温调节功能尚不完善，故保温措施就显得十分重要。

1. 新生儿的产热机制

新生儿的产热来自基础代谢、食物的特殊动力作用、活动产热和冷刺激的代谢反应四部分。

2. 新生儿的散热

新生儿的散热方式有对流、传导、辐射和蒸发四种。

①对流散热。新生儿呼出热气体，吸进外界温度低的空气，通过呼吸的散热方式，是新生儿在冷而通风的环境中丢失热量的主要方式。空气流动速度快时散热多。

②蒸发散热。当新生儿体表湿时，通过这种方式散热最多。出生时新生儿全身浸泡在羊水中，如不及时擦干则会丢失大量的热量。通过呼吸道、皮肤和粘膜表面不显性失水时的散热可占蒸发散热的1/4。空气的湿度越小，蒸发散热越多。

③辐射散热。辐射散热是通过新生儿体表向周围物品辐射的散热方式，两个表面的温度差越大散热越多。

④传导散热是通过新生儿体内与体表，或新生儿体表皮肤与外界环境的温度差散热。

3. 新生儿的体温调节

新生儿体温调节的能力差，故容易受寒冷和高热的损伤。其原因为：

①新生儿无自我保健能力，也无对环境温度感受的表达能力，其外源性体温调节辅助措施和调节环境温度、增减衣被等均依赖于监护人的主观感觉。

②新生儿的营养取决于喂养者的判断，提供食物的质与量也取决于喂养的认识和能力。

③产热的棕色脂肪少。

④活动能力相对不足，靠活动产热差。早产儿和病儿尤其明显。

⑤新生儿体表面积大，以每公斤体重的体表面积计算为成人的2倍，新生儿头部表面积占总体表面积的20.8%，脑占新生儿体重的12%，故头颅的失热量多。

⑥皮下脂肪薄，隔热作用差。

⑦皮肤薄而皮下毛细血管丰富，故易散热。

⑧各种医护操作如洗澡、检查、吸氧等均可丢失热量，但这些却常被医护人员忽视。

⑨遇高温时新生儿的出汗散热能力有限。

5. 保温措施

（1）预防热的丢失。

①出生或洗澡后立刻擦干，并用温热的毯子或被子包裹，由于头部散热多，最好戴帽子。

②保持新生儿周围环境与适中温度相同。方法可用辐射暖箱、灯泡照射、热水袋或加温床为使工作人员处于成人的适中温度中，可用上述方法为新生儿创造一个适中温度的微环境，凡新生儿处置时如结扎挤带、洗澡、称体重、量身长、体格检查、新生儿复苏、医疗护理操作等均在此环境下进行。如需转运，在转运途中也最好能置于适中温度的环境中。理想的转运工具是转运温箱，并按不同体重和日龄调节箱温。如无此条件，可用保温箱或带蓬转运车。切勿将新生儿在转运途中暴露于冷空气中。

③减少对流和传导散热。房间通风时不宜将新生儿放在对流处；给氧时要经过加温；

婴儿直接接触的物体如衣服、床、检查台、器械等均应预热，使与新生儿皮肤的温度接近。在分娩室处置新生儿时应关窗，夏天关闭空调。

④早产儿或窒息儿应延迟洗澡，直到新生儿皮肤温度达36℃以上时才可洗澡。

⑤包裹保温是常有的方法，包裹材料应柔软、蓬松，用前要预热。

⑥袋鼠法保温是简单有效的方法。方法是让母亲恒定的体温（37℃左右）为新生儿保温，使母子裸体紧贴，然后再盖上被子或毯子，以减少新生儿的热丢失，提供适中温度。在分娩室，新生儿出生后立刻实施母子皮肤接触，不仅可增加母子感情利于母乳喂养，而且还可达到有效保温的目的。

⑦暖箱保温可提供不同体重和日龄的适中温度，适用于早产儿、低体重儿和高危儿。用时可将温度传感器置于腹部，根据腹部温度自动调节箱温。理想的皮肤温度为36.5～37.3℃，箱内湿度保持在55%～65%之间。为减少辐射丢热，最好用双层壁暖箱。

⑧辐射暖床是利用远红外线保持温度。使用时同样可以根据温度传感器调节温度。但这种方法可增加新生儿的不显性失水，在补充液体时应予以考虑。此外，为防止蒸发散热，新生儿应在擦干皮肤后再置于此床中。辐射暖床适用于复苏或做短暂治疗时使用。

（2）供给足够的热能物质。

正常新生儿应及早喂奶。不能自动吸吮者可经胃管喂养。特殊情况不能经口喂养时，需用静脉喂养。

第三节　新生儿的日常护理

为促进成功的母乳喂养应实施母婴同室，让母亲与孩子24小时不分开，所以日常护理均在母亲身边进行，并应教会母亲有关的知识和技巧。如婴儿洗澡要与母亲分开的话，应不超过半小时。

（1）皮肤护理。每日用温水洗澡，最好是流动水，如无条件可用盆浴，但要注意不要污染脐部。洗的顺序是先洗头面部，然后胸腹上肢，最后下肢和外阴部。使用的肥皂应为婴儿专用的无刺激性肥皂。浴后应用柔软的干毛巾迅速擦干全身，并与皱褶处撒少许滑石粉或松花粉，如过多会受潮结成硬块反而刺激皮肤。也可以在脐带脱落前用植物油擦皮肤皱褶处，待脐带脱落后再用水洗澡。但在"干"护理时，每次大小便后应用水洗外阴部。洗澡时室温要至少保持在26℃以上，动作要轻柔，要快。

（2）五官。洗澡后每日用0.25%氯霉素眼药水滴眼，并注意有无分泌物。注意观察鼻、耳有无异常分泌物，洗澡时不要将水灌入外耳道。如有鼻垢不要用硬物将其挖出，可在鼻内滴一滴生理盐水，或氯霉素眼药水，或涂一些抗生素软膏，待鼻垢软化后，在孩子打喷嚏时排出，或用棉签轻轻擦出。

（3）脐部。洗澡后用75%酒精擦脐部，由中心向外擦。然后自然干燥，不必盖敷料。放尿布时注意不要盖住脐带，以免磨擦污染。

（4）体重。正常新生儿应每日测体重，至少每2～3天测一次，以了解体重下降、回升和增长情况。正常新生儿生理性体重下降不超过出生体重的10%，生后一周左右可回升到出生体重，以后每日增长20～30g。体重可以很好地反映孩子的健康状况和喂养状况。

(5) 新生儿外环境应保持明亮、整洁，空气新鲜、湿度适中，并维持适中温度，使新生儿体温保持在36.5～37.5℃之间。

(6) 新生儿的衣服应柔软、清洁、宽松，不要用纽扣，可用带子代替。带子不可过紧，不要束缚新生儿的活动，以免勒伤皮肤，尤其是颈下和腋下的皮肤。领子要较宽和松软，以免磨伤颈部皮肤。不要用刺激性强的肥皂洗新生儿的衣物，洗后要漂洗干净，以免刺激新生儿柔嫩的皮肤。不要用樟脑以免引起新生儿溶血。衣物穿用前最好用日光晒，这是最简单、有效的消毒方法。

(7) 探视。新生儿免疫功能低下，最好避免到公共场所，也不要让过多的亲友，特别是有病的亲友探视、亲吻或触摸。

下篇　婴幼儿保健

第十九章　婴幼儿正常发育

第一节　婴儿年龄阶段的划分

一、围生期（围产期）

是胎儿后期的接连到新生儿期的生命过程的关键时期，是从孕期28周到生后1周的时期。是筛查和治疗先天性疾病如苯丙酮尿症的时期。围生期保健最为重要。

二、新生儿期

从胎儿娩出结扎脐带时开始至生后28天为新生儿期。此期新生儿经历了解剖、生理的巨大变化，适应宫外环境，全身各系统的功能要初建和巩固，应加强护理，绝不可粗心大意。如室内温度要适宜28℃左右，保持安静，保证充分的睡眠，母乳喂养，此期是护理的关键一期。

三、婴儿期（乳儿期）

指生后满28天至1周岁的时期。

其特点是：

（1）生长特别快，1周岁时体重一般为出生时的3倍，身长为1.5倍，此期应加强营养和预防消化不良。

（2）中枢神经系统发育迅速，但大脑皮层功能还未成熟，不能受高热、病毒和其他不良刺激，易惊厥。

（3）此期应注意开发智力教育。

（4）进行必要的预防接种。

四、幼儿期

指2~3周岁为幼儿期。

（1）生长缓慢，但语言，行动与表达能力明显发育。

（2）能控制大小便。

（3）前囟闭合。

(4) 乳牙出齐。
(5) 第二信号系统发育迅速，可加强讲卫生，爱劳动，互助友爱的道德教育。
(6) 断奶后应加强营养。
(7) 此期因接触感染的机会多，易生病，应注意预防针的复种。

五、学龄前期

指3~6或7岁，其特点是生长发育变慢，而语言动作能力逐渐提高。也是易发生意外事故的年龄，如溺水、烫灼伤、触电、坠床、坠窗、误吞药物以致中毒等，应多加照料。

六、学龄期

指入学后的青春前期的年龄，一般指6~7岁至11~12岁，此期特点：
(1) 脑的形态结构基本完成，智力发育进展较快，能克制自己，并能适应各种复杂的关系。
(2) 淋巴系统发育迅速，发生扁桃体炎及肥大，必要时消除扁桃体病灶。
(3) 乳牙全部换齐，防治龋齿。
(4) 保护视力。

七、青春期

是童年过度到成年发育阶段。占人生生长时期的一半。一般指13~17周岁（女性通常在13~15周岁；男性在15~17周岁）。目前，在儿童就诊年龄通常划分是：在综合性医院（如教学医院，普通医院）儿科就诊年龄为12周岁以内，而专科医院（如儿童医院）就诊年龄则增加至14周岁以内。

第二节　正常新生儿的表现及出生后的健康检查

新生儿是指出生后到28天为止这一段的婴儿。出生时胎龄满37周，出生体重在2500克以上，叫足月新生儿。从出生到满7天内，称新生儿早期。从出生7~28天称新生儿晚期。新生儿一出生已经具备了一定的认知世界的能力，他们不只是睡觉、啼哭和吃奶，而是会在醒时看看东西，用眼睛和成年人交流感情，会听声音，有灵敏的味觉和触觉等。

1. 状态

(1) 安静状态很少活动，全部精力倾注在看和听上。
(2) 吃奶前和烦躁时，活动增加（觉醒状态）。
(3) 饿了、尿布湿了，或身体不适时就处于哭的状态，是一种与人交往的方式。
(4) 累了、疲劳了，便进入了瞌睡和睡眠状态。

2. 视觉

（1）喜欢看人脸。当你的头慢慢移向一侧时，他的眼睛会追随你的头的移动而移动。

（2）喜欢看颜色鲜艳的东西，如红的球。

（3）新生儿看东西的最佳距离：约 20cm。

（4）了解新生儿看东西的能力最好在他安静状态下进行。

3. 听觉

（1）新生儿一出生就有声音的定向力，如沙铃在距小儿耳旁约 10～15cm 处轻轻摇动，小儿会变得警觉起来，并作出反应。

（2）新生儿喜欢听高音调的声音。

4. 触觉、味觉、嗅觉

（1）新生儿有灵敏的触觉。三分之二的小儿哭闹时，只需将手放在他腹部，并按住他的手臂，就可停止哭闹。

（2）喜欢甜的糖水，对咸、酸或苦的液体有不愉快的表情。

（3）能识别不同的气味。

5. 运动

（1）新生儿一天之内觉醒时间总共 2～3 小时。

（2）和小儿逗、说，他会出现举眉、伸足、举臂的动作。

（3）新生儿一出世就有先天特有的原始反射，如觅食反射、握持反射、拥抱反射等。

小儿出生后的健康检查

眼：是否向外斜、上斜？耳：位置是否比别人低？耳朵有没有畸形？嘴：有没有兔唇或腭裂？心脏：有没有杂音？脐有没有膨出？脊柱：有没有肿胀和溃疡？肛门：有没有闭锁肛门？有没有排过大便？生殖器：有没有性别可疑？足：有没有畸形？有没有长短？是否过度歪曲？哭声：是否弱？像猫叫？以上的观察，还只是初步的，通过对孩子的基本观察，我们对孩子的状况会有大致的了解。如果发现孩子存在上面提到的某一项问题，千万不要过分沮丧，应该赶快和医生联系，以求得到及时治疗和补救。当然，对于那些通过观察，发现孩子一切正常的父母来说，高兴之余，别忘了必须赶紧学习和掌握正确、科学的育儿方法，因为科学的养育是孩子能健康成长的重要保证！还需要对孩子有更深一步的了解。

第三节　出生第一天婴儿的特点

刚出生的婴儿虽然常常啼哭，但几乎是整日酣睡。眼睛虽然看不见东西，但能听到大的声音。身长约 46～52cm，头围 34cm 左右，胸围比头小 1～2cm。出生时胎龄满 37 周，体重在 2.5Kg 以上，则为正常新生儿；体重不足 2.5Kg 的，称为“未成熟儿”。对“未成熟儿”必须采取特殊护理措施。

1. 体位

婴儿的姿势和胎儿期大致相同。头先出生的婴儿，头部前屈，足与前胸相挨，后背呈圆形，时向里弯，握着拳头向内，腰和膝部弯曲着，脚也向着内里弯曲，能看到脚掌。

2. 皮肤

新生儿的皮肤外覆有一层奶油样的东西叫胎脂，对皮肤有保护作用；皮肤细嫩，表皮角层较薄，加之血管丰富，故皮肤呈粉红色；出生时皮肤受多种刺激，常出现红斑称新生儿红斑；骶骨部、臀部常常可见蓝绿色的色素斑，称为胎斑，随年龄的增长，色素斑将逐渐消退；在鼻尖、两鼻翼和鼻与颊之间，常有因皮脂堆积而形成的黄白小点；胎毛于出生时大部脱落，但在面部、肩、背上及骶骨部仍留有较少的一些胎毛。斑点及皮疹是很常见的，几天后会自动消失。

新生儿胎记的鉴别与处理

有些新生儿皮肤上有几块色素斑，俗称胎记。这些胎记倘若不在面部，一般家长不太理会的。不过从医学角度讲，却是万万不可忽视的，他们往往是孩子有某种疾病的反应。这些有胎记的孩子往往有神经系统症状，如惊厥，智力低下，运动障碍等。有时皮肤上先有异常表现，几年以后才出现神经系统及其它系统症状。据统计，这类疾病有 40 多种，但常见的仅有 4～5 种，如神经纤维瘤，结节性硬化症，脑三叉神经血管瘤病，色素失调症等。归纳起来，神经皮肤综合症常见的皮肤异常色素斑有以下几种：

（1）棕色胎记。这是一种棕色的色素斑，出生后就能见到。因其颜色像咖啡里加了牛奶，又称“咖啡牛奶斑”。它和周围的皮肤界限清楚，不凸起，无渗出，不脱屑，不痛不痒，分布于躯干和四肢，椭圆形或形状不规则。这种斑在正常人身上有时也能见到一、两块，没有关系，倘若有 5 块以上，直径超过 1.5cm，则要考虑将来可能出现神经纤维瘤病。一般说，这种病不需要特殊处理。将来出现皮肤及皮下肿瘤如压迫神经时，则需要切除。

（2）白色胎记。在新生儿身上发现有白色胎记（医学上称为“色素脱斑”）椭圆形，像一片尖尖的树叶，或不规则，就要注意小孩以后会不会出现抽风，合并癫痫症，如抽风往往还伴有智力低下。

（3）红色胎记。大约有 50% 的小儿出生时都可见到红色胎记，常见于两额之间的前额部或颈背部，可突出皮肤，有时近似圆形，有时不规则。这是一种血管瘤。只要不太大，生长不快，又不是在重要位置，一般不需要治疗，也没有什么危险。不过有一种面部血管痣，可以合并脑膜血管痣。面部血管痣常限于一侧颜面部，尤其容易波及眼窝，眉毛等部位。这是三叉神经分布的部位，又称“脑－三叉神经血管瘤病”。其表现颜色鲜红，与周围皮肤界限清楚，用力压迫不能褪色。在面部血管痣对侧的肢体可能有抽搐，部分人还可以合并肢体轻瘫，部分人智力低下，大约有 1/4 的病儿生后青光眼。

（4）黑色胎记。有的小儿有少数黑记，没有什么关系，主要看生长部位决定是否治疗。有的小儿出现黑斑的花纹，像大理石花纹似的，也有的是线条状或漩涡状，多分布于四肢及躯干。常常合并于抽风及智力低下，还有的出现癫痫，脑性瘫痪等，发生率女孩高于男孩。

（5）蓝色胎记。多分布于嘴、腰、臀部，有的面积很大，有的数目很多，有这种胎记与神经疾病无关，随着小儿年龄的增加，会逐渐消退，不需要治疗。

3. 头

刚出生时头占整个身长的 1/4，而成人的头约为整个身长的 1/6 至 1/7，因此，婴儿的头显得特别大，看起来与整个人身体很不呈比例。

在刚下生的婴儿中，头部相对比身体较大，呈椭圆形，与产妇年龄呈正比，有的头上会有产瘤，那是由于分娩时通过狭窄的产道受压形成的软瘤，一般三四天后就会消失，有的婴儿会有头颅血肿，这是由于头骨与骨膜之间充血而产生的瘤，摸上去和产瘤相似，软绵绵的。头颅血肿不会马上消失，一般要过一二个月才会消失，可不必理会它。

头发多少不一定。婴儿头顶有一块没有骨头，摸着软乎乎的地方，这就是囟门。囟门呈菱形，大小约 2×2cm，较软，有跳动感，要防止被尖硬的东西碰撞。

4. 脸

好像有些肿，婴儿鼻梁矮，随着年龄的增长会自然高起来。

5. 眼睛

两个眼球呈黑褐色，由于分娩的挤压所致，眼睑浮肿，数天后即可消退。眼常定视。

6. 乳房

不论男婴还是女婴，出生时两乳房都现肿胀，甚至渗出少量乳汁。几天后肿胀可消退。

7. 生殖器

男婴和女婴的生殖器出生时都显得较大。男性的阴囊大小不等，睾丸可降至阴囊内，也可停留在腹股沟处或摸不清，阴茎、龟头和包皮可有松弛的粘膜。女性的小阴唇相对较大，大阴唇发育好，能遮住小阴唇，处女膜微突出，可有少许分泌物流出。

男孩的阴囊稍肿，睾丸下降，浮肿会自然消退。女孩的小阴唇比大阴唇要大，好像有些突出来，也会自然长好。

8. 四肢

四肢较短，取外展和屈曲的姿势，颜色略呈青紫，这是因为婴儿循环系统尚未充分发挥作用。待正常呼吸不久，青紫即消退，指甲较长。

9. 脐带

在离肚脐 1～2cm 处被结扎，如果拿掉纱布，会看见变黑且气味难闻。脐部未愈合好，则易被细菌侵入。

10. 大便

消化道相对面积较大，能适应较大量的流质食物消化和吸收。新生儿吞咽功能好，由于食道上部括约肌不随食物下降而收缩，食道也不会出现蠕动，贲门松弛，而幽门较紧，胃的位置为横位，这样就容易出现溢奶或呕吐。绝大多数新生儿在 12 小时内排出墨绿色胎粪，粘稠，开始喂奶后很快转变为含有奶块的粪便。若出生 24 小时后仍不见胎粪排出，就应该检查消化道有无畸形的可能。若有消化道畸形或肠功能紊乱，就可能有不排泄，少排泄或迟排泄。

11. 小便

排尿时有时尿布上会留有砖红色的沉淀物，这是尿酸盐的结晶，不必担心。

12. 唾液

唾液分泌较少，胃液在出生时暂时性升高，以后会逐渐下降。

13. 体温调节

出生后体温从 37℃以上（甚至可到 38℃）很快下降 1～3℃，此时应注意饱保暖。7～8 小时后逐渐上升到 36℃左右，以后波动在 36～37℃之间。内分泌腺还不发达，即使很热，婴儿也不出汗，也不流口水。

14. 循环

胎儿出生后，血液循环的途径起了根本性的变化。切断脐带就使胎儿与母亲的血液循环终结。新生儿靠自己的呼吸得到氧。不再依赖胎盘维持生命。由于代谢旺盛，心脏每分钟搏出量相对比成人多2～3倍。因此心率一般较快，每分钟可达120～140次。由于血管分布不同，血流多集中在躯干及心脏，而四肢较少，故肝脏可触及，而四肢易发冷或青紫。

15. 胸廓

呈桶状。

16. 呼吸

肋间肌较弱，主要靠膈肌的升降而产生呼吸运动，观察呼吸应看腹部的起伏。因呼吸表浅，不规则，呼吸效果差。故呼吸变快，一般每分钟40～50次，新生儿的气管很短，长仅4cm，为上大下小的喇叭形状。因此，咽部的细菌易进入肺部而引起肺部炎症。

第四节　出生一周婴儿特点

出生一周后的婴儿，吃饱就睡，能睁开眼睛，但几乎什么东西也看不见，较大的声音能引起惊厥，经常可见到以下一些情况：

1. 生理性黄疸

有一半以上的婴儿出生后2～3天后出现皮肤及巩膜（眼白）发黄的现象，但孩子吃奶和大小便均正常，精神很好，这就是生理性黄疸，不用治疗。一般情况下黄疸第七天后消退，第10天退尽。也有在两三天后黄疸即可消退的婴儿。如果黄疸出现过早（出生后24小时之内）或迟迟不退，或黄疸退而又复现或加深，同时伴有精神不振，不愿吃奶现象，则属于病理性黄疸，需及时治疗。

2. 脐带脱落

脐带常在4～7天脱落，脱落后才见肉芽组织，不用处理，如果流水，可撒些消毒的滑石粉。

3. 乳房肿大

出生后4～7天，无论男婴、女婴都可出现乳房肿大，甚至有乳汁分泌现象，一般2～3周会自然消退，千万不可用手去挤，以免发炎。另外：有的女婴会从阴道内流出类似牛奶或夹杂有血液的液体，有的称为假月经，这是受母体雌激素的影响而产生的，也会自然痊愈。

4. 皮肤和体温

有些婴儿出生一周后全身开始脱一层皮，排汗机能差，也是正常现象。有少数新生儿在环境温度高时生后3～5天内会出现发烧，体温在38℃左右，持续2～3个小时，一般是认为水分不足，称为“脱水热”，可喂点温开水。新生儿体温不稳定，室内温度过高，尤其是夏天，易使体温高达38℃以上，应增加通风，多喂些开水，以防婴儿脱水；室内温度过低，体表面积相对大，皮下脂肪薄，易散失，故应保暖。

5. **体重减轻**

刚下生不久的婴儿会出现生理性体重减轻的现象。这主要是因为没有喝足奶，排了便，皮肤排汗蒸发等原因造成的，通常在出生后第三四天时体重最低，到7～10天时，体重可恢复到出生时的水平。这种体重减轻称为生理性体重减轻。

6. **口腔**

新生儿两颊有厚厚的脂肪垫，称作“螳螂嘴”，这有利于吸吮吃奶。会看到牙龈上或上腭有灰白色的小球粒，大小不一很像牙齿，俗称马牙子，不会影响吃奶。这并不是真正的牙齿，是由上皮细胞堆积而成的，一般数星期后会自行消失或吃奶时因摩擦而逐渐掉下，用不着做什么处理。但有些妈妈用针挑或用布擦马牙，这是很危险的，因为新生儿的口腔粘膜柔嫩，唾液分泌又极少，粘膜下的血管丰富，细菌很容易从破损的粘膜侵入血液，不少新生儿败血症就来源于口腔炎症。所以切勿随便擦拭或挑破。

7. **吃奶**

现在一般主张饿了就喂。有的婴儿一天要吃7～8次，甚至更多，有的则吃5～6次。有的婴儿吃的很快，10分钟就能吃饱；有的婴儿则吃吃停停，吃几口就想睡，并醒后再吃几口，吃一次奶要20多分钟，这些都是正常的。

8. **大小便**

胎便在3天内排尽，如果出生后48小时后仍无胎便排出，则应检查找出原因。排便的次数及大便的性质因婴儿不同而异，一般来说，喂母乳的婴儿，大便为金黄色糊膏状，每天3～5次，也有仅1次或多达6～7次的，喂牛奶的婴儿，大便较硬，呈浅黄色，有时其中还夹有白色的“奶瓣”。有的婴儿大便呈绿色并混有白色疙瘩和夹杂有黏液，还有的婴儿排出的大便颜色发白，但只要婴儿能正常生长就不必太介意大便的颜色和形状。

小便的次数很多，有的婴儿能间隔一定的时间按固定的次数排小便，有的则毫无规律。

第五节　满月儿的特点

婴儿从出生到满月为止为新生儿期，这是婴儿脱离母体来到人世的第一阶段。为了适应新的环境而“独立”生存，婴儿身体内部还要不断的发生一系列的变化，其中以第一周的变化最大。首先就是要自己进行呼吸，自己摄取营养，此时婴儿的心脏构造和循环状态已与在母体内不同，并继续发生变化。这一阶段的婴儿，即便是在很安静的睡觉，身体内部也在发生着大的变化。

1. **健康婴儿的标准**

健康婴儿的哭声响亮、有力，手脚活动自如，吸奶力气大，睡的好，皮肤红润，显得圆乎乎的。从外表看，没有畸形，而且身长和体重的增长情况与标准相近。

2. **体重**

初生10天后，这体重就只增不减了。一直到满月，婴儿的体重增长非常快，每天平均长30克左右。满月时，如果体重比出生时增加1Kg以上，则表明没有什么问题。如果每天平均增长不足20克，则说明母乳不足或吃奶粉太少。

满月以前的婴儿最好每星期称一次体重，时间最好选在早晨孩子吃完奶后一段时间再称，就可以较准确的知道孩子的体重增加了多少，如果随便在吃奶前后，排便前后称的话，则体重会不大一样。冬天可以穿着衣服称，然后减去衣服重量即可。满月的男婴平均体重可达4.9Kg，女婴平均体重达4.6Kg。

3. 身长

身长不像体重那样差别悬殊，平均是50cm，这只不过是一个平均值，具体到每一个婴儿身上会有差异的。在家里量身长时，可利用床与床头挡板。具体方法是：将孩子平放床上，使孩子头顶着床头挡板，将孩子双膝抓住，使其两腿伸直，然后在脚后跟顶上一本书（其它东西也可以），再量一下挡板和书间的距离，这个距离就是孩子的准确身长了。满月的男婴平均身长为56.6cm，女婴身长为55.6cm。

4. 头

刚出世时的孩子头形不一定是圆的，有的偏扁，有的左右不对称，有的显得高高低低，凡属这类情况均不必担心，会自然好起来的。虽然有特殊枕头可帮助矫正，但使用这种枕头反而会妨碍呼吸，许多专家并不主张使用。偏头主要为单侧下陷，这是由于孩子在胎里时所处位置所致。平常睡觉时，可哄着孩子往相反方向侧着睡，或让孩子向有光的方向睡，过一段时间再反过来，就这样轮换着方向睡，自然会好起来的。

前囟门一般超过1年至1年半不能完全闭合，而且头围比平均值大了3~5cm以上，则可能是大头症（脑积水）。相反，如果闭合太早，头围较小，则可能为小头症，脑发育有问题。遇到以上情况，应引起注意。

5. 胸围

头围一般在31~35cm左右，胸围比头围少1cm左右。出生后6个月前后，头围和胸围大致相同，一过周岁，胸围就会超过头围，通过头围与胸围的对比，可以直观的看出孩子是否有小头畸形或脑积水现象，有怀疑应检查。

6. 呼吸、打嗝

刚出生的婴儿不是每一个都呼吸的很好，有的有时呼吸很无规律，一会快，一会慢，有时还稍微停顿一下。只要呼吸停顿的时间不长，嘴唇不会发紫，则大可不必担心。即使是健康的婴儿也会打嗝，打喷嚏，呼吸急促，轻微咳嗽，有时会有呕吐，这些现象在3个月内是正常现象，只要孩子情绪正常，则不必担心。

7. 脉搏

新生儿的脉搏跟呼吸一样也没规律，刚哭完和刚吃完奶或发生呼吸障碍，脉搏数会增快些，因此测量婴儿的脉搏和呼吸时，都应在婴儿安静时，一般应在每分钟120次左右。

8. 体温

测量体温的时间要选在婴儿安静时，将体温计塞于孩子腋下一分钟即可量出，婴儿体温要比成人稍高些，以37.5℃以下较为正常，新生儿还不能很好的调节体温，要用衣服、被子、室温等帮助调节，特别是夏天和冬天最热和最冷的时候。

9. 皮肤

婴儿身上的青痣和红痣，一般都会自行消失。

消化系统能分泌足够的酶，但淀粉酶除外，故淀粉类的食物不宜作为主食。新生儿肝内葡萄糖醛酰转换酶不足，肝功能常受到影响，所以临床上易发生高胆红质血症。肌注过量的维生素 K3，可引起新生儿黄疸，这与细胞中缺乏酶有关。

10. 大小便

在满月以前，用母乳喂养的孩子通常大便较多，而且很软。有时大便会出现黏液，有时还可能拉绿色大便，只要孩子吃奶正常，体温不超过 37.5℃，则都是正常的。大便的次数一般一天 3 ~4 次左右。人工喂养的婴儿大便稍干，次数也少些。小便一天 10 次左右，要勤换尿布。

11. 睡眠

婴儿的第一个月即新生儿期，一般一天睡 15 ~20 小时，但不是一概而论，睡眠的长短有个体差异。睡眠对婴儿很重要，要充分注意室温和寝具，创造一个快乐舒适的睡眠环境。

12. 感觉

①视觉：婴儿出生时就对光有反应，眼球无目的地运动。出生两周后对距离 50cm 左右地灯光，眼球可以追随运动。②听觉：刚出生的婴儿耳鼓腔内还充满着粘性液体，妨碍了声音传到。随着液体地吸收以及中耳腔内空气地充满，婴儿听觉灵敏性逐渐增强。③嗅觉：新生儿地嗅觉比较发达，刺激性强地气味会使他皱鼻。新生儿还能辨别出妈妈身上地气味。④味觉：新生儿一周后就能辨别出甜、苦、咸、酸等味道。如果吃惯了母乳再换牛奶，他会拒食；如果喝惯了加果汁或白糖的水，再喂他白开水，他会不喝。此时婴儿的味觉最喜欢甜食，最厌苦的、辣的，其次是酸的食物，因此最喜欢喝糖水。而吃到苦的药时，就会一点点往外吐。⑤触觉：新生儿的触觉很灵敏。轻轻触动他的口唇部便会出现吸吮动作，并转动头部；触其手心，小手会立即紧紧握住，总之，触觉从新生儿期开始健全。⑥温度觉：新生儿对温度比较敏感，食乳和洗澡时的水温过冷或过热，或者是湿尿布都会使他哭闹不安或表示反感。⑦痛觉：新生儿痛觉较弱，尤其是早产儿痛觉比较迟钝。

总之，新生儿时期婴儿的大多数感觉是较灵敏的，但都尚未发育完善，因此要特别注意多加保护。所以适当地给新生儿期婴儿的感觉器官以适当地刺激，可以促进孩子神经系统地更好发育。

13. 反射运动

纹状发育不成熟，故可出现不自主运动及手足徐动，新生儿可出现一些特有的反射。脑相对较大，其重量为体重的 10% ~12%，而成人为 2%，脊髓也相对长。新生儿都有各种各样地反射运动，这些运动和大脑地作用没有关系，是对身体内外地刺激引起地无意识运动，随着大脑的发育，3 ~4 个月会消失，若不消失，可能有神经系统疾病存在，主要的反射运动有：①拥抱反射：在婴儿睡熟时，突然将盖在其身上的被子掀开，婴儿就会受惊而将双手猛的往上举；或在婴儿熟睡时往其脸上吹口气，婴儿也会有同样反应，这种反应就叫拥抱反射。如果婴儿只举左手而不举右手，或只举右手不举左手，则表示不举手的对侧的半个大脑的发育有可能不大正常。如果根本无反应，则为大脑发育异常或头颅内出血。②哺乳反射：（觅食反射、吸吮反射），用手指触动婴儿小嘴或腮部，小嘴就会使劲往手指触动的方向移动，并呈现出要吃奶的样子。③握持反射：碰到手上的东西不论什么都想抓。另外，还有用手指触婴儿脚板底，则婴儿小脚会产生抽动或往里缩的反射等等。这些反射运动，在婴儿 3 ~4 个月脖子能挺起时即消失。

第六节　婴儿的发育特点

婴儿期是指出生到1岁的小儿，这个时期的孩子生长发育最快，所以我们一定要注意以下几点：①坚持母乳喂养，按时添加辅食。②促进语言和动作发育。③预防疾病（六个月后孩子被动免疫力逐渐消失，呼吸道感染的发生率较高）。④按计划完成预防接种。⑤进行生长发育监测。⑥进行体格锻炼。

一、1~2个月婴儿的正常发育

1. 体重的增长

婴儿在第2个月内，一般每天增长30~40g。因为在这个月里，孩子奶吃的多，所以体重也就增长最快。发育上也有差别，有的孩子胖，有的孩子因遗传原因较瘦。但只要精神好，吃奶正常，体重轻点也无妨。

2. 身长的增长

到满月时，身长可增加5~6cm，而满两个月时，身长要比出生时长10cm左右。

1~2个月婴儿的体重和身长

时间	平均值	体重（Kg）		身长（cm）	
		男	女	男	女
一个半月	平均值	5.0	4.6	56.1	54.9
	低于此值要引起注意	4.0	3.7		
2个半月	平均值	6.1	5.6	60.1	58.5
	低于此值要引起注意	4.9	4.5		

3. 视力

①眨眼反射。随着年龄和天数的增长，慢慢的能转向亮光，看得见活动着的物体和大人的脸。将手掌慢慢逼近眼前，他会眨眼——这是能看到一些物体的证明，这种眨眼叫做“眨眼反射”。普通婴儿在1个半月到2个半月之间都会有这种眨眼反射。婴儿对颜色的分辨能力，大约在满月以后开始发达起来，尤其是对白色和红色的反应。②有些斜视的婴儿，满2个月时一般都能自行矫正过来，而且双眼能够一起转动。这表明婴儿的大脑和神经系统发育正常。在这期间，即使有的孩子斜视尚未矫正过来，也不一定是大脑发育有问题，也有可能是生理上的原因。比较明显的斜视在1岁前后。轻度的在3岁前后就要治疗了。

4. 听觉

婴儿最早能分清的似乎是妈妈的声音，正在哭闹的时候，一听到妈妈的声音，就可以暂时止住了哭闹，显出专心听的神态。如果妈妈声音一停，便又会哭闹起来。

2个月以后，孩子一听到响声，就会把脑袋转向发声的方向。若听到很大的声音，就会引起全身反应，显得很害怕。

另外，此时的孩子会发出喃语，这是婴儿最早的语言。高兴的时候，或是早晨刚起床的时候，嘴里会咿咿呀呀的叫喊。

5. 手脚的活动

婴儿刚生下来时，手脚等还都是弯曲着的，不能完全伸直。等到 1 ~ 2 个月后，手脚就能伸屈自如了。而且感到似乎长高长大了许多。换尿布后，用手轻轻抚摸孩子的大腿，他就会非常高兴的将双腿伸直。

这个月龄的婴儿，身上显得胖了，而且双脚蹬动有力，有时敲得床板啪啪作响。但此时大人尚不可用力牵拉孩子双腿，因为 3 个月以内得婴儿容易脱臼。

婴儿的双手活动也很频繁、有力。经常会本能地将手伸到头部，用手抓搔眼睛、耳朵，最后将手伸进口中吸吮。尚不能有意识地活动手指，但如有东西碰到小手时，他就会无意识地握紧小手并往嘴里塞。

新生儿时期见到地拥抱反射到此时还能见到，有的婴儿满 2 个月就会消失。如果满 4 个月还会产生这种反射，则就有可能是脑神经发育异常了。

6. 神经系统地发育表现

神经系统的发育一般先由接近大脑的部分开始。首先眼睛能看得见东西，然后头能抬起来，能翻身会坐，抓着东西能站起来，会独自行走等，从上往下，由头、眼、颈逐渐到腰、下肢这个顺序。

7. 排尿

正常人每天排尿的次数取决于其饮水量和出汗量。如果饮水多或出汗少，排尿次数和排尿量自然就会增加；反之若饮水少或出汗多，排尿次数和尿量就会减少。排尿次数还取决于膀胱容量的大小，容量大，一次储的尿液多，排尿次数就少；否则相反。由于婴儿的膀胱小，排尿次数一般多于成人。

①不同月龄婴儿每天平均排尿次数

出生 ~5 天　排尿 4 ~ 5 次/天

6 ~ 10 天　排尿 20 ~ 30 次/天

6 个月 ~1 岁　排尿 15 ~ 16 次/天

②不同月龄婴儿每天平均总排尿量

出生 ~2 天　尿量 0 ~ 80 毫升

3 ~ 10 天　尿量 30 ~ 300 毫升

10 天 ~2 个月　尿量 120 ~ 450 毫升

2 个月 ~1 岁　尿量 400 ~ 500 毫升

二、3 ~ 4 个月婴儿的正常发育

1. 体重

3 个月婴儿的体重约为出生时的两倍，达 6 公斤左右，4 个月时可达 7 公斤，每天增长速度约为 25 ~ 30 克，较之前 2 个月时稍有下降。这一阶段的孩子好像自己能调节饮食似的，奶吃得较 2 个月时少些。各个孩子多少有些差异。若出生时体重可达一般标准，而满 3 个月时的体重却不足出生时的两倍，如相差很多，则应引起注意。

3~4个月婴儿的体重和身长

		体重（公斤）		身长（厘米）	
		男	女	男	女
3个半月	平均值	6.9	6.46	3.0	61.3
	低于此值要引起注意	5.5	5.1		
4个半月	平均值	7.4	6.96	5.1	63.5
	低于此值要引起注意	5.9	5.5		

（本表不包括未成熟儿的体重和身长）

2. 身长

通常身长的增长要比体重增长慢些。一般3个月左右约为60厘米，4个月时为65厘米。由于体重增长较身长要快。所以看上去孩子就显得要胖些。

3. 头围和腰围

3~4个月以后到1岁以前这段时期，头围大致可与胸围相等。出生时较瘦的孩子和未成熟儿到这个月龄，头围尚未比胸围大些。

头围的增长与大脑的发育有密切的关系。头围比初生时约大8~9厘米，而大脑重量却已达初生时的两倍左右。从这里也看出婴儿智力发育快的原因。随着智力的发育，脖子也就能挺起来。

用手指摁一下3~4个月婴儿的后脑部，如果感到同摁塑料娃娃似的会往里瘪，则意味着孩子缺钙，骨头发育不佳，这种症状叫“头盖痨”。主要是由于婴儿长得较快，而从妈妈那里得到的钙显得不足，同时婴儿此时还没吃辅助食品，还不能自行补充钙质等原因所致。

这些虽属生理现象，但若骨头太软而又不采取适当措施，则会产生佝偻病。遇到这种情况，与其服用钙质食品，倒不如多晒晒太阳和服用维生素D，让钙质储存于骨头内以治好头盖痨，如果头骨很软，手指一摁就瘪，则需治疗。

4. 婴儿的胖瘦

一到3、4个月，由于父母体质的影响，有些婴儿即使能吃奶，但却不太胖，而有的虽然奶吃的不多，却长得胖，这似乎跟双亲的遗传有很大关系。

有些父母总想让自己瘦小的孩子长胖些，于是经常强迫孩子多吃奶。殊不知父母遗传给的素质，并非一朝一夕所能改变。如果过分勉强，反而会造成孩子心理性食欲不振。

5. 能抬头

发育快的婴儿在2~3个月时就能抬头，而大部分婴儿在4个月时能将头抬起来，如果过了4个月还不能抬头，头还是摇摇晃晃的话，则可能是智能发育有问题。不过，有些大脑袋的孩子到了3~4个月也会摇摇晃晃抬不起头来，这是个别现象。

6. 吮手指

从2~3个月开始到2~3岁的孩子，吮手指的非常多。3~4个月的孩子吮手指可以看作是一种学习和玩耍。等大些，能玩玩具，手脚到处能动时，手指往嘴里塞的现象自然会少起来的，不必强迫孩子不吮手指。只要经常将孩子的手指洗干净就可以了。

7. 口水增多

有的婴儿到3~4个月时口水就很多，而有的则很少。这主要是一到这个时期，婴儿的唾液腺发达起来，消化液分泌增多，口水也就多起来。因此慢慢可以开始让孩子吃辅助食物。

再稍过一段时间，等孩子长牙时口水还可能增多。如果口水突然增多，则有可能患了口腔炎或其他口腔疾病。

8. 表情丰富

①表情：在3个月初尚笑不出声来，但到4个月后，笑声就很大了。②运动机能：头能抬起来。让孩子趴在床上，头已能抬的很高，脖子硬棒起来了。这一时期，不论手碰到什么东西，都想抓起来看看。特别是4个半月以后，一看到玩具就会伸手去拿。眼睛也能跟着人和东西的移动而移动。③辨色能力：此时的辨色能力也较以前强多，新生儿时，似乎只能辨别红色和白色，而到3～4个月时，则渐渐会双眼长时间盯着那有黄色、红色、白色、黑色等颜色的东西看。④听觉：一到3～4个月，婴儿就能自觉把头转向有响声的方向，也能辨别几种不同的声音。

三、5个月婴儿的正常发育

由于人与人之间的个体差异明显起来，有的父母看到孩子瘦小就急得不得了。其实，只要孩子健康、活泼，且体重是在不断增加的，就用不着担心，如果孩子瘦且不健康，又没有什么食欲的话，则应诊断治疗。

5个月婴儿的体重与身长的平均值如下表。

5个月婴儿的体重与身长

	体重（公斤）		身长（厘米）	
	男	女	男	女
平均值	7.8	7.3	66.7	65.2
低于此值要引起注意	6.2	5.8		

1. 运动机能

①抓东西：5个月婴儿喜欢抓东西玩。例如，抓开盖在脸上的手帕，会伸出手去抓离得较近的东西，一旦抓到小玩具就不肯放手，有的孩子还能同时抓住两样东西盯着看、玩耍。

②翻身：发育早的婴儿在4个月时就会翻身。尤其是趴着睡的孩子，早就能翻过来仰卧。自己能翻身，表明运动机能的发达和骨骼、肌肉长得结实。如身上穿的太多太厚，褥子太软，婴儿自然会稍迟一些才能学会自己翻身。③坐：5个月婴儿，有的能坐一下。说坐也就那么2、3秒钟，坐着坐着腰就弯下来往前倒去。如果妈妈扶他坐在自己膝上，则可以坐得很好，甚至一窜一跳得想站起来。

2. 精神机能

①表情丰富：一到5个月，表情更丰富。一逗就咯咯咯的笑，有时高兴得全身都动。②好奇心强烈：这个时期，对周围事物的关心和兴趣等急剧增长。只要一见到什么东西，眼睛就跟着动，头也跟着动，并能很顺利的伸出手去将它抓住。喜欢大人反复做的某一动作。③开始认识周围环境：从婴儿的眼光里，已流露出见到妈妈爸爸时的亲密神情。如给孩子做鬼脸，他就会笑；逗他，跟他说话，他不但会高兴的笑出声来，还会等待着下一个动作。这时期，孩子揣度对方的想法、动作的智慧发达起来了。发育早的孩子已开始认人。④听觉：听觉已很发达，对悦耳的声音和嘈杂的刺激已能作出不同反应。妈妈轻声跟

他讲话，他就会显出高兴的神态。⑤触觉：到 5 个月，婴儿往往会对一件东西左玩右弄，甚至放到嘴里咬咬，想通过皮肤和口腔粘膜的感触来体会，认识这件东西的性质。把他抱起来靠近自己的脸时，他会睁大眼盯着你，甚至还会用手来摸，抓你的脸。此时的孩子还会抓摸自己身体，特别喜欢拉拉摸摸自己的手脚，有时甚至还会用嘴去啃。

四、6 ~7 个月婴儿的正常发育

婴儿一到 6 ~7 个月，身体就结实起来，不像以前总是软软的。体重的增长速度较前又有所下降，一天能增长 7 ~8 克已是很不错了。而且，婴儿的胖瘦差别也明显起来。

婴儿的乳牙通常从 6、7 个月时开始长。不过，各个婴儿的情况又有所不同，有的婴儿要到 1 岁左右才开始长牙。一般先长 2 只下前齿，然后长 2 只上门牙……，但有的孩子却从旁边长起，牙齿长的迟早及顺序多少有些不同是正常的，用不着担心。

6 ~7 个月婴儿的体重和身长

		体重（公斤）		身长（厘米）	
		男	女	男	女
6 个半月	平均值	8.2	7.76	8.2	66.5
	低于此值要引起注意	6.6	6.2		
7 个半月	平均值	8.5	8.06	9.5	67.9
	低于此值要引起注意	6.8	6.4		

婴儿一到 6、7 个月，身体就结实起来，不像以前总是软软的。体重的增长速度较前又有所下降，一天能增长 7 ~8 克已是很不错了。而且，婴儿的胖瘦差别也明显起来。

婴儿的乳牙通常从 6、7 个月时开始长。不过，各个婴儿的情况又有所不同，有的婴儿要到 1 岁左右才开始长牙。一般先长 2 只下前齿，然后长 2 只上门牙……，但有的孩子却从旁边长起，牙齿长的迟早及顺序多少有些不同是正常的，用不着担心。

1. 运动机能

婴儿 6 ~7 个月时已很会翻身，坐得也稳。当然，各个孩子也不尽相同，有差异。那些身上穿的厚和长得胖的孩子一般会迟些，可以利用日光浴，让孩子穿的单薄些。胖的婴儿可能不愿意翻身，大人要让他趴在床上帮他练习翻身。

2. 智力

①开始认人：6 ~7 个月，孩子见到熟的人就会笑，见到陌生人就盯着看或哭叫。表明婴儿已具有认人的能力，也表明婴儿的发育得相当快。有的孩子认生，有的却不那么认生。经常带孩子出去散散步，看其他孩子们游戏，看看动物等，孩子慢慢就不认生了。②智力：能抬头、能坐、会翻身、关心周围的事物、认人等是衡量这个时期智力正常的重要条件。③自我意识：6 ~7 个月的婴儿好奇心非常强烈，看见周围有东西就想去拿，拿到手就不让别人动，有时还会哇的哭起来，以示抗议，看中的东西总想自己拿着，也就是说孩子的自我意识开始萌芽了。④记忆：玩具从床上掉到地下去后，能够稍微找一找。但是，当大人拿来其他玩具时，他马上就把刚才发生的事忘记了。

五、8 ~9 个月婴儿的正常发育

8 ~9 个月婴儿体重的增长已不太明显。由于身体的长高，从身后看，以前缩做一团的脖子现在挺直了。随着运动更活泼，渐渐可以看出幼儿的兆头了。体重与身长见下表：

1. 运动机能

①爬和站：在这以前，婴儿还只能翻身和坐，现在，婴儿能爬了。开始时想往前爬，但却一点点往后退。不久就不再往后退。可以转着爬了。继而就慢慢能够用四肢撑着身体往前爬了。但那些较胖的婴儿和此时正处于冬季的婴儿身上穿得厚，有的尚不能这样做。到了9个月，相当多的婴儿能抓住扶手站起来。由于视线比坐时更开阔，所以婴儿就更高兴了。这一时期运动机能的发育非常迅速。在婴儿生活的进程中，可以说是一个相当重要的时期。②同时拿两件东西：在此以前，婴儿双手里只能拿一样东西，现在双手能拿住两个玩具了。抓在手里一会摇来摇去，一会互相敲敲打打，还能从2、3个玩具中挑出自己最喜欢的来玩。充分表示智力已相当发达了。与此同时，纤小的手指也能灵活的活动了，运动机能发育就是这样由头部开始向下，由中枢末梢，由大向小发展的。

8～9个月婴儿的体重和身长

		体重（公斤）		身长（厘米）	
		男	女	男	女
8个半月	平均值	8.7	8.27	0.7	69.1
	低于此值要引起注意	7.0	6.6		
9个半月	平均值	9.0	8.57	1.9	70.4
	低于此值要引起注意	7.2	6.8		

2. 智力

一到这个阶段，婴儿就喜欢模仿了，妈妈敲东西给他看，他就能马上模仿同样的动作。这种模仿对于学习东西非常重要的，不能不说这是一个飞跃了。

8～9个月的婴儿开始有记忆力了，但只能记些极简单的东西。如大人讲话，表示他已经记住了或理解了前面的动作和语言，如满足了他的希望，他就会高兴得眼睛都亮起来了。

有的婴儿记忆力和模仿力较强，有的稍差，但只要多和孩子接触，多讲话，以刺激他得神经发展，则孩子记忆力和模仿力就会明显的得到提高。

六、10～11个月婴儿的正常表现

10～11个月的婴儿体重增长得慢，但身体却长高了，似乎变得苗条起来。等满周岁时，体重约为出生的3倍，身长约为出生的1.5倍。等孩子能自己站立，扶着东西行走时，鼓鼓囊囊的胸膜已不那么鼓，胸围也比头围稍大些。原来笔直的脊梁骨也微微弯曲。

此时前囟门闭合的非常小，几乎摸不出来了，部分婴儿甚至已完全闭合。

牙齿已长出8只（上下各4只）。但有的婴儿到此时才长出下边的2只牙。

1. 运动机能

刚开始扶着婴儿学站时，只要一放手，孩子马上就坐倒下去。不久就要以松开手站2、3秒钟。这是独自站立的开始。孩子刚能独自站立后，互相之间的差距就更大。有的马上就摇摇晃晃地往前走，有的就不肯迈步，有的孩子甚至扶着也不肯站起来。因此，爸爸妈妈最关心地就是自己的孩子什么时候能开始行走，大致早晚相差半岁左右。只要孩子具有较扎实地运动机能，一般都不用担心，不能说走得早的运动机能就一定好些。

10～11个月婴儿的体重和身长

		体重（公斤）		身长（厘米）	
		男	女	男	女
10个半月	平均值	9.2	8.77	3.1	71.8
	低于此值要引起注意	7.4	7.0		
11个半月	平均值	9.3	8.9	74.2	73.0
	低于此值要引起注意	7.4	7.1		

2. 智力

①开始学话：此时的婴儿能咿咿呀呀的讲些简单的话。发育早的孩子大约在10个月时开始讲话，迟的大约要到1岁半左右才开始，差距较大。周岁那天能讲几句简单的话就很不错了。孩子开始能讲的往往指食物的多，也有其他各种意思。更多的还讲些“啊啊”、“吗吗”等令人费解的话。②记忆力：10个月以后，婴儿的记忆力就发达起来了。那些常见面的叔叔阿姨即使中间隔1周或10天不见，但一见了面就“啊啊”的又叫又笑，走的时候还会摇小手“再见”。大约到11个月以后，就能听懂许多大人的话了。比如说句“你好”就会点点头，说“鞋鞋”就会用手指鞋了。

虽然有些孩子摇摇小手这样简单的动作都不会，但不能因此就认为智力发育不佳，记忆力差，也没有必要强迫孩子学。如反应实在太迟钝，还得仔细观察其他方面发育如何才能确定发育是否迟缓。如果发育没问题，即使不会做某些动作也无关紧要。(3) 个性地雏形：到了这个月龄，孩子就往往故意把玩具扔掉，把纸撕破，或把抽屉里的东西都仍出来，每干完一样就高兴一阵子。要是不让他干或让他干不想干的事，马上就哇哇乱叫，大哭大闹，甚至打起滚来。这就是个性的雏形。往往有的妈妈说“我这个孩子呀，稍不如意就发火，真没办法。”殊不知这正表明孩子有了自己的情感和意志了。不过，假如因孩子哭的凶，闹的厉害就照着孩子的意志办，久而久之，孩子不知不觉就会感到有求必应，慢慢的骄横、任性起来。必须让孩子学会自制、忍耐，不行就不行，不能干的就不给干，他要哭就让他哭好了，过一会就会自然平息。

要防止孩子发生意外。孩子若想把手指往电器插座里伸，或乱动煤气开关等，要反复斥责，使孩子明白这些是不能乱动的，慢慢就不会乱来了。

七、满周岁孩子的正常发育

1. 动作发展

会爬到椅子上坐。会提篮子、端盆子、站立行走。会在椅子上站。会顺着楼梯往上爬。会模仿做体操，随着节奏手舞足蹈扭动身体。会从小桌子、小椅子上下来。会扶着手或牵着手上下楼梯。

2. 生活自理能力

要自己拿着勺子吃饭。懂得给别人吃东西。会自己剥糖吃。能熟练的用勺子喝汤。一说“吃饭了”，就会马上坐到自己位置上。小便完了会呀呀的告诉大人。会用麦杆或塑料管喝水。吃桔子会剥皮。在饭桌上能分辨别人和自己的餐具。会把家里人的饭碗、筷子分开摆好。洗澡时会往自己身上擦肥皂。会自己戴帽子。会脱鞋。会学大人收拾东西。

3. 智力

会用铅笔乱画。会把2～3块积木搭到一起。会用绳子拉着玩具到处跑。会把水从一个杯子倒到另一个杯子里。看见妈妈扫地，他会模仿。会用纸或布包各种东西玩。会拨动玩具电话对着话筒说“喂喂”。会反复仍球。会把洋娃娃或玩具动物背到背上、抱在胸前。

4. 社会适应能力

淘气时会观察母亲的脸色。会拿出篮子让大人跟他一起去买东西。看到别的孩子时，会走上前摸对方的衣服。自己会加入到小伙伴们中间玩。会与其他小朋友抢玩具。大人说“不行”时，他反而会故意干。模仿父母的动作。有困难时会求大人帮忙。会跟在别的孩子后边走。会自己到外边玩。

5. 语言能力

除会称呼“爸爸”“妈妈”外，还会其他称呼如“阿姨”“奶奶”“爷爷”等。

6. 发育标准

满一周岁时，身长为出生时的1倍，体重为出生时的3倍，约9公斤上下。

不过，满1岁后孩子的差异相当大。有的孩子个大，有的个小，有些胖些，有些就瘦些。一般，孩子在满1岁后的这一年里，由于动作增加等原因，不会像婴儿时期那么胖，身材变得细高。特别是四肢长得很长，有时会感到似乎很瘦，但只要健康，有精神就没问题。

1岁半时的体重和身长

	体重（公斤）		身长（厘米）	
	男	女	男	女
平均值	10.5	9.5	80.5	79.1
低于此值要引起注意	8.4	8.0		

从一岁半到2岁这一段时间里，不仅能行走，而且能蹦蹦跳跳，身体越来越结实，也显得更瘦了。体重增长很慢，个子却长得较快。初生时身长与脑袋的比例为4∶1，到2岁时则为5∶1了，且身体重心下降，更能活动了。

7. 长牙

满周岁时，只长出8只牙（上下各4只）等到1岁半到2岁时，上下已长出8只牙了。虽然部分孩子的牙齿在此时尚高高低低很不整齐。4岁以前的牙齿都并不结实，还有点松动，即使因牙齿关系而上下唇长得突出些，但到了4岁一般都能自己纠正过来。

虽然这一时期那很少会生虫牙，但快接近2岁，上下各长出8只牙后，尽量让孩子练习用牙刷刷牙。

第二十章　新生儿的护理

新生儿生理上出现的一系列变化，一定要十分了解其生理变化的特征，才能很好的照顾。新生儿的特征是肺部刚刚可以呼吸，脖子不能独立撑起及晃动，皮肤柔弱等。

一、婴儿卧室的布置

婴儿最适应的温度是20℃左右，居住的环境最好能保持这个水平。冬季屋里一定要保暖。最好的办法是使整间卧室都温暖起来，暖物使用电器暖炉（空调暖气）较好。并要注意加湿避免干燥，要注意保持每天通风换气1～2次。每次5～10分钟。室内的通风可以降低空气中的细菌密度。但注意开窗时勿使冷气直接吹婴儿，以免受凉。春秋季可适当延长开窗时间和增加次数。夏天气温高，开窗的同时，最好用竹帘子阻挡阳光，以防止室内温度过高。

婴儿最喜欢看大红色，其次是翠绿色，白色不喜欢。所以，婴儿使用的东西最好以红、绿色为主。卧室内最好挂一些色彩鲜艳的玩具或实物。墙上可以贴些彩色图画片。

二、抱起和放下出生婴儿的方法

婴儿在8周以前，不能控制头和肌肉，因此你搬动他时，一直要扶着她的身体，是他的头不搭拉下来，四肢不垂着。

1. 抱起仰卧的婴儿

如果婴儿仰卧在床，你可以把一只手轻轻放在他的下背部及臀部的下面，另一只手轻轻的放于他的头下。这样，两只手同时用力，慢慢地抱起婴儿，使他的身体有靠傍，头不会往后搭拉。抱起后，把头小心放到你的肘弯或肩膀上，使头有依附。

2. 抱起侧卧的婴儿

婴儿如果是侧睡在床上，就要先把一只手轻轻放在他的头颈下方，另一只手放在臀下，把婴儿挽进你的手中，确保他的头不搭拉下来，慢慢地、轻轻地抬高他，让他靠近你身体抱住。然后你的前臂轻轻地滑向他的下方，这样可以使他的头部靠近你的肘部，使其感到安全感。

3. 抱起俯卧的婴儿

如果正在俯卧，你要先把手轻轻地放在他的胸部下面，使其前臂支住他的下巴，再把另一只手放在他的臀下，慢慢地抬高他，使他面转向你，靠近你的身体，你那只支撑他头部的手向前滑动，直至他的头舒适地躺在你的肘弯上，另一只手则放在他的臀下及腿部。这样，他好像躺在摇篮一样，感到舒适安全。

4. 仰卧放下婴儿

把你的一只手放置于婴儿的头颈部下方，然后用另一只手抓住其臀部，慢慢地、轻轻地放下他，手要一直扶住他的身体，直到其重量已落到床上为止。然后，从婴儿的头部轻轻抽出最靠近你的那只手，用这只手稍稍抬高他的头部，使你能够轻轻地抽出另一只手，在轻轻地放低他的头，不要让头向后掉到床上，也不要太快地抽出你的手。

5. 侧着放下婴儿

先让婴儿躺在你的手臂中，头靠着你的肘部，你托着他的头部的手臂轻轻地落到床上，先轻轻地抽出置于他臀下的那只手。用你抽出的手，扶住他的头，并轻轻地抬高他的头，这时再轻轻抽出你在他头下的那只手，然后轻轻地放下他的头，他就可侧卧在床上了。

总之，新生儿的脖子是立不起来的，所以，要抱起睡着的新生儿，大人首先要用手掌架住新生儿的颈部，不让其弯曲。然后稳稳地用双手腕托着抱起。这时的姿势是大人单手抱着新生儿，腰部紧贴新生儿的身体。如果平时用惯右手抱新生儿的话，最好改成左手。这样，灵活的右手在有紧急情况时，便可随时应急。有时，也可用右手来忙其他事情。总之，不要双手抱新生儿。

初抱着的新生儿的身体，与母亲一样要使其背部呈一条直线。如果背部弯曲，新生儿感觉胸部难受。让新生儿身体以平行线对着妈妈，保持平行，就一定会安安稳稳了。

三、授乳的方法

无论是亲授母乳或人工喂牛奶，喂奶时，姿势相当重要。应尽量站着或坐着。这样的姿势一开始就要训练熟。吸母乳时，让孩子大口地吸住奶头和乳轮。如果用奶瓶哺乳，则要认真地处理好乳嘴，嘴口不能开得太小或太大。通常是用消毒过的热针尖插上两个孔变可以了。授乳时间每隔 3 ~4 小时 1 次，每天 6 ~8 次，但不能过于定时定量，只要有一定时间的间隔，孩子又有要求，就可以哺乳。这就是自律授乳方式。但平时还是养成定时定量的授乳时间为好。

乳母患有细菌感染性疾病，如产褥热病时要禁止授乳。感冒时要戴上口罩，以免感染孩子。

四、新生儿衣服的选择

新生儿的衣服面料宜选用白色或浅颜色、不退色而轻松柔软的棉质品。一般采用大人穿旧的秋衣（棉质）改制而成为好。衣服的式样以斜襟式最好，要求宽大舒适，脱穿方便，不妨碍四肢活动，袖口要做光滑，以免纱线绕手；下端的边缘不用做光滑，任其毛边反而平软舒适。斜襟角上的两根带子围胸，松松地打一抽结于腋下，这样保暖好，也不会弄痛。假如天冷，加穿小棉袄，可将几件衣服的袖子先套好，穿时先伸入一只小手或成人的手指先从袖口伸入，捏牢小手，然后再把衣服的袖子套入，牵出小手；再使衣服平整结带。裤子鞋袜在使用包被阶段则不用穿。另外，新生儿的衣服不宜用别针，以免硌伤皮肤。新的内衣和布类应先洗后去浆再用。从箱子里拿出的衣服，应先放在太阳下晒过再穿，因为极少数的新生儿对樟脑过敏，引起黄疸。南方天气热，穿斜襟太热时，可改用向后穿单布衫较凉快。再穿单衣还觉得太热的情况下，可沿用老式的肚兜，只要用手帕装两根带就可以，实际上热天穿件薄单衣好，可吸汗液，又可保持清洁。

新生儿皮肤娇嫩。因此，铺盖的被褥应该用质地柔软、保暖性好、颜色浅淡的棉布或软布制成，不宜用不吸水、不透气、易使皮肤发生汗疱疹或皮炎的合成纤维或尼龙品。棉被褥最好是 80×80cm 或 100×100cm 方形，准备 2~3 件，随时更换使用．此外，新生儿一般不用戴帽子，除非室内温度低或者是外出时需要戴．帽子也要选用棉织品，不宜用尼龙纺织品做成的帽子。

五、婴儿日常保健

（1）用柔软的毛巾抹脸。洗眼时，用药棉蘸些温开水，由眼内向外方向轻轻抹去。

（2）每周剪一次指甲，要注意不要剪得太贴近皮肉，以保护指甲或趾甲。剪刀要用圆头的小剪子。

（3）把药棉搓成条状，小心翼翼地伸入鼻孔或耳孔。但要注意不要伸得太深，每次更换棉花。

（4）婴儿的头部是很嫩弱的，出户外时先用发刷梳刷，然后戴上轻便的小帽子，以阻挡强烈的阳光；寒冷时应戴上棉帽子。任何天气的情形之下，都应享受到户外的新鲜空气。这样不但对健康有益，而且有助于正常智力的发展。多与自然界接触，对身心的发育大有裨益。

六、用枕

新生儿脊柱是直的，平卧时背和后脑勺在同一水平线上，且其头大，几乎和肩部一样宽，侧卧也很自然，不一定要睡枕头。但为了防止婴儿吐奶，也可适当地把上半身垫高一点儿。

到了三个月以后可以用枕头，枕头的长度和婴儿的肩宽相同，宽度与头长相等，高度以 3~5cm 为宜。用柔软白色或浅淡色棉布制作。枕芯要有一定的松散度，以保证柔软和透气。不要用泡沫塑料和丝绵当填充物。夏天要用荞麦皮或泡过茶后晒干的废茶叶；冬季用薄绒或蚕的干燥粪便较好。婴儿心肝火旺、烦躁不安时，用晒干的菊花作枕芯。脾胃不和，有遗尿习惯时，可以用干燥的木瓜粗末填枕芯。

七、婴儿洗澡

皮肤是人体的天然屏障，它不仅可利用毛发保护人体、利用皮下脂肪的缓冲作用，使人体免受外力造成的损伤，还可以通过皮肤致密的结构及表面酸性的特点阻挡与抑制细菌的繁殖和生长。因此必须保护皮肤的清洁卫生，而经常洗澡则是最好的办法。洗澡不但能清洁孩子的皮肤，而且还能起到按摩和活动的作用，加快血液循环，促进新陈代谢，有条件的家庭最好每天给孩子洗澡两次，但不能去公共浴池去洗澡，因为那里人多，空气浑浊，易患疾病。原则上脐带脱落，伤口愈合以前（5~7 天）不需要给新生儿洗澡。每天适当地用温暖开水擦拭身体。精神欠佳，哺乳情况不好或发热等异常时，不要勉强沐浴，必要时用纱布浸于水中，拧干后轻轻擦抹关节部位、颈圈等。

1. 洗澡的时间

①最好安排在哺乳以前，或喂奶后 1~2 小时。最好时间应在上午 10 点至下午 2 点，

第二次在晚上临睡前。②给孩子洗澡的时间不宜太长，一般在 5 ~ 7 分钟。

2. 洗澡水的温度

①室内温度保持在 27 ~ 28℃。②洗澡水的温度：夏天在 38℃左右，冬天在 40℃左右。

3. 洗澡前的准备

①大人要经常剪指甲，以免损伤新生儿幼嫩的肌肤。手表、戒指等要事先脱下放好，然后在身上系一条干净的围裙。②准备好洗澡的必需物品，洗澡盆最好不用塑料制品并且要洗刷干净。因为塑料制品遇热产生一种塑料的刺激气味，有的塑料有毒，对孩子皮肤有刺激。③准备好孩子的替换衣服。干湿毛巾两块，小包巾一块。④爽身粉、甘油、肚脐粉。

4. 洗澡步骤

①在澡盆内冲好水，测量水温并准备好冲身的水。

②洗头及洗脸时，不要脱下新生儿的衣服，以免着凉。用浴巾把孩子从胸部包到背部。按以下顺序洗脸：眼→鼻→嘴→额头→两颊→下巴→耳朵。擦眼睛要从内眼向外眼角方向擦，不能用肥皂。a. 用纱布卷住食指，在温水中浸湿挤干，先抹脸。要注意使用指腹平平抹去。头部晃动时可用手轻按住。b. 洗头的动作是用手划大圆圈，前囟门也可大方地洗过去，洗不干净就会结痂。洗头时，左手腕托住孩子后脑，用左手大拇指和中指按住耳壳，以防止水流进耳朵。有手揉擦孩子的头发，再用清水洗净，用毛巾吸干。

③裸体沐浴：a. 洗澡时的动作要快，要轻柔。b. 迅速脱去孩子的衣服，尽快检查一下孩子身上有没有异常。c. 给婴儿脱衣裤时如果发现有大便痕迹，就用纱布或尿垫湿润温水后盖放肛门上一会儿，然后轻轻抹掉。d. 用浴巾包裹身体，左手腕托住头部，拇指按着身体，其余四指抓住腋下，右手托着屁股。浴巾最好使用能在浴盆中自如动作的一种。e. 尽可能轻轻的先放双脚入水，再到其他部位，以免感到太突然和不安。f. 左手托着头部，食指和中指夹住手腕，这样，空出手来的右手食指、拇指可用来洗脖子。g. 用左手稍提起腋下，拇指清洗腋下、肘内侧，指缝也要洗干净。h. 胸部、腹部划大圈抹洗，但不能触及肚脐。i. 洗背脊时，先反转身体，右手托起小下巴使面孔横传一侧，左手伸出到脊背。j. 用左手洗背脊。难以转向时可用右手放入水中洗背。k. 小屁股凹陷处要用拇指指腹认真洗净。如感到水温变冷了，可抱起后适当加少量热水。然后慢慢将身体放入水中，尽快洗好后抱起。o. 拇指卷起纱布，小心地洗双脚和脚后跟。m. 举起小脚丫，洗脚脖子和两侧。总之，洗身体，把孩子从腿到屁股按顺序轻轻放入水中，一直没到肩部。用左手托住孩子的头背部，顺序：颈部→胸部→手→腋下→腹部→后背→腿部→屁股。

④沐浴之后：a. 用一块干爽的大毛巾包住身体，让其面孔朝向一侧，然后用纱布抹干头部。b. 稍稍仰起头部，用大毛巾的上部轻轻地吸干脖子上的水分。c. 用拇指、食指、中指轻压肩部，抹干腋下。d. 从身体上部分开始，以次按上体、股部、双足的顺序，轻轻抹干水分。用干棉签擦干肚脐部的水分。e. 身体部分的水分也按自上而下的方向抹干。f. 再次认真地抹一次脖子、腋下、股环。g. 耳朵后面、腋、肘、肩、背部等用指尖抹上爽身粉后轻轻扑上，然后，在后背脊部位按“9”字形的手势轻轻地按摩一会。h. 最后检查屁股，下身部位是否有湿疹等，抹些适宜的粉剂或橄榄油。

八、换尿布

尿垫的放置随着婴儿的成长，各时期都略有区别。这里主要说明新生儿尿布的放置方法。由于新生儿靠腹部呼吸，肚子不能扎得太紧，尿布不能接触到腹部，背后紧贴住股骨处，前面包扎时稍稍向下、倾斜，必要部分能够遮上就可以了，尽量不妨碍身体的其它部分。

1. 换尿布的准备

①准备你要换的经太阳晒过的洗干净的易吸水的棉织品，但不能用脱落线头的布，最好用穿旧的就衣服或被里等柔软的布料。绝不能用不吸水的化纤布料作尿布，更不能用塑料纸代替。如遇阴雨天洗过的尿布可用电熨斗熨干，同时也可以起到消毒的目的。②洗尿布不能用洗衣粉，以免残留的未冲干净的洗衣粉刺激婴儿的皮肤。③洗屁股的水温应适宜，用婴儿专用肥皂。④换尿布的手应洗干净，冬季应加温，避免婴儿受冷的刺激。

2. 换尿布注意事项

①尿布要勤换。②动作要轻快。③不要用不透气的塑料布包在尿布的外面或中间。④定时揭开尿布通风并让太阳晒晒屁股。⑤孩子腰部不能绑得太紧，以免妨碍孩子的腿部活动和呼吸。

3. 换尿布的步骤

①打开尿湿的尿布，用干燥的部分擦掉孩子身上的尿屎，擦屁股时，要注意擦的方向。记住：由前向后擦。②用水、婴儿专用肥皂清洗孩子的臀部，尤其是皱褶处的粪便要擦洗干净，必要时，清洗后擦一些花生油或麻油。③如果孩子的衣服被尿湿了，也应该及时更换。④检查皮肤、脐部有否感染，脐部有否分必物，有时用75%酒精擦净并盖上消毒的干纱布或油纱。

4. 尿布的垫法

①先把尿布用手揉搓一下使其柔软。②把婴儿的屁股放的尿布中间，折回尿布。注意；不要碰着肚脐。③垫上尿布外包布，不要让尿布漏出来。④穿好衣服，注意不要将腰部勒得太紧。

九、新生儿口、鼻、眼、臀的清洁

新生儿刚出生时，口腔里常带有一定的分泌物，这是正常现象，一般无需擦去，为了清洁口腔。可以定时给新生儿喂些白开水时，可清洁口腔中的分泌物。如果一定要清除脏物时，可用消毒的棉球进行擦拭，但动作一定要轻巧。因为新生儿口腔的粘膜及柔嫩，唾液少，易损伤致感染，避免出现发炎、溃烂等现象。

新生儿的鼻内如果有分泌物，可用棉签轻轻擦掉。每天洗脸时，可用毛巾或纱布蘸干净的水或20%硼酸水，擦去眼睛的分泌物。注意两只眼睛要一只一只擦，并且从内向外，这样才能减少污物进入泪管的机会。如果眼睛的分泌物较多，或眼结膜出血，可滴眼药水，直到分泌物消失为止。由于新生儿的臀部污染较重，为了防止红臀，一定要保持新生儿臀部的干净。如新生儿臀部有大小便，要用温水冲洗。对于女婴来说，冲洗要求由前到后，以免污染阴道及尿道。如果出现红臀，则要勤换尿布，大小便后马上用温水清洗，然后揩干，再涂点粉。也可在每次洗好臀后，涂上一层5%鞣酸油膏，或隔热蒸过的菜油、花生油、麻油等。

十、新生儿囟门的保护

小儿出生以后，颅缝尚未长满，形成1个菱形空间，没有头骨和脑膜，医学上叫囟门。头顶常有两个囟门，位于头前部的叫前囟门，斜经约2.5×2.5cm，6～7个月骨化后逐渐缩小，1岁到1岁半时闭合；位于头后部的叫后囟门约0.5cm，生后2～4个月后自然闭合。

囟门，很多人都认为是禁区，不能摸也不能碰。必要的保护是应该的，但如因此连清洗都不允许，那反而会对新生儿健康有害。婴儿出生以后，皮脂腺的分泌加上脱落的头皮屑，常在前、后囟门部位形成结痂（因为这里软，脏物易于存留），不及时清洗会使其越积越厚，影响皮肤的新陈代谢，还会引发脂溢性皮炎。要是结痂后再用手去抠那就更糟，很容易损伤皮肤而感染。

正确的保护要从新生儿期即开始经常清洗，清洗的动作要轻柔、敏捷，不要用手抓挠，用具要清洁卫生，室温和水温要适宜，结合洗澡进行。如果前、后囟门已经结痂，可用消毒过的植物油涂敷痂上，24小时候用梳子轻梳1～2次即可除去。除去后要用温水、婴儿香皂洗净。

十一、新生儿皮肤的护理

新生儿的皮肤比较薄嫩，保护不善容易破损。保护新生儿的皮肤
必须注意以下几点：

(1) 新生儿的皮肤角化层较薄，而且易于脱落，故防御外力的能力较差，只要受到轻微的外力就会损伤。对损伤的皮肤若护理不当，就会引起感染甚至使婴儿死亡。

(2) 新生儿的皮肤薄，血管多，具有较强的吸收和通透能力，容易吸收药物，因此不要随便给新生儿使用药膏，必须使用时，应使用无刺激性的药物，洗澡时，应用无刺激性的“婴儿皂”不要用药皂。

(3) 新生儿的皮下脂肪薄，调节体温的能力差，因而保温非常重要。冬天保温不好，新生儿就容易得硬肿症，这种病儿的死亡率较高，夏天，若保温过度或室内温度过高，如果孩子再饮水不足，就容易得脱水热。

(4) 新生儿的皮脂腺分泌能力比较旺盛，皮脂易溢出，因此要经常给新生儿洗澡，洗头。如不经常洗头，就容易在头上形成“乳痂”。若有了乳痂，一定不要一块块地连头发一起往下揭，以免损伤头皮，造成感染，这时可用棉球蘸含有2%水杨酸花生油（或熟的食用油）每日擦数次，数日后大部分可以除去。

(5) 新生儿有时在颜面部、躯干出现小水疱样的疹子，这是由于新生儿的汗腺分泌功能亢进，分泌堆积而成的，多见于夏季，只要经常给新生儿洗澡，保持新生儿的皮肤清洁，不需治疗，就会自然好转。

十二　新生儿脐带的护理

脐带时母亲与胎儿联系的唯一通道，母血通过其静脉供给胎儿营养物质，又通过脐动脉将胎儿体内的废物运送给母亲，由母亲代替排泄。胎儿脱离母体后，脐带完成了历史

使命。

脐带是新生儿感染的好发部位，如果处理不当，细菌就会乘机通过脐带进入血液，引起全身性感染，导致新生儿败血症。

脐带一般在新生儿出生后5~7天脱落。只要保证脐窝干燥，不需要做任何处理。

肚脐用的香粉与屁股用的香粉要严格分开。扑上香粉。如果肚脐尚未掉落，要用纱布包扎。肚子由于要呼吸而上下起伏活动。如果用传统的脐带带将肚子绕一圈扎起来，那会感到相当痛苦的，这一点请大人一定要理解和注意。

脐带没有脱落前要保护脐带的干燥，湿衣服或尿布不要盖在肚脐上，发现婴儿脐带布湿了，应该立即更换，不要用脏手或脏布去摸擦肚脐。可用消毒过的面签蘸75%酒精擦拭脐根消毒。擦拭从脐根中心呈螺旋形向四周擦拭，不可来回乱擦，以免把周围的细菌带入脐根部。脐带脱落后，在根部有一层痂皮，自然脱落后，局部会有潮湿或米汤样液体渗出，可用消毒棉签蘸75%酒精擦净，再用75%酒精涂在脐根部及其周围皮肤上，不要用龙胆紫、红汞涂脐以免影响观察脐部感染情况。如果发现脐根有肉芽、脓性分泌物、红肿及臭味（称为脐炎）。这时需要治疗，以防病情发展恶化。

十三 新生儿患病的预测

大孩子患病，自己能说出身体什么地方不适，可以引起家长注意。而新生儿则不同。软绵绵的，除了吃奶、排便和啼哭外，便是睡眠。他们有了病不会说，只会哭，不停地哭。这时婴儿患病的先兆症状。

（1）新生儿患病后，显得很安静，表现为不吃、不哭、不动、无反应，体温不升。如果勉强喂奶，容易发生呕吐，这时跟大人生了病倒胃口的原理一样的。正常新生儿饥饿时哭声响亮，一旦有病，哭声轻微如猫叫，病重时很少有哭声，睡眠时间长，这时中气不足。有些小儿患病后却烦躁不安，多哭多啼、不肯入睡，这反常现象也是有病的表现。

（2）有的婴儿患病后，特别是小儿发热在还未被觉察以前，常常表现出夜里睡眠不安静，有时突然哭闹，手足乱动。

（3）健康的小儿睡眠时呼吸是平静的，但出现发热前可出现呼吸不平静、鼻腔或者喉咙里有“呼吸”痰鸣声。新生儿须注意鼻翼是否煽动，解开上衣看看呼吸时胸部软组织有无凹陷，若有怀疑，就应测量体温。总之，家长要善于观察，较早地发现某些异常现象。新生儿抵抗力差，病情变化快，必须引起足够的重视。

十四 小儿发热的处理

发热，是人体对疾病的一种防御反应。小儿发热，是儿科许多疾病的一个共同症状。在一定程度上小儿发热并不完全是坏事，对某些疾病，还有助于病体康复，因此不必采取降温退热措施。但是发烧持续过久或者温度过高，就可以引起机体的损害，尤其是对中枢神经系统有不利影响，甚至危及生命。发烧时，家长密切注意发病的情况，如果孩子体温不很高，一般情况比较好，可以在家治疗休息。

有的家长一见孩子有点烧，就赶快给孩子吃退烧药，希望在短时间内将体温降下来，这种做法是不可取的，因小儿发烧的原因很多，在未弄清病情之前，就急匆匆地把体温压下去，反而掩盖了病情，延误了治疗。同时，任何疾病引起的发烧都要有一个过程，病情的治疗也需要一段时间，对小儿的疾病应综合治疗，比如有炎症的发烧，只有待消炎后，体温自然恢复正常，如果仅仅是服退烧药，一下子将体温降下来，不久就又会回升。对新生儿发热，最好采用物理降温法，不要轻易使用各种退烧药，以防产生毒性反应。

首先应该调节居室的温度，保持空气流通，比如打开门窗，或利用风扇加速空气流通，就有利于散热降温。如体温超过39℃时，则可采用冰或冷水敷头颈、腋下及双侧腹股沟的退热方法。冰敷时，冰袋外需裹一层布，以防局部皮肤冻伤。用35%～40%的酒精或30℃的温水拭浴，可使皮肤毛细血管扩张，加速水分蒸发，也是一种相当简单的退热方法。酒精拭浴时，要注意不要拭浴头面及胸前。当物理降温方法不佳时，可在医生指导下，选用适当的退烧药。

小儿发烧时，应经常喂些白开水或糖水，饮水可补充因发热而蒸发的水分。饮水后出汗，水分的蒸发，又可帮助退热。此外，排尿增多也可使部分热量由尿液带出，加速退热。

小儿发热，只是各种疾病的一种表现。无热，不一定无病，退热也不等于疾病已经痊愈。所以，当小儿发热时，关键在于对原发病的治疗，而不仅仅是退热。

十五　婴儿笑的鉴别

很多人都愿意逗孩子笑，当孩子笑了以后，大人也报以微笑或拍拍手。但是，有很多大人却忽略了从孩子的笑中了解孩子，也就是不像孩子哭那样，大人会想，孩子哭了，是饿了，还是病了？其实，孩子的笑，也会告诉我们很多问题。

婴儿生下来就会笑。最早的笑是自发的，不受外界影响，主要是在睡眠中出现，没有给任何刺激，笑的姿势为嘴角微微上翘。这种睡眠中自发的笑主要是在1～2周内婴儿中出现。

生后3周的婴儿就可诱发出微笑了，当小儿清醒时，成人用手轻轻刺激其脸颊部，或用嘴吹吹皮肤，都可引起小儿的微笑。微笑时两侧口角向上，应该对称，若口角经常向一侧歪，另一侧鼻唇沟也浅，要注意有没有面部神经麻痹症。

生后4周的婴儿，听到母亲的声音就会引起微笑，甚至停止吃奶。

4～5周以后，许多其他刺激也可以引起婴儿微笑，当成人朝他连续作点头动作时，或将小儿双手相互对拍，也可引起微笑。

到出生后4个月时，小孩就可以咯咯地笑出声音。孩子的笑不仅仅反映小儿的情绪，也反映了脑子的发育程度。如果到了5个月还不会笑，孩子的脑子发育可能不正常。很多智力低下的小儿，不会笑。

十六　安抚婴儿的方法

当婴儿哭闹时，你不要紧张，不要着急，观察一下，他是否要睡觉，如果是“闹觉”，哭一会就会睡觉，如果不是“闹觉”，那么大人就要采取措施，对婴儿进行安抚，使其安定下来，安抚哭闹婴儿的方法大致有以下几种：

1. 喂奶

第1个月内的婴儿，饥饿可能是婴儿啼哭的主要原因，而喂奶是最有效的安抚方法。如果婴儿是人工喂养，而且喂奶时显得狼吞虎咽的状态，那么他哭闹往往是饥饿的原因。

由有的因为口渴而哭闹，可试着在两次喂奶之间，用消毒奶瓶喂他一点凉开水，也许对其有安抚效应。

2. 搂抱

要经常搂抱孩子。搂抱是婴儿最需要的充满爱的身体接触，能使他安静下来，停止啼哭。当你直接抱着他，让他靠在你的肩膀上便安静了，可能是因为肠中有气而哭起来。如果是亲戚朋友抱来抱去而哭，那么爸爸妈妈抱过来，就是很大的安抚。

3. 把婴儿包好

婴儿包裹不好，缺乏安全感和舒适感，往往引起哭闹，发现孩子哭闹时，重新包好，他就得到了安抚，停止哭闹。

4. 有节奏的拍婴儿

拍他和按摩他背部或腹部常常使他安静下来，而且可以帮助他排气，使其舒服。当你给他换尿布时，为了防止他哭闹，你也可以用手拍打几下或用手抚摸，也起到安抚作用。

5. 给婴儿一点东西吸吮

你可以把自己干净的小手指放进正在哭的婴儿的嘴里，他就会停止哭闹。也可以用橡皮奶头经过消毒，令其吸吮，都会起到安抚作用，但不可经常这样做。

6. 分散婴儿的注意力

给一些东西让婴儿注视，或者有什么悦耳的声音吸引正在哭闹的婴儿，都会使他安静下来。

十七　新生儿睡觉不安的处理

新生儿在正常情况下每天大约有 18～22 小时在睡眠中。新生儿睡眠不安是常常碰到的问题。首先看发生的时间，使白天还是夜晚。有的新生儿白天睡觉，夜晚哭闹不眠，即所谓“夜哭郎”。对这样的孩子尽量让白天少睡些，使他疲劳晚上自然就能睡好。还要找孩子睡眠不安稳的原因，在采取相应的措施。看看室内温度是否过高，或包裹得太多，孩子因太热而睡眠不安稳，这是孩子鼻尖上可能有汗珠，摸摸身上也潮湿，这就需要降低室温，减少或松开包被，孩子感到舒服就能睡。如果孩子小脚发凉，这表示孩子是由于保暖不足而不眠，可加盖被或用热水袋在包被外保温；大小便尿布湿了孩子不舒服也睡不踏实，应及时换尿布；母乳不足，孩子没吃饱也影响睡眠，就要勤喂几次，促进乳汁分泌，让孩子吃饱。

如果上述情况都不存在，而母亲可能在孕期有维生素 D 和钙剂摄入量不足的情况，新生儿可能有低钙血症，有病的早期也表现睡觉不踏实，尤其夜间哭闹，可给孩子补充维生素 D，葡萄糖酸钙即可见效。

如果睡眠不安还伴有发烧，不吃奶等其他症状时，应立即进行治疗。

十八　新生儿的保暖

新生儿的体温多在 36.5～37.5℃之间。出生后体温下降这是因为新生儿的中枢神经系统发育不完善，对体温的调节功能不够稳定，容易受到外界环境的影响。新生儿对寒冷特别敏感，很怕冷，如果不注意保暖，很容易引起皮下脂肪组织凝固而发生新生儿硬肿症，特别是在冬季最容易发生。因此，要十分注意对新生儿的保暖，室内最好保持 16～22℃的温度。小儿的包被要暖和，可以触摸小儿的脚，若脚是冰凉的，就说明保暖不够，应在小儿的脚侧放热水袋，或把小孩子抱在怀里，利用大人的体温给小儿保暖。如果是冬季带婴儿外出，最好将小儿放在睡袋里，外面包上一件戴帽子的斗篷。

给新生儿穿衣时，把孩子平躺在床上，先穿一只袖子，再稍侧过身子将衣服从背后轻轻拽过来，在穿好另一只袖子，围好衣襟，注意把背后衣服抻平。新生儿不用穿袜子，只垫尿布就可以了，外面再用包被包好。

十九　给孩子量体温

因小孩不懂事，不能把体温表放在口腔里，使用口表量体温，以免咬破口表，伤害孩子。

1. 量体温的准备

①体温表使用前必须消毒，检查体温表是否有裂纹，有裂纹的体温表不能用。②将体温表水银柱甩到35℃以下。

2. 量体温注意事项

①测量体温时不能离开孩子。②注意保暖。

3. 测量时间

①腋下测量5分钟，测出温度再加0.5℃。②肛门测量2分钟，测出温度再减0.5℃。

4. 测量方法

①腋下测量将水银柱甩到35℃以下的体温表放在腋下。打人用手抚住小儿的臂夹紧体温表。②肛门测量

二十　给孩子服药

1. 喂药的准备

①检查核对药的名称及失效日期，按时喂药。②准备好尤其是液体药水，量好数量。③服药碗，匙要用开水冲洗干净。④漱口用的温开水或饮料。⑤垫布。

2. 喂药的步骤

①用一小块毛巾，垫在孩子胸前。②像喂奶一样，让孩子躺在怀里。③把汤匙或滴管放在嘴里，让要慢慢流入。④用温开水漱口。

3. 喂药方法

①一般是用汤勺、滴管喂药，孩子不合作时，需要请人帮助。②如果孩子把药吐出来，则把汤勺往嘴里放一放，然后抽出汤勺。③ 用手捏住孩子下巴下边抿住嘴，压一下，让他把药吞下。④喂完药后可给孩子喂奶。⑤千万不能捏住鼻子硬性灌药，以免呛入气管发生意外。⑥按医生规定服药，不能任意加减药的服量和次数。药量、次数的确定是为了将药在血中的浓度维持在有效范围。如够你有一次忘了给孩子吃药，而在下一次让他两次一起吃，这是非常错误的，会使血中浓度突然上升，可能会导致病情恶化。⑦用开水服药不能用茶水、碳酸饮料代开水饮用。大多数的碳酸饮料中包含有磷酸类，而磷酸会消弱骨骼，刺激胃液分泌量的增加，造成胃酸过多，从而导致胃部受损。⑧服药时应站着或坐着。不应该躺着服药，躺着服药，会因为口内不能含太多的水，在成药品未吞下就在嘴里溶化，不能达到胃部，影响药的效用。

二十一　婴儿出牙表现及护理

人的一生长两副牙齿，即乳牙和恒牙。婴儿时期所出的牙称为乳牙，出牙时间早的在出生后4~5个月即萌出晚，晚的到9~10个月才出。一般一岁时出6~8颗牙，2岁时出18~20颗牙，出牙的总数约为月龄减4~6乳牙，共20颗。婴儿出牙的主要表现为：咬奶头、汤匙或手指，这可能是由于出牙时引起牙龈不舒服所致；口水增多，平时不流口水的孩子这时也流口水；哭闹，因为牙齿萌出较慢牙龈轻度疼痛所致，个别孩子可能有低热，有的甚至轻度腹泻。由以上表现时，可给孩子咀嚼一些较硬的食物，如馒头、烤面包干或饼干等，以及喂开水。等牙齿一露出，齿龈冒白尖时，上述症状便自行消失。

为了让孩子有一副健康的牙齿，孕妇应注意营养，多吃富含钙、磷的绿色蔬菜和豆制品，多吃钙片和鱼肝油。小孩生出后，应及时添加辅食，经常咀嚼较硬的食物，锻炼咀嚼肌，促进颌骨和牙齿的发育，多晒太阳，多吃富钙、磷的食物必要时补充钙片和肌肉注射维生素D。吃糖后注意漱口，睡觉前最好不要吃糖。父母应多留心观察孩子牙齿的发育情况或异常变化，及时纠正不良的卫生习惯，如吃空奶头、吸吮手指和睡眠姿势不正确等，都可以引起牙齿发育异常，如有龋齿，应及早治疗，还应注意小儿的口腔卫生。

6~7个月的婴儿，乳牙开始萌出。有许多婴儿在牙齿接近萌出时，由于牙床神经受压，牙龈发痒，爱把小手放在嘴里吸吮或喂奶时咬奶头。由于婴儿出牙时唾液分泌增加，常流口水，少数睡眠不安，轻度发热等。因此，应加强婴儿的护理、以免牙龈和口腔粘膜感染发炎。其方法如下：①补充容易消化和富有蛋白质、钙质的食物，促进婴儿身体和牙齿的健康生长。②将面包干、烤馒头片或条索状的硬性食物让孩子咬嚼，会刺激牙床，促进牙齿尽快萌出。③保持口腔清洁，可用干纱布或棉签蘸20%的硼酸或苏打水，轻轻擦洗牙床。适当多喂开水，避免食物残渣在口腔内残留。保持口腔周围干燥清洁，经常用柔软毛巾擦干口腔周围的水。

为了预防龋齿，可多加喂牛奶和蔬菜。这些食物可提供牙齿生长所必需的钙和磷。鱼肝油和维生素D能帮助婴儿摄取钙和磷，也可强壮牙齿。另外，鲜橙汁、番茄汁等含有丰富维生素C，能帮助婴儿的牙齿更结实。

此外，一些疾病，如克汀症、迁延很久的感染、佝偻病等，可使婴儿牙齿出得较迟。一般性的疾病不会影响婴儿出牙。牙齿出的迟早因人而异，有的差别相当大。有些婴儿在1岁时才出第1颗牙，而婴儿血钙的测定值正常。因此，出牙早迟于母亲和婴儿的血钙关系不大。通常出生后6~7个月开始出牙，母亲要懂得预防蛀牙的知识，婴儿出牙后，自己还不会刷牙，母亲还应该时常用干净的脱脂棉花擦净婴儿的牙床，特别是要注意临睡觉前不要给婴儿吃含乳糖及砂糖的饮料。

一般2~3岁出齐。通常牙齿是成对萌出，并有一定的次序和时间。下牙萌出比同名的上牙早。乳牙上下各10个，共20只。长大一点后（2~3岁），就要坚持教会他刷牙，特别是晚上睡前，刷牙更为重要。平时还可以使牙表面清洁，颌骨发育正常。发现牙痛时应马上治疗。

出牙时间

年龄	生出的牙类	总齿数
第~9个月	2下门牙	2
第8~12个月	4上门牙	6
第13~18个月	2下门牙	
	4前门牙	12
第19~24个月	4犬牙	16
第25~30个月	4后白牙	20

第二十一章　新生儿的异常

一、睡眠

新生儿每天尽量保持20个小时的睡眠。小儿的头骨软弱，容易在一定压力下变形，不正确的睡眠姿势和经常保持一种睡相都对婴儿的发育有所影响。由于小儿睡眠时不能灵活的转动身体而产生的负荷性变态。继续置之不理，小儿的颈就会弯曲了。所以，一旦发现这种现象，要及时治疗。

二、哭声

初为人母的女性，对着总是哭啼的婴儿不免担心，然而，如果小儿一味沉溺于睡眠，没有哭声出现，那肯定更为担心了。

哭啼的婴儿是正常、健康的表现。相反，没有哭啼，总是无精打采的模样，多数是反常现象。要会区别正常与异常的哭声。

1. 生理需要的哭声

饥饿时紧闭双眼而哭，吸吮手指或唇，双脚乱蹬；吸乳时哭，多因乳汁来的过猛或口腔有炎症；口渴时哭，哭声象饥饿，但给喂奶仍不能缓解；困觉时，常是闭着双眼哼哼地哭。

2. 心理需要的哭声

寂寞时哭声短促，圆滑而有节奏，只要与小儿稍作“交谈”，哭声就会转成咿呀学语声；想要人抱时，常在醒后发出惯例的赖哭声，抱起着停哭；发怒时憋着气嚎叫，但无痛苦表情；惊吓时，随突然的全身挛缩打战而卷腿哭叫。

3. 反应疾病的哭声

肚子疼时声高而尖，两腿卷向腹部，腹胀多屁。急腹症疼痛时会有阵发性嚎叫，惊恐不安，面色苍白，喂奶不吃出冷汗。佝偻病时终日啼哭，夜间更甚，同时伴有多汗、易惊、枕秃和软骨症。营养不良时，发出软弱无力的猫叫似哭声。

4. 感觉不舒服时和尿布湿冷的哭声

低沉颤抖，身躯卷缩；怕热时哭声高昂，面色红润出汗。疼痛时高声尖叫，伴有流泪和出汗。

当被人无意中碰触了小儿的身体的某个部位时，着火般地大哭起来，有时无缘无故地“哇”一声大哭一下后又急速地止住了，这样的哭声多数是异常的。

要记住，小儿没有无缘无故的哭，他多是表示饿、渴、冷、热和不舒服等情况。

止哭方法：

(1) 让小儿看着妈妈的脸，并对他（她）说话。

(2) 把手放在小儿的肚子上，并紧握住他（她）的一只或双手或抱起小儿轻轻拍摇。

如果不是饥饿、肚子痛、尿湿的原因，有时可让他（她）哭一会儿，这样可以锻炼小儿的肺活量和运动四肢。

三、呕吐

小儿的呕吐有两个原因。一是病吐，二是吸奶过多引起的。

小儿喂奶过多，时常从嘴巴流出少量奶水，这叫“溢奶”。这是由于喂奶太多或哺乳后未能很好的嗳气而常发生的一种生理现象。

病态的呕吐是指口、鼻孔突然大量地喷出奶水或将全部奶水都吐出来。吐出来的东西有时不仅是奶渣，或会含有黄色胆汁、血色物体或咖啡色物体，就是病态了。

四、黄疸

新生儿出生 3 ~4 天后出现生理性黄疸，如果很严重或黄疸一周后也不退会引起各种障碍。当新生儿手足里面都呈现深黄色黄疸时，就不是生理性黄疸了。

新生儿出生后便马上出现黄疸，或第 2 天浑身的皮肤色被染似地呈深黄色。这是溶血性黄疸的表现。

五、大便异常

每天给小儿换尿垫时，只要留意很容易发现异常的大便。最常见的是下痢。

正常小儿的大便是柔软的。如果大便像水似地一下子喷射出来，或带有严重的恶臭味，或大便中加杂有血液或粘液时，也是病态。

用母乳哺喂时，小儿大便柔软，次数也较多；吃奶粉时，大便偏硬，次数较少。大便的次数由每天授乳次数决定。每天授乳 8 次，则大约也有 8 次大便。所谓便秘是指 3、4 天都没有一次大便的现象。如果是仅仅一天未大便不要担心。小儿大便太少的原因是母乳或牛乳量太少。如果能让婴儿吸入充足的奶液，大便就会正常了。当小儿大便硬结排不出来时，可让小儿喝汤水（葡萄糖）或在奶中加砂糖或者喝麦芽糖水。否则就要用药了。

人工哺育的孩子，大便有时呈粒状或浅绿色。这些都是正常状态。

六、体温

小儿的体温一般要比大人的稍高，为 37℃，当体温在 38℃ 以上才能称为“发热”。37.5 ℃都算正常。

不要每天都给小儿测体温，如果感到小儿温度特别高，就要检测一下。但要知道，不要马上认为有病，而要回忆在什么时候授乳的，奶量不足，水分不够，小儿也会有发热的现象。这时不妨适宜地喂些乳液然后再测一次体温。此时如果还是高热的话就可能是有病了。

七、体重

新生儿出生后，体重一般减轻，稍后又逐渐增加，这是一种正常的生理体重减少，大约比出生时减轻5%。即3公斤体重的新生儿要减少150克，如果超过10%，便是体重减少过多了。这可能是身体有异常。减轻的体重1周后可恢复。剖腹产的新生儿少推迟。新生儿体重平均每天增加约30克，条件许可的话新生儿最好每周测一下体重。

八、腹股沟、会阴部、臀部

这是新生儿最容易发生先天异常的部位。腹股沟疝。时左右两侧臌胀，当孩子哭啼时就变得更大。这不是严重的疾病，不必马上治疗。可在新生儿稍大一点（约1个月）后进行治疗。有的时间长了会自然好转。

要经常触摸检查孩子的会阴部、外阴部，如果是男孩，要检查阴囊里是否有两个小睾丸，即使没有也不要担心。因为体重轻的新生儿，其睾丸尚留在腹中未下降到阴囊里。女孩的小阴唇凸出来也是正常现象，随着发育大阴唇会盖在小阴唇上面的。

此外，还要观察小儿的大便是否正好从肛门排出来了，那小小的肛门是否在屁股的中央位置。可不能小看了这些问题。

九、眼睛

新生儿的双眼十分可爱。刚出生的孩子，那双眼睛几乎是千篇一律地紧紧闭合者，每天只有一会儿的机会能看到是睁开的。但是，当小儿醒来的时候，把他（她）抱到黑暗处，有时也会睁开双眼的。有时，从新生儿的眼白部分可以看到红色出血斑块，那是分娩过程中形成出血，不要认为是异常。3~6个月以后会自愈。这不会影响眼睛和视力。

异常的眼睛是眼神常常停留在一处或上方，或眼球落下后便不动了。小儿的眼睛因患结膜炎和眼脸炎时会有眼垢。千万不要随便给上眼药。

十、头部

刚出生的孩子，如果是头位分娩，则头型较长，但以后会自然复原。有“产瘤”的新生儿通常出生24小时后会自然消失，至于新生儿的“头血肿”则是头皮下血液溢出，积聚而成。1个月后会被自然吸收、复原。但是，严重的“头血肿”要接受治疗。不过这种现象是完全不必过分担心的。新生儿的“头血肿”就象成年人的皮下出血、渗血一样。只不过因为新生儿的血管薄弱，变成了血肿。

如果头部无论如何看上去都比别的新生儿头部大，而且每天周径增大在1cm以上，这就是脑积水，要马上去脑外科治疗.

十一、喘鸣、呻吟、抽筋、痉挛

新生儿的喘鸣、呻吟不一定就是病症。要仔仔细细地观察，再下结论。

第二十二章　早产儿的特征及特殊护理

凡胎龄不满37周的新生儿，叫早产儿，又称未成熟儿。早产儿的体重一般不满2.5kg，身长在45cm以下，胎龄越短，体重越轻，而体重越轻，小儿的死亡率越高。

第一节　早产儿的特征

1. 一般状态

新生儿越不成熟，活动力越差，哭声越轻，对外界反应也越小，经常处于抑制状态，不易觉醒，经很强的刺激才能引起很迟钝的动作反应或很弱的哭声。

2. 体格特点

身体的比例特殊，头相当于身长的1/4～1/3，颈及下肢较短，躯干阔而较长，头围比胸围大。颅骨常相重叠，前囟及后囟多开着。面部有深皱纹，貌若老头。皮下脂肪很少。全身都有胎毛，尤以面、肩、头及背部为多。耳轮软而薄，紧贴着头。指甲和趾甲薄而短，均不到指和趾端。四肢屈曲，保持宫内姿势。外生殖器发育不良，女性大阴唇不能掩盖小阴唇，故而阴门张开，男婴睾丸大多都已降到阴囊，鞘膜积液常见。

3. 生理特点

新生儿越不成熟，体温不稳定现象越严重。出生后的体温随环境温度上升或下降，甚至出生后，一星期温度还不能稳定下来，波动剧烈，呼吸浅而快，节律不正常，轻微的刺激就可能引起早产儿的呼吸明显改变，有时呼吸暂停，突然出现紫绀。这种情况在喂奶时或喂奶后更易发生。脉搏较快，力弱，节律易出现不齐。血管管壁发育不全，脆弱，易于破裂，出血等。

未成熟儿的吸吮力弱或无，吞咽反射很不健全，易呛奶、吐奶，容易发生消化不良，进而发展为营养不良。

肝功能较足月儿更差，所以生理性黄疸比较严重，易于出血和患营养不良性水肿。此外，早产儿比足月儿抵抗力差，适应环境能力弱，反应性小，易于受感染。因此，抚育未成熟儿比抚育成熟儿要困难得多。

但是也不要过虑，如果医疗条件比较好，再加上精心喂养，得当护理。未成熟儿的生长发育也是很快的，不用太长时间即可赶上成熟儿，而进入正常发育阶段。

第二节　早产儿的特殊护理

早产儿由于胎龄短，身体的各种生理功能未发育成熟，较足月的新生儿更难适应外界环境。早产儿有如下特点：头颅较大，头发稀短，胎毛多，皮肤鲜红而且薄嫩，皮下脂肪少；呼吸浅而快且不规则，容易青紫、窒息；吮吸能力差，吞咽较困难；消化能力差，容易呕吐、腹泻；免疫功能差，抵抗能力较弱，容易发生感染；肝功能及凝血机制不健全，容易出血及发生黄疸，且持续时间较长；体温调节能力差，体温不稳定，天热易发热，天冷体温不易上升。

护理早产儿应注意以下特点：

（1）护暖。由于早产儿体温调节能力差，易受冷引起硬肿症、肺炎，故要保持适宜的温度。早产儿的体重越低、环境气温越低，越要注意保暖。可用热水袋（有条件的可用空调设备）等保暖。36～37℃的体温为宜，湿度60%左右，如室内过于干燥可在地面上洒水。

（2）喂养。早产儿吸吮能力较差，若不注意会经常处于饥饿状态，导致营养不良，影响生长发育。早产儿最好采用母乳喂养，如小儿能吸吮，可直接喂母乳，若吸吮能力差，可以把奶挤出，用奶瓶喂养。个别吸吮、吞咽能力极差的可用滴管将奶沿小儿口角滴进嘴里，滴时应注意奶量及速度，以免小儿发生呕吐或吸入气管。喂奶宜在清醒时，采右侧卧位，并将床头略抬高，避免溢奶后引起窒息。喂奶用具应注意用一次消毒一次，每2～3小时喂一次，一昼夜喂10次左右。

（3）防病。早产儿的免疫功能较差，故要特别注意防止感染。一是注意皮肤、脐部、口腔的卫生；二是要避免与过多人接触，特别是要避免让患病的人接触早产儿。出生体重在2000克以下的婴儿不予洗澡，只用消毒的植物油清洁皮肤的皱褶处。一般清洁护理应由上向下，尤应注意眼、口、鼻、脐及臀部的清洁。随时注意小儿的神态、面色、呼吸的节律、吮奶能力、皮肤软硬度、体温及大小便的情况等，若有异常，要及时与社区医护人员联系。此外，还要为小儿注射维生素$K_1$10mg，一次即可。两星期后可加菜水，四周后给维生素D口服，每日400～800IU，预防佝偻病。

（4）体重。出生体重在2500g以上，只要没有特别的合并症，都可哺育成人。2000g以下时则较难养活。1500g以下的生存率仅有50%。

早产儿出生以后要放入与胎内环境相同的保育箱内养育。需要的时间是不足预产期时间2倍。如果此预产期提前1个月出生的早产儿，那么就要用2个月的时间在保育箱内发育。这样看来，母体子宫是最适合胎儿发育的。同样，早产儿在胎内多一天，其生存的希望就大一点。

（5）呼吸障碍。早产儿多数有呼吸障碍，这是由于他（她）本身肺部没有成熟的缘故．及时吸入空气，肺部也不得以扩张，难以进行气体交换。这是早产儿特发的呼吸障碍。其死亡率占50%（在早产儿当中）。但是，目前采取了特殊的输液治疗法，使死亡率可减少一半。

（6）哺乳方法。1500g以上的新生儿，即使早产也可以用嘴巴吸奶液，1500g以下的新生儿就较困难。只好从鼻孔插入一条胶管通向胃部，使奶液输入胃中，过一段时间，便可以让自己吸吮了。无论是母奶还是牛奶都要煮熟消毒后才能喂哺。

（7）黄疸。早产儿严重黄疸是由于肝脏发育不良，黄疸色素不能排出体外而造成的。此外，早产儿皮下脂肪组织少。黄疸素一旦附着脂肪，便立即膨胀。

（8）眼睛。早产儿最大的问题是黄疸和眼睛。早产儿不十分成熟的眼睛，突然大量接触到人工输送的氧气，会给眼睛带来多种麻烦。并患上早产儿网膜症。但是，要维持早产儿的生命一定要输送氧气，这样便陷入了明显的矛盾之中。所以是对早产儿的氧气输送，要限制在一定的浓度之内使其不至于造成早产儿的眼疾或失明。即使如此，1500g 以下的早产儿还是不时被发现有早产网膜症。因此，体重轻的早产儿，成人以后，还是要到眼科做一次彻底的眼睛检查。

（9）浮肿。刚出生的早产儿，皮肤由于含水分多，犹如成年人的水肿一般，但 3 ~ 4 天后，水分被排出体外，皮肤收缩，便起皱纹，身体像小了一圈似的，体重也见减，这是正常的生理现象。

（10）发育。虽然是早产儿，但是如果能正常发育下去，完全不用担心其智能问题。除了体小，身体发育稍迟缓外，其他方面与足月儿没有什么两样。即使是患妊娠中毒症产下的早产儿，只要能科学养育，将来也是一名正常的成人。

对发育状态，要经常留意观察，特别是颈力，爬行和走路时期的情况，要认真记录下来。遇有异常，及时查找原因并给予治疗。

第二十三章　母乳喂养及喂养方法

母乳与人工喂养相比，优点很多，最重要的是，母乳含有大量的抗病毒的免疫物质，能够保护婴儿不生病。在牛奶里是无法添加这种免疫物质的；还有，母乳可以减轻婴儿的胃肠负担，特别易于消化吸收，不易腹泻。不仅是营养方面，对婴儿的情绪方面，也给予非常好的影响。被妈妈抱在胸前吃奶，给婴儿一种满足感或安心感，加深母子感情和信赖感，为健康成长打下基础。其他的优点是：简单、清洁、经济，不容易发生过敏症，加快母亲子宫的收缩，产后恢复得快等。其优点是数不清的。

第一节　母乳的种类

母乳分为四种；产后4天以内的乳汁为初乳；4～10天的乳汁为过渡乳；10天后至9个月的乳汁成为成熟乳；9个月以后的乳汁称为晚乳。

四种母乳所含的营养成分和浓度不同，随着婴儿生长发育的需要而变化。

一、初乳：色黄略稠，含脂肪较少

（一）免疫球蛋白A的含量比成熟乳高20～50倍；具有免疫功能的细胞也比成熟乳多1倍。新生儿血清中抗体少，对细菌感染抵抗力非常弱，婴儿吃了初乳吸收后获得一度性的被动免疫而增加抵抗力。

（二）含有维生素、蛋白质和矿物质等新生儿期必须的营养成份。

（三）含有大量的盐类，能起到适度的缓泻作用，使大便排泄顺利，减轻黄疸。

二、过渡乳含脂肪最高，蛋白质和矿物质等含量逐渐减少

三、成熟乳乳汁变浓，脂肪含量较多，其他营养素含量和成分比例恰当，正好适应小儿的热量的需要

四、晚乳量和营养成分都明显减少，不宜继续喂养婴儿。

由此可见，出乳的营养成分最佳，含各种抗体最多，能保护小儿娇嫩的胃肠道粘膜免受各种细菌，病毒等微生物的侵袭，对预防新生儿的感染具有重要的作用。然而我国有些地区长期以来一直认为初乳“没有营养”，而把它挤掉，不给孩子吃，深为可惜。另外，

每次喂奶先后时间不同，乳汁的成份也不一样，如前半部分乳汁中蛋白质含量较后半部分为较多。

各期人乳成分（%）

母乳	蛋白质	脂肪	糖类	矿物质
初乳	2.25	2.83	7.59	0.30
过渡乳	1.56	4.37	7.74	0.24
成熟乳	1.20	3.50	7.50	0.20
晚乳	1.07	3.16	7.47	0.19

第二节　授乳开始的时间、次数和授乳时间

按照我国传统习惯，产妇在产后 2～3 天才开始给初生的婴儿喂养，在此之前已为糖水、甘草水为主。其实这种方法是不科学的。要知道，乳汁的产生是靠催乳激素的分泌、乳房中乳汁及时排空和婴儿吸吮乳头的刺激而产生的。

产后雌激素和孕酮明显减少，而催乳素可立即发挥它的作用，使乳腺开始分泌乳汁。但是，乳汁的分泌除需要催乳素的作用外，还需要乳房中乳汁的及时排空。催乳激素的分泌到产后一周以后就显著降低，要使乳汁分泌继续保持足够的水平，就必须同时具备乳房中乳汁及时排空的条件。在泌乳的头几天，初生婴儿的吸吮可以有力的刺激泌乳激素的短暂释放，所以提早哺乳可以促进早日泌乳和保持足够的奶量。此外，初生婴儿，吸吮乳头的感觉刺激可以反射地引起另一种激素，即加压素的分泌。从而使得婴儿容易吸到乳汁，随之发生的乳房中乳汁吸空又促进乳汁源源不断地继续分泌。

正常情况下，新生儿应该在出生 1～2 小时后开始喂奶。心理学专家认为，新生儿出生后第一个小时是敏感期，在出生后 20～30 分钟，婴儿的吸吮反射最强。如果此时没有得到吸吮的体验，将会影响以后的吸吮能力。因此，应该尽早地用母乳喂养新生儿。

总之照顾母子都没有异常，产后 1～2 小时左右，开始喂奶。绝大多数人，最初的 1～2 天乳汁只有很少一点。婴儿也不会吸吮，有时含上乳头 1～2 分钟就离开。那是在练习，还应继续让婴儿吸。

过 3、4 天以后，乳汁也通畅了，婴儿也会吃了。但是，无论是母亲还是婴儿都有个体差异，所以要耐心地努力坚持下去。

喂奶的次数：在出生后 1 个月内，婴儿愿意吃，哭泣时就喂，所以次数和间隔时间都不规则。但是，这期间每次都增加一点饮用量，渐渐地就空出喂奶的间隔来了。大体上隔 3～4 个小时一次，每天 7～8 次。

夜间的间隔要比白天长，但在开头一些天里也要喂 2～3 次。以后有意识地把间隔时间延长，再从中减少一次，使婴儿养成习惯，母亲就能从容地休息了。

一次的授乳时间，开头有的只用 1～2 分钟，以后逐渐地延长，最终的标准是 15～20 分钟。如果长达 30 分钟以上的话，婴儿和母亲都会疲劳。

有职业的妇女授乳的烦恼是，在上班时乳房发胀疼痛难忍，有时乳汁会溢出将衣服弄湿。如果总让乳房胀者不管的话，容易使乳汁淤积。所以，应该挤出扔掉。或者挤出母乳

放在冰箱内下次再喂．还有，为防止乳房潮湿，可在中间垫上纱布，并经常更换。

第三节　母乳的喂养

母亲如果在精神上有负担或心情紧张，乳汁就会流不出来或流的不畅。要以轻松的心情喂奶。

①查看一下尿布是否湿了，如果尿布湿了，婴儿不能好好地吃奶，因此要更换。

②母亲的手和手指要用肥皂洗净。

③乳房要全部露出来，不要让衣服挡住。

④用消毒绵（2%的硼酸水，在100ml热水中溶入满满一茶匙的硼酸调成）或用煮沸绵擦净乳头和乳头周围。同时，将婴儿嘴的周围也擦一擦。但不要擦嘴里面。

⑤轻轻按摩乳头和乳房。特别是扁平乳头或小乳头要向外拉一拉。有时要坚持数天才能成功。

⑥母亲坐在椅子上或坐在床上抱着婴儿。用一只手抱婴儿，另一只手可自由活动。首先，将婴儿的头放在手腕的内侧、婴儿的后背贴着手腕，手托着婴儿屁股，角度在45℃左右适当。婴儿的屁股如不放在母亲的膝盖上太累人。手腕和肩膀不用太使劲，可放松一些。

⑦乳头要尽量深入婴儿的嘴中，含在婴儿的舌头上。婴儿充分的吸吮乳头时，乳房会堵住婴儿的鼻子，这是用手指按着乳房就不要紧了。

⑧左右乳房均等的喂。如果中途婴儿停止吃，或睡着了，可轻轻的碰一下脸颊，刺激刺激又开始吃起来。但不要过于勉强。

⑨喂完后用消毒绵好好擦擦乳头和乳头周围。婴儿的嘴周围也要擦擦。

⑩喂完奶后，要让婴儿打嗝（排气）。婴儿吃奶时也吃进空气，所以，必须排除空气。不让打嗝就放在床上躺下，会吐奶。将婴儿上身直立起，伏在母亲肩上，轻轻地抚摩。即可排气。在喂奶中途，婴儿被呛着或者看样子很难受时可以离开乳头一会，打了嗝以后再喂。

⑪喂完奶后，婴儿以心满意足的表情，表示愉快或睡着了，再抱一会，过15分钟左右，再放在床上侧身躺下。之后，过20～30分钟看看尿布是否湿了。

⑫如果乳汁有残留，要挤出扔掉。剩下的乳汁如不处理的话，会造成出奶不畅，还有可能得乳腺炎，所以必须遵守这一条。

第四节　母乳不足的辨别

乳汁足不足是很难辨别的。辨别的方法有以下几条。如果有这些现象，可测量一次哺乳量。把授乳前和授乳后的体重测一下，马上就知道了。但是，自己认为母乳不足时，不要随便补充牛奶，应首先请教一下医生和助产士。

①哺乳时间长，过了30分钟以上婴儿还在缓缓地吸吮着时这不是因为想充分地吃，

多半是由于不满足才不断的吸吮。

②体重增长少时。正常婴儿的成长很快，体重每天平均增长25～30g，在出生后3个月左右，可达到刚出生时体重的2倍左右。平素应经常观察婴儿成长方面的情况，如果不见胖的话，应测量一下体重看看。测量体重可在入浴前或授乳前，在相同条件下，每个月测量2～3次。

③授乳时间间隔。一般喂一次能管3小时，但由于乳汁不足，。隔两个小时，或者隔一个小时就哭泣想吃奶。在这种等不到下次就哭起来下的情况，可在喂完奶以后马上为牛奶试试，如果一个劲地喝，而且精神很好，可以肯定地说是母乳不足。

④总是没精神，睡不好觉。还有，连续几天便秘或腹泻时。

⑤便秘或腹泻持续时。有便秘的婴儿，也有腹泻的婴儿。便秘即大便变硬，次数减少。腹泻即连续排泄水分多的大便。

第五节　母乳喂养的特殊情况及处理

用母乳喂养婴儿有许多优越之处，但也有可能出现这样或那样的问题，临床发现，母乳喂养可能出现以下几个问题

1. 乳头皲裂

婴儿吃奶的位置和姿势不正确是引起乳头皲裂的常见原因，喂奶次数太多，时间太长。长时间的让婴儿含着乳头，也会引起乳头皲裂。由于乳头保护不好，经常用肥皂洗刷，乳罩和上衣不常清洗等，所引起的乳头皲裂也不少见。乳头皲裂时出现哺乳时疼痛，甚至引起乳腺炎。预防乳头皲裂的方法很多，主要是矫正婴儿吃奶的姿势，把奶头放在婴儿口腔的深处，让其双唇、牙龈和硬腭压在乳晕上。要养成定时喂奶的习惯，喂饱后要立即把奶头取出，不要长时间把奶头放在婴儿口内，甚至让其含着奶头睡觉；不要经常用肥皂洗乳头，衬衣经常洗，戴宽松适体的乳罩。

2. 溢奶

有大约10%的妇女，当一侧乳房喂奶时，另一侧乳房便反射性地流出乳汁，这种现象并非异常，无须治疗。在喂奶时，可将未用的一侧乳头上盖一块毛巾或纱布，以免污染衣服，也可以放一个容器将溢出的奶汁收藏起来备用。也有一些妇女在哺乳初期，喂乳的条件反射形成之后，一听到婴儿的哭声，甚至到了喂奶的时间，乳汁便从乳头中溢出。这种现象纯属条件反射所致，决非异常，无须任何处理，随着时间延长，溢乳会逐渐停止。

3. 胀奶

有的产妇奶水充足，婴儿吸奶又有限，这就可能发生胀奶，产妇的乳房就会感到不适。发生胀奶，且乳管通畅，可以自己用双手捏住整个乳房用力挤，这时，产妇的乳房可能会痛，但也得忍耐，一般在10分钟左右两侧乳房就可以完全挤空，这样产妇就会感到舒服。有的产妇发生胀奶时，乳管是不通畅的，这时产妇就感到不适，可出现发烧、腋下淋巴结肿大，这就及时治疗，服用清热消炎的药物治疗，以防止乳腺炎的发生。

4. 打嗝和吐奶

在婴儿儿吃奶时，总会将一些空气吸进去，因而形成了胃胀气，致使婴儿打嗝排气，以缓解胃内胀气和不适感。在打嗝时，常常会同时排出一些奶汁，形成吐奶。预防这种现象的方法很简单，每次喂完奶后，把婴儿竖起，让婴儿的头贴在母亲的肩膀上，用手轻轻的拍打婴儿的背部，不到三分钟的时间，就会听到一个特殊的打嗝声，婴儿胃内的气体便排出了体外。

5. 乳腺炎

在哺乳期间，特别是哺乳初期，常常发生乳腺炎。先是乳腺导管堵塞，乳汁排流不畅，细菌入侵后，引起局部感染，出现局部红肿热痛，严重时则形成脓肿。为避免形成淤积，注意保护乳头，是预防乳腺炎的根本措施。一旦发生乳腺炎，就应早期治疗，例如将淤积的乳汁吸出，清洁乳头、热敷、理疗、服用抗菌素等。

第六节　乳房的保护及特殊乳房的处理

一、乳房的保护

一天里让婴儿吮吸多次，对乳头来说是相当沉重的负担。裂口和伤口不断，是授乳妇女的最大的苦恼。乳头的伤口引起细菌感染，还可能得乳腺炎。

为预防乳腺炎，也是为防止婴儿的细菌感染，必须经常保持乳房特别是乳头的清洁。为此要注意以下几点：

①手消毒以后，触摸乳房。

②用清洁的乳罩。

③授乳前后认真消毒。

④喂奶后残留的母乳，用手或吸奶器挤干净。

⑤如果乳汁分泌旺盛，乳罩湿了，可垫上干净的纱布，并经常更换。

⑥乳头如果有伤，婴儿吃奶伤势会加重，因此要尽早进行必要的处理，暂时终止喂奶，或戴上乳头罩（戴在乳头上的乳头形工具）后再喂奶。还可以上些软膏等药物。但喂乳时洗净。

⑦流不出乳汁的乳房如让婴儿不断地吮吸，会伤乳头，所以要适当地拉开空档。

⑧乳房发胀如不做处理，会患淤滞性乳腺炎，因此可稍微挤出些保存或挤掉。

⑨母亲吃过的食物和服用过的药物会体现在母乳中。希望保持授乳母亲的健康，注意饮食。

避免使用抗生素和磺胺制剂等药物，即使感冒时也尽可能不服用。酒和咖啡可小量饮用，香烟一定不吸。

二、特殊乳房是指特殊形态的乳房

如悬垂乳、平坦乳、大乳头及乳头内陷的乳房。其发育良好，仍属正常乳房。然而使哺乳增加了困难，如不注意，会导致少奶、无奶及乳腺炎等。对特殊乳房必须采取相应的哺乳方法。

1. 悬垂乳房

其形态象茶壶整个乳房下垂，乳头却在上部。由于其悬垂而造成乳腺管弯曲，使部分乳汁积聚于乳房下方，不易于婴儿吸出，同时积聚的奶汁容易淤积成块，诱发乳腺炎。乳母在哺乳时应将乳房托起，使乳腺管与乳头保持平行位，便于婴儿把整个乳房内的乳汁吸空。

2. 平坦的乳房

常见于瘦长的女性。其乳房不够丰满、突出，也是婴儿较难吸吮，造成喂奶困难。此种乳房在喂奶前需作热敷、按摩乳房等准备工作，还要牵拉乳头，使其突出。哺乳时采取上身前倾的哺乳姿势。经过一段时间的训练，婴儿就能顺利的吸吮乳汁了。

3. 大乳头乳房

乳头的大小其直径1cm左右，达1.5cm左右的便是大乳头。这与遗传因素有关。哺乳前需用两手的拇指将乳头搓十几次，哺乳时需用拇指和食指牵乳头，使其变细变长，还要设法让婴儿啼哭，达到张大嘴的目的，以便乳头、乳晕一起送入婴儿口中。经数次训练，婴儿便会适应，并吸吮到乳汁了。也可选用周径相同一般产妇乳头周径相符的有边橡胶奶嘴，在奶嘴中央剪一个十字形，经消毒后，向奶嘴内挤几滴乳汁，然后将其套在乳母的乳头上，婴儿通过橡胶奶嘴就能吸吮到母乳了。

4. 乳头内陷、乳头扁平、乳头短小的乳房

这类乳房给哺乳带来很大的困难，关键在于早期发现，即使矫正。哺乳前用两手大拇指指压乳晕，再将乳头轻轻地“钳”出来，同时牵拉乳头，使其突出，马上套上乳嘴，并采取上身前倾的姿势喂奶。这样做1周后，婴儿便可顺利地吸到乳汁了。

第七节　喂养早产儿

早产儿体重不足2500g，身长少于45cm，而且动作少，哭声小、吸吮能力弱，外观皮肤红、薄、嫩、发亮，面额部有皱纹，皮下脂肪少，头发是棉花状，指、趾甲较软，耳廓软薄，足跟光滑，睾丸未降入阴囊。身体各器官功能很不完善，所以必须严密护理，精心喂养，才能使之健康发育生长。

早产儿出生后，一般6~12小时即可开始给糖水，每2小时喂1次。先试喂奶2次，如果没有吐奶，再开始喂奶。

喂养早产儿，以母乳为理想，其次可选牛奶。如早产儿吸吮能力差，可将母乳挤出后用火煮沸后喂给。如用牛奶喂养，奶的浓度需根据体重的轻重来决定。体重1500g以下者，牛奶的浓度为1份牛奶，1份水。体重1500g以上者，为2份牛奶，1份水，然后每100ml奶量中加7g糖（约一满匙）

喂奶次数：如体重在2000g以上者，按每3小时喂奶1次计算，每日喂奶8次。体重在1500g以上者，每2小时喂奶一次，每日喂奶12次。体重在1000g以上者，每1.5小时喂奶一次，每日喂奶16次。体重在800g以上者，每小时喂养一次，每日喂24次。

早产儿的喂奶量，可根据早产儿的体重来掌握。刚出生最初3天，每天可按每公斤体重 140ml 喂给。以后每天每公斤增加 10ml。从第 10 天起，每天每公斤给予 200ml。

另外，由于早产儿生长发育较快，维生素和铁剂等需要量也较大，所以及时给早产儿补充各种维生素和铁剂。一般在出生后 2～3 天后，每天给复合维生素 50～100mg；出生后 7～10 天起，每天给维生素 E50mg，共用 2 个月，以预防溶血性贫血；出生后 10 天开始，可加用浓维生素 AD 制剂，由每天 1 滴逐步增加到每天 3～6 滴，同时还要加用钙剂，每天 1 次，每次 6g；从出生第 2～4 周起，应补充铁剂，可用 10% 枸橼酸铁铵溶液，每天每公斤体重 2ml，易预防缺铁性贫血。

第八节　喂养双胞胎及孩子吃饱的辨认

一、喂养双胞胎

绝大多数双胞胎不是足月分娩的，发育不成熟。双胎儿的胃容量小，消化能力差，宜采用少量多餐的喂养方法。

双胞胎出生后 12 小时，应喂 50% 糖水 25～50g。这是因为双胞儿体内不象单胎足月儿有那么多糖原储备，若饥饿时间过长，可能会发生低血糖，影响大脑发育，甚至危及生命。第 2 个 12 小时可喂 1～3 次母乳。体重不足 1500g 的新生儿，每 2 小时喂奶 1 次，每 24 小时喂 12 次，体重 1500～2000g 的新生儿，夜间可减少 2 次，每 24 小时喂 10 次；体重 2000g 以上的新生儿，每 24 小时喂 8 次，3 小时喂一次。这种喂哺法，是因为双胎个子瘦而轻，热量散失较多，热量需要按体重计算比单胎足月儿为多，每天每公斤体重需 35～60 千卡。若无母乳或母乳不够，可用牛奶和水配成 1：1 或 1：2 的稀释奶，再加上 5% 的糖喂养。奶量和浓度可随孩子情况和月龄的增加逐步调整，在双胎儿出生的第 2 周期应补充鲜桔汁、菜汁、钙片、鱼肝油等，从第 5 周起应增添含铁丰富的食物如肝泥糊等。

但一次喂入量不宜多，以免引起消化不良，导致腹泻。

二、孩子吃饱的辨认

孩子吃饱的表现常常是小嘴主动松开乳头，很快安静入睡，直到饥饿时才醒。即使中间醒来也不哭闹，精神好，活泼有神，肌肉结实，体重增加，大便每天 2～4 次，软硬适中，表明奶量充足。

如果孩子每次吃奶后仍然含着奶头不放，或边吃边哭，有的吮吸后入睡片刻就醒，醒后烦躁哭闹；同时大便次数增多，每次量少，体重不增，无精打采，倘若不是疾病的原因，就是母亲的奶量不够，导致孩子吃不饱的缘故。

有时母奶量不好估计，由于乳母乳房柔软，奶汁多，婴儿容易吸吮，也吃得快；但有的乳母乳房坚实，奶汁少，婴儿不便吸吮。所以，在喂奶时要注意听孩子吞咽的声音，观察其吸多少次才咽下，一般吸 3～5 次咽一口。如多吸多咽则证明孩子尚未吃饱。

有的孩子吃奶经常哭闹，腹部膨隆，还常有恶心、吐奶、腹泻、睡眠不安等，逐渐不吃奶了。这常是吃得过饱的原因。此时应把吃奶的时间延长，4～5 小时喂一次，每次喂奶 5～10 分钟即可，等孩子胃肠功能恢复正常再按以往的时间哺喂。

第九节　乳母不可随便服药

在哺乳期，乳母生病吃药必须十分注意，因为有些药物对乳汁分泌或通过乳汁对婴儿产生不良影响。

1. 通过乳汁对婴儿产生不良影响的药物有

（1）抗肿瘤药，如5－氟脲嘧啶、环磷酰胺等会抑制婴儿骨髓功能，引起白细胞降低。

（2）抗甲状腺药，如碘剂、他巴唑、硫氧嘧啶等会抑制婴儿的甲状腺功能。

（3）阿斯匹林少量应用就会进入乳汁，容易抑制婴儿的血小板功能，诱发出血。

（4）巴比妥类安眠药，如阿米妥、鲁米那等对婴儿有害，轻的使小孩嗜睡，重的则损害肝脏。

（5）硫胺药可造成婴儿溶血或黄疸，能使早产的婴儿发生高胆红素血症，或发生婴儿皮疹。

（6）氯霉素具有强烈抑制骨髓作用，能使婴儿发生黄疸，会影响婴儿的造血功能；卡那霉素能引起婴儿中毒；四环素会使婴儿牙齿变黄。

（7）泻药容易引起婴儿胃肠道功能紊乱。

（8）降压药利血平可引起婴儿嗜睡、鼻塞或腹泻。

（9）水杨酸钠能引起婴儿皮疹。

（10）麦角会使婴儿中毒。

2. 对乳汁分泌有不良影响的药物有

（1）阿托品和地高辛可减少乳汁的分泌。

（2）利血平可引起乳母溢乳。

总之，哺乳期、乳母生病需要吃药，不要随便吃药，掌握哺乳期妇女禁或慎用的药物，以免影响婴儿健康。如果需长期大剂量用药，由其所需服的药物对哺乳或孩子有较大影响时，应停止哺乳，改用人工喂养。

第十节　停止哺乳、断奶合适时间及方法

停止哺乳 有以下三种情况时不要给婴儿喂奶。一是母亲生病，有传染给婴儿的危险时；二是虽母亲无病但体力衰弱时。

母亲的乳房有乳汁淤积、胀痛、触摸有硬结，如无发热，也应该停止哺乳。因此时积滞奶汁已变质，不利于婴儿健康，待乳腺炎治好后再喂奶。

前者有化脓性乳腺炎、开放性的结核等；后者由心脏病或糖尿病、肾炎等。不管哪一种都必须及时早期治疗。

母亲患感冒或发烧时，如果严重的话，要暂时中止喂奶，待恢复后再喂。中止喂奶期间必须把乳汁挤出。

小儿长到六个月后，由于身体长得很快，所需要的营养素的质和量也就相应的增多，此时，即使母乳充足也难以满足身体发育的需要。另外这时小儿已长出了乳牙，肠壁的肌肉也发育起来了，消化功能大大增强，已能消化大多数食物了，因此，可给小儿逐步添加各种辅食，使他们慢慢适应，也为断奶打下良好的基础。

从医学理论来看，孩子在一周岁断奶最合适。如果辅食加得顺利，断奶只是一个逐渐过渡的过程。

婴儿从6个月以后添加辅食，慢慢减少奶量和喂奶次数，从流质半流质，最后用固体食物代替，也就是辅食变为主食，这样到1岁左右自然可以把奶断掉。

给孩子断奶有一个过程，要慢慢进行。有人平时不为小儿断奶做准备，像断奶时就往奶头上抹辣椒、清凉油，让小儿突然断奶，会使婴儿感到不愉快，不适应，影响情绪，也容易引起疾病，这不是断奶的好办法。

断奶过早过晚都不好，过早地断奶和添加食物，会引起营养不良，过晚断奶害处就更多，母奶不能满足婴儿生长的需要，时间过长不添加辅食，婴儿就会消瘦，体弱多病，所以到一定时候就必须断奶。断奶以前最好给婴儿做一次体格检查，如果身体健康，消化能力正常，就可以断奶。断奶最好选在春末秋凉的季节，夏天天气炎热，消化液分泌减少，消化能力减弱，容易发生消化功能紊乱和腹泻等，所以不适合断奶。

为使孩子适应断奶后营养上的需要，添加辅食可有一种到几种，由少到多，由简到繁，可以给婴儿吃一些易消化的食物。

断奶过程应有一个容易消化的软食时期即半断奶期。半断奶期吃的食物就是代乳品，但并非特别制作的婴儿专用食品，大人吃的食物中适合这个时期的食物很多，如鸡蛋、豆腐、土豆泥、鱼肉、肉丝等。实际上最好的代乳品就是大人所做食品的一部分。代乳品本身必须体现婴儿的人生欢乐，如果把婴儿不喜欢的东西硬塞到婴儿嘴里，半断奶就不会成功。给婴儿吃喜欢吃的东西，是代乳品的必要条件。婴儿5个月以后，如喂代乳品是用舌头顶出来，则应停止，过一星期后再试试。此外，与季节也有关系，炎热的夏季，天气很热，婴儿食欲不振，这时可推迟半断奶时间。

在开始半断奶的第1周里，从喂1~2匙开始，每天增加1~2匙，每隔10天称婴儿的体重1次，如果增加100~120g，说明半断奶进行顺利。但是，一定要牢记，不能让婴儿吃更多的代乳品而减少牛奶或母乳。此时婴儿主食仍是后者。另外，在喂代乳品时，应让婴儿上身直立，用东西撑住，让婴儿坐着吃饭，婴儿能真正愉快地吃代乳食品是在会坐着吃饭以后的事。

第十一节 选用奶制品及给新生儿喂奶粉

当母乳不足或完全没有母乳时，应进行人工喂养。这是根据家庭的经济条件及小儿的要求选用不同的奶制品。

1. 鲜牛奶

是较好的代乳品，比奶粉和蒸发乳含维生素量高。但牛乳含酪蛋白，难于消化，含不饱和脂肪酸及乳糖比人少，且易被细菌污染，故用时需经调配以矫正其缺点。调配的方法有：①稀释：加水或为汤，使酪蛋白浓度减低，凝块变小。出生后 1～2 周的新生儿为 2∶1（即鲜牛奶 2 份加 1 份水），逐渐增加为 3∶1 或 4∶1。到 1～2 个月时可不稀释。②加糖：上述乳汁都加 5%～8% 的糖，以增加甜度。③煮沸：以达到消毒无菌的目的。

2. 鲜羊奶

营养价值和牛奶大致相同，但羊乳蛋白含量较牛乳高，故乳块较牛乳细而软，脂肪颗粒接近人乳，但羊乳含叶酸较少，故羊乳喂养的婴儿应注意补充叶酸，以防止出现大细胞性贫血。

3. 全脂奶粉

是鲜牛奶经过加热用喷雾方法制成的干粉，其酪蛋白颗粒变细变软，易于消化，奶粉与水的比例按 1∶4 的容量稀释，按这种比例冲调后即为全乳。

4. 蒸发乳

是鲜牛奶蒸发至一半，用时以 1 份奶加 1 份水稀释。其优点是成份较固定，蛋白质及脂肪均经消化处理，故易于消化吸收，已经灭菌，易于冲调。

母乳不足，也买不到鲜牛（羊）奶，可用奶粉来喂养新生儿。全脂奶粉是比较好的代乳食品，如“母乳化奶粉”（它的成分与母乳差不多）、加锌奶粉等。但完全用奶粉喂养婴儿一般不能完全满足婴儿的营养要求，还应增加其他营养素。用奶粉喂养新生儿，必须加水配成全乳（相当于鲜牛奶）才能喂养。奶粉配制方法：

（1）按重量比是 1∶8。将 1 份重的奶粉加入 8 份重的水中。即 30 克奶粉冲成牛奶 240g。

（2）按容量比是 1∶4。即是 1 汤匙奶粉，加 4 汤匙水，兑成鲜牛奶的浓度。

第二十四章　人工喂养

母亲没有奶或者因母亲有病不能喂奶时，可喂牛奶或特制奶粉，特制奶粉虽然比不上母乳，但经过不断改进已成为优良制品，因此可以放心地来喂养婴儿。

人工营养品的种类有许多，但一般常用的是最接近母奶的特制奶制品

第一节　调乳器具

一、调乳器具

①奶瓶 2 只：选择口大圆形的、耐热玻璃做的。容易洗刷，用开水煮也方便。

②奶嘴 3 ~ 4 个：选择大小与母亲乳头相同的、不太硬的。奶嘴上的眼儿不要过大或过小。把奶瓶倒过来，乳汁以 5 ~ 6cm 的间隔滴落就行。

③奶嘴罩：能用开水煮的才行。

④计量勺和刮平刀、瓶刷、和筷子及瓶夹子。

⑤消毒器：蒸煮器，有锅代替也可以。

⑥食品盒；将调乳用具放在一起，用起来方便。

⑦碟子或盆、搪瓷盘、擦拭布、奶瓶用的洗涤剂、喂果汁和凉白开使用的小型奶瓶。

⑧奶粉盒：装进够喂一次的奶粉，外出时使用方便。

二、调乳器具的消毒

因为婴儿的抵抗能力弱，容易引起细菌感染。照顾婴儿的人和穿戴在身上的用品必须清洁。特别是调乳器具是放置直接入口乳品的容器，更需要充分注意。每一次都要认真地消毒。尽管是相当麻烦的事儿，但在出生后 3 个月内必须实行。

消毒方法有开水煮、药品、蒸汽、最一般的是用开水消毒，但要根据器具的性能，有的不耐开水蒸，要认真阅读说明书。

最近又生产出调乳器具等用的洗涤剂，很方便。再者，在喂奶前消毒最理想。但是，婴儿哭泣，母亲心情急躁又忙。在比较闲时将用品放置一块儿，喂奶后立即消毒也是很容易的。已消毒的器具要干净的保管起来。

①喂奶后立即用专用洗涤剂把奶瓶和奶头洗净，认真地涮一涮。

②在消毒用的锅内盛满水，将奶瓶、计量勺、刮平刀、瓶夹子放进去。在开水里煮 5

~6 分钟。用蒸煮器需要 10 分钟。

③奶嘴的消毒用 3 分钟就行，在停火前 3 分钟放进去。

④如果马上就要调乳的话，不管用的是锅还是蒸煮器，都应在盘上铺上擦拭布，用长筷子将器具挟出放在上面，把水控干即可使用。

⑤当时不使用的话，就把水控干放进食品盒里，如果用的是蒸煮器，就装在里面不用动，控干水后盖上盖子。在下次喂奶时，奶嘴要用开水消毒 3 分钟以后再用。

第二节　牛奶的喂法

（1）喂牛奶和母乳一样，婴儿必须抱着。躺着喂的话，牛奶进入支气管有窒息的危险，应抱着让婴儿看着母亲的眼睛是最好的姿势。

（2）奶瓶倾斜到婴儿能充分含着奶嘴、牛奶进入整个奶嘴的程度。不然的话，空气也被一起吸入，容易呕吐。

（3）婴儿如果在中途停下不吃了或睡着了，可拉拉奶瓶或碰碰婴儿脸颊，如果还不吃的话，就不要勉强了。

（4）调乳、授乳时注意事项：

①奶粉用量要根据奶粉罐上所明的标准量，但婴儿的哺乳量各不相同。吃剩下的太多，不想吃时，不要随便调量，找出原因并进行必要的处理。

②奶粉要在每次喂奶前现调。

③奶粉开罐 10 天以上的不要再使用。

④奶粉罐不要放在冰箱里。

⑤奶粉罐要盖严实，不要把勺一直放在罐里。

第三节　混合喂养

母奶的量如果不够用，需要加上奶粉补充时，这叫做混合喂养。在这种情况下，先喂母奶，喂到不见奶汁了，然后不足部分用奶粉补充。再有，母奶的流出量不一定每次都相同，有时只吃母奶就够了，那就不必再勉强喂牛奶了。此外，每次母奶量都很少时，可停一次母奶和牛奶交替喂。

人乳和牛乳有以下不同之处：

（1）人乳中维生素含量较多，牛乳中含量较少，特别是维生素 A、D 牛乳中含量较少。牛乳中矿物质含量比人乳高，如钙的含量高于人乳，但因其钙、磷比例不适合，而使钙不易被胃肠道吸收。另外，牛乳较易被细菌污染。

（2）牛乳脂肪中不饱和的必需脂肪酸含量较人乳少，牛乳的脂肪球也较人乳大，不易利用吸收。

（3）牛乳中缓冲物质较人乳高 3 倍，经胃酸消化后，牛乳的酸碱度（pH）为 5.3，而人乳为 3.6，健康儿仍能完全适应。

（4）牛乳内含酪蛋白较多，酪蛋白遇到酸后所结成的凝块较大，不易消化。因此，饮用牛乳时，为了减少其凝块以利于小儿的吸收，常在奶中加水、米汤、以及制成蒸发乳，使蛋白质发生变化。目前国内外均有制成的母乳化奶粉。人乳乳清蛋白内含较多的酶和免疫球蛋白及不饱和乳铁蛋白，而牛乳中这些含量很少。

有些家长在孩子出生后，只喂奶和加喂奶粉，不知道还要添加含维生素A、D、C，矿物质和钙的辅助食物，结果孩子不结实，容易生病。下面就介绍一些婴儿喂养的知识，一般地说，1～4个月的婴儿要增加含维生素A、D、C和含钙铁的食物。

具体的做法是：婴儿出生20天后，每天要喂1～2勺煮菜水或桔子水，满月后要加喂浓鱼肝油，每天2次，每次2、3滴。4个月时，添加鸡蛋黄，每天1次，先喂四分之一个；5个月时改成每天2次，每次半个蛋黄。这是因为婴儿期的孩子发育很快，需要大量的铁质，红血球中的血红蛋白就是由铁与蛋白构成的。而蛋黄中含铁量很高，一个一两重的鸡蛋的蛋黄大约含2mg铁质。另外，每天加喂一勺水果泥或菜泥。

孩子长到6个月，可以喂米粥、鱼松、豆腐脑、鸡蛋羹。7个月还可加喂饼干、烤馒头片，每天1～2片。这样可以练习咀嚼动作，促进孩子的牙齿发育。10个月的婴儿要喂以肉松、肉末、碎菜、豆腐脑、玉米面粥、烂面条、大米粥为主的食物，牛奶、奶粉只能作为辅助食物。这是因为10个月的婴儿，不论是母亲的奶，还是牛奶、奶粉，营养都不够孩子的发育的需要。必需要吃上述饭菜为主的食物，来增加婴儿的营养。但是，“麦乳精”、“巧克力”不易给孩子多吃，麦乳精、巧克力的主要成份是碳水化合物，大约占60%，碳水化合物的特点是易消化、热量高，但缺少蛋白质和其他多种营养素。婴儿饿的时候，吃了这两种食品，可以得到充足的热量，但是热量的要求得到满足以后食欲就会消失。因此，不能给孩子多吃麦乳精和巧克力等高热量食品。否则会影响孩子的生长发育。

小孩全身重量的70%是水分，其余大部分是蛋白质，蛋白质是人体生长新组织、修补组织的重要原料，而且人体中的酶、激素、维生素、抗体等都需要蛋白质才能形成。婴儿生长发育很快，需要大量的营养，其中主要是蛋白质。一岁以内的婴儿每公斤体重一天大约需3.5g蛋白质。而麦乳精只含8%的蛋白质。这样，麦乳精、巧克力吃多了，会使蛋白质、脂肪、维生素等营养素供给不足，影响婴儿身体生长发育。要让孩子多吃一些鸡蛋、瘦肉、花生、豆腐、豆浆、芝麻酱等，同时要吃适量的蔬菜、水果和干果象核桃等，保证身体对维生素和矿物质的需要。另外在婴儿饥饿的时候，不要总给糕点吃，糕点的主要成份是淀粉，同麦乳精本质上没有区别。平时预备一些含蛋白质多的食品例如炒熟的花生等，给幼儿充饥，就可以满足孩子生长发育的需要。

第二十五章 婴儿辅助食品

第一节 婴儿添加辅食的重要性

乳类为婴儿最适合的营养品，所含营养成分比较全面，但也有缺陷。1 岁以内婴儿并不能全持乳类营养以满足其生长发育的需要。

乳类最主要的缺陷是铁质含量少。每 1000mg 人乳或牛乳仅含铁质 1mg，婴儿每日需铁 6mg，故在哺乳期内若不及时补充含铁质丰富的辅助食品，极易发生营养不良性贫血。

乳类维生素 C 的含量，受消毒处理的影响，消毒过的牛乳及干乳粉仅含微量维生素 C，故人工喂养的婴儿需及早添加维生素 C 含量丰富的辅助食品。人乳的维生素 C 含量虽比牛乳多，但也取决于授乳母亲的膳食所供给维生素 C 的含量。为了安全起见，人乳喂养婴儿也宜及时适量补充维生素 C。

人乳内维生素 B 的含量不足，每 1000mg 仅含硫胺素 0.1mg，尼克酸 1mg。婴儿每日需硫胺素 0.4mg，尼克酸 4mg。牛乳也缺尼克酸，每 1000ml 仅含 2mg。皆应适量增加辅助食品以补足维生素 B。

乳类系流质食品，可以适应无齿及肠胃娇嫩的初生儿生理功能。婴儿 3 个月后，肠胃道消化酶的分泌液渐臻完善。6 个月后渐生牙齿，胃容量也较初生儿增长 3 倍以上。故食品质量应渐次有所改变，从流质、半流质，而达到软质及固体食物，使婴儿逐渐增强咀嚼能力以适应固体食品，从而在断奶时不致因突然改变食物的质而引起消化功能紊乱，代谢失调，对营养物质的利用不全而发生营养不良。

总之，合理添加辅助食品的作用，主要有下列几个方面：①补充乳类所含营养素的不足；②改变婴儿食物的质量以满足生长发育的需要；改变婴儿摄取食物的方法，使婴儿从用奶瓶吸吮到用匙喂，以至用杯、碗、筷等培养婴儿从授食到自食；③为断奶作好准备。

辅助食物递加的合理与否，对于促进儿童生长发育，加强抵抗力、减少疾病方面大有关系。未能按时添加辅助食品的，即使母乳或牛乳充足，也可发生各种营养缺乏症和经常发生婴儿时期的常见疾病。

消化不良，最多发现于夏季和秋季，呼吸道感染最多发现于春冬两季。没有合理喂养的婴儿可于 3 ~ 6 个月开始经常发生这两种疾病，至 1 岁左右断奶前后逐渐发现营养不良症状，俗称“奶痨”。已患二度或三度营养不良症者，要浪费许多人力、物力以挽救生命和恢复健康。

多年来，先后目睹许多由于没有合理添加辅助食品而发生的病例。极力做好合理添加辅助食品的工作并不甚难。合理安排，做好儿童营养和保健，使儿童健康成长。

第二节　添加辅食的原则

添加辅助食品时，应按婴儿消化力及营养需要逐渐增加，开始时应先试一种，待试用3～4日或一星期后，再添加一种。每次添加量应由少到多、由稀倒稠、由淡到浓，逐渐增加，切忌突然一次给予多种或大量，引起消化不良。每次添加新的辅助食品后，应密切注意婴儿的消化情况，如发现大便异常或其他情况（无其他因素存在），应暂停喂此种辅食，待大便恢复正常后，再从开始量或更小量喂起。此外小儿患病时。或天气太热、或婴儿有消化不良情况时，应当延缓增添新食品，避免导致消化不良。

婴儿在半岁内的人乳、牛羊乳或豆乳等的喂哺量并不因辅助食品的添加而减少。但健康儿有充足的辅助食品者，6个月后每日乳类总量600～800ml，可以满足生长发育需要，最多不超过800ml，因为乳量太多，婴儿不肯吃应有的辅助食品，反使膳食内的营养素供给不够平衡。

一、1～4个月

初生儿主要依靠乳类喂养，母乳第一，牛羊乳或牛羊乳粉第二，豆乳第三（或豆乳粉、糕），统称主食品。母乳内维生素B、C、D的含量不甚丰富，铁质尤其缺乏。煮过的牛羊乳或干乳粉的维生素C几乎完全消失，豆乳内维生素A、C、D、核黄素及钙的含量极少，亟须补充下列各种辅助食品。

1. 糠麸水

糠麸水含有丰富的维生素B而且价格便宜。初生儿两星期后即可添食。能供给干酵母粉或维生素B制剂者更为理想。糠麸水可代开水喂饮或混合在菜汁、果汁中。

2. 菜汁或果汁

人工喂养的婴儿应及早从第1个月开始增添菜汁或果汁。母乳喂养的婴儿可稍延迟到第3～4个月开始。初起每日1～2汤匙，以后渐加，4个月以后每次可饮用100～200毫升，每日1～2次。喂菜汁、水果汁宜在两次哺乳之间。喂给时间宜在哺乳前1小时以上，使在哺乳时菜汁或果汁已进入肠部，以防影响哺乳量。

3. 鱼肝油

鱼肝油含有丰富的维生素A、D，婴儿出生后两星期即可添加，为婴儿的理想辅助食品。无论是人乳喂养或人工喂养的婴儿每日需给以维生素D400IU、维生素D有各种不同制剂。婴儿常用浓缩鱼肝油，按其所含浓度，服数滴即可，但最好不超过3～5滴，如用量过大，常可引起中毒，出现食欲不振、呕吐、血钙过高等现象。

小儿多晒阳光，可使皮下的7－脱氢胆固醇得到紫外线的照射后，在体内肝脏经25－羟化酶（25－hydroxylase）催化为25－羟维生素D_3（25－OH－D_3），后者被转运到肾脏，再继续在1－羟化酶催化下，进一步成为1，25－二羟维生素D_3（1，25－（OH）$_2$－D_3），最后被运转入血循环，它在体内对肠和骨骼细胞发生作用。所以直接多晒太阳，促使自身合成维生素 D，可避免佝偻病的发生。

二、5 ~6 个月

这个时期内，婴儿除以上食品外，须再补充淀粉食品，含铁丰富的食品和促进消化功能的蔬菜等。

1. 淀粉食品（米粉糊、乳儿糕、粥、饼干）4 ~5 个月起

婴儿的淀粉酶分泌量大有增加，可添加米粉糊、乳儿糕等。此时即使乳量充足，仍应补充淀粉食品以培养小儿用匙吃半流质食品的习惯。初食多用米粉煮成糊状或用乳儿糕，每次 1 茶匙到 1 汤匙，渐加到 3 ~4 汤匙，每日 2 次。6 个月时可改食粥，但要煮得极烂如糊。6 个月后，宜逐渐加多淀粉食品以补充乳品能量之不足，从而提高膳食内蛋白质的利用率。

按我国一般习惯，淀粉食品多数用加糖的方法制成甜食，喂给婴儿。其实，在淀粉食品内加上多种多样的食物，如：蛋黄、鸡蛋、鱼、菜泥或碎菜等，使其成为含有各种营养成分的辅助食品，则更相宜。对于喂乳不足的或较年长婴儿，则此种辅助食品配制法更为重要。

6 ~7 个月婴儿渐生牙齿，可以练习咀嚼饼干、馒头干、面包干等以助长牙齿而促进消化功能。糠麸、黄豆粉、骨粉或钙粉和入面粉制成饼干较诸白面粉更富于营养。这种固体食物应按时添加以养成咀嚼习惯。否则婴儿不肯咀嚼，食物含在口内，久不下咽或吐出，致影响消化和吸收。

喂食淀粉食品，不宜在两次哺乳之间，以增加饮食次数，初食时可在哺乳后立即补充小量。6 个月以后的婴儿必要时可用以代替 1 ~2 次乳类，但必须调配合理，使含有较高热量及蛋白质成份。

2. 蛋白质食品（蛋、血、鱼）足月初生婴儿的肝脏

贮有多量铁质，若不及时添加，至 5 ~6 个月时。所储铁质渐次告竭。蛋黄、鸡、鸭、猪血都含有较多铁质，且易消化。初食时可给煮熟的蛋黄的 1/4 个，调在米糊或乳儿糕内，渐增加到 1/2 ~1 个。鸡、鸭、猪血可以和水蒸熟、切末、煮羹和入粥内。

鱼蛋白质的生理价值较高，所含氨基酸组成比值比一般肉类比较高。且鱼肉纤维细致，含脂肪量低，容易消化，也含有适量铁质，且吸收率较好。初食以 1 ~3g 开始，渐增到每次5 ~10g，每日 2 次。

3. 蔬菜和水果

蔬菜水果含有丰富的维生素及盐类，一般绿叶菜皆含有大量的铁、钙、胡萝卜素及维生素 C，对于营养极有裨益。婴儿 4 个月后可加菜泥，菠菜、青菜、马铃薯等皆可应用。初食时一次约喂小半茶匙，逐加 1 茶匙。以后每日 2 次，每次 1 茶匙到 1 汤匙。菜泥可和在乳儿糕或粥内。若婴儿耐受力较差或稍有腹泻者，可以推迟或缓慢增加。有条件采用果泥的，以苹果、香蕉为佳，可在哺乳后喂养。

4. 植物油

植物油供给丰富热能，且含有不饱和脂肪酸，并可增加食品香味。其中不饱和脂肪酸对小儿神经系统的发育，尤其是髓鞘的形成最为有益。且经实验证明，幼小婴儿对植物油耐受力极佳，对于食量小而喂养不足的婴儿更为有利，因而应及时添加。如制备蛋花粥或面条时，即可加入煮熟的植物油，初食1~3g开始，渐加至每日5~10g。

三、7~9个月

1. 碎菜

按时添加辅助食品的婴儿，此时消化机能已有基础。粥内可稍加细嫩的碎叶菜。碎菜的纤维较菜泥粗，更能促进肠胃消化能力。初食从半茶匙开始，每日2次，以后每次1汤匙调在粥内同食。

2. 动植物蛋白质及肝类

8个月婴儿可渐加肝类、全蛋、禽肉、豆腐、赤豆泥等。我国婴儿很少对蛋白过敏的，但仍须预防于万一，先从少量渐加到多量。一般肝类含有极其丰富的各种营养素，尤以铁质，维生素A、B含量远远超过一般动物性食品，值得推荐。豆腐为黄豆制品，为植物蛋白质中最优良的品种。赤豆含有丰富的维生素B及铁质。禽肉的肉质细嫩，脂肪含量比一般的畜类低，容易消化。赤豆可制成泥状，肉及豆腐切末，蛋类打碎蒸熟调在粥内，这样使婴儿食谱丰富多彩，更可促进食欲。初食每种可从3~5g开始，逐渐增至每次5~10g，每日2次。

四、10~12个月

除了上述多样化的食谱外，再可添加瘦牛肉及瘦猪肉。羊肉内脂肪熔点较高，不易消化，宜待年龄稍长后再加。肉类宜切碎或煮入烂面条，不宜煎炒。初食者最好先将整块瘦肉煮烂，然后剁成碎末，颗粒较细，容易消化；食用量可以从5~10g开始，渐加到15~30g，每隔数日轮食一次。其他如蔬菜、豆腐等皆可逐渐加大用量，每日50~100g。

第三节　可吸收碳水化合物与其它营养素间的相互关系

一、碳水化合物

血清果糖含量在服用蔗糖后比用等量的葡萄糖和果糖为高。血清半乳糖含量在单独服用半乳糖后比加用葡萄糖为高。

二、蛋白质

饮食中的碳水化合物，提供能量，使蛋白质发挥其特异代谢作用而不作为能源消耗，从而可节约蛋白质。

若葡萄糖（或任何其他还原性糖）与蛋白质一起加热，则发生Maillard反应，降低了某些氨基酸（特别是赖氨酸）的可用性，甚至降低蛋白质的生物价值。

肠道对某些氨基酸的吸收，受伴同氨基酸一起摄入的单糖的影响。

血清胰岛素含量增高时（例如服用葡萄糖后），可使色氨酸通过血脑屏障，从而脑5

羟色胺含量增高，可致行为改变。这种反应亦可影响中枢神经系统对某些药物的吸收。

三、脂肪

饮食中的碳水化合物可防止酮病。

摄取大量碳水化合物，特别是蔗糖，可使空腹血清甘油三酯含量增高；若饮食中伴有多价不饱和脂肪，则此种甘油三酯的反应降低。

四、维生素

摄取高碳水化合物者，需要适当的维生素 B_1，后者对碳水化合物的代谢极为重要。

五、盐类

饮食中加乳糖可能促进钙的吸收；摄入碳水化合物往往伴有钠潴留。

第四节　合理的膳食制度与乳糖有关的疾病

一、合理的膳食制度

正确分配食品数量，合理安排就餐时间是确定膳食制度的两个基本问题。

（一）饮食次数和间隔时间

据实验证明，两餐之间的时间间隔不宜过长、过短。过长将引起高度的饥饿感觉，消耗组织，影响活动效率，过短则影响食欲。决定两餐之间的时间间隔长短，应以食物停留在胃中的时间和维持满意的感觉为度。一般混合食物停留在胃中约为 4 小时左右，故两餐之间的间隔以 4 小时为宜。儿童每日宜进食 4 次。就断奶阶段的婴儿由于消化器官及其机能尚未完善，胃容量较小，每昼夜可进食 5 次。较大儿童如因故不能进食 4 次，则改为 3 餐也可，但终不及 4 餐好。

（二）食物数量的分配

儿童在醒后，精神旺盛，消化过程加强，故可分配并给予较多量的食物，因此早餐的食物量应充足。早餐热能过低可影响儿童午前最后两小时的活动，饥饿感可使儿童注意力不集中，影响活动和听讲。1 ~6 岁儿童，午餐应含较多的热能 30% ~35%，晚餐 25% ~30%，早餐 20% ~25%，午后点心 10% ~15%。6 岁儿童宜接近于平均分配状态，或早餐稍低于晚餐。

二、与乳糖有关的疾病

（一）乳糖与乳糖酶

乳糖是双糖，由葡萄糖与半乳糖组成。婴儿饮用乳类时，乳糖酶产量增多。乳糖酶与其它双糖酶一样，由小肠粘膜上皮细胞所产生而在刷缘上发挥作用。

1. 遗传性低乳糖酶

遗传性低乳糖酶患者，往往不能耐受乳糖的摄入而发生症状。患者肠部不能吸收乳糖。若用乳糖或牛乳喂养，可发生一中腹泻；如膳食内不用乳糖或乳制品，则症状消失。

2. 继发性低乳糖酶

这种情况可并发于任何疾病。慢性营养紊乱或肠胃道疾病时，肠内各种酶的量都下降而以乳糖酶为最。病愈时，乳糖酶的量也恢复最慢。

（二）乳糖酶不足时的膳食调整

1. 母乳喂养儿

母乳内也含有乳糖，但患儿勿应停止母乳喂养。母乳内营养成分适合婴儿消化能力而且母乳内含有免疫球蛋白 SIgA，对胃肠道感染有控制作用。

2. 牛乳喂养儿

牛乳内也含有乳糖。牛乳内营养成分不易为婴儿消化吸收。因此，乳糖酶量不足时，可加重肠道负担而发生严重消化不良症状。这时应喂以不含乳糖（乳糖替代物）少脂肪的营养品。

碳水化合物是儿童营养的必需品，它们不但为全身组织提供能量，而且节约了氨基酸的消耗，又避免了酮病的不良后果。摄入精制碳水化合物（尤其是蔗糖）过多，则转化为糖原或甘油三酯而贮藏于组织内，也可发生龋齿、肥胖病、心血管疾病或糖尿病。

婴儿患任何疾病时，有继发性乳糖酶过低。此时应喂以不含乳糖食品或乳糖替代品，但母乳内虽含有乳糖不应停止喂哺。

第五节 幼儿食物烹调方法及不适宜于幼儿的食物

（一）烹调制备方法

幼儿的消化机能，咀嚼能力不及成人。食物的品种，烹调制备方法皆应适应于在机能上尚未发育完善的肠胃道机能，否则将影响消化吸收和营养状态，故合理地制备食物在实用营养意义上，十分重要，应予重视。

兹将合理的食物烹调制备方法及不适于幼儿的食物简单的列表如下。

（二）不适于幼儿的食物

一般生硬、粗糙、过于油腻及带刺激性食品对于幼儿皆不相宜。有些食品应绝对避免使用，有些可处理后供食，有些可酌量供食，说明如下

表 25-1 各年龄组食物的烧切方法

年龄（岁）	切法									烧法			
	蔬菜	干豆	鲜豆	豆腐干	鸡鸭	鱼	肉	虾	腊味	饭	面食	小菜	点心
1~2岁	泥或碎末	泥	泥	碎烂	去骨末	去刺碎末	碎末	碎虾仁	不宜用	烂，用荤素煨饭	蒸、煮、煨炖、	蒸、煮、煨炖、	烤、蒸、煨煮、
2~3岁	细丝小片小丁	碎烂	煮烂整食	细丝小片小丁	同左	去刺小片小丁	细丝小片小丁	虾仁	少量切碎	同上	同上加饺子、包子	同上	同上
3~6岁	大块	整食	整食	大块	带骨大块	带刺大块	大块	带壳整食	片、丁或块	与成人同	同上可油煎	同上加油煎	同上加油煎

刺激性食品如酒、咖啡、浓茶、辣椒、胡椒等应避免使用。

带刺的鱼、带壳的虾蟹、蛤类、带骨的禽、兽类，经过去刺、去壳、去骨后，可供食用。

整粒的硬果如花生、核桃、杏仁、榛子等需经磨碎或制酱后可供幼儿使用。

表 25-2 不同年龄儿童各类水果的食用方法

年龄（足岁）	苹果 香蕉 梨 桔 杏、桃 李 葡萄、樱桃 杨梅 荔枝 枇杷 甘蔗
1~2岁	去皮切片 去皮 去皮生食 去皮、去核煮熟 煮熟吃汁 去皮去核生食 榨汁 生食 煮熟 （1~1.5岁榨汁） （熟透的）
2岁以上	去皮整食 去皮 去皮生食 去皮、去核 熟食 去皮去核 去皮切段生食 生食 生食 生食

含粗纤维多的蔬菜如芥菜、黄豆芽、金针菜、甘兰菜、咸菜、泡菜等，2岁以下儿童不宜食用，2~3岁可食少量。

胀气食品如洋葱、生萝卜、豆类等幼儿仅宜小量食用。

熔点高的油腻食品如羊、牛、猪的脂肪及油炸甜腻食品等如有必要，仅宜小量供食。

带核水果如桔、樱桃、葡萄等宜作汁供食，西瓜宜去子生食，桃、杏、李等宜小量煮食。

（三）不同年龄儿童各类水果的食用方法

见表 25-2

第六节 影响儿童营养的其他因素

一、进食环境

儿童进食环境应安静愉快，保持良好秩序。环境嘈杂紊乱，情绪兴奋紧张，皆可抑制食物中枢而影响消化吸收。食堂布置宜清洁整齐，窗明几净，适当陈设花卉，或以挂图点缀四壁，造成愉快气氛。

为了保证进膳秩序良好，对于下列各点宜于注意：桌椅高低适合身材，餐具简单便于使用，等候食物上桌的时间不宜过久，食物温度适当（60～80℃）。其他如在用膳时不谴责儿童等，皆有助于保持进食秩序良好和气氛愉快。

二、饮食习惯

培养儿童建立良好的饮食习惯必须家庭与儿童机构合作。成人要循循善诱、以身作则、坚持原则、一次不予例外，并结合图片故事，经常宣教，使之耳濡目染，养成良好习惯。

养成良好饮食习惯的具体措施，须定时进食、不使挑食或偏食、不贪食、不吃零食、食时充分咀嚼，专心进食。这样使胃液按时分泌、营养平衡、消化良好。

大约1岁左右小儿，可由成人协助用匙吃粥，2～3岁时可以培养用筷子。开始时吃得不干净是很自然的，成人应耐心地帮助他们逐渐改善。还应注意小儿使用右手握匙或持筷的习惯。

三、食前信号和准备

饭前以悦耳铃声或琴声为进食信号。一系列准备工作，如上厕所、洗手、休息片刻等，不仅造成条件反射，兴奋食欲，更可养成食前的良好卫生习惯。

有时可叫孩子参加些用膳前的准备工作，如帮助老师布碗筷，摆桌椅等。孩子喜欢帮大人作事，因而可以增进他们的食欲。

四、生活与锻炼

起居有节，睡眠充足，使小儿生活愉快，精神充沛，其他如多晒阳光，呼吸新鲜空气，经常有户外活动和锻炼，有利正常代谢，保证食物营养的利用。

第二十六章　婴儿意外事故的处理措施

由于孩子年幼无知，尤其是对某些食物的危害性一无所知，再加上好奇心强，好动等特点，易对新鲜事物接触而发生意外事故。

第一节　出　血

出血的处理措施

意外事故	症状	处理措施	预防方法
出血	（1）较小外伤或擦伤处出血	1. 用酒精或肥皂、清水清洗伤口的周围。 2. 用清洁的纱布盖在伤口上，有助于止血。 3. 用创可贴或纱布包扎。	
	（2）较严重的出血	1. 用手指压迫出血的血管上方。 2. 面部出血压迫颈外动脉。 3. 头部出血压迫颞动脉。 4. 抬高受伤部位，使受伤部位高于心脏水平。 5. 除去容易取出的异物，不要用水或防腐剂清洗严重的伤口。 6. 伤口的边缘要对齐。 7. 用绷带绑扎切勿太紧。	不让孩子玩带尖、带刺的玩具！
	（3）鼻子出血	1. 让孩子坐下，稍向前倾斜。 2. 用口呼吸，并捏紧鼻翼。 3. 要连续捏住压迫 10 分钟。 4. 如果不能止血，立即上医院。	

第二节　梗　塞

一、注意事项

（1）梗塞部位不一样，处理方法不同。

（2）孩子大小不一样，处理方法不同。

（3）出现紧急情况时，一边急救，一边必须立即送往医院。

（4）凡是能被孩子吸入或吞人的物品不能作为玩具。

（5）如果孩子被一片食物或其他东西所梗塞，又吐不出来，应立即将梗塞物取出来，切勿延误。

二、处理原则

1. 婴儿（一岁以下）

（1）让婴儿俯卧在你的手臂上。

（2）托住胸部，让头低于身体。

（3）用手掌坚定而不太用力地拍婴儿两侧肩胛骨之间数次。

2. 较小的儿童（1~9岁）

（1）让孩子面部向下，横卧在你的大腿上。

（2）用手掌靠腕部处，在孩子两侧肩胛骨之间敏捷地拍打数次（重复做）。

3. 较大儿童（九岁以上）

（1）让孩子站立，从身后怀抱一只手握拳，拇指压紧患儿腰部，另一只手放在拳头的相对部位，插入肋下，用力向内向下顶。

（2）取出梗塞物后，如果孩子呼吸未恢复，需进行口对口的人工呼吸。

第三节　异　物

异物的处理措施

外耳道异物	处理方法	鼻腔异物	处理方法	咽部异物	处理方法
小虫类	用酒精或少许油类滴入耳内把虫子杀死，再取出；或用手电放在耳边打亮小虫会爬出。	纸片、棉花	可用镊子取出。	鱼刺 骨片	常嵌入扁桃体或其附近，可用镊子取出，不能用饭团吞咽。
植物性异物	可用酒精滴入后用镊子取出，不能用水冲。	小异物	让孩子用手紧按无异物的鼻孔，用力由鼻孔呼气使异物排出。或用棉花刺激鼻粘膜，让其打喷嚏喷出异物。		

第四节　溺　水

（1）发现孩子溺水首先拨打120叫救护车。

（2）同时必须立即进行抢救。

处理方法：

（1）立即倒水，双手抓住小儿腹部高举过头，并不是颠颤，使呼吸道的水尽快流出。

（2）人工呼吸，倒水后立即进行，不得延误。

（3）人工呼吸采用口对口呼吸。

（4）如果心脏停止跳动，立即进行胸外心脏挤压。

第五节 烧烫伤

（1）一旦烧烫伤、立即降温散热。

（2）不要用酱油、肥皂、牙膏涂抹伤口，这样会引起感染。

（3）若穿的衣服不易脱时，可用剪刀剪开衣服。

烧烫伤程度判断

1°烧伤	局部皮肤发红，刺痛
2°浅烧伤	水泡、水肿、剧痛
2°深烧伤	皮肤苍白、中间有红点
3°烧伤	全程皮肤坏死，患处无痛苦

急救办法：

（1）用水冷却烧烫伤部位 10 分钟以上，越快越有效。

（2）不适宜用水的部位可用湿毛巾冷却。

（3）如果全身烧烫伤，用冷水冲洗。

第六节 休 克

主要特征：血压急剧下降，出现面色苍白、出汗、意识模糊的情况，可能是休克，要立即进行急救。

急救方法：

（1）让孩子仰卧，并将两腿抬高。

（2）松开所有紧身的衣服。

（3）盖上衣服保暖。

第七节 触 电

急救方法；

（1）以最快的方式切断电源。

（2）无法关闭电源，可用干燥的木棍、竹片使孩子脱离电源。

（3）在孩子脱离电源前，不能直接拖拉，以免急救者触电。

（4）如心跳、呼吸停止，立即进行口对口人工呼吸。

（5）急救后，不要轻易搬动孩子。

对心跳、呼吸停止的抢救：

（1）立即用手掌根部拍击或握拳捶击心前区，力争在心跳骤停的一分钟内进行。用力不可太猛，连击 3 ~5 次（幼小婴儿不宜捶击，可进行胸外挤压）。

（2）捏住患儿的鼻使鼻孔封闭，深吸气，然后将嘴密盖在患儿嘴上，再用力把你吸入的气吹入患儿肺内。

在救护车未来到之前，孩子如未恢复心跳和自主呼吸，一定不要停止抢救。

第八节　掉落事故

家住在二楼的孩子从窗口掉下去或从楼梯上滚下来的事故多起来了。作为预防措施，要在窗子安栅栏，在楼梯口也设栅栏或安置孩子无法移动的屏风。

如若一旦摔下去或滚下去后马上哇的一声哭起来，过后若无其事的话就可以放心些了，但还得用冷毛巾敷敷前额，使孩子安静下来观察半天再说。在这种情况下，安静就是最重要的应急措施。如若孩子发生痉挛、呕吐、甚至昏迷等时，要火速送往有脑外科的医院抢救。

第九节　吞食香烟及钮扣

有的孩子即使吃了一点点香烟也会出问题，而有的吃了半只也没事。但不管孩子吃了多少香烟都得赶紧送往医院酌情洗胃。

如钮扣很小，吃下后会随大便排出。即使稍大一些的钮扣，只要孩子吃了以后若无其事就不用担心。如吃了以后显得非常痛苦难受，那就赶紧将孩子倒提起来拍其背部；或用手按住心窝下面使劲往心窝方向挤，使孩子将钮扣吐出来。如还不行，则应速去医院。

第十节　误吃安眠药

孩子误吃了安眠药，应赶紧用手指挖孩子喉咙深处使其呕吐。一般用手指碰到小舌头处都会吐。为了防止手指被孩子咬伤，应先在手指上裹好手帕。如全吐光了就无事了，若吐了一点点或不吐那就立即送往医院洗胃。

如误吃了阿斯匹林，且吃了 1 ~2 片，则问题不大。如吃了很多，也得马上去医院洗胃。

第十一节　耳朵内进水

耳朵内进水也不一定会引起中耳炎。耳分外耳、中耳、内耳。在外耳和中耳之间有一层膜，叫做鼓膜。如鼓膜有炎症，那另当别论。如鼓膜没问题，即时进了水也会因碰了鼓膜而往外流。但是倘若鼓膜本身有炎症，或多次犯过中耳炎而鼓膜上有孔时，则一旦进水就会引起较严重的中耳炎。

总之，平常洗澡时耳朵内进了水时，只要用棉签在外耳口擦擦即可擦掉，不必伸到里面去掏。

第二十七章　小儿疾病症状、体征鉴别与处理方法

第一节　小儿呕吐症状鉴别

症　状	疾　病
呕吐＋发烧、咳嗽和流涕	感冒
呕吐＋饮食过多和不定时	消化不良
大量呕吐＋初次喂奶或出生不久就发生，消瘦	消化道畸形
反复呕吐＋脐周腹痛、大便检查有血	溃疡病
大量呕吐＋水样腹泻、发烧、腹痛，吃同样食物的人也发病	细菌性食物中毒

呕吐 小儿期非常正常，特别是婴儿，偶尔一两次呕吐不必惊慌，是正常现象。

注意观察事项：①呕吐什么？什么颜色？次数多少？量多少？气味怎样？②有没有发烧？有没有腹痛、腹泻？有没有便秘？有没有头疼、惊厥？③头部有没有受伤？肚子是不是很胀？有没有摸到肿块？④吃东西后多少时间吐？呕吐像喷出来一样吗？呕吐常常是食道、胃、肠、肝疾病的表现，但喷出来一样的呕吐常是脑部疾病的一种信号。呕吐也可见与感染性疾病，喂养不当，食物中毒、肠梗阻、药物反应、晕船、晕车等多种原因。

呕吐处理方法：让孩子侧卧，并稍抬高头部以免呕吐物吸入气管。如婴儿喂奶后吐奶，可将婴儿竖抱一会，轻拍背部，婴儿打嗝后便不吐了。剧烈呕吐或出现其他不良反应，立刻上医院。

第二节　小儿发烧疾病症状鉴别及处理

症　状	疾　病
咳嗽逐渐加重，呼吸急促，嘴唇发紫，精神差，皮肤	肺炎
有细小出血点，腹胀，皮肤有化脓感染	败血症
恶心，呕吐，皮肤、小便及眼白发黄	肝炎
全身疼痛，周围有同样的病人	流感
脐周围疼痛转移到右下腹疼痛	阑尾炎
小便疼痛，小便急和次数多	尿路感染
游走性关节肿痛、红、关节皮肤结节、红斑	风湿病
消瘦，咳嗽，午后脸颊红	结核病
皮肤出血点，面色苍白，关节疼痛，乏力	急性白血病
大便次数多，有时有浓血粘液，呕吐，腹泻	腹泻菌痢
心慌，胸闷，心跳快，面色苍白	心肌炎 心内膜炎
皮肤出疹	出疹性传染
耳垂下腮腺肿大、疼痛	病流行性腮
耳痛	腺炎中耳炎
头疼、呕吐、烦躁或嗜睡，脖子发硬	脑膜炎脑炎
手足眼红肿、嘴黏膜糜烂 颈淋巴肿大	皮肤黏膜淋巴综合症
咽喉痛、咳嗽、流涕	上感，扁桃体炎，支气管炎

发烧的处理：

衣服是否穿的太多？周围温度是否太高？注意孩子有没有咳嗽、腹泻、呕吐、腹痛、关节肿痛？皮肤有没有发疹？呼吸急促吗？嗓子是否有红肿，是否有小白点（脓点）

如无以上情况，让孩子躺下，多喝水。

如有高烧（39℃以上）并伴有其他不良表现，应立刻上医院。

一旦孩子发烧，不要急于用退烧药退烧！待查明发烧原因后再作处理，但超过39℃时要采用物理降温。

（1）测量孩子的体温。

（2）注意孩子体温及身体状况。

（3）让孩子卧床休息。

（4）高烧、伴其他不良表现即送医院。

（5）高热时用冷毛巾敷额头或用温水擦身。

（6）多喝水。

第三节　孩子患病的早期信号

一、情绪不安

当小儿身体不舒服的时候，除了有相应的躯体症状之外，情绪也会发生改变，只要细心观察，其中还是有些规律可循的。

二、食欲不振

许多疾病都有厌食的表现，如急性病伴有发热、呕吐等中毒症状，以及长期营养素的缺乏，如缺锌、贫血等也会影响小儿食欲，出现厌食。

三、嗜睡

儿童患病时会比平时睡得多，比如孩子变得突然想睡或没有反应，或者很难从睡眠中唤醒，如果对孩子的病因不清楚，或家庭治疗失败或症状加重、孩子拒绝喝水或变得过分嗜睡。小儿疾病变化快应及时治疗

第四节　头　痛

头痛是一种主观感觉，较大儿童能叙述，婴幼儿却难以表达。如出现突然阵发性哭闹、烦躁、摇头、抓头发、用手打头都应引起注意！头痛常是脑内疾病的早期表现，但许多严重脑外疾病和全身疾病也常会引起头痛，头痛常见于上感表现，所以，有头痛和上感表现不要轻易认为是上感，应密切注意病情变化。

一、注意观察

（1）回忆近来头部有没有受过伤？
（2）有无呕吐、眩晕、昏厥、抽筋？
（3）有无咳嗽、流涕、鼻塞？喉咙痛不痛？视力有没有下降？
（4）观察头痛的部位、程度、时间，什么情况加重？什么情况减轻？
（5）不要随便用解热止痛药，这样会延误病情，尽早去医院查明原因！

二、什么情况应去医院

（1）体温超过 39 度。
（2）体温超过 38 度，伴有脖子发硬、头痛或不喝水。
（3）体温低于 35 度，发冷、昏睡。
（4）体温时高时低。
（5）体温持续 38 度以上，并已有三天以上者。
（6）高烧伴有抽筋，或者有高烧抽筋史者。

三、记住

（1）记住医生说什么，不清楚要问，记下来。
（2）记住怎么用药和病情可能出现的情况。
（3）问清医生怎样护理，什么时候再来就诊。

第五节　呼吸困难

儿童患各种疾病出现呼吸困难时，是病情恶化的表现。

一、注意事项

（1）呼吸次数是否明显增加？

（2）婴儿是否出现点头呼吸或张口呼吸、鼻翼煽动？

（3）胸部是否出现凹陷？嘴唇是否发紫？口周、面色是否苍白？

（4）情绪是否烦躁？

二、可能患的病

（1）喉炎、肺炎、孝喘、气管异物。都可能引起呼吸困难。

（2）心脏病或有心脏病史：可表现为皮肤发紫、心脏杂音、面色苍白、发育迟缓。

（3）肺出血：呼吸困能，痰中带血或咳血。

（4）先天性膈疝：发作性进食时呼吸困难，呕吐、便秘。

（5）气胸、脓胸、脓气胸：呼吸困难突然发生，胸痛、烦躁、咳嗽。

三、处理方法

（1）如果是疾病引起的呼吸困难，立即上医院。

（2）如果是孩子吃花生、豆子时，突然出现呼吸困难，立即把孩子头和上半身朝下，拍打背部，并试用手指掏出口中异物，如不能取出，立即上医院。

第六节　咳　嗽

儿童生病时，特别是患呼吸道疾病时，常常会出现咳嗽。剧烈的咳嗽能损坏肺，影响心脏功能并引起呕吐，影响睡眠，消耗体力，不利于康复，应及时治疗。

一、注意事项

有没有痰？痰是什么颜色？单声咳还是阵发性咳？什么时候咳嗽？有胸痛、气急、发烧吗？有没有咳血？

二、可能患的病

咳嗽最常见的疾病：上呼吸道感染、支气管炎。但某些伴咳嗽的严重的疾病，如肺炎、喉炎、气管异物、哮喘、结核病等可严重影响儿童健康，甚至致死，应该引起重视！

三、处理方法

（1）及时清除痰和呕吐物，防止这些物质吸入，引起呼吸道的阻塞发生危险。
（2）轻度咳嗽不需要止咳，严重咳嗽用化痰止咳药，一般不用单纯的镇咳药。
（3）注意观察病情变化，咳嗽加重伴其他表现时应及时检查治疗。

第七节　哭　闹

婴儿啼哭表示求援或抗议，是一种语言的表达形式。剧烈长时间的哭闹可能是病了。哭声微弱，不能忽视，常是重病的信号。

一、注意观察事项

（1）哭闹的声音是否比平时大？是不是一直不停？
（2）观察孩子身体，有没有皮肤擦伤、糜烂？肛门、尿道口是否红肿？
（3）衣服上有没有别针等能刺痛的东西？尿布湿了吗？是饿了还是渴了？

二、可能患的病

（1）口腔溃疡：吃奶时哭闹剧烈，流口水。
（2）中耳炎：哭闹、发烧、手抓耳朵，并有上感表现。
（3）肠梗阻、肠套叠：突然剧烈哭闹、呕吐，腹部摸到肿物或腹胀。
（4）脑膜炎、脑炎：尖叫哭闹、发烧、精神差、脖子发硬、剧烈喷射状呕吐。
（5）尿道口炎症、膀胱炎：排小便时哭闹剧烈，尿道口红或小便次数增加。
（6）上呼吸道感染、肺炎：哭闹、发热、流涕、咳嗽，呼吸增快。
（7）小儿腹泻：哭闹、呕吐、拉肚子。
（8）小儿佝偻病：哭闹、出汗多、后脑勺脱发、惊悸。

第八节　浮　肿

浮肿最早常常出现在眼皮和脚部，再逐渐发展到全身。除了肾脏疾病会引起浮肿外，心脏病、营养不良等许多疾病也会出现浮肿。有些情况并不是疾病也会出现浮肿，过几天会自然消失。

一、注意事项

（1）蚊、虫咬后部位马上出现红肿，并不要紧。
（2）大哭以后，两眼出现红肿，没问题。
（3）手脚生冻疮，局部出现浮肿，这是冻伤的缘故。
（4）俯卧容易两眼浮肿。

（5）坐的时间长了，两腿容易浮肿。

二、可能患的病

肾炎：全身浮肿，从面部开始，按压凹陷不明显，少尿或无尿，高血压，尿化验异常。

肾病综合症：全身明显浮肿，按压有凹陷，高血压，尿检查异常。

心脏疾病：浮肿从下肢开始，口唇紫，有心慌感，心跳快，心脏杂音。

营养不良：浮肿、喂养不当或长期腹泻，消化道畸形或其他慢性病。

肝脏疾病：浮肿，有肝炎病史。

甲状腺功能低下：浮肿，按压不凹陷，智力差，身材矮小。

过敏性浮肿：有一定的过敏原因所致。

第九节　多　汗

孩子活泼好动，比成人出汗多是正常的。在安静、睡觉时出汗婴幼儿多见佝偻病、营养不良，较大儿童多见风湿病、结核病。

一、注意观察事项

（1）先看一下衣被是否太多？气温是不是太高？

（2）是活动、进食时出汗，还是安静、睡觉时出汗？

二、可能患的病

（1）体质虚弱：刚入睡时多汗，抵抗能力弱，易患感冒、腹泻。

（2）营养不良：多汗、消瘦、体质下降。

（3）佝偻病：刚入睡时多汗，熟睡后汗止，后脑勺脱发，易惊，方颅，出牙迟，囟门大等。

（4）风湿病：多汗、发热、关节红、肿痛，关节处皮肤结节、环形红斑。

（5）结核病：整夜盗汗，尤其天亮前盗汗。低热、咳嗽，午后脸颊红。

第十节　异常尿液的观察

正常尿是淡黄色。婴儿尿几乎是无色的。尿色异常常是许多疾病的信号。但吃了某些食物、药物也可引起尿色异常。

异常尿液的观察

尿液的颜色	判　断	处　理
粉红色、红色或浑浊	1. 可能是尿液中有血。 2. 可能是泌尿道感染。 3. 可能是食用了有红色素的食品。	切勿拖延。化验尿。
深黄色或橙色	1. 可能是因为饮水少、发烧。 2. 可能是腹泻或呕吐而使尿液变浓，颜色加深。	多饮水，尿液就会恢复正常。
清澄、深褐色、深黄色	1. 可能是肝炎引起的黄疸。 2. 如果大便灰白色，皮肤、眼球呈黄色，肝炎的可能性大。	孩子需要做尿和血标本检验。
绿色或蓝色	食物或药物中的人造色素所造成。	色素会全部排出。

第二十八章　新生儿疾病

1. 新生儿假死

婴儿出生后，随即就会发出“哇……”的叫声。但也有不出声、不呼吸的婴儿。这就叫新生儿假死。在难产时容易发生。如果是轻度假死，可揉搓或拍打后背和脚掌，清除口、鼻中的粘液，即开始呼吸。如果是重度假死，应立刻实行复苏（人工呼吸和吸氧）。因重度假死长时间不开始呼吸的话，有时会造成供氧不足，遗留大脑后遗症。

2. 颅内出血

在脑膜出血，极易威胁新生儿生命。由于难产，新生儿头部长时间受到骨盆和产钳等的强力压迫而引起，或由于氧气不足引起的。因此，氧气不足的早产儿容易引起颅内出血。而且，早产儿血管较弱，也容易破裂。

有颅内出血的，几乎都是以假死状态出生的。即使开始呼吸也是处于没有精神、少气无力、不好好吃奶的状态，有时还会引起痉挛。

采取的措施是：在绝对安静的情况下实行输氧和止血治疗。重症颅内出血死亡率很高，即使救活了也可能残留后遗症。轻度颅内出血在一两周内即可治愈，但最好在 3 岁以前定期接受健康检查。

3. 重症黄疸

几乎所有的新生儿都可见到生理性黄疸。其程度严重的叫做新生儿高胆红素血症（重症黄疸），是由于血液里的胆红素增加，在大脑引起障碍，有可能残留脑性麻痹等后遗症。引起重症黄疸的典型病倒，是母子间的血型不合。这些重症黄疸都是在出生后 24 小时以内表现出症状，婴儿全身呈现重度黄疸。重症黄疸多和核黄疸（大脑神经细胞的核或骶髓神经细胞的核被胆红素感染）并发，如不早期治疗，有的会出现痉挛或呕吐的症状而死亡。即使治好了，也可能残留手脚麻痹和语言障碍等后遗症。但在住院分娩时，产科医生或者小儿科医生会立即采取治疗手段。在特殊情况下，也有在出生 5 ~ 6 天以后才出现重度黄疸的。这是由先天性的胆道闭锁引起的。症状是排出白色的大便，然后婴儿的肚子就鼓起来，所以非常容易判断。

治疗黄疸可采取光线疗法（用荧光灯的光线照射婴儿的身体，使血液中的胆红素分解）和换血，将婴儿的血液全部更新的方法。

4. 新生儿黑粪症

新生儿黑粪症，是在出生后 2 ~ 4 日左右的婴儿的呕吐物或大便中掺着血液的疾病。大便的颜色呈黑褐色（沥青粪）或在呕吐物中掺杂着咖啡渣样的黑色粘液和血液。婴儿没有精神。根据形成的原因，分成真性黑粪症和伪性黑粪症。

伪性黑粪症，是在分娩时吸进了母亲的血液，或在吃奶时从乳头的伤口吸进了血液，因而出现上述的症状。这种情况是暂时的不必担心。

真性黑粪症，是因为食道或胃、肠的溃疡处或糜烂处出血，或者是因为使血液凝固的功能发生阻碍。用止血剂，差不多就能治好，若是止血剂不行，就需要输血。

5. 先天性肌性斜颈

从出生后 2～3 周到 1 个月左右，在常见的疾病中，有先天性肌性斜颈。婴儿的脸总是朝着左或右方，摸一下另一侧的脖子上的肌肉，有筋疙瘩时，可以认为是这种病。

原因还不太清楚，但被认为和婴儿的胎内的姿势有关系。自然痊愈的病例不少。日常要仔细观察婴儿，如发现应及早按摩治疗，也有极少数需要手术治疗。

6. 淤热、饥饿热

暖水袋过热或把婴儿裹的太紧时发的热叫做淤热。这时将婴儿裸露，一会热度就会下降。

在身体缺水时，有时也会暂时发烧至 38℃左右。这叫做饥饿热。刚生下来还不能很好的吃奶时，和体重相比哺乳量少时，常常会见到这种情况，喂些糖水和白开水，热度就会下降。

7. 结膜炎

婴儿眼睛的粘膜特别敏感，因此容易得结膜炎。如果出现黄色的眼屎可用蘸有 2% 的硼酸液的脱脂绵擦拭，或者用含有抗生素的眼药水点眼。如果白眼球充血，要请眼科医生诊治。

8. 中耳炎

婴儿的中耳炎，发烧的很少，即使发烧也不会高烧，因而容易忽略过去。流出带脓的耳屎，情绪不好，手碰到耳朵周围就疼痛地哭起来的时候，可怀疑是中耳炎。要迅速诊治。

9. 先天性髋关节脱臼

先天性髋关节脱臼，多发现于出生后的 1 个月之内，是由于髋关节错位，大胯不能充分伸开的疾病。女孩比男孩发病率高，其程度也各不相同。髋关节脱臼如不尽早治疗会残留行走障碍。幼儿的髋关节脱臼，后天的多于先天的，尿布的垫法不当，胡乱牵拉腿部，也是导致脱臼的原因。

为了不残留后遗症，要在出生后 6 个月内接受治疗。而且早期发现比什么都重要。在换尿布时要注意，大胯张不开，或左右大腿不对称时，要立即诊治。

10. 肚脐的疾病

婴儿常见的肚脐疾病，有脐疝、脐肉芽肿、脐炎、脐膨出。

（1）脐疝被叫做凸肚脐，是从肚脐部分冒出肠子的疾病。哭泣或使劲时加大了腹压，就从薄弱的肚脐部位鼓出来。大部分不用处理会自然恢复。过去采取垫上纱布用橡皮膏压迫的治疗方法，但没有什么效果。如果鼓出来的部分太大感到不放心的话，应向医生请教。

（2）脐肉芽肿被叫做肚脐磨菇，是摘除脐带后残留下的一点儿脐带根，长出象疙瘩似的肉芽的疾病。从肉芽肿流出粘液，潮湿不干，所以不注意清洁就会引起细菌感染。治疗手段：用手术切除或用硝酸银烧掉。处理肚脐时不清洁，也会引起细菌感染，总是湿乎乎的，或肚脐肿胀，或膜破裂而死亡。应早期请医生治疗。

（3）脐炎是一种急性脐蜂窝组织炎，由于金黄色葡萄球菌、大肠杆菌或溶血性链球菌等浸染脐部所致。脐脱落后，伤口延迟不愈，且有溢液，即为受染的最初症状。以后脐的四周皮肤红肿，深及皮下。病变的大小与病菌的种类有关，或限于脐部，或蔓延至大部分腹壁，更有继发腹膜炎者。有时发炎较轻，也可成为脓肿或丹毒，因此病程长短不一。预防宜注意脐带无菌处理。脐肉芽肿常会妨碍脐创愈合，可用硝酸银棒烧灼后，敷以油膏，每日细致观察，更换敷料，直到创愈为止。如有发热、脐部红肿，应给以治疗。

（4）脐膨出是先天就没有肚脐部分的腹膜。如不及时处理，可能被细菌感染，或膜破裂而死亡。应早期治疗。脐膨出是在新生儿的腹部中央，相当于脐带部位，有突出腹外的腹腔脏器，其上有由腹膜和羊膜愈合而成的透明囊膜，透过囊膜可窥见其内所含脏器。在囊膜上有脐带残株附着，特别是脐动、静脉尤为显著。囊内都含小肠，有时部分胃及肝、脾也可移位于囊内。

脐膨出的大小及腹壁缺损的大小可不一致，一般腹壁缺损越大，脱出的腹腔脏器亦越多。在婴儿出生后 6～12 小时以内，囊膜表面光滑、湿润、透明而有光泽；以后变为不透明、黄色、干燥、粗糙，易破裂，造成内脏脱出、休克、腹膜炎而死亡。脐膨出可并发其他先天性畸形如膀胱外翻、肛门闭锁等。

治疗：凡腹壁皮肤缺损可以缝合者，根据脐膨出的大小施行腹腔脏器还纳，如腹壁缺损过大，估计不能缝合，或因小儿就诊较晚，肠管胀气，肠管外已有感染，则用酒精消毒后，并用消毒纱布敷盖，待干痂形成，痂下渐有肉芽组织生长，逐渐形成瘢痕，腹壁的缺损亦随之而缩小。必要时日后再作二期修补腹壁。

预后：脐膨出的预后与膨出、腹壁缺损的大小，伴发畸形、患儿一般情况及治疗早晚有关。死亡者多系并发其他严重畸形、新生儿硬肿症、较大腹壁缺损及手术后继发感染。

11. 泌乳和乳腺炎

新生儿乳房胀大及泌乳是一种常见的生理状况，由于胎儿自胎盘接受母体的内分泌，其中有两种与泌乳有关，卵巢的孕酮可使乳房胀大，垂体的催乳素使乳房泌乳。男女婴儿皆可泌乳，乳量自数滴至 20ml 不等。乳汁成份和成人的初乳相仿。1～2 周后自然消失，但偶可延长至 3 月。早产儿大都无此种现象。

乳腺炎有些母亲看见新生儿乳房胀大，认为异常，常去抚摸挤压，结果将细菌带进乳房，引起乳腺炎。症状乳房红肿、发热、疼痛、逐渐化脓、体温升高、厌食、体重降低。

局部治疗用热敷，或外敷中药如意金黄散。同时肌注青霉素或其他抗生素。化脓后切开排脓，以后形成瘢痕，可使乳头退缩。

12. 假月经和子宫阴道积液

新生女婴有的在出生后数周内（通常在出生后 5～7 天）从阴道流出带血性的分泌物，称假月经，实际上这是阴道分泌物，由于母亲的雌激素经胎盘传给胎儿，婴儿出生后受激素的影响，使阴道分泌物增多，数天后症状自然消失。

如果阴道由于处女膜或阴道片的存在而阻塞时，则分泌物积聚在阴道中，使阴道口处或会阴部鼓出。分泌物也可倒流入子宫，在下腹部盆腔内扪及一囊样物，称子宫阴道积液。如诊断明确，可在阴道口鼓出部的顶端将处女膜切开，使分泌物流出则症状消失。

13. 新生儿水肿

全身性水肿的原因较多，如先天性心脏病、先天性营养不良（血清蛋白低下）、先天性脚气病、新生儿溶血病等。属于营养缺乏者输血并补充供给多种维生素 B 结果良好。全身水肿单独发生而原因不明者也有。若干病例中同时还出现肺和脾发育不全。第一胎出生的婴儿中比较多见。外表正常的新生儿中，尤其是早产儿，也有手背、足背、眼睑和头皮的水肿。此种水肿的发生原因，是由于肾排泄钠和氯的功能暂时不足。

此外，还有局限性生殖器水肿，大都见于女婴，病情轻，病程短。阴唇水肿和发红，是一种暂时性症状，一般不需治疗。

14. 无尿

新生儿无尿，有由于缺乏肾或尿道畸形所致者，亦有因肾分泌较晚使然者。后者较为普通。99% 以上的新生儿在出生 36 小时内初次排尿，故婴儿出生后 36 小时无尿者须予注意。最初所排的尿，每含多量尿酸结晶体及上皮细胞，有时带微量白蛋白。

15. 第五天痉挛

第五天痉挛是指各方面都很健康的新生儿，于出生后第五天左右发作的痉挛。目前该病病因不明，发病率有上升趋势，据 Goldberg 等人的研究，该类病患儿的脑脊液中锌水平明显低于正常小儿组；而该组病儿的的血、尿、便、脑脊液的常规、生化检查均未见异常结果，CT 及超声波检查未见异常，考虑此病为一种急性缺锌性疾病。

人的初乳中含有锌配体前列腺素 E_2，分子量小，易于吸收，但初乳中此配体的含量在生产数天内减少，而新生儿肠粘膜中锌配体的分泌亦需数天才能发育充分。这样，在出生一周左右时，锌的吸收量达最低点，而发生急性缺锌。如果为人工喂养，牛乳的锌的生物学活性低、不易吸收的特点，更加重了锌的吸收不良。

治疗：①乳喂养是预防此症的重要措施。②补锌治疗。

16. 新生儿硬肿症

新生儿硬肿症是一综合症，由于寒冷损伤、感染或早产引起，其中以寒冷损伤为最多见，称寒冷损伤综合症。以皮下脂肪硬化和水肿为特征。新生儿体表面积相对较大，皮肤薄嫩，血管丰富，容易散热。棕色脂肪是新生儿体内特有的组织，它的代谢是新生儿在寒冷环境中急需产热时的主要能量来源，而饥饿时的能量来源是白色脂肪。如小儿周围环境温度过低，散热过多，棕色脂肪容易耗尽，体温即会下降。新生儿严重感染时体温也会不升。这些情况下皮下脂肪都容易凝固而变硬，同时低温时周围毛细血管扩张渗透性增加，易发生水肿，结果产生硬肿。低体温对人体影响的研究还在不断深入。①低体温时周围循环阻力下降，血液淤滞，组织缺氧。中心血循环量减少，心率减慢，尿量减少。在复温过程中血循环量增加，如尿量不随之增加，可能引起心力衰竭，甚至发生肺水肿和肺出血；②低体温时呼吸减慢，有时呼吸暂停，易发生呼吸性酸中毒，又由于营养进入量不足，造成代谢性酸中毒，因此重型硬肿症酸中毒也较重；③低体温时糖代谢不完善，病初起可能出现高血糖，但由于糖消耗增高，继而发生低血糖；④低体温时红细胞压积和血液粘稠度增高，血小板减少，肝素样物质也减少种种原因都可引起凝血障碍，诱发弥漫性血管内凝血（DIC），严重感染时由于休克更易发生 DIC。

本症多发生在出生后 7～10 天内，体温不升，在 35℃以下，重症低于 30℃，体核温度（肛温）可能低于体表温度（腋温），皮肤和皮下组织出现硬肿，皮肤呈浅红或暗红色，严重循环不良者可呈苍灰色或青紫色。硬肿首先出现在下肢、臀部、面颊和下腹部，然后至上肢和全身。有时只硬不肿，则皮肤颜色苍白犹如橡皮，范围较局限，只影响大腿和臀部，这种情况常发生在感染性疾病引起的硬肿症。重型硬肿症可发生休克、肺出血和 DIC。

实验室检查血 pH 下降，血糖偏低，血小板减少。重症时肾功能差，血肌酐增高，血粘度增加，伴 DIC 凝血酶时间延长，3P 试验阳性，纤维蛋白原降低。

（1）复温。是治疗的首要措施。①轻症患儿在温水浴后用预暖的棉被包裹，置 24～26℃的暖室中，外加热水袋，水温从 40℃渐增至 60℃，体温可较快上升至正常。②中度和重度患儿可先安放在远红外线开放型保暖床上，将温度调节到高于小儿体温 1.5～2℃处，约每 30 分钟能使体温升高 1℃，随患儿体温的上升继续提高保暖床的温度当体温达 34℃时可移至封闭式保暖箱中，保持箱温在 35℃左右，为减少幅射失热，在稍离小儿身体的周围罩一透明塑料布。将头面部露出塑料布外，头上戴一小帽保暖。③复温除上述方法外还可采用温水浴、温盐水灌肠各种方法。④如正在用静脉补充液体或高营养液时可在瓶的周围用热毛巾包裹，使进入体内的液体有一定温度。⑤供给的氧也要预热。

（2）营养和液体。要保证供应足够的热卡和液体，开始时热卡至少应达到基础代谢的需要，以后渐加至正常需要量，液体量一般控制在 60～80ml/kg·日，缓慢滴入，速度约 4ml/kg·小时，因低温时心肾功能减低，输液量不宜过多。对低血糖小儿适当提高葡萄糖进入量。

（3）药物。①对心肾功能较差者可给多巴胺和多巴酚胺等心血管活性药物，多巴胺宜用小剂量 2～5μg/kg·分钟静脉滴入，因小剂量有扩张肾、脑血管的作用，可以增加尿量。多巴酚胺有增加心肌收缩的作用但不增快心率，剂量 2.5～5μg/kg·分钟静脉滴入，可和多巴胺合用。也可用其他药物如 654－2，静注每次 0.1～0.2mg/kg，15 分钟 1 次，约 3～4 次，若面色、心率好转即可以 1～2mg/日静滴维持，继续治疗一周。②抗生素的应用对感染性疾病引起的硬肿症尤为重要，对肾脏毒性较大的药物尽可能少用。寒冷损伤综合症虽可能发生呼吸道感染，但不宜用广谱抗生素预防。③肝素治疗，第一次剂量 1.5mg/kg 静注，以后每 6 分钟静滴 0.5～1.0mg/kg，至凝血酶原时间和凝血时间正常后渐减少给药次数，7 天一疗程。④中药：以温阳祛寒，活血化瘀为主，可静滴丹参、红花、附子注射液、或用川芎、红花注射液，或复方桃红注射液，缓慢静滴，每日 2 次。

表　28－1　新生儿硬肿症病情分度

轻度	硬种范围＊	体温	肛－腋温差	器官功能改变
轻	＜20%	＞35℃	正值	无或轻度功能低下
中	20～50%	＜35℃	0 或正值	功能损害明显
重	＞50%	＜35℃	负值	功能衰竭，DIC，肺出血

＊身体各部面积% 的估计：头颈部 20%，双上肢 18%，前胸及腹部 14%，背及腰骶部 14%，臀部 8%，双下肢 26%。

预后：个别地区硬肿症仍为新生儿死亡重要原因之一。凡体温低于 30℃，硬肿面积在 50% 以上，早产儿和严重感染引起本症时病死率高。肺出血常是致死的原因。

预防：①做好围生期保健工作，加强产前检查，减少早产儿的发生。②寒冷季节和地区应为产房装配保暖设备。③新生儿一旦娩出即用预暖的毛巾包裹，移至保暖床上处理。

④对高危儿做好体温监护。⑤积极早期治疗新生儿感染性疾病，避免发生硬肿症。

17. 特殊的婴儿

（1）未成熟儿（前面已述）。出院后，如果有发烧、或体重没有增长、或者吃奶量很少的情况时，要向医生请教。

即使没有其他特别的异常也要接受定期的乳儿健康检查，让医生给查一查发育和发达的状况。

（2）未成熟儿视网膜症。造成儿时弱视或失明的主要原因是未成熟儿视网膜症，其原因是在保温箱里给的气过量。但未成熟儿的视网膜也是未成熟性的。所以没有放进保温箱的未成熟儿也可得这种病就是这个原因。

预防：将氧气浓度限制在最小程度，在适宜做眼底检查的早期采取措施。

治疗：可用光凝固疗法，即用激光治疗患部的方法，会取得显著效果。

（3）过熟儿。过熟儿与未成熟儿相反，是指超过预产期两周以上出生的新生儿。

一说过熟儿，大概就会想象出是又胖又健康的婴儿，但实际上是又瘦，皱纹又多，皮肤上长龟裂，皮肤剥落（落屑），不象正常婴儿那样水灵灵的。由于妊娠期养育胎儿的胎盘即将寿终，功能不好，不能给胎儿供应充分的营养和氧气，所以瘦弱。可用药物促进宫缩，或用剖腹产等方法使其分娩，。但是妊娠期遵守医生提出的注意事项，接受适当的指导，适时分娩。

（4）小样儿。与胎儿在胎周数相比体重轻的婴儿叫做小样儿。

原因：胎内期间未充分摄取营养（胎儿营养失调）。和由于遗传或体质方面的问题胎儿的发育不满意（胎儿发育不全）。

引起胎儿营养失调的原因，有母体营养不足、抽烟、多胎、妊娠中毒、母体酒精中毒、胎盘机能不全、合并症等。胎儿发育不全，又是引起先天性畸型儿或胎儿的体质方面的主要原因。

只是体重轻，其他一切正常的小样儿也有，便是显现出由上述原因造成的先天性畸型等异常的婴儿也不少。

（5）巨大儿。与在胎周数无关，出生儿的体重在 4000g 以上的婴儿叫做巨大儿，在 4500g 以上的叫做超巨大儿。

产妇患有糖尿病，或隐性糖尿病时多出生巨大儿。多是虚弱儿。如果母亲健康婴儿可以照常哺育，而生出巨大儿的母亲，最好测量一次血糖值。也可能带着糖尿病的病原。这种人如多次妊娠容易患糖尿病。

（6）先天愚型儿。患先天愚型的婴儿的发生率是 1.42‰～1.67‰，是比较常见的一种异常。产妇的年龄越大，发生率越高。

是染色体异常的代表性病例。出生的婴儿头小、眼睛向上吊、智能低下、反应迟钝，受教育以后完全可以适应社会生活，所以父母和周围的人多加关照是非常重要的。但由于经不起感染容易生病，需要注意。

（7）先天畸形儿。所谓畸形，是指婴儿在胎内的发育成长阶段，身体的某一部分发生故障所致。畸形有各种各样的表现形式，但能在早期发现，要向专科医生请教，接受治疗和手术。最多见的畸形有唇裂、上颚裂、内翻足等。除此之外，还有无脑儿、脑积水（脑脊液大量积蓄成为大脑袋）、并指症、多指症、锁肛、脊椎裂、食管闭锁症、脐疝、膈疝、眼畸形、尿道下裂、两性畸形、先天性心脏病等。

婴儿的手脚和骨骼需要1年至1年半的时间才能长结实。手术和治疗选择适当的时期非常重要，因此需要和医生商量决定。例如并指症、多指症等整形手术，最好等出生后1～2年左右再做。①内翻足：脚尖向内侧扭曲，因而连带脚部整个向内侧弯曲。虽然也有后天性的，但差不多都是先天性的。多见于男婴，比例是女婴的两倍左右。必须尽早治疗，做按摩，或者用石膏或矫正鞋等矫正，否则手术治疗。②唇裂、上颚裂：嘴的畸形有两种，只有上嘴唇裂开的叫做唇裂（兔唇），上颚的软颚或硬颚裂开的叫做上颚裂。也经常见到唇裂和上颚裂合并的病例。其程度从轻到重各种各样。这些畸形是比较常见的，其发生率为1.6‰～2.0‰。手术治疗几乎不会留下任何痕迹。唇裂、上颚裂除影响美观外，还不能很顺利地吃奶、话也说不好。但是，可以用延长授乳时间，或在奶瓶的奶嘴上想想办法来解决。如在学说话以前做手术的话，不会影响说话。唇裂的手术在出生后2、3个月前后、上颚裂的手术在1岁前后做比较适当。第1次手术如留下伤痕，还可以做整形手术。总之，要考虑婴儿的健康状况畸形的程度等，

第二十九章 小儿常见疾病

第一节 小儿感冒

小儿感冒是由传染性很强的病毒所引起，它的症状主要是鼻部的症状。因此，感冒实际上就是急性鼻炎，是一种最为常见的鼻黏膜急性传染性疾病。据临床研究，小儿感冒已成为小儿聋哑重要的始发原因。对小儿感冒的预防及治疗，必须引起家长的充分重视。

引起感冒的病原体主要是病毒，发病后多并发细菌感染。病毒感染可以造成耳神经损坏，引起耳聋；小儿感冒时可能出现的高热、惊厥，也可以使脑神经受到损害而引起耳聋。另外，小儿感冒时，又可导致化脓性中耳炎、鼓膜穿孔，也会造成听力下降。还有在感冒治疗中因不合理地使用抗菌素等耳毒性药物，也可引起小儿耳聋。因此，每位家长对于小儿感冒决不能疏忽大意，应积极预防，及时治疗，不可乱用药物。小儿感冒之初，常表现为流水样鼻涕，以后变为粘稠的黄鼻涕；可伴有鼻塞、打喷嚏、咳嗽等症状；有时伴有发热。如果鼻塞严重而影响通气，患儿往往用嘴呼吸，这样就会给喂奶带来一定的困难。因为喂奶时口腔被堵住而影响了用嘴呼吸，所以患儿往往因此而不好好吃奶，甚至烦躁不安。要经常用软棉纸或纱布轻轻地把患儿鼻孔内的分泌物清除掉，以保持呼吸畅通，但注意不可用棉签给婴儿抠鼻孔，以免损伤鼻腔黏膜。可以在喂奶前半小时左右，给患儿用一点点滴鼻药水，使鼻腔保持通畅，减少喂奶的困难。当然，滴鼻药水一定要在医生指导下使用，切不可自己随便滥用。如果患儿发烧或伴随其他症状，如患儿精神倦怠、烦躁、长时间哭闹等，应立即送到医院治疗。

小儿感冒除可以引起耳聋外，由于高热和细菌感染，还可以并发小儿肺炎等其他疾病，因此，当小儿患了感冒之后，家长要予以关注，不可掉以轻心，以免带来不良后果。

第二节 小儿呼吸道感染

因为小儿鼻腔短小，初生儿几乎没有下鼻道，没有鼻毛，鼻粘膜柔嫩，同时又富含血管，气管和支气管狭窄，软骨柔软而缺乏弹性组织不能很好地排出致病物，其肺脏的弹力组织发育不佳，血管丰富，肺泡数量较少，含气量较少等。所以小儿的呼吸道最易感染，鼻腔很容易引起阻塞。此外，小儿本身的免疫功能的发育也有关系。婴儿免疫球蛋白的生成比较晚。新生儿期，有母体通过胎盘可以获得免疫球蛋白G，出生经过2～3个月，小儿才能自身产生免疫球蛋白G；出生后几个月，免疫球蛋白A方能达到成人水平。免疫球蛋白A是一种局部抗呼吸道感染的免疫球蛋白。气管的分泌物中如果缺少免疫球蛋白A，对细菌和病毒免疫能力就差，病原体在呼吸道内就容易繁殖，因而小儿患呼吸道疾病的就较多。

外界环境因素对婴儿的呼吸也有很大的影响，如住室拥挤、通风欠佳、空气混浊、阳光不足、护理不当以及婴儿的冷暖平衡失调等都能导致婴儿身体抗病能力弱，招致病毒、病菌侵袭而发病。

从临床经验来看，绝大多数呼吸道的疾病是病毒感染所致。虽然细菌也可引起感染，但是多为继发性的感染。主要是增强小儿身体的抗病能力。

第三节　鹅口疮

鹅口疮，又称“雪口病”、“白口糊”，是一种比较常见的口腔炎，由一种叫做白色念珠菌的真菌所引起，新生儿和营养不良、消化不良的婴幼儿可得此病，有些小儿长期使用抗生素亦可并发此病。

小儿得了鹅口疮后的直接表现是烦躁不安、啼哭、唾液增多，影响婴儿吮吸，甚至出现低烧。家长若观察小儿的口腔会发现许多白点、白片覆盖在口腔黏膜多处，有的甚至融合成片，形成一块白膜，布满口内，像一片白雪似的。

为了防止婴儿患上鹅口疮，平时就要注意婴儿的清洁卫生，尤其是口腔卫生。给婴儿吃奶后要喂几口清水，以清洗口腔。婴儿所用的奶具每次用前进行消毒，可在开水中煮20～30分钟，母亲在喂奶前应将奶头洗干净，接触婴儿时要洗手，母亲若患有阴道真菌病，要及时治疗，以免累及婴儿。

较为简便的方法是喂奶后，将装于奶瓶内的10%紫药水滴于婴儿舌下，利用其舌头的活动使紫药水涂到整 个口腔黏膜，每天滴2～3次。同时，可将维生素B和维生素C片压碎成粉末，加水溶解后喂给婴儿，每天2次，每次各1片，如果发现白斑较多，则可用消毒棉签蘸2%～5%碳酸氢钠（小苏打）溶液清洗表面，然后再涂紫药水，不要随便抹去白斑，以免感染。

第四节　小儿麻痹症

本病是由脊髓灰病毒引起的一种传染病。因为病变部位主要在脊髓前角细胞和脑干部运动神经，医学上叫做“脊髓灰质炎”。这种病能使肌肉软弱，部分肢体麻痹，又因为多发生在小儿身上，所以叫做“婴儿瘫”或“小儿麻痹”。

小儿麻痹症病毒主要由病人的粪便排出，排毒的时间五到六个星期，或是更长一些，传播的途径主要通过污染源，吃的东西、手、苍蝇携带等方式，又通过消化道传染。病毒侵入身体以后，从嗓子部位进入淋巴结和血液循环，再侵入脊髓和脑部、神经系统。病毒侵入身体一般经过7～14天即可出现症状。

小儿麻痹症首先是发烧、头疼、腹泻、呕吐和全身不舒服，家长往往认为是伤风感冒，或是消化不良。经过1～4天以后退烧，退烧几天以后，再次发烧，而且比第一次还高。突出的表现是知觉过敏样疼痛，不让别人触摸。同样伴有脸红、头疼、喉咙疼、呕吐、多汗、接着出现嗜睡等症状。经过3～7天以后出现麻痹，常见的部位是下肢。麻痹出现后1周，如果不继续发展，则可逐渐恢复。

如果及时到医院治疗，是可以治好的。过去对一些长期不能恢复的，认为是“不治之症”的后遗症。目前已有针灸按摩或手术等治疗方法。

第五节　小儿蒙被过暖综合症

新生儿刚刚离开妈妈的肚子，生活环境起了极大的变化，需要精心的照料。特别是在朔风凛冽的寒冬腊月，要当心受凉，需要保暖。但保暖不当，裹得紧紧的，盖得严严密密的，却可能引起蒙被过暖综合症，多见于6个月以内的婴儿。城市里的婴儿，除了盖得严严实实以外，还怕不够暖和，再要加热水袋或其他的保暖用品，有时还要在面部罩一块尼龙头巾或纱布。江、浙、皖一带的农村，习惯给婴儿穿一身薄棉衣，外裹小包被，睡在母亲的腋下，再与母亲合盖一条6kg的棉被。刚睡时，妈妈可能用手撑起被头，但睡着时孩子可能完全被蒙在了被子里。半夜醒来时，掀开被头，妈妈也许发现热气蒸腾，婴儿头上大汗淋漓。有位妈妈在急诊室里诉说，晚上睡觉时，孩子的内衣能挤出汗水来，皮肤发烫，神志不清，双眼定神，四肢僵直，还有粘冻状恶臭的大便。等到黎明时分，才急急忙忙从热被窝中抱出，赶到医院。医务人员检查时，重症都多数体温不升，而血压则下降，神志昏迷。有的妈妈在家里时就急着喂水，由于患儿神志不清，很可能被灌到气管里、肺里去，引起窒息。其实，这时喂水只能一滴滴地滴入，婴儿才能缓慢吞咽。逗弄或刺激婴儿，可见其凝视，四肢僵直样。随后婴儿又转为嗜睡。事实上，病情严重者可能继发颅内或脏器出血，轻度脑水肿，肺不张，肺透明膜症。实验室检查可见脑脊液压力降低，血浆渗透压上升，血钠升高。这主要是由于盖得过暖、过于严实，因而造成慢性不全性缺氧所致。由于缺氧及汗水淋漓，就导致一系列的病变。

汗水淋漓造成脱水。在短短几小时内的脱水，特别是细胞内脱水，必然要影响到神经系统；而缺氧更可直接损害脑神经核。所以缺氧和脱水，成为两大罪魁祸首，并由此而导致脑压降低、脑血管充血、颅内或蛛网膜下腔出血、硬膜下腔积液、内脏毛细血管栓塞（特别是肺栓塞）、消化道出血以及脑性瘫痪、失眠等，缺氧严重者可在1～2天内死于心源性休克。

病孩显得神志昏呆，双眼定神，四肢僵直，嗜睡，皮肤粘膜干燥，或干瘪似硬皮样。即使幸存，也往往会留有各种不同程度的后遗症，例如脑性瘫痪、软瘫、脑萎缩等。如果不是见多识广的医生，遇到这样的病情，还很容易发生误诊。

对于重症病例，常常怀疑为败血症、重症肺炎、脑炎、中毒性菌痢等；由于孩子多汗、夜啼，还以为是佝偻病；看到孩子皮肤干瘪，可认为是营养不良等等。农村的婴儿，往往蒙被过重过暖出汗，死亡率较高；幸而存活，多出现前述的脑性瘫痪、软瘫、脑萎缩等后遗症。城市里的婴儿，往往是过暖出汗重于蒙被，死亡率虽低些，但同样会留下瘫痪、失明、夜啼等症。

北方人睡暖炕，虽无蒙被，同样可因过暖而出汗，所表现的症状与城市里的婴儿相似，经抢救以后，也会留下丘脑损害、感觉缺乏、体温感觉异常，特别怕冷等异常。

第六节 婴儿猝死症

婴儿猝死症是新生婴儿头一年内最常见的死亡原因，其死亡率为0.2‰~3‰，典型的婴儿猝死症好发于一向似十分健康的2~3个月大的婴儿，小于2个月或大于6个月的婴儿较为少见。男婴比女婴容易发生，发生的季节以冬天及初春寒冷的季节较多，午夜至清晨9点前发生的比白天多。婴儿猝死症多事发突然，常在喂完牛奶，婴儿平静的安睡后，父母并未感觉有何异样，然而一段时间后却发现婴儿呼吸心跳全无，突然毫无缘由地死亡即使病理解剖也很难发现有什么异常，这是一种找不出确切的死亡原因的突发死亡现象。

病因：调查表明，发生婴儿猝死症的婴儿并不是表面看似健康，经由详细而复杂的检查发现，多数婴儿猝死症可能有以下原因：

（1）有的人认为与睡觉呼吸暂停过久有关。一般正常婴儿在睡眠状态时会呼吸加速，呼吸变缓，呼吸暂停交替出现的情况，但暂停时间大都只有5~7秒，若超20秒就会出问题。

（2）正常婴儿对血中二氧化碳浓度过高时，脑干会发出呼吸回快的信号，以使血中二氧化碳浓度降低，氧气的浓度升高，若脑干出了问题，颈动脉窦对血中二氧化碳浓度增加的敏感度反应降低，而引起婴儿发绀，心跳减缓，呼吸停止。

（3）还认为婴儿猝死症与上呼吸道功能不正常有关。婴儿由于构造与发育特殊如舌头往后倾，颈部过于弯曲容易压迫喉部，引起上呼吸道阻塞。且呼吸道的通畅须要精细的神经与肌肉的密切配合，若发生呼吸肌肉不协调或反射功能欠佳，可造成上呼吸道阻塞。

（4）婴儿胃、食道食物回流的现象较频繁，严重的顺流，会使胃部液体逆流至食道造成喉部肌肉紧缩，引起副交感神经兴奋，造成心跳次数减缓及窒息等原因。然而在目前的研究中，众说纷纭，并无法肯定引起婴儿猝死的、能让人信服的真正原因。

预防：婴儿猝死症是一种突发事件，因其原因不明，很难预防，以下只是根据临床观察提出几点建议：

（1）婴儿喂完奶须排完气后再放下睡觉，若婴儿容易吐奶，最好是趴着睡觉或向右侧躺，也可以喂浓缩奶以减轻牛奶逆流的发生。

（2）冬天时，房间不要封闭太严，要空气流通，头6个月的婴儿最好采用仰睡的姿势，被子不可盖的太厚，以避免压迫其呼吸道，造成窒息死亡。

（3）不要让6个月前的婴儿独自一人睡得太久，必须经常查看。

（4）据调查，在流行性感冒盛行的时期婴儿猝死率很高，家中过去曾有婴儿猝死症的家庭，下一胎发生婴儿猝死的机会平均高出5倍多，因此要格外小心。

第七节 小儿惊厥

惊厥，也叫惊风、抽风。是小儿时期常见的急性病症，特别是3岁以内的小儿更为多见。

临床表现：惊厥发作的时候，表现为意识突然丧失，而且伴有两眼上翻、凝视或斜视；面部肌肉和四肢强直、痉挛，或者不停地抽动。惊厥发作的时间，有的一次几秒钟或几分钟，有时会反复发作，甚至出现持续状态。如果持续时间过长，或反复发作，会引起小儿的脑损害。因此，对小儿惊厥这种病症不可忽视。

原因：通常可以分为感染性和非感染性两大类。感染方面，中枢神经系统感染的有：各种脑炎、脑膜炎；属于中枢神经系统以外的感染有：败血症、中毒性菌痢、肺炎等。还有一种是由于发高烧引起的惊厥，叫做高热惊厥。例如3岁以内的小儿。患呼吸道感染等病，发高烧的初期，也有的小儿会发生惊厥。除了感染性引起惊厥以外，还有代谢性、中毒性、器官疾病等原因。代谢性的原因：有低血钙、低血糖、维生素 B_1 或维生素 B_6 缺乏症、低钠血症、低镁血症。中毒性的原因：有乱用过量的中枢性神经兴奋药，如氨茶碱、抗组织胺药物等，农药1605、1059、敌敌畏、敌百虫、乐果等中毒，也会引起惊厥。

属于器官性疾病的原因，有脑部疾病，如脑外伤、脑瘫、大脑发育不全；也有因心、肝、肾等疾病引起的。

护理：如果小儿发生了惊厥，要让小儿侧卧，解开衣领，用手帕裹压舌板或者把筷子放在上下齿之间防止咬伤舌头，要让小儿保持安静，应用镇静剂，禁止一切不必要的刺激。如果惊厥的小儿发高烧，可以用凉水、井水或者30%～50%的酒精擦浴，或者用冷盐水灌肠，并且用退烧药或者肌注退烧针剂。惊厥不止的，要立即送医院治疗。

预防：小儿惊厥对儿童的健康有一定的影响，积极进行预防，是保护儿童健康的有效措施，预防的方法主要有：

（1）加强护理和小儿体格锻炼。室内要经常开窗通风，多让小儿到室外活动使机体能适应环境，减少感染性疾病的发生。

（2）要注意营养。小儿除了奶类饮食以外，还应当及时加添辅食，比如鱼肝油、钙片、维生素 B_1 和维生素 B_6，以及各种矿物质，不能让小儿饥饿，以免发生低钙和低血糖性惊厥。

（3）要适当合理用药，防止小儿误服过量的药，更不能误服有毒的药品。

（4）加强看护。防止小儿撞跌头部引起脑外伤，更不能随意用手打小儿头部。

第八节 排尿异常

少尿或无尿　小儿时期每小时尿量少于10ml/m²，或24小时尿量少于400 ml/m²，可称少尿。少尿或无尿常见于较严重肾脏疾病和不同原因所致肾损害而出现肾功能不全者；大量腹泻、入量不足，以致脱水者；循环衰竭（包括心力衰竭，尤其血管功能不全而重度休克时）；或急性泌尿道梗阻，如磺胺及其他药物中毒引起肾疾患时，均可出现少尿或无尿。

排尿困难和尿潴留：排尿困难可根据尿流变细，射程缩短，不能成线而滴出，或排尿时间延长来判断排尿困难的程度。若尿的生成正常，而排尿困难则表示为下部排尿途径功能性或器质性梗阻，尿不能由膀胱排出潴留于膀胱为尿潴留，应与无尿鉴别。尿潴留膀胱过度充盈；无尿膀胱空虚。尿潴留常见于支配膀胱的神经功能失调，致使膀胱松弛、排尿无力，而膀胱括约肌相对紧张，可见于脊髓损伤、脊髓炎、多发性神经根炎、脑炎、小儿麻痹症、脊髓膜膨出等神经系疾病；过多使用冬眠药物或阿托品亦可见尿潴留。排尿困难尤其多见于膀胱和尿道结石、膀胱颈挛缩、尿道口狭窄、膀胱外肿物压迫等疾病。由于严重梗阻而引起尿潴留。

尿失禁：为不能控制的尿滴沥。真性尿失禁很少见，多见为假性尿失禁，即尿潴留所致膀胱过度充盈时，尿液被迫外溢呈尿滴沥，如前述引起尿潴留的神经系疾病。须与先天性畸形如输尿管口异位的尿液断续溢流相鉴别。此外，痴呆小儿亦可伴有尿失禁。

尿急：排尿有迫不及待的感觉。一般多见于膀胱或尿道有炎症时，或因膀胱的容量显著缩小所致。有时情绪紧张的学龄儿童，课中课间常有尿急，但入睡后并无异常。

尿多：见于天气寒冷及饮水过多等情况。临床上可见于糖尿病、尿崩症、暑热症、慢性肾功能衰竭时肾小管回收功能减退、急性肾功能衰竭的恢复期以及水肿的消退期等，均可出现多尿。

尿频：在2岁以前的小儿是正常现象，在临床上可见于膀胱炎、膀胱结石或神经紧张、尿道口炎等情况。有时浓缩的酸性尿液可刺激膀胱而引起尿频。

排尿疼痛：膀胱或尿道的炎症和梗阻，都可以引起排尿疼痛，如膀胱结石、尿道炎等。

第九节　尿液异常

血尿：血尿指尿液中有血液混入，量较多时肉眼即可察见，少量时在显微镜下方可看到。若多次常规检查红细胞数常在正常值以上，应作爱迪氏计数以确定是否超过正常数值。如一次排尿的全程均呈血色，则病变部位常在膀胱以上的尿路。如尿中有红细胞管型，则病变肯定在肾实质。如仅在排尿初或排尿终末出现血尿，则病变在膀胱以下。

脓尿：正常尿液中可有极少量白细胞，尿液中白细胞增多，尤其见有成团者，表示肾脏、膀胱或尿道有炎症存在。其他如结石或肿瘤以及尿路以外的感染侵入尿路等也可有“脓尿”；严重的脱水和充血性心力衰竭也可使尿液中白细胞数增加。

糖尿：血液中葡萄糖含量超过160mg%时，肾小管不能将肾滤液中糖分完全回收，或肾小管细胞回收葡萄糖的功能本有缺陷，均可产生糖尿。临床上最为重要的糖尿为胰岛素缺乏引起的糖尿病。此外，所谓“肾性糖尿”指血糖和糖耐量试验正常或偏低，但因肾小管回收糖分有缺陷，致尿糖试验持续阳性，此病多有遗传因素。其他如剧烈运动、情绪紧张、发热、惊厥、脑膜炎、脑肿瘤和脑损伤，肾上腺皮质激素的应用及甲状腺功能亢进等均可引起暂时性的糖尿。除葡萄糖外，其他如戊糖、半乳糖、果糖等也可使硫酸铜试剂化验尿糖结果阳性；临床上应用水杨酸盐、辛可芬、非那西丁及链霉素等，亦可有假阳性反应。

蛋白尿。新生儿期或有短暂的蛋白尿；肾外疾病如急性感染、脱水及心力衰竭等亦可出现蛋白尿；有时剧烈运动或冷水浴后亦可有少量蛋白尿。持续的蛋白尿应考虑肾脏的器质性病变。

乳糜尿：尿液呈乳白色，加乙醚后即见澄清，多由于胸导管有炎症及丝虫病时引起淋巴管阻塞，以致淋巴管扩张、破裂，淋巴液溢入尿路。小儿有时尿呈乳白色，加醋酸后即变澄清，是由于大量磷酸盐沉淀所致；如加热即见消失，系大量尿酸盐所致，皆无临床意义。

第十节　遗尿症

生后10～18个月的婴幼儿即可开始训练自觉控制排尿，但有些幼儿到2～2.5岁时白天虽可控制，而夜间仍有无意识地排尿，这是一种生理现象。如在3岁以后白天不能控制排尿或不能从睡觉中醒来而自觉排尿，称原发性遗尿症或夜尿症，有些小孩子在2～3岁时已能控制排尿，至4～5岁以后又出现夜间遗尿，则称继发性遗尿症。此症多见于10岁以下儿童，偶可延长到12～18岁。

病因：绝大部分小孩遗尿是功能性的，是由于大脑皮质及皮质下中枢功能失调，引起功能性遗尿的常见原因是精神因素，如突然受惊、过度疲劳、骤然换新环境、失去父母照顾及不正确的教养习惯等。小儿对生活环境的改变适应不良时，亦能暂时抑制已经获得的随意排尿功能而遗尿。遗尿大多见于易兴奋、胆小、被动、过于敏感或睡眠过熟的儿童。个别病儿有家族性倾向。发病理机理与睡眠障碍，睡眠相有关。少数患儿是由于器质性病变所致，如蛲虫病、脊柱裂（隐性或伴有脊髓膨出）、脊髓炎、脊髓损伤、癫痫、大脑发育不全以及膀胱容积小等。

临床表现：小儿遗尿大都在上半夜一定的钟点，有时一夜遗尿数次，亦可持续数月，有时消失后再出现，还有持续数年到性成熟前自然消失的。临床上没有排尿困难或剩余尿，尿常规检查亦正常。

如果是由于躯体缺陷或其它器质性疾患引起，应当查出原发病。还要检查中段尿以排除尿路感染。夜间癫痫发作，可有小便失禁，加以鉴别。

治疗

1. 一般治疗

若因精神因素，应当着重教育、解释，清除精神负担和引起情绪不安的因素，并建立合理生活制度避免过度疲劳。可安排在白天睡眠1～2小时，以免夜间熟睡后不易觉醒。特别重要的是对遗尿应当劝慰和鼓励，避免斥责和惩罚，使患儿及其家长建立信心，了解这是暂时的功能失调可以治愈。同时可以用下列方法训练膀胱正规排尿：①下午4点以后不用流质引食，晚饭菜中减少盐量，少喝水，以减少膀胱尿量；②在患儿经常遗尿的钟点前，唤醒患儿排尿，较大儿童可用闹钟唤醒，使其能自动上厕所；③遗尿减少时应加以奖励，给病儿心爱的奖品。

2. 药物疗法

在一般疗法的基础上可加用药物作为辅助治疗，对易兴奋过敏的儿童可给溴剂、缬草酊等制剂。对睡眠过熟的小儿可于睡前给适量的苯甲酸钠咖啡因，亦可用氯酯醒（遗尿丁）。近来有人用抗抑郁药盐酸丙咪嗪，在睡前。0.5～1 小时服一般在见效后 1～2 个月以巩固疗效，然后逐渐减量以至停用。其同类药如阿密替林亦已应用，疗效与丙咪嗪相似。但可发生口干、眩晕、皮疹、心率过速及胃肠道轻度反应，偶可见引起白细胞减少，必须注意。

3. 针灸疗法

对一般病情用体针、手针。近年国内激光按体针穴位治疗遗尿，收到同样疗效。体针取穴：关元、气海、三阴交、阳凌泉、印堂。每次可选 2～3 穴位。也可配用足三里。

4. 中医疗法

治以补肾益气为主，佐以固涩小便之品。常用桑螵硝散方加碱。处方：桑螵硝 9g，五味子 6g，菟丝子 9g，生牡蛎 15g，覆盆子 9g，黄芪 9g，分心木 6g，桂枝 3g。熟睡不易醒者加莲心 3g，益智仁 9g 以清心开窍。

巧治遗尿三法：

（1）刚断奶开始进食的小孩子，若喂点竹内水（即密封在竹子里面水），可以避免以后患遗尿症。

（2）鲜猪小肚 1 只，益智仁 9～15g。先将猪小肚切开洗净，再将益智仁放入猪肚内，炖熟后食肚饮汤，1 日 1 次，连服 3 日即见效。

（3）黑豆 30～60g，狗肉 250～500g，煮烂食用。可治小儿夜尿、遗尿。

第十一节　胃结块症

胃结块症也叫胃石症。主要由于小儿在空腹情况下吞食大量黑枣或柿子，因所含果胶和鞣酸等与胃酸凝固沉淀而形成结块，称胃柿石。也有因吞咽毛发或食生鸡蛋、红豆皮等在胃内形成结块。

临床表现：在食后半小至半天出现症状，主要是胃肠道功能紊乱现象。小儿常诉从吃大量柿子或黑枣后，即感胃部不适，上腹呈持续性轻度疼痛，而在进食后加重。疼痛时恶心、呕吐，吐出清液及食物残渣，食欲减退，由于进食不足而日渐消瘦、无力。体格检查由于消瘦，可于上腹中部或偏左触及活动的坚硬块，有轻度压痛。如为巨大团块堵住胃的出口，可有幽门梗阻的表现。

治疗：可用 2%～5% 碳酸氢钠反复洗胃，溶解结块。一般开始用 2%，如结块不消，可加大浓度，但应防止碱中毒。或口服 10% 碳酸氢钠，每天 3 次，每次 10ml。

本病在祖国医学中属于“积聚”范围。治以温化寒湿，消积散结。可用苏梗 9g，厚朴 6g，吴茱萸 1.5g，良姜 1.5g、焦槟榔 9g，焦山楂 9g，鸡内金 9 克，苍术 9g。或用生山楂 30g，小茴香 3g，鸡内金 9g，草蔻 3 克，川朴 6g，莱菔子 9 克，枳实 9g。

遇胃结块过大可于基础麻醉下或给大量镇静剂后，从腹壁外将大结块掰成小块，再用中药消积化结法治疗。或通过纤维内窥镜将结块弄碎后取出，或洗胃洗出。

胃内发团由于毛发与胃结块裹缠，不易用中药消散时，须考虑手术治疗。并发幽门梗阻或穿孔时也须手术治疗。

第十二节　肠痉挛（肠绞痛、痉挛性腹痛）

由于呼吸道感染、局部受凉、暴食、大量冷食、婴儿喂乳过多或奶中糖量过多，引致肠内积气、消化不良以及肠寄生虫毒素的刺激等。引起肠壁平滑肌阵阵强烈收缩而引起的阵发性腹痛，是小儿急性功能性腹痛中最常见的情况，以小婴儿最多见，学龄前及学龄儿童亦可遇到。特点是发作突然，发作间歇时缺乏异常体征。

多因肠壁缺血或副交感神经兴奋而引起一过性肠壁肌肉痉挛，暂时阻断肠内容物通过，导致近端肠肌肉强力收缩及蠕动紊乱，随运动的增强腹痛阵发性加剧，可同时引起呕吐。经过一定时间的痉挛后，肌肉自然松弛，腹痛缓解，以后又可复发。临床表现为间歇性阵发腹痛。本病属单纯的功能性改变，无器质性病变。

临床表现：健康小儿突然发作阵发性腹痛，有时从睡眠中突然哭醒，有些患儿过去有同样发作史。每次发作持续时间多不长，从数分钟至数十分钟，时痛时止，多反复发作数十分钟至数小时而自愈，个别患儿可延至数日。腹痛程度轻重不等，严重者哭闹不止、翻滚、出汗，重者面色苍白、手足发凉。发作时检查，可见全腹触痛过敏，似有腹肌紧张，但发作间歇时则全腹柔软，不胀，无固定压痛点或腹肌紧张，无肠型或肿物。有时能摸到索条状痉挛的肠管。发病中患儿营养不受影响，少见重病容或脱水表现。不发作时能步行就诊。但继发于上呼吸道感染等疾病者，可有发热等原发表现。

肠痉挛多发生在小肠，腹痛部位以脐周为主，多伴有呕吐。远端大肠痉挛绞痛长放射于左下腹、近端大肠和回肠痉挛绞痛多放射至右下腹。降结肠或乙状结肠绞痛常在大便前出现。较小儿童及幼儿痉挛可发生在胃或幽门部，绞痛以剑突下为主。呕吐常为突出症状，在饭后发生较轻腹痛时，常精神不佳，而吐出食物后，精神好转，玩乐如常，少数较大儿童痉挛发生于结肠肝曲或脾曲，绞痛以一侧季肋部为主。3 个月以下小婴儿绞痛的主要表现为阵发性哭闹。可突然大声哭叫持续数小时。哭时面部潮红、口周苍白、腹部胀痛而紧张，双腿向上蜷曲、双手紧握、足发凉。发作可因患儿力竭、排气或排便而中止。腹痛虽多次发作，但可自愈。

主要需排除器质性疾患，常见病如胆道蛔虫病、蛔虫团肠梗阻、阑尾炎、肠套叠，以及较少见的肠扭转、肠穿孔、胰腺炎、嵌顿性疝、先天性肠旋转不良、胆道痉挛、胆囊炎、肾结石、小型胆总管囊肿腹痛及回肠远端憩室腹痛等，均应认真鉴别作必要的检查。有的内科疾病也可引起较重的腹痛，如大叶肺炎起病，急性心力衰竭导致肝脏迅速增大时等。如小儿不合作，检查不满意时，可适当应用镇静剂，待其入睡后仔细检查其腹部，并听诊心、肺。过敏性紫癜的腹痛实际也是过敏性肠痉挛，如同时出现皮疹，可与单纯的肠痉挛区别，但须注意紫癜的肠痉挛有时可继发肠套叠，不可忽略。还要注意有些小婴儿肠痉挛反复发作几天后，可突然发展为肠套叠。偶见腹型破伤风，临床表现为痉挛性腹痛，但系腹肌痉挛而非肠痉挛，其治疗与预后和肠痉挛完全不同，更需注意。腹型癫痫表现为突然发作腹部绞痛，多在脐周，有时在其他部位，持续数分钟到数小时，反复发作较少，腹部检查正常，而脑电图有癫痫改变，屡次腹部检查无固定压痛与肿物，反复大便检查无虫卵及潜血，胸部心肺听诊无异常，必要的心电图、脑电图检查无异常发现，X 线胸腹部检查无异常时也要考虑其他原因，如婴儿期啼哭不止可能是由于饥饿、尿布沾满大小便而感不适，或身体其他部位不适以及要人抱等非疼痛原因，有时腹痛为精神因素引起，如受精神创伤、以及惊恐等。

治疗：消除发病诱因，同时解痉止痛对症治疗。多数患儿在保暖条件下睡眠后可自愈，常用解痉、镇定或抗过敏药物，如颠茄、氯丙嗪，便秘者可服小量硫酸镁。疼痛严重时，在除外急腹症后，可注射阿托品或小量杜冷丁，或口服 654－2（见感染休克章）以巩固疗效，如用暖手按摸腹部、腹部放置温水袋、温盐水灌肠等，也能缓解痉挛及排出积气。如有上呼吸道感染、寄生虫病等诱因，应酌用适当药物。对消化不良患儿，应适当减少奶量或糖量，注意喂奶后拍出胃内空气。对牛奶过敏者，可改用豆浆、豆乳粉等代乳品。对婴幼儿的肠绞痛在排除内外科其他疾病，应向家长解释，解除其焦虑。

中医疗法：此证属“气滞寒痛”。治拟温中散寒，行气止痛。

木香 3g，青皮 6g，肉桂 3g，乌药 9g，小茴香 3g，干姜 3g，甘草 6g。并可随症选加下药物：绞痛甚加香附 9g，元胡 9g；大便秘结加大黄 6g。腹痛来不及煎药，可先服九气拈痛丸 3～9g，日服 2 次，或贴十香暖脐膏于腹部。

针灸疗法：针灸止痛即刻，效果较好。剧烈腹痛可先针灸止痛，同时询问病史、进行体检、鉴别诊断及观察治疗。婴幼儿不合作用灸法较安全，儿童可针可灸。针灸取胃经、脾经及相应俞穴为主。先取四肢穴位以诱导止痛。取穴：合谷、足三里、三阴交。脐上痛加中脘、梁门；脐下痛加关元、中极；脐周痛加天枢、气海；侧腹痛加阳陵泉。

预后：多数患儿偶发 1～2 次后自愈。亦有不少患儿时愈时发，甚至迁延数年。绝大多数患儿随年龄增长而自愈。

第十三节　便　秘

便秘指大便干硬，隔时较久，有时排便困难。

病因：单纯性便秘多因结肠吸收水分电解质增多引起，常见病因有：

1. 饮食不足

婴儿进食太少时，消化后液体吸收余渣少，致大便减少变稠。奶中糖量不足时肠蠕动弱，可使大便干燥。饮食不足时间较久引起营养不良，腹肌和肠肌张力减低，甚至萎缩，收缩力减弱，形成恶性循环，加重便秘。

2. 食物成分不当

大便性质和食物成关系密切。如食物中含大量蛋白质，而碳水化物不足，肠道菌群继发改变，肠内容发酵过程少，大便易呈碱性，干燥；如食物中含较多的碳水化合物，肠道发酵菌增多，发酵作用增加，产酸多，大便易呈酸性，次数多而软；如食入脂肪和碳水化物都高，则大便润利。如进食大量钙化酪蛋白，粪便中含多量不能溶解的钙皂，粪便增多，且易便秘。碳水化合物中米粉、面粉类食品较谷类食品易于便秘。小儿偏食，许多小儿喜食肉类，少吃或不吃蔬菜，食物中纤维素太少，也易发生便秘。

3. 肠道功能失常

生活不规律和缺乏按时大便的训练，未形成排便的条件反射导致便秘很常见。另外学龄儿童常因无清晨大便的习惯，而学习时间不能随时排便，上课时憋住大便也是导致便秘的常见原因。常用泻剂或灌肠，缺少体力活动或患慢性病如：营养不良、佝偻病、高钙血症皮肌炎、呆小病及先天性肌无力等，都因肠壁肌肉乏力、功能失常而便秘。交感神经功能失常、腹肌软弱或麻痹也常使大便秘结。服用某些药物可使肠蠕动减少而便秘，如抗胆碱能药物、抗酸剂、某些抗惊厥药、利尿剂以及铁剂等。

4. 体格与生理的异常

如肛门裂、肛门狭窄、先天性巨结肠、脊柱裂或肿瘤压迫，马尾等都能引起便秘。应进行肛门指检、下部脊柱和会阴部检查。有的患儿生后即便秘。如有家族史，可能和遗传有关。

5. 精神因素

小儿受突然精神刺激，或环境和生活习惯的突然改变也可引起短时间的便秘。

临床表现：粪便干燥、坚硬，排出困难，排便次数可减少。有时粪便擦伤，肠粘膜出血，而使表面附少量血或粘液。排便时肛门疼痛，重者可引起外痔。慢性便秘者常精神萎靡、食欲不振，久之导致营养不良，更加重便秘。有时便秘患儿常有便意却不能排净，而排便次增多。严重便秘，大便在局部嵌塞，可不自觉地自干粪周围流出肠分泌液，似大便失禁。

诊断：应详询病史及大便规律，有否胃肠道伴发症状如：腹疼、腹胀，呕吐、生长障碍、服用药物史等。体检时应注意检查会阴部肛门周围，进行肛门指检。注意有否肛门裂、皮肤感染、尿布疹等。如指检触及大量硬粪块或指检后随之排出大量粪便，症状随之缓解，诊断可明确。

新生儿生后24小时未排出胎便，高度怀疑梗阻，应进一步检查如拍立位腹部平片等。婴儿生后即开始便秘，应注意与甲状腺功能不全和先天性巨结肠鉴别。后者钡灌肠检查除结肠扩张外，可见有节段性狭窄，而慢性便秘则结肠全部扩张。对儿童便秘也要进行详细体检和必要的辅助检查，以便和神经性或器质性梗阻鉴别。

治疗：有原发病者积极治疗原发病（如呆小病等）。治疗单纯性便秘的根本在于改善饮食内容，多补充水份和含纤维素多的食物（如谷物、蔬菜等）同时训练排便习惯。药物治疗只在必要时临时使用。

1. 人乳喂养婴儿的饮食矫正

人乳喂养婴儿较少发生便秘。如果发生，除喂人乳外，加用润肠辅食，如加糖的菜水或桔子汁（应用新鲜桔子挤汁，市售瓶装桔汁开瓶后易污染）、番茄汁、煮山楂或红枣水。4个月以上可加菜泥或煮熟的水果泥。母乳不足时，可加1~2次加8%糖的牛乳。蜂蜜水每日60~90ml，也有帮助。

2. 人工喂养婴儿的饮食矫正

人工喂养儿较易便秘，但如合理加糖及辅食，可避免便秘。如果发生，可将牛乳加糖增至8%，并可加喂果汁（番茄汁、桔汁、菠萝汁、枣汁以及其他煮水果汁），以刺激肠蠕动。较大婴儿，可加菜泥、菜末、水果、粥等辅食。再大一些可加较粗的谷类食物如玉米粉、小米、麦片等制成粥。在1~2周岁，如已加了各种辅食，每日牛奶量500ml即够，可多吃粗粮食品、红薯、胡萝卜及蔬菜。有条件者可加琼脂果冻。营养不良小儿便秘，要注意补充营养逐渐增加入量，营养情况好转后，腹肌、肠肌增长、张力增加排便自然逐渐通顺。

3. 训练习惯

排大便是反射性运动，小儿经过训练能养成按时排便的习惯。一般三个月以上婴儿可开始训练，清晨喂奶后由成人两手扶持，或坐盆或排便小椅，连续按时执行半到一个月即可养成成习惯。养成后不要随意改动时间。对年长儿慢性便秘，除鼓励其多运动、多进纤维多的食物外，亦应使其按时通便，养成良好习惯。

4. 中医治疗

中医认为慢性便秘多系津亏肠燥所致，治以滋阴润肠法。轻者可用单味郁李仁，每次嚼服3～5粒，每日1～2次，或隔日服，较重者常用三仁丸（瓜蒌仁、郁李仁、火麻仁等量做蜜丸，每丸3g）每次1丸，每日1～2次，年幼者减半。年长儿可服麻仁滋脾丸，每日1～2丸，通便后停服。

5. 其他疗法

幼儿可在每晚睡前服镁乳每次0.5～1ml/kg，或液状石蜡每次0.5ml/kg，也可二药制成合剂使用，可免单用石蜡油易自肛门漏出。以上药物可连用3～5日，同时次晨训练大便。为免吸入，婴儿不用石蜡油。儿童还可用酚酞每次3mg/kg，睡前服。急性便秘或粪块嵌塞，可用开塞露（甘油和山梨醇制剂）5～10ml注入肛内，刺激直肠引起排便；在家中可用小肥皂条插入婴儿肛门通便，也可用小指戴橡皮手套蘸少量石蜡油或凡干林，插入肛门通便。灌肠的方法刺激强，易养成习惯，非特殊需要时不采用。

第十四节　腹　胀

腹胀即腹部膨隆，可由于肠腔、腹腔内积气、积液、腹内巨大囊肿、实性肿物或腹肌无力引起。小儿腹胀多以气胀为主。

病因：一般肠道内的气体主要来源于咽下的气体及消化道内产生的气体（特别是细菌的作用），肠道内液体的来源有唾液、胃液、胆汁、胰液、小肠液等。健康人这些液体、气体经过正常消化过程，均能重吸收或部分排出。发生肠内积气积液，主要有两种情况：

（1）机械性肠梗阻。近端肠管内的气体及液体重吸收和排出受到障碍，肠管内细菌因肠内环境的改变产生气体而出现腹胀。钡灌肠X线立位照片或透视检查，可见小肠内有多个液平面及瘪缩的结肠即可确诊。

（2）功能性肠淤张（麻痹性肠梗阻）。肠道植物神经系统功能紊乱，使消化功能失调。如全身感染、败血病、肺炎、脑炎、毒血症或中毒性休克等，引起微循环障碍及血液再分配受阻，胃肠道首先缺血，以致扩张无力而腹胀。腹膜炎与腹部损伤（包括手术损伤）后，产生肠麻痹气体吸收障碍亦可引起腹胀，特别以结肠胀气为主，钡灌肠可见结肠充气扩张。

腹水引起的腹胀多由于血浆蛋白低下、肝硬化、门静脉高压、炎症或肿瘤所致，体征与胀气不同。钡餐X线透视见肠管漂浮在腹水中。

临床表现：腹胀是一种临床症状，正常情况下，2岁以上小儿与成人一样，除胃与结肠外，小肠内均无气，新生儿小肠内正常均应充气，无积气则多为病理现象。特别是饱食后全腹膨胀，常高出剑突，饥饿时则腹部空瘪。如果持续膨胀不瘪，并有张力则可认为是腹胀。

患儿多有急或慢性病容，腹部隆起高出于胸部，严重的腹胀可影响呼吸，不能平卧。

腹部检查：轻叩腹部，鼓音为有气；实音为实性肿物，实音同时有传导性；震颤为积液。腹部听诊机械性肠梗阻时肠鸣音亢进；麻痹性肠梗阻鸣音减弱或消失。气胀也有两种情况，一般是胃肠胀气，但也有少数是气腹，这两种情况，除通过立位X线检查膈下积气外，临床上腹部轻浅的叩诊可感到气腹较空软，而肠内胀气可摸到肠型。大孩子可以靠左侧卧位叩诊肝浊音界来鉴别。

治疗：对机械性肠梗阻引起的腹胀必须早期诊断及时手术，消除梗阻原因。对功能性肠淤胀应给予以下治疗：

（1）病因治疗。如肺炎、败血病、腹膜炎以及感染性休克等，均应积极治疗其原发病。使用抗菌药、补充血容量、改善微循环。由于电解质紊乱或低蛋白性肠无力引起的腹胀（病程比较缓慢）应通过输液矫正电解质、补充蛋白。

（2）对症治疗。包括以下几方面：①禁食：胃十二指肠减压，减少吞咽气体的积存，吸出消化道内滞留的气体和液体，减低肠道内压力使肠肌得以休息，等待恢复功能。②肛管排气，减低结肠内压力，或用5%盐水20～50ml灌肠，刺激结肠增强蠕动。肾囊封闭：用0.25%普鲁卡因，婴儿20～30ml/每侧，儿童40～60ml/每侧，注入肾周围，阻断肾周围植物神经，调节肠管功能紊乱。③静脉补液，纠正电解质紊乱，对缺钾者给以适量的氯化钾。④应用新斯的明0.045～0.06mg/kg·皮下注射，抑制胆碱脂酶，增强肠管蠕动，促进排气。酚妥拉明能提高肺通气，兴奋肠道平滑肌使肠蠕动增加减轻腹胀。用量每次0.2～0.5mg/kg按病情轻重每2～6小时用1次，病情严重时可予0.5～1小时重复使用，在重症肺炎合并腹胀时应用有较好效果。⑤针刺足三里，合谷，灸关元、中脘等穴，或用葱白捣烂或芥末敷于脐部，均可起刺激神经末稍、促进肠蠕动的作用。

（3）胃管及肛管排气后已使胃及结肠空瘪，但仍不能减轻腹胀，小肠仍高度膨胀压迫结肠，X线透视下低压定量（20～100ml）钡灌显示结肠无气瘪缩。此时若患儿尚能耐受手术，可考虑行回肠提吊式造瘘术，使小肠减压，给以恢复的机会，一般这类患儿多属垂危，因原发病难以控制，预后很差。

第十五节　腹　泻

1. 体质因素

本病主要发生在婴幼儿，其内因特点：①婴儿胃肠道发育不够成熟，酶的活性较低，但营养需要相对地多，胃肠道负担重。②婴儿时期神经、内分泌、循环系统及肝、肾功能发育均未成熟，调节机能较差。③婴儿免疫功能也不完善。血清大肠杆菌抗体滴度以出生至2周岁最低，以后渐升高。因而婴幼儿易患大肠杆菌肠炎。母乳中大肠杆菌抗体滴度高，特别是初乳中致病性大肠杆菌分泌型IgA高，所以母乳喂养儿较少发病，患病也较轻。同理小婴儿轮状病毒抗体低，同一集体流行时，小婴儿罹病多。④婴儿体液分布和成人不同，细胞外液占比例较高，且水分代谢旺盛，调节功能又差，较易发生体液、电解质紊乱，婴儿易患佝偻病和营养不良抑制消化功能紊乱，此时肠道分泌型 IgA 不足，腹泻后易于迁延。

2. 感染因素

分为消化道内与消化道外感染，以前者为主。

（1）消化道内感染。致病微生物可随污染的食物或水进入小儿消化道，因而易发生在人工喂养儿。哺喂时所用器皿或食物本身，如未经消毒或消毒不够，亦有感染可能。病毒也可通过呼吸道或水源感染。其次是由成人带菌（毒）者的传染。如病房内暴发细菌性（或病毒性）肠炎后部分医护人员受染，成为无症状肠道带菌（毒）者，可导致病原传播。主要病原有以下几种：①细菌性以秋季为多见。②病毒性主要为轮状病毒。③其他感染：真菌和寄生虫等也可致腹泻，其中以白色念珠菌最多，大都在使用广谱抗生素后继发。

（2）消化道外感染。消化道外的器官、组织受到感染也可引起腹泻，常见于中耳炎、咽炎、肺炎、泌尿道感染和皮肤感染等。腹泻多不严重，年龄越小者越多见。引起腹泻的原因一部分是因为肠道外感染引起消化功能紊乱，另一部分可能是肠道内外均为同一病原（主要是病毒）感染所引起。

（3）滥用抗生素所致的肠道菌群紊乱。长期较大量地应用广谱抗生素如氯霉素、卡那霉素、庆大霉素、氨苄青霉素、各种头孢霉素，特别是两种或以上并用时，除可直接刺激肠道或刺激植物神经引起肠蠕动增快、葡萄糖吸收减少、双糖酶活性降低而发生腹泻外，更严重的是可引起肠道菌群紊乱。此时正常的肠道大肠杆菌消失或明显减少，同时耐药性金黄色葡萄球菌、变形杆菌、绿脓杆菌、难辨梭状芽胞杆菌或白色念珠菌等可大量繁殖，引起药物较难控制的肠炎。

3. 消化功能紊乱

（1）饮食因素。喂养不当常引起腹泻，如人工喂养时蛋白质缺乏，碳水化合物过多，易引起肠内发酵过程增加而大便过稀。食物过多、过少，哺喂不定时，过早地喂食大量淀粉类或脂肪类食物，以及食物性质的突然改变等，都可以引起消化功能紊乱（中医称为“伤食泻”）。

（2）不耐受碳水化合物。因先天的或继发于肠道感染后的，婴儿肠道对某些单糖、双糖或碳水化物不耐受，或肠道缺乏某种酶（主要是乳糖酶缺乏）而引起腹泻。

（3）食物过敏。主要为牛奶过敏，吃牛奶后 48 小时内发生水泻。国外报道较多，可占腹泻患儿的 0.3% ~7.5%，国内较少见。牛奶过敏小儿肠道乳糖酶活性也很低。

（4）药物影响。如新霉素口服可引起吸收不良综合症而腹泻。

（5）其他因素。如不清洁的环境、户外活动过少，生活规律的突然改变、外界气候的突变（中医称为“风、寒、暑、湿泻”）等，也易引起婴儿腹泻。

第十六节　脂肪泻

病因：脂肪泻是由于脂肪的消化和吸收不良，可在多种疾病中见到。较多见于各种梗阻性或反流性黄疸，包括先天性输胆管梗阻及感染性黄疸等，患儿肠内缺乏胆汁，脂肪不能乳化；其次见于肠道疾病，如各种肠道感染、限局性回肠炎、溃疡性结肠炎、肠瘘、肠管大部切除以及肠道淋巴梗阻（如何杰金氏病、淋巴肉瘤、肠结核及渗出性肠病等）。渗出性肠病，以腹泻、脂肪泻、水肿及低蛋血症为主要表现。系肠道淋巴组织异常，使血清蛋白倒流入肠道。可以^{131}碘标记的白蛋白示踪检查粪便等方法证明；因缺乏胰酶所致的脂肪泻，见于先天性囊性纤维性变；由于异常代谢及其他原因所致的肠吸收不良综合征亦为脂肪泻的一种。

临床表现：脂肪泻是一种较少见的症状，其主要表现为：①粪便量及次数增多，臭味重，灰白色，含脂肪；②腹部胀满，由于肠内储存不消化食物，同时肠肌软弱，使肠腔内积气所致；③身材瘦小、营养不良；④因肠道广泛吸收不良，常继发多种维生素缺乏、营养不良性水肿及贫血。

第十七节　再发性呕吐

再发性呕吐又名周期性呕吐，是一生种顽固性呕吐。发病多在学龄前期和学龄早期(3～11岁)，青春期后多自然停止。

病因：多数患儿数年来有反复呕吐的历史。可有兄弟姐妹患同样疾病，可能与体质因素有关。过食、摄入脂肪过多、便秘、上呼吸道感染、饥饿、剧烈体力活动、疲劳或精神受刺激等是常见诱因。尤其是青春期的女孩，常因焦急或情绪波动而发病。

临床表现：呕吐反复发作，每日吐数次至十几次，约持续1～3日，偶可延到1周。其后自然痊愈，一年内可发作数次，发作间期无不适。呕吐多很剧烈，摄食或饮水均全吐出。吐物中有时含血丝或胆汁，严重者吐大量血液。常伴口渴、头痛或腹痛。呕吐重者很快导致周身乏力，精神萎靡，有的吐后嗜睡。反复呕吐、不能进食易导致脱水和酸碱平衡紊乱。

诊断及鉴别诊断：应注意发病年龄和体质因素。呕吐重者容易和中枢神经系统的器质性疾病如脑膜炎、脑肿瘤，以及急腹症相混淆，但神经系统和腹部检查以及钡餐检查皆正常。脑电图检查偶见癫痫波形，但用抗癫痫药无效。以后随年龄增长至青春期发作渐轻，次数减少，渐趋痊愈。个别患儿青春期以后遗留偏头痛。患儿血、尿中酮体增高，血内葡萄糖减少，血氯降低，呕吐重者易发生低钾血症。

鉴别诊断：须与婴儿期出现反复呕吐的疾病鉴别。婴儿呕吐常因哺乳时吸入空气。此外，牛乳过敏、先天性肥大性幽门狭窄、胃扭转以及先天性尿道瓣异常等先天畸形，先天性代谢病如苯丙酮尿症、半乳糖血症及尿素代谢病也可出现反复呕吐。较大儿童出现再发性呕吐而有不同程度的意识障碍者，须考虑植物神经性癫痫。

治疗：首先应寻找病因，去除病因治疗。

1. 一般治疗

对顽固呕吐，开始治疗时先禁食4～8小时，期间小量多次给以冰糖水、冰水或冰块。急性发作时应进行针刺治疗。如无效，可给普鲁苯辛口服每次0.5ml/kg，每日3～4次；或肌注氯丙嗪0.5～1ml/kg（有人用直肠栓剂治疗，便于家长及早使用）；或肌注灭吐灵0.15～0.3mg/kg；如同时烦躁不安可给苯巴比妥钠5mg/kg皮下注射，用镇静剂后2～3h，应唤醒患儿，喂给小量凉糖水，以后渐加量，争取3h内供给300～500ml。如再呕吐可重复用镇静剂，以后再试口服饮料。如不再呕吐，可渐增流汁如藕粉、牛乳等，逐渐过度到半流汁，5～7日恢复正常饮食。

2. 对脱水和酸、碱中毒

在上述口服补液同时，由静脉滴入10%葡萄糖溶液和生理盐水各半的液体，15～30ml/kg。排尿以后，在所余液体中加KCI使成为0.3%。葡萄糖可纠正酮症，生理盐水以补充呕吐丢失的氯离子，而KCI既补充氯离子又补充钾离子。中度及以上程度脱水，需要较大量的输液。

3. 针灸疗法

取穴中脘、天枢、内关、足三里、天突、止呕（上廉泉下1.5寸）、巨阙。幼儿用灸法，年长儿可用针浅刺。

4. 中医疗法

中医辨证有外感呕吐、伤食呕吐、胃热呕吐及胃寒呕吐。对不同证治以去因并随症加减。

（1）外感呕吐。多由外感风寒引起，或伴发热畏寒，头痛无汗，或胃脘不适。舌少苔，脉浮。治以解表和胃。常用藿香正气散加减。处方：藿香9g，苏梗9g，竹茹9g，陈皮6g，姜半夏3g，伏龙肝9g，生姜2片。若发热重，原方去生姜，加薄荷6g；吐出物酸味较大加炒黄连1.5g。

（2）伤食呕吐。因饮食不节、喂乳不当所致。吐出物带有未消化的食物残渣，呈酸腐味，胃部胀满感，不思食，吐后较舒适。舌苔厚腻，脉滑数。治以消导化滞，健胃和中，常用保和丸方加减。处方：焦三仙9g，鸡内金6g，陈皮6g，姜半夏6g，莱菔子9g。吐泻兼见加炒黄连1.5g，伏龙肝15g；舌苔厚腻或便秘加炒槟榔9g，大黄3g；腹胀加川朴9g。

（3）胃热呕吐。临床表现为急性胃炎，以呕吐胃部不适为主，吐出物酸腐味大，多在饭后不久呕吐，口干、喜冷、便秘、尿黄、脉数。治以清热和胃。常用胃苓汤加减。处方：陈皮6g，姜半夏6g，竹茹9g，茯苓9g，川朴3g，炒黄连1.5g。热重加黄芩6g，生石膏15g；湿重加六一散9g，胃疼加元胡9g，青皮3g；便秘加大黄3g。或一捻金，每次0.3～0.6g，每日1～2次；胸闷加枳壳6g；饮食不振加莱菔子6g，焦楂9g。

（4）胃寒呕吐。临床表现相当于慢性胃炎。病程较长。肢体消瘦，面色苍白，肢冷无力，饮食稍多即吐，吐物气味小。舌质淡，脉细弱。常用理中汤加减。处方：党参15g，白术9g，干姜3g，姜半夏6g，肉桂3g，茯苓9g。食欲不振加砂仁1.5g，草蔻3g；四肢冷加附子6g。

条件较差的地区，呕吐时可根据病情选用下列成药：①藿香正气水，每次5～20ml，日服2～3次；②人丹，每次5～10粒，日服2～3次；③灶心土30～60g，生姜3片，水煎随时服用。

第十八节　厌　食

厌食是较长期的食欲减退或消失。主要有两种病理生理因素：一种因局部或全身性疾病影响消化功能，使胃肠平滑肌张力低下，消化液分泌减少、酶的活性降低；另一种是中枢神经系统受人体内外环境刺激的影响，使对消化功能的调节失去平衡。

病因：①胃肠道疾病：如消化性溃疡、急慢性肝炎、慢性肠炎、各种原因的腹泻及慢性便秘等都是常见的原因。②消化道变态反应及服用易引起恶心、呕吐的药物如红霉素、氯霉素、磺胺类药物以及氨茶碱等也可导致厌食。③全身性疾病如结核病、胶原病、贫血、及一些慢性感染等。④锌缺乏和缺乏某些内分泌因子时，如甲状腺功能低下等。⑤其他如肝功能不全、高血压、酸中毒、尿毒症、以及心功能不全消化道淤血。⑥近年来较多增加的维生素 A 和/或维生素 D 中毒等。

除以上疾病外，应注意小儿情绪变化可引起厌食。特别是因家长溺爱对小儿进食采取不适当的态度，反而引起神经性厌食。不良的饮食习惯常是厌食的主要原因，高蛋白、高糖的饮食使食欲下降；两餐之间随意吃糖果、点心、花生、瓜子等零食，以及吃饭不定时、生活不规律都影响食欲；夏季气候过热，湿度过高以及过多的冷饮都影响消化液的分泌而影响食欲。长期厌食可致营养不良和体质减弱。

诊断：厌食是儿科经常遇到的主诉。要弄清是否确系厌食。有的家长过分要求小儿进食，有时小儿食量变化较大或偏食，可误认为厌食。要从病史、体检和必要的化验检查深入了解，以除外消化系统疾病和全身性疾病对消化道的影响，详询小儿家庭和学校环境，有无影响进食习惯的因素。

治疗：应正确诊断病因和治疗原发病。对症治疗，应着重恢复小儿的消化功能。主要用中医疗法、针灸疗法、捏脊疗法。在此同时注意改善饮食内容和习惯，建立良好的生活制度并纠正家长对小儿饮食的不正确态度。必要时可给硫酸锌 10mg，放糖浆内喂婴，每日 1～2 次，如检查血锌低下，可用硫酸锌 2～3mg/kg·日，疗程 1～3 个月。锌能使味蕾细胞迅速再生，改善味蕾的敏锐度，又能提高消化功能，对缺锌的患儿有效率高达 90% 以上。口服富锌康（国食健字 G20050156 济南平安年生物科技开发有限公司研制生产）每日 5g，分 3 次口服。

中医疗法：中医称厌食为纳呆，主因脾胃功能失调。由于脾胃素虚，或喂养不当、饮食不节、伤及脾胃所致。临床分为虚、实两证：偏实证者治以消导为主；偏虚证者治以调补为主，并结合临床随症加减。

实证：因停食停乳引起脾胃失调，食欲减退，恶心呕吐，手足心热，睡眠不安，腹胀或腹泻。舌苔黄白腻，脉滑数。治以消食化滞，常用保和丸方加减。

处方一：藿香 9g，胡连 3g，陈皮 6g，建曲 9g，焦山楂 9g，茯苓 9g，鸡内金 9g。

处方二：山药 9g，鸡内金 9g，苡仁 9g，稻芽 9g，麦芽 9g。

虚证：体质虚弱或久病元气耗伤，致使脾胃消化无力，食欲不振，面黄肌瘦，精神倦怠，乏力，或大便溏稀。唇舌较淡，舌无苔或少苔，脉细弱无力治以健脾益胃法。常用理中汤加减。

处方一：党参9g，白术9g；茯苓9g，草蔻3g，干姜3g,，生谷麦芽各9g。

处方二：党参9g，茯苓9g，焦术3g，甘草3g，焦山楂6g，川朴3g，生麦芽9g。

以上二证均可随证加减下列药物：潮热加地骨皮9g，白薇9g；腹泻加山药9g，莲肉9g；久泻加赤石脂9g，诃子6g；消瘦不思食加启脾丸继服；气逆加砂仁3g，千年健9g；虚甚加黄精9g；腹胀加莱菔子3g；厌食顽固者加丁香1.5g；婴幼儿停食停乳或便秘加一捻金，每次0.3~0.6g，每日2~3次。出汗多者加生牡蛎15g，浮小麦9g。

红枣山药可增加小儿食欲，取小红枣10~15个，山药30克，用小锅加水煮熟，喝水并去核吃红枣及山药，每日1次。服2个月，可治小儿食欲不佳。

针灸疗法：灸足三里、合谷、中脘等穴。

捏脊疗法：主要治疗小儿腹泻，对厌食效果好。

预防：首先要保持合理的膳食。建立良好的进食习惯。动物食品含锌较多，须在膳食中保持一定的比例，此外可增加锌的摄入量，于100g食盐中掺入1g硫酸锌，使锌的摄入达到标准用量（约每日10mg），食欲可以增加。如有慢性疾病和营养不良，须及早治愈。

第十九节　神经性厌食

神经性厌食是长期原因不明的厌食，显著的体重减轻为其特征。发病年龄在10岁以上，女性青少年多见，若不及时治疗，可导致严重的营养不良与极度衰竭，影响青少年的身心健康与发育。

病因：病因及发病机制尚未彻底明了，在国外为常见病，患者绝大多数由于畏惧肥胖影响形体美，而有意识地限制饮食，多数学者认为是一种精神内分泌疾病，由于特殊的精神心理障碍而进食过少，造成严重的营养不良，体重减轻，以致下丘脑-垂体-性腺轴功能紊乱。根据我国医学界的研究，国内神经性厌食患者多数是由于慢性精神刺激或学习工作过度紧张而逐渐起病，以青春期女性为多见，表明这一时期性格不稳定，容易受外界刺激的影响。

临床表现：明显的厌食是本病的首见症状，每日进食量较发病前减少2/3以上，患者消瘦，体重下降超过原体重的20%，除厌食外并可见恶心、呕吐及顽固性便秘。由于长期的进食过少，患者可出现营养不良及低代谢症状，例如：身凉，怕冷，心动徐缓，低血压，皮肤粗糙等。已有月经的女孩，可出现继发性闭经。多数病例尚能支持一般室内活动，能上学念书等。但容易疲乏无力，少数病例精神抑郁，反应淡漠，虽然已极度消瘦，但仍不思饮食，讳疾忌医。

诊断：必须排除内科器质性病变引起的继发性厌食，肝、肾、胃肠的检查以及蝶鞍体层像及/或颅脑CT的检查（注意垂体恶病质）都是必不可少的。住院病例还应进行内分泌腺功能的检查，如垂体甲状腺功能，肾上腺皮质功能，生长激素分泌功能等检查。

治疗及预后：神经性厌食应采用综合性治疗方法：①精神心理治疗—首先医护人员应主动关心体贴病人，讲明该病的可治性及危害性，并对引起本病的明显诱因，力争予以解决，取得病人的信任与合作。②饮食治疗：鼓励病人少吃多餐，主动进食，补充营养丰富的食物及维生素，患者不仅是体重明显下降，而且全身营养状态极差，对进食困难者应采用静脉或胃内插管点滴营养液，以纠正营养不良。在住院的第一周要注意患儿的心血管系统改变及水电解质紊乱。③药物治疗：可先用抗抑郁药物如阿米替林。以改善病人的情绪，提高病人的食欲，一般在6~12天后出现好转，若见有副反应，可改用抗组织胺和抗5-羟色胺药物赛庚啶作为食欲的兴奋剂，服药2~3周，可以改善病儿的症状及体征，但需定期复查血皮质醇量，因该药有使皮质醇下降的副作用。

中药治则是健脾养胃、疏肝化滞，主要药方有建曲、焦术、草蔻、砂仁、黄精、紫草等。

目前国内多采用精神心理、饮食、中药、镇定剂、理疗、磁疗等治疗方法，尽管治疗是缓慢而较困难的，但即往认为本病的预后是良好的，长期追踪发现大多数患者厌食症状可以逐渐消失，体重恢复，致命的或有精神病变表现者是少见的。

预防：慢性的精神刺激及过度紧张的学习负担是青少年发生本病的主要因素，以身材苗条为美，而有意节食者，仅占少数（13%）。因此解除慢性刺激和负担过重的学习是预防或减少发病的主要措施。①情绪预防：本病青春期女性发病较多，表明这一时期性格的不稳定，易受外界刺激，或家中不睦，父母之间的矛盾，家中亲友重病或死亡者，或在学校学习成绩变化及意外的受挫折者等等，均易发生本病，因此保持精神的乐观、心胸开郎是至关重要的。②劳逸结合：合理安排学习和生活，使脑力劳动与适当的体质锻炼、体力劳动相结合、适当安排娱乐活动与休息，可以防止因过度劳累引起下丘脑功能的紊乱。③进行正确人体美的教育，少数病例对进食与肥胖体重具有顽固的偏见与病态心理，以致出现强烈的恐惧变胖而节制饮食，保持所谓体形的“美”，因此对正确的健康的“美”的教育，也是不可少的。

第二十节　特发性婴儿高钙血症

较为罕见。常在生后3个月内发病，原因不明。本症患儿有特殊面容：小下颌，前额宽向前突，鼻梁宽平，人中长，上唇厚，牙齿常有错位咬合，生后第一年常有喂养困难。生长发育障碍和智力发育不全。常伴有主动脉狭窄，肺动脉狭窄，心房和（或）心室间隔缺损等心血管系统畸形。X线表现为颅底、长骨干骺端、骨骺及脊椎骨骨密度增高。实验室检查血钙增高，血磷正常尿钙增高。对特发性婴儿高钙血症的治疗主要是低钙饮食和激素-氢化考的松。10mg/kg/日。在9~18个月之间可使血钙正常。

第二十一节　低钙血症

血液中总钙的正常浓度是2.5mmol/L，当血钙总量低于1.75~2.00mmol或游离钙低于0.9mmol/L时称低钙血症，是新生儿惊厥的重要原因之一。

病因：钙的平衡主要依靠甲状旁腺和降钙素的调节，如调节功能不正常，或胎儿贮钙不足或出生后磷进入量过多，都可引起低钙血症，具体病因如下：

（1）早期低钙血症发生在出生后2天内，多由于暂时性甲状旁腺功能抑制所致。因在妊娠后期孕母血中的钙经胎盘主动输入胎儿的量增加，抑制了甲状旁腺的功能。低出生体重儿，窒息和患呼吸窘迫综合征的新生儿甲状旁腺功能比足月正常新生儿差，钙的贮存量又少，发病率较高，有人认为刚出生后的几天内血中降钙素较高，和低血钙也有关。早期发病者的血钙常低于1.75mmol/L

（2）晚期低钙血症发生在出生3天以后，高峰在第一周末，多见于牛乳喂养的新生儿，因磷摄入量过多，使血钙值常低于2.00mmol/L

（3）少数先天性甲状旁腺功能不全引起的低钙血症，发病可早可晚，症状持续较久，达3周以上，但大部分患儿随年龄的增长甲状旁腺功能的发育仍可赶上正常婴儿，故仍属暂时性。

（4）偶见孕母患甲状旁腺功能亢进或患腺瘤本人可无症状，但血钙已高。严重抑制了胎儿甲状旁腺功能，婴儿出生后出现持久性低钙血症，有时新生儿的这种疾病成为诊断母亲甲状旁腺肿瘤的线索。

临床表现：症状轻重不一，主要表现为不安，惊跳、震颤和惊厥，偶而出现喉痉挛和呼吸暂停。发作间期小儿一般情况良好，但肌张力稍高，腱反射增强。正常新生儿的击面神经试验（佛斯特征）呈阳性反应，故无诊断意义。

心电图Q－T时间延长。部分病例脑电图有暂时性、局灶性或多灶性棘波。

鉴别诊断：

（1）低血糖和低血钙均可发生在新生儿早期，但低血糖多见于低出生体重儿，但低血钙则发生在任何类型的新生儿。

（2）低镁血症新生儿的血镁平均值为0.82mmol/L，当血镁低于0.62 mmol/L时，称低镁血症，症状与低血钙血症相仿，两者不易鉴别，且可同时存在，血液生化测定有助于诊断。

（3）缺氧缺血脑病多发生在早产儿和窒息儿，颅内超声检查有助于诊断。

（4）DiGEorge综合征表现为永久性甲状旁腺功能不全，伴胸腺缺如、免疫缺陷和小颌畸形。有时伴主动脉弓异常。症状为反复发作的低钙惊厥。胸部X线上无胸腺影，有助于鉴别。

治疗：钙剂治疗有特效，出现惊厥者用10%葡萄糖酸钙，剂量每次1.0～2.0ml/kg，用5%葡萄糖液稀释一倍后静脉缓注，速度1分钟不超过1ml，必要时6～8小时后重复用量一次，在治疗过程中需注意心率，如在80次/min以下则停止注射。要防止药物溢出血管外，以免发生组织坏死。惊厥停止后改为口服钙剂，每次0.25g，一日2～3次，维持血钙在正常范围内，晚期低血钙的小儿，宜改用母乳或配方乳喂养。甲状旁腺功能低下所致的惊厥不易控制，除用钙剂外，可加用大剂量维生素D10000～25000IU/日，或用二氢速固醇，0.05～0.1mg/日，4～5天后改隔日或隔二日一次，疗程可达2～14个月，以助尿磷排泄，以上两种治疗需常查血钙，维持总血钙稍低于2.5mmol/L，以免血钙过高沉积在肾脏。

低钙惊厥可伴低血镁症，治疗则在用葡萄糖酸钙后加静滴2.5%硫酸镁，每次2～4ml，每日2次，否则惊厥不易停止，一般注射1～2日后即可止惊，以后改为口服，10%硫酸镁，浓度不宜过高，每次1～2ml/kg，每日2～3次，共5～7日，血镁过高抑制呼吸，此时可静注10%葡萄糖酸钙，每次1～2ml/kg。早产儿不应肌注硫酸镁，以免发生局部坏死。

第二十二节　小儿佝偻病

佝偻病，也就是人们常说的“软骨病”，是一种婴幼儿常见的一种慢性营养缺乏病。它是由于体内维生素D不足引起的全身的钙、磷代谢失常，钙磷不能正常的沉着在骨骼的生长部分，严重的可以发生骨骼畸形。此病很少危及生命。但发病缓慢，不易被发现，一旦症状明显常伴有抵抗力低下，易并发呼吸道和消化道感染性疾病而危及生命。

造成维生素D不足的原因主要是摄入量不足。小儿饮食中一般含维生素D的量很少，人奶、牛奶和其它乳制品中维生素D的含量都不能满足小儿正常生长期发育的需要。维生素D主要来自两方面：一是动植物中所含的维生素D，能够促进钙、磷的吸收和储留，使人体组织液中的钙磷保持一定的浓度，这两种物质不仅是组成骨骼的主要成份，而且又是人体许多重要组织发挥正常功能所必须的物质。维生素D的另一个来源是太阳光谱中的紫外线，它照射在皮肤上可使皮肤中一种叫7－脱氢胆固醇的物质，转化为维生素D，弥补了食物中维生素D的不足。

佝偻病往往在婴儿出生以后3～4个月发病，最早表现为精神神经症状，如易烦躁不安，易激怒，夜惊和多汗，在吃奶或哭闹时出汗尤甚。可浸湿枕头。由于汗的刺激，小孩常摇头擦枕，以致枕部一圈头发脱落。骨骼的改变，如头颅有乒乓球样的感觉，方颅，前囟门大、出牙晚，到了10个月还没有牙，胸部表现有肋串珠，肋外翻和鸡胸，久坐或久站，可以引起脊柱弯曲、下肢出现“O”型腿或“X”型腿，患儿运动功能发育明显迟缓。

经常让小孩进行室外活动，多晒太阳，让阳光中的紫外线直射到小儿身上，每天在室外活动2个小时以上就能获得足够的维生素D，但要注意在夏天不要在太阳下暴晒，也不能在室内隔玻璃晒太阳，因为这样也达不能到紫外线照射的目的，此外，要合理的给婴儿添加如蛋黄、猪肝、豆制品和蔬菜等辅食，以增加婴儿维生素D的含量。

第二十三节　婴儿缺铜症

婴幼儿贫血多为缺铁所致，但缺铜也会引起贫血。人乳富含铜，含量是牛乳的一倍半，而且生理利用率高。牛乳含铜低，特别在婴儿6个月左右，因为肝脏储存的铜已经耗尽，加上单纯牛乳喂养以及婴儿体重的迅速增加，就更容易出现体内铜的缺乏。铜是红细胞在制造过程中起重要作用的一种物质。如果机体缺铜，尽管有足量的铁存在，铁也不能有效地被吸收和利用，使红细胞在制造过程中仍然缺乏原材料—铁，从而影响血红蛋白的正常合成而引起贫血。轻者一般无症状，故常不易被家长发觉。重者可有面色苍白，四肢无力，肝脾肿大、头皮静脉怒张等表现。大量临床资料表明，这种因缺铜引起的贫血，单纯用铁剂治疗是难以奏效的。只有当体内铜达到正常水平后，贫血才得以纠正。婴幼儿体内需要的铜，主要从食物中获得。有关专家认为，孩子在5～6个月时必须添加铜丰富的辅食品，如动物肝、蛋黄、鱼虾、蔬菜、豆制品等。此外，为防止缺铜引起的贫血，还应大力提倡母乳喂养。

第二十四节　小儿贫血

营养性缺铁性贫血，又叫营养性细胞贫血，是6个月到3个岁小儿的常见病。大多数是因为缺少造血原料，如：蛋白质、铁质和维生素等到引起的；也有少数是因为经常患有肠道疾病引起的。造成贫血的原因主要有以下几个方面。

（1）由于人奶和牛奶里含铁量比较低，摄入量不足。虽然小儿出生的时候从母体带来一定量的铁质，但是，只能维持4～5个月。这个时期小儿发育很迅速，血量增加也快，造血原料需要量也就增多了。这时如果不添加辅食，就容易产生贫血现象。

（2）孩子生来以后，如果光用奶糕或米粥等食品喂养，就更容易产生贫血。

（3）婴儿到半岁以上，如果不及时添加适当辅食，或者搭配不当，缺少铁和蛋白质，就会造成严重贫血。

（4）胎儿时期营养不足，比如：早产或双胞胎。那么，小儿体内贮存的铁质就比一般孩子少。但是，他们比一般孩子发育更快、所需要的造血原料也就更多，因此就容易造成贫血。

（5）体弱多病，反复感染发烧，食欲减退或经常腹泻，会妨碍营养物质的吸收和利用也会引起小儿严重贫血。

这种病的发展是比较缓慢的。一般来说，如果发现孩子脸色逐渐显得苍白、食欲不振、精神萎靡，哭闹不安、烦躁，不容易入睡等症状就要及时治疗。小儿贫血多数发生在3～18个月，病情分轻度、中度和重度。血色素低于11g为轻度贫血；低于9g为中度贫血；低于6g为重度贫血。

贫血虽然不直接威胁小儿生命，但是，如果贫血严重，就会引起婴幼儿身体的免疫功能降低，影响小孩健康成长。如果家长发现孩子有贫血现象，应该积极采取措施，决不能拖延不治。

预防：首先要重视对孕妇的健康检查。如果孕妇本身就贫血，那就应该及早治疗，并且要预防早产。出生以后，，从3个月起给小儿添加菜水、果子水、西红柿汁、桔子汁等，4～6个月可以增添蛋黄、豆乳粉等，尤其要摄入含铁的食物。6个月可以加稀粥，碎菜末；7～8个月以后，可以增加肝泥、肉松、肉末，蛋羹，这些都可以补充铁质和蛋白质。人工喂养的小儿更要注意合理喂养。平时要注意婴儿的体格锻炼，要经常抱孩子到户外活动，及时给孩子接种各种疫苗，增强身体抵抗能力，减少疾病的发生。

治疗：一般对轻度贫血，只要调整饮食，特别是改正小儿偏食或挑食的毛病就可以治好。1岁左右的小孩，除了上面说的那些营养以外，还可以吃一些猪血豆腐。因为猪血豆腐含铁较高。再大一些的小儿还可以吃一些含铁较高的粗粮，如黄豆、蚕豆、红豆等。要注意粗粮细做，使之能适应小儿消化能力。还可以多吃一些小白菜、油菜、芹菜。这些菜不但含铁量高，而且还含有大量的维生素C，维生素C可以促进铁质的吸收和利用。另外，鲜毛豆、豌豆苗、甜菜头、凉薯等等也都含有丰富的铁质。在烹调这些蔬菜和豆类的时候，不要把菜汤倒掉，因为菜汤里有很多的铁质和维生素 C。

此外，干果和硬果中也含有较多的铁质，比如：桂圆肉，杏干、葡萄干、桃干、榛子仁、松子仁、南瓜子等等都含有丰富的铁质。再有海带、黑木耳、紫菜等比牛奶里含的铁质要高 1 千倍。经常少量吃一些，就能满足人体对铁质的需要。还有，，芝麻酱含铁和钙也很高。总之；小儿的饮食要多样化。做父母的要了解什么样的食品有什么样的营养，这才有利于孩子健康成长。

中度和重度贫血，查明造成贫血的原因，针对原因进行治疗。

第二十五节　小儿头发稀少

婴儿的头发长得好与坏，和营养有关系，与遗传也有一定的关系。在胚胎的 3 个月时，头发开始生长。头发是人皮肤的一种附属器官，也象血液和其它组织一样，头发也在不断地新陈代谢。头发的根部是由根鞘和结缔组织鞘两部分组成，那儿有丰富的血管和神经。头发的有机成分主要是一种蛋白质，叫角蛋白。所以在出生时有的头发好，有的差一些。一个婴儿如果在胎内营养良好，并且足月、顺产。这样的婴儿头发一般长得都很好。这是成熟婴儿的标志。如果在胎内营养不好，又是早产，这样的婴儿，一般的毛发长得不好。这就说明头发长得好不好与胎儿期的营养是有关系。也有这种情况，有的婴儿出生的时候，头发长得很好，但是出生以后营养跟不上婴儿的生长发育，或因为患腹泻或慢性传染病，或得了营养不良症，轻度的变化不大，稍重一点的，毛发就显得发黄和稀少，没有光泽，而且还竖起来，这都与营养有密切关系。要使孩子头发长得好，若患有营养性疾病，如贫血、佝偻病、消化不良等等，均应及时治疗同时注意营养。要提倡母奶喂养，只要母亲能注意全面营养，奶质量就好，另外还要定期添加必须的辅食。若是人工喂养，就更要注意加强各方面营养。特别要防止偏食，或是单调的饮食。孩子身体健康，头发也随着会长好。

第二十六节　常见的皮肤病

1. 尿布皮炎

由于被大小便浸湿的尿布未及时更换，尿中的尿素被粪便中细菌分解，产生的氨刺激皮肤引起炎症。先在接触尿布的皮肤处发生边缘清楚的红斑，以后出现丘疹、水泡和糜烂，如继发细菌感染则出现脓疱。防治应选用柔软的尿布，以减少机械刺激，勤换尿布。每次大便后用温水清洗臀部，使皮肤保持干燥、清洁。当皮肤出现红斑时局部用炉甘石洗剂，1 日 3～4 次，如有水泡、糜烂或脓疱外用 0.5% 新霉素或 0.5%o 糠馏油糊剂，1 日 2 次。

2. 新生儿脓疱疮

系由金黄色葡萄球菌引起，以出现薄壁水脓疱为特点的皮肤炎症。本病传染性强，通过皮肤感染者、带菌的医务人员或产妇传播，可在婴儿室中造成流行，因此也称传染性脓疱病。如脓疱分布广泛，疱疹又大，内含混浊液体，则称为新生儿天疱疮，发病多在生后4～10天，在面、躯干和四肢发生水泡，大小不等，疱液初为黄色，1～2天后渐变混浊，但不全化脓，因而成为水脓疱。周围无红晕，疱壁薄，易于破裂，破后露出红色湿润的糜烂面，然后结痂。起病时无全身症状，继之可能发热和腹泻，甚至并发败血症。

患有化脓性皮肤病或带菌的医务人员和家属都不应接触任何新生儿，患儿应隔离。治疗以保护皮肤和用抗生素为原则，可涂0.5%新霉素软膏或2%龙胆紫溶液，可用青霉素或红霉素，注射或口服。

3. 新生儿剥脱性皮炎

由具有产生表皮松解毒素的金黄色葡萄球菌引起，这种毒素使表皮颗粒细胞离解，并在其中形成水泡，而真皮炎症则很轻微。

本病多发生在出生1～5周，先在面部、口周或眼睑四周、颈、腋、腹股沟发生暗红色红斑，迅速蔓延到躯干和四肢，1～2日内红斑上的表皮起皱，稍用力摩擦表皮即大片脱落，露出红色糜烂面，粘膜也可受累，一般经过7～14天痊愈。

患儿应隔离，局部用药，与脓疱疮同。全身用药宜采用耐青霉素酶的青霉素或第二代头孢菌素，因产生剥脱性皮炎的金葡菌往往为耐药菌株。

4. 新生儿皮下坏疽

新生儿皮肤的机械防御能力及局部炎症免疫反应均差，淋巴结屏障功能不全，易受金黄色葡萄球菌感染而发生皮下坏疽被衣服摩擦，大小便浸渍及哭闹扭动，长时间卧位不变而致压迫等，都可诱发局部损伤，细菌得以侵入．与新生儿密切接触的家属成员可为感染源，医院内交叉感染亦不少见，除葡萄球菌外还可见绿脓杆菌、草绿色链球菌等，并发败血症时，血培养常为阳性结果。

临床表现：起病急、发展快是其特点。身体受压部位容易发病，故多见于背部、臀部，也可发生在枕部、肩后、大腿后及会阴等处。冬季多见。常以发热、哭闹、拒食为主要表现。严重者昏睡，局部皮肤红、硬而略肿，指压时变白。其边缘不甚清楚。在数小时内红肿即迅速扩大，中央区变为暗红色，变硬肿为软化。大多数患儿的皮下组织液化，仅出现少量脓液，局部有漂浮感，是本症的典型症状，极少数病例积脓稍多时可有波动感。个别患儿只有红肿不化脓，表现为蜂窝织炎，少数患儿先出现少许水泡，偶呈多处出血性泡，泡下皮肤苍白、坏死，中央变成黑色痂皮，脱落后成深溃疡，可融合成大片坏死。白细胞大都升高。部分患儿并发细菌性支气管肺炎、肺脓肿及败血症。

治疗及预后：此病早期的局部症状仅有轻微红肿，往往不被注意，但其发展迅速，扩散面积极大，如不及早诊治，易成重症。早期当皮肤暗红及出现漂浮感时，即应切开引流，切口宜小、宜多，且在多方向切开。每个切口约1.5cm长，使引流通畅。如因病灶扩散或原切口太小而引流不畅，则就随时补加切口。

预防：应注意产房及新生儿室的消毒、隔离，杜绝交叉感染。并应注意婴儿皮肤护理，避免一个部位长期受压。

第二十七节　痱　子

痱子是热天最常见的一种皮肤病，如果护理不当，小儿用手抓破，常可造成糜烂和感染。由于婴儿皮肤发育不完善，当天气炎热时就会出许多汗，如果排泄不畅，汗液不断刺激汗腺口，再加上用不干净的手、毛巾擦汗，就会使汗腺口发炎，出现红色小疹样痱子。

治疗：可多喝清凉饮料，如绿豆汤、绿豆稀饭、小豆粥等，多吃青菜和瓜果，这样既可消夏解暑，又可补充水分及维生素，增加凉爽感，以减轻刺痒等症状。还可以用鲜藿香9g，鲜佩兰9g，野菊花9g，金银花9g，蒲公英15g，青蒿6g。加两饭碗水，煎成一碗，加入白糖代茶饮，有清热、解毒、清暑的作用。

对于一般的痱子，不需特殊治疗。为了防止感染，可用苍耳12g，白矾12g，马齿苋12g，加水200ml，煎20分钟，放凉后，清洗患处，每次5～10分钟，每天早晚各1次，可以收到良好的治疗效果。

消痱方法：①将西瓜皮洗净，削去内层残留瓜瓤，用来擦患处，浴后擦效果更佳，两分钟左右就有凉爽舒适的感觉，每天3次，一般两天后即可见效。②若身上生有痱子，可将苦瓜切片，用带汁的苦瓜肉（或将苦瓜捣汁），遍擦痱子处，1～3天后，痱子即可消退。③用温水将长痱子处洗净，用牙膏轻轻涂擦，有明显效果。④用一小块冰块，在生痱子处来回涂擦，痱子即刻消失。

药浴：

（1）选用新鲜桃枝250g，桑枝250g、梅枝250g，切成长6～10cm，装入锅内压紧，加水2～3升，煮沸15分钟，滤出水，加入适量冷水，配成温水给婴儿洗澡。用这种药水洗澡后，能解婴儿胎毒，辟疫疠，祛风湿。

（2）用新鲜薏苡叶500g，切碎，加水1升煮沸15分钟，放入洗澡水内给婴儿洗澡，可清热解毒，预防疮疡。

婴幼儿被蚊子叮咬处，常常肿起红斑，经日不消。可用母乳点擦患处，每日3～4次，3日见效，皮肤可恢复原状，且不留斑痕。

预防：痱子易出现在出汗多的额头、脖子、胸背等处，有刺痒感，常影响小儿情绪及睡眠。因此，对婴儿的皮肤护理是非常重要的，要注意卫生，要经常给病儿洗澡，勤换衣服，保持皮肤干燥。洗澡用的水最好是温水。洗澡时不要用肥皂，以减少刺激，如果需要用时，可选用碱性小的肥皂。洗澡过程中要避免用力擦有痱子的部位，防止擦破形成糜烂。洗完后用毛巾轻轻擦干，再擦些爽身粉或痱子粉，以减轻刺痒，衣服最好轻薄、柔软、肥大，以棉布做成的为宜，可减少对皮肤的摩擦。不要让病儿在热的阳光下玩耍，并勤给病儿擦干汗水，以防渍着皮肤而加重刺痒。擦拭用的毛巾要保持清洁，常用热碱水煮烫消毒，洗去汗垢。不可用脏手、不洁的布、毛巾给孩子擦拭以防皮肤感染。对1岁以内的婴儿，不要整天抱着或背着，可以在凉爽通风的地方铺一草席，让他自己爬着玩，或者放在小车里玩。如果是睡在小床上，要勤给小儿翻身。

第二十八节　变态反应性疾病

一、湿疹

湿疹是一种常见的与变态反应有密切关系的皮肤病，往往存在家族性过敏体质的倾向。临床上以剧烈的搔痒，多种形态的皮肤损害，常伴有渗出以及反复发作为其特点。小儿时期以婴儿湿疹最为常见，其次是儿童湿疹。其中包括一小部分异位性皮炎的小儿。

异位性皮炎是一种遗传性过敏病。可以发生在任何年龄，包括婴儿期、幼儿期、儿童期及成人期。除皮炎症状外，尚易患其它变态反应性疾病，如荨麻疹、哮喘、过敏性鼻炎等。周围血嗜酸性白细胞可以增加。血清中可产生对花粉、真菌、昆虫、食物、细菌产物以及其它抗原的特异性 lgE 抗体。婴儿湿疹是一种常见的、由内外因素引起的一种过敏性皮肤炎症。皮损以丘疱疹为主的多形性损害，有渗出倾向，反复发作，急、慢性期重迭交替，伴剧烈瘙痒，病因常常难以确定。

病因：患儿往往由消化道摄入食物性变应原如鱼、虾、牛、羊肉、鸡蛋等致敏因素，使体内发生Ⅰ型变态反应。婴儿湿疹的高度发病率主要是由于患儿皮肤角质层薄，毛细血管网丰富，以及内皮含水及氯化物较多，因而容易发生变态反应。此外，机械性摩擦如唾液和溢奶经常刺激，也是本病的诱因。护理不当，如过多使用较强的碱性肥皂，过高营养以及肠内异常发酵等也可引起本病。有些婴儿，尤其在新生儿时期，由于母体雌激素通过胎盘传给胎儿，以致新生儿皮脂增多，易致脂溢性湿疹。

有些婴儿有遗传过敏素质（异位性素质），家族中也有异位性皮炎、鱼鳞病、哮喘或过敏性鼻炎等到病史。患儿对食物过敏，血中 lgE 数值增高，嗜酸细胞增高。随着年龄增长，皮肤损害逐渐限局于四肢屈侧处（肘窝、腘窝），往往剧烈抓痒、反复不愈，直至儿童期甚至延续到成人期。某些外在因素如日光、紫外线、寒冷、湿热等物理因素，接触丝织品或人造纤维，外用药物及皮肤细菌感染等，均可引起湿疹或加重其病情。

临床表现：起病大多在生后 1 ~3 月，6 个月以后逐渐减轻，1.5 岁以后大多数患儿逐渐自愈。一部分患儿延至幼儿期或儿童期。病情轻重不一。皮疹多见于头面部，如额部、双颊、头顶部，以后逐渐蔓延至颏、颈、肩、背、臀、四肢，甚至可以泛发全身。

起初时为散发或群集的小红丘疹或红斑，逐渐增多，并可见小水疱，黄白色鳞屑及痂皮，可有渗出、糜烂及继发感染。患儿烦躁不安，夜间哭闹，影响睡眠，常到处瘙痒。由于湿疹的病变在表皮，愈后不留瘢痕。临床上按发病过程分为三期：

1. 急性期

起病急，皮肤表现为多数群集的小红丘及红斑，基底水肿，很快变成丘疱疹及小水疱，疱破后糜烂，有明显的黄色渗液或覆以黄白色浆液性痂，厚薄不一，逐渐向四周蔓延，外围可见散在小丘疹，也称卫星疹。面部皮肤可有潮红及肿胀。摩擦部位如腋下、鼠蹊部、肛门周围等处可以受累合并擦烂。如护理不当常可继发感染，可泛发全身。此期病儿夜不能眠、烦躁不安，合并感染者可有低热。

2. 亚急性期

急性湿疹的渗出、红肿、结痂逐渐减轻，皮肤以小丘疹为主，时有白色鳞屑或残留少许丘疱疹及糜烂面。此时痒感稍见轻，可持续时间很长。可由急性期演变或治疗不当而来。

3. 慢性期

反复发作，多见于1岁以上的婴幼儿。皮疹为色素沉着，皮肤变粗稍厚，极少数可发生苔癣样化。分布在四肢，尤其四窝处较多。若发生在掌跖或关节部位则发生皲裂而疼痛。如果治疗不当。或在一定诱因下。随时可以急性复发，自觉剧烈搔痒。

又可按皮肤损害分为三型：

1. 脂溢型

多见于1～3月的小婴儿，其前额颊部、眉间皮肤潮红，被覆黄色油腻性鳞屑，头顶部可有较厚的黄浆液痂。以后颏下、后颈、腋及腹股沟可有擦烂、潮红及渗出。其母常常有脂溢性皮炎或较严重的痤疮。患儿一般在6个月后改善饮食可以自愈。

2. 渗出型

多见于3～6月肥胖的婴儿。先出现于头面部。除口、鼻周围不易发生外，两面颊可见对称性小米粒大小红色小丘疹，间有小水泡及红斑，基底浮肿，片状糜烂渗出，黄浆液性结痂较厚。因抓痒常见出血，有黄棕色软痂皮。剥去痂皮后露出鲜红色湿烂面，呈颗粒状，表面易出血。如不及时治疗，可向躯干、四肢及全身蔓延，并可以继发感染。

3. 干燥型

多见于6个月～1岁小儿，或在急性亚急性期以后。皮肤表现为丘疹、红肿，硬性糠皮样脱屑及鳞屑结痂，无渗出，常见于面部，躯干及四肢侧面。往往合并不同程度的营养不良。

反复发作剧烈地抓痒可引起感染而出现发热，严重者可以发生败血症。

治疗：①易消化的饮食，避免消化不良；②抗过敏；③抗生素预防感染，对症治疗以止痒为主。

二、变态反应性鼻炎

变态反应性鼻炎在儿童时期比较多见，季节性枯草热是其中最典型的一种，此类鼻炎多具有明显的季节性和地区性。

病因及病理变化：各种植物的花粉或微粉。如具有抗原性质的真菌孢子，被过敏体质的小儿吸入后就可发病。婴儿时期食物亦可成为过敏源。感染常成为诱因，因感染使组织对过敏原的渗透性增加，而出现抗原抗体反应；另一方面，此种变态反应又给致病菌繁殖创造了条件，故在变态反应性鼻炎的基础上很易发生继发感染。

其病理变化与支气管哮喘基本相同，鼻粘膜小动脉及毛细血管扩张，局部有杯状细胞和结缔细胞增生，还有淋巴细胞和嗜酸细胞的浸润。由于毛细血管通透性增加而产生局部粘膜水肿及较多量的渗出液由鼻腔排出。

临床表现：就其表现不同可分为以下几类：

（1）牛奶致敏性鼻炎多发生在6个月以内的小婴儿，出现连续不断的“感冒”症状，鼻子堵塞，甚至影响吃奶，重者发生呼吸困难与紫绀，停止牛奶喂养后症状消失。

（2）季节性变态反应性鼻炎，又称枯草热或花粉病，多由于对某些花粉尘土和真菌孢子敏感所致。此类植物（如蒿类、蓖麻、枸树等）开花有一定的季节，分布在一定地区，故此类病也有明显的地区和季节性，一般在春秋季节较多；对室中尘土过敏者，多见于冬季；对真菌孢子过敏与季节关系较小而与气候关系较大。发病大多在3岁以后，1岁以前罕见。发病后往往延续季节性复发，达数年之久。症状的轻重因病儿当时的体质、气候和吸入过敏原的量而异。一般起病急，先有鼻和咽部发痒、烧灼感，继而连续地打喷嚏，双侧鼻塞、流水样涕、头胀、眼睛发痒、发红和多泪等，鼻粘膜呈苍白色水肿。有时可诱发支气管哮喘，或继发呼吸道感染。

（3）常年性阵发性变态反应性鼻炎，无季节性，多在早晨起床时发作，主要由于温度的改变，以及枕内羽毛或室内尘土接触有关系。症状较前者轻，常只有鼻腔发痒，流鼻涕和张口呼吸等，午后症状减轻或消失，由于长期轻度继发感染而致成腺样体增殖和扁桃体肥大。

以上三种类型皆可继发感染，此时鼻粘膜由灰白色转为红色，分泌物由粘性变成脓性或结痂，常可形成息肉。此时鼻腔内分泌物中嗜酸细胞减少而中性粒细胞增多。

诊断：应详细询问发病时间，注意季节性和地区性以及其他过敏史，鼻粘膜显示水肿，一般为灰白色，稍带紫色。

治疗：治疗原则为排除致病的过敏原，或尽量避免与其接触，抗过敏治疗，试行脱敏疗法和控制继发感染。

对急性症状如呼吸困难、紫绀等，可用抗组织胺药物（如苯海拉明）、肾上腺皮质激素（不论局部或全身疗法，仅对严重鼻塞病例暂时应用），必要时输氧。抗组织胺药量宜偏大，对痒感和流涕易见效，但对鼻塞疗效较少。初给药时多见嗜睡现象，常用时可减轻，有时需要调换不同的抗组织胺药物。鼻塞特别重时，可同时暂用麻黄碱或假麻黄碱，但不可久用以免发生反跳性血管扩张而引起更严重的鼻塞。4%色甘酸钠溶液，每日口服数次，连服1周。对常年发作病例大多数可见效。应用酮替芬0.15～0.25%溶液滴鼻，每日2～3次，有缓解作用，但有轻度嗜睡的副作用。

施行特异性脱敏疗法，将有关过敏原的稀释液作一系列的皮下注射，随患者耐力加强面逐渐增加其浓度。其目的是刺激机体产生多量的抗体，以便在发作季节可以中和其过敏原，从而避免过敏原与固定于组织细胞内的抗体相结合。应在发病季节前3～6月开始治疗。

有细菌感染时需选用适当的抗菌药物。

三、哮喘

儿童哮喘的转归一般较好，死亡率约为2‰～4‰；哮喘的预后往往与起病年龄、病情轻重、病程长短及是否有家族遗传史有关。据国外材料统计，80%病儿到青春期可完全治愈，70%在10岁以后停止发作。但有些学者认为，虽然这些患儿临床已无症状但有的仍有气道高反应性，故只有临床症状消失的同时，呼吸功能检查完全正常才能称为痊愈。

四、先天性喉鸣

先天性喉鸣即喉软骨化病，在精心护理和加强喂养，补充足量的钙及维生素D，并经常晒太阳，一般在2岁左右症状逐渐消失和缓解。

五、消化道变态反应

消化道变态反应主要表现为呕吐、腹泻、腹痛或便血等症状，其特点为检查肠道粘液可见嗜伊红细胞增多，虽然过敏原多为食物，但吸入或由于注射等途径而来的过敏原也可作用于消化道，而使这些部位的粘膜发生水肿、渗出、平滑肌痉挛或出血。近年来研究认为有些消化性溃疡病、节段性肠炎和溃疡性结肠炎等可由于变态反应所引起。食物中常见的变应原为牛乳、鸡蛋、鱼类、干果（如核桃）种子（如芝麻、向日葵子）等。有些病儿对麦的麸质（gluten）过敏，见于肠吸收不良综合征。偶见大豆蛋白可为变应原，有些婴儿不能耐受。

临床表现：小婴儿多表现为呕吐、腹泻、腹痛以及口腔粘膜、悬雍垂发生水肿。偶见发病急剧，出现休克、脱水和电解质紊乱等症状。发病多在出生后3～4个月以内，常与牛奶过敏有关，因此胃肠粘膜通透性较强，牛奶中较大的蛋白颗粒可以渗入粘膜而发生变态反应。典型病例在吃奶过程中或吃奶后不久突然发生肠绞痛症状。表现为大声哭闹、颜面潮红或苍白、两手握拳、两腿屈曲于腹部，腹胀，同时可排出带泡沫或粘液的稀便。多数病例除消化道症状外，有上呼吸道粘膜充血、皮疹和肛周靡烂等现象，有时大便带血，甚至发生贫血和脱水。停掉牛奶后大便中的血液很快消失。

由于牛奶引起的消化道变态反应，多在出生5～6在个月以后自然缓解，因此时胃肠粘膜逐渐成熟，较大的蛋白颗粒不能再渗入胃肠粘膜。但有这类异常体质的小儿以后若患肠道感染，粘膜通透性增加，变态反应的症状又可出现。

幼儿和儿童时期的消化道变态反应多表现为脂肪泻，由于脂肪吸收不良所致。同时，可因丢失碳水化合物和蛋白质等物质而引致营养不良。此外，消化道变态反应常是过敏性紫癜的突出症状。

诊断：明确诊断比较困难，因为能引起消化道症状的疾病极多。应先停掉能引起过敏反应的饮食，再作观察。如系牛奶过敏，停奶后症状立即消失，加奶后又出现，多次观察方可确诊。但在严重病例加用致敏食物时必须谨慎，一般须等待症状减轻后方可试用。其它食物过敏原也主要依靠病史来查明。皮肤试验，只限于划痕试验，一般不易解决问题。

治疗：应除去敏感的食物。若为牛奶过敏，则应以人乳为首选食物，亦可用参豆制代乳粉喂养，有时可用蒸发乳，因牛奶的蛋白质能在高热蒸发时变质而去其致敏性。牛奶引致休克反应时应及时进行抢救。用皮质激素治疗可见功效。

六、牛奶过敏

牛奶过敏是儿童最常见的一种消化道变态反应，常在出生后的2个月内发生，有呕吐、腹泻、生长发育迟缓和吸收不良等，甚至喉头痉挛窒息。患儿常有除对牛奶以外的其他变态反应性疾病。症状往往是暂时性的，大多数在2岁时症状缓解，也有至5～6岁而不缓解，必须停服牛奶。

1. 诊断标准

①停服牛奶蛋白后症状改善。②给予激发试验（最好用纯牛奶抗原，以β乳球蛋白最好）后，症状在48小时内出现。在停止激发试验后，症状即消失。

2. 鉴别诊断

乳糖不耐受症，本症系小肠粘膜乳糖酶缺乏而引起，诊断方法为乳糖耐量试验小肠粘膜活检测乳糖酶活力，及14°－乳糖呼吸试验。

3. 治疗

停服牛奶。给 ketotifen 和色甘酸二钠治疗也有效。

第二十九节　苯酮尿症

临床表现：患儿初生时正常。生后数月内可能早期出现呕吐、易激惹、生长迟缓等现象。未经治疗者在4～9个月间开始有明显智力发育迟缓，语言发育障碍尤甚。以后智力低下的程度不同，约1/4病儿有癫痫发作，常在生后18个月以前出现，多见于有严重智力低下者。发作类型可为婴儿痉挛或其他形式。约80%有脑电图异常，癫痫发作可随年龄的增长而逐渐减轻，或自动停止，有的变换发作形式。

神经系异常体征不多见。可有脑小畸形，肌张力增高，步态异常，腱反射亢进，手部细微震颤，肢体的重复动作等。常见精神行为异常，如兴奋不安、多动、攻击性行为等。约90%病儿在生后皮肤和毛发逐渐变为浅淡色，虹膜色素减少。约1/3病儿皮肤干燥，常有湿疹，甚至持续数年。有的病儿有特殊的发霉样气味，这是由于尿和汗液排出苯乙酸之故。CT 和 MRI 检查可见弥漫性脑皮质萎缩。

上述症状大部分是可逆的。经过饮食治疗后，癫痫可得到控制，脑电图正常，毛发和皮肤由浅变为天然色，特殊气味消失，行为也可好转，但智力低下很难改善。只有生后早期治疗才能预防智力发育障碍。

患苯酮尿症的女性到成年期怀孕所生的后代，即使不是苯酮尿症患者，也常有智力低下和脑小畸形。

诊断：在苯酮尿症的典型症状出现以后，诊断并不困难，但已为时过晚，因已失去预防脑损伤的时机。必须强调症状前诊断，即可在宫内或新生儿早期确诊。我国有些城市正在开展对全部新生儿作苯酮尿症普遍筛查，以及时发现所有苯酮尿症婴儿。婴儿足跟采末梢血一滴就可确诊。

近年来已广泛应用基因分析方法进行苯酮尿症的诊断，杂合子检出和产前诊断。

治疗：苯酮尿症的治疗主要是饮食疗法，即给予坐低苯丙氨酸饮食疗法。在症状出现以前开始治疗，可使智力发育接近正常（但仍比该家族的预期智商略低），生后6个月以后开始治疗者，大部分病儿将有智力低下。4～5岁以后开始治疗者，可能减轻癫痫发作和行为异常。

预防：避免亲缘结婚。杂合子之间不应婚配。开展新生儿筛查以早期发现苯酮尿症病儿，早期开始治疗，以防止发生智力低下。对于高危家族，可做产前诊断，以决定是否作选择性人工流产。

第三十节 早老症

早老症是一种少见的代谢异常、发育障碍和侏儒状态，伴有骨骼、牙齿、指甲、毛发及脂肪等发育不全，以童年表现老貌和动脉硬化为其特征。

病因及病理变化：病因尚未明了，可能由于胶原合成减慢，透明纤维增加，挤掉了脂肪细胞。其血管结缔组织发生变化，终致动脉粥样硬化，多为散发病例。但亦有同卵双生两人发病的。有人认为有遗传因素，其家族遗传方式尚未完全了解，可能为常染色体隐性遗传，有些病例有父母近亲结婚史，父亲的年龄偏大。男女皆可发病。主要病理变化为全身性动脉粥样变、皮下组织缺乏脂肪及皮脂腺，而血脂表现升高。

临床表现：病儿生后数月内一般表现大致正常，但如回溯初生的情况，多有硬肿、轻度面部紫绀、鼻较尖等现象。生长发育在第1年内稍差，从第2年起明显缓慢，并逐渐出现典型的面容、脱发、皮下脂肪消失、异常的姿势、关节僵直、皮肤和骨骼的变化等，但智力及运动功能发育正常。

特征性变化是身长体重明显低于正常，10岁左右仍如4~5岁小儿的身长，相对体重比身长减少更明显；皮下脂肪逐渐变薄，全身瘦削，面颊的脂层也消失，只剩耻骨上部的皮下脂肪；由于颜面骨及下颌骨特别小，头颅与前额相对地较大。眼眶较小，故两眼突出，鼻突出且尖；耳廓常有畸形，两耳向前竖起，缺乏耳垂；嘴唇较薄，近似鸟脸；脱发由枕部开始，至3~5岁时几乎全部脱光，眉毛与睫毛也可脱落；头皮静脉怒张；乳齿和恒齿均发育延迟，并很早脱落，牙齿畸形。四肢与躯干比例正常，锁骨发育不全，特别短小，关节相对粗大并僵直，手指屈曲，指、趾甲常萎缩，末节指骨很短。皮肤薄，有皱纹，并出现棕色老人斑。下腹部、大腿近端和臀部硬肿。四肢浅表血管粗厚而显露，尤以桡动脉和手背静脉最为明显。语音尖而细。血压于5岁以后明显上升，心脏逐渐扩大，有时出现心绞痛、心肌梗塞或脑血管意外。也可发生肾结石而致急腹痛。步态如老人，走路时脚拖在地上，不能抬高。

骨骼X线检查可见轻度脱钙，骺端肥大及干骺愈合较早，前囟持久开放，锁骨小或者由于骨分解而消失，指趾节末端有时不显影，在2~3岁时往往可见髋外翻。

实验室检查：可见血清蛋白结合碘、胆固醇、甘油三酯及β脂蛋白皆高于正常值，基础代谢率也偏高。晚期心电图显示冠状动脉供血不足。甲状腺、肾上腺和垂体功能未见异常。对胰岛素有拮抗现象。对生长激素反应正常。但性腺不发育或性发育明显迟缓。椎体“鱼口征”是本病特征，正侧位X线照片可见椎体四角边缘有类似张开的四条鱼口样凹陷，尤以胸腰交界处为明显。此儿外貌如老人,。曾经试用硫氧嘧啶减少热量消耗，并长期应用睾丸酮和蜂王浆，未能增加体重。

诊断与鉴别诊断：根据症状诊断此病不难。有时早期出现口鼻周围发绀，腹股等处有硬化样皮肤变化，可帮助早期诊断。

鉴别：①外胚叶发育不全是一种遗传性疾病，缺乏毛发与指趾甲异常和早老症相似，并可因缺少汗腺而于夏季发生高热，但无高血压，消瘦及老人面貌。②先天性全身性脂肪营养障碍即Seip－Lawrence综合征是一种原因未明的少见病，在婴儿早期即见皮下脂肪消失，而肌肉、骨骼的生长较快，其面部消瘦，胸、臂亦细小，但下肢正常。往往伴有糖尿病、垂体功能异常等内分泌疾病，属于常染色体隐性遗传病。③Cockayne 综合征是常染色体隐性遗传病，可有家族史，其皮下脂肪消失、尖鼻、耳朵畸形、体格矮小等症状很象早老症，但这些表现常在 4 岁左右出现，皮肤对日光敏感且常见小瞳孔、远视、白内障、视网膜色素沉着、视神经萎缩、神经性耳聋、智力低下，甚至发生粗大震颤和步态蹒跚等，可与早老症区别。④Werner 综合征也有老人面貌，并在青春发育期出现矮小体型，但其发病年龄较晚，常在 20 岁左右，完全脱发不常见，且伴有白内障与视网膜变性，与早老症不同。⑤Hallermann – Streiff 综合征亦有牙齿缺陷、脱发、头发少及下颌小等到畸形，但智力落后，有白内障和小眼畸形，可资鉴别。⑥有时须与先天性皮肤松弛症鉴别，后者常有皮肤松弛现象，不见于早老症。

治疗：尚无特殊疗法，可作理疗、按摩和坚持体力活动以减轻运动障碍。一般选用降血脂药物，并限制多脂饮食，以减轻动脉硬化。应用小剂量乙酰水扬酸，是否可延缓心肌梗塞，尚须进行一步观察。

预后：患者大都发生动脉硬化，多于 10 岁以后死于心肌梗塞或脑血管疾患，多数患儿的生存期为 7 ~ 37 岁，平均存活年龄为 13.4 岁，日本 1 例报道活到 40 岁。老人常见的现象如耳聋、远视、白内障、角膜老人环、关节病以及老年性格改变等多不出现。

第三十一节　特发性性早熟及性发育延缓

一、特发性性早熟

临床表现：特发性性早熟占女孩性早熟的 80% ~ 90%，男孩性早熟的 40%，临床表现变异较大。女孩起病年龄最早可在生后 1 个月开始有阴毛生长，3 个月时出现第一次月经来潮；发病迟者可在儿童期，男孩最早于 1.5 岁阴茎开始增大，3 岁时声音变粗。症状发展可快可慢，有些可在性发育一定程度后停顿一时期然后再发育，亦有症状消退后再发育者。一般女孩先有乳房发育，继之出现阴毛，多数是阴毛随同外生殖器的发育而出现，最后月经来潮和腋毛出现。月经周期开始不规则，亦无排卵，卵巢完全成熟后，月经周期变为规则，并有妊娠可能。

男孩表现为过早的阴茎和睾丸同时增大，以后可有阴茎勃起，出现阴毛，痤疮和声音低沉，可在 5 ~ 6 岁时有精子成熟并夜间泄精，体力较一般同龄人强壮。在性发育的过程中，男孩女孩皆有身长和体重过快的增长和骨骼成熟加速。骨骼生长速度增快增快使骨骼闭合较早，最后身高较一般人为矮。约有 1/3 的病人身高不足 150cm。智力和牙齿的发育与年龄一致。患儿至正常青春期后除身高较一般人为矮外，其余完全正常。但是也不可忽视性早熟的病孩，因为大部分性早熟的病因与肿瘤有关，尤其是颅内肿瘤，尤以男孩为多，应尽早就医确诊治疗，千万不能麻痹大意，或以轻视的态度对待病孩。

二、性发育延缓

性发育迟缓是指女孩 13 岁，男孩 14 岁尚无青春发育性征的表现，考虑为性发育迟缓或缺乏青春期发育。如果开始有青春发育的性征表现出现，但发育缓慢或停滞也属性发育迟缓。女孩从乳房开始发育经过5年还未月经初潮，或男孩睾丸开始增大后5年内不能发育成熟达正常成年男性水平也应考虑为性发育迟缓。对于性发育迟缓应注意的关键是鉴别体质性发育延迟或为原发性缺乏性发育。

青春发育延迟或缺乏青春期发育的患儿一般表现除第二性征未出现外，多数骨龄落后于青春起始的年龄（女孩10.5～11岁，男孩12.5～13岁）而缺乏青春期发育，则无青春发育都应详细检查，确诊治疗。

第三十二节　儿童多动症

由于病儿的自我控制力减弱引起的儿童轻微脑功能失调，注意力不集中，或者不持久的行为障碍称儿童多动症。是儿童期常见的行为障碍综合症，对儿童学习有一定影响。上课的时候东张西望，心不在焉。行为方面表现自我控制力减弱，就出现活动过多，不能静坐听讲，做各种各样的小动作。上课以后，跑闹疯逗，脚手不停。在家里不能静坐做作业。没事干的时候，翻箱倒柜，破坏东西。走起路来，蹦蹦跳跳，用脚踢地上的砖头石块。情绪方面的自我控制力减弱，表现为情绪变化无常，容易冲动，遇事稍不顺心，就会发怒，既容易哭，也容易笑。有的情绪脆弱，经不起挫折。有的病儿，或者胆小怕事，害怕黑夜，或胆大包天，爬墙上屋。还有少数病儿伴有遗尿、梦游、口吃和讲话吐词不清楚。由于这类病儿的大脑并没有严重的损害，所以智力良好，检查身体的时候，一般也查不出什么大问题。但是，这类病儿存在着上面说的不正常的表现，常常会影响学习，造成成绩不好。严重的病儿可能因为情绪容易冲动，产生危害社会的行为。

引起儿童轻微脑功能失调的原因，目前还不完全清楚。一般认为：一种原因是儿童在胎儿期或者出生以后，遭受轻微脑损伤。例如，母体孕期得过严重疾病，分娩的时候脑部轻微受损，幼儿期得过脑膜炎、脑外伤、高热抽搐等疾病。这些原因都能导致大脑轻度的缺氧、缺血和脑组织直接受损。第二种原因可能跟遗传有关系。第三种原因可能是先天性发育不好，中枢神经系统发育比较迟缓有关。

据有关资料统计，凡是经过及时治疗的这类儿童，大部分可以恢复正常，克服学习困难，情绪稳定，品行变好。如果不及时进行治疗，随着年龄的增长，也可以自然缓解，但是儿童期的学习受到不可弥补的损失。

治疗：主要包括两个方面。

（1）药物治疗。目前医生所应用的都是能通过各种方式补充去甲基肾上腺的药物。病儿服药后，神经介质得到补充，自我控制力就会增强，注意力集中，情绪波动得到控制，学习成绩自然会逐渐好转。但是，这类药物不是“聪明药”，对智力不好的儿童是无用的。另外，由于要不断给病儿补充这类神经介质，要长期服药。

（2）是加强对病儿的教育。要关心、爱护这些儿童、要有耐心，不可讽刺、责骂、歧视他们。粗暴的方法只能是有害无益。要逐步培养这些儿童的良好生活习惯，做到生活规律化。除此之外，对轻微脑功能失调的儿童，要限制某些饮食，要少吃或者不吃苹果、橘子等有色水果，不吃胡椒、辣椒和有色素的食品和饮料。配合积极治疗是会收到好的疗效的。

第三十三节　局部抽搐症及多发性抽搐症

局部抽搐症又称习惯性痉挛，是一组肌肉突然瞬间的收缩。此种动作发作快速而不自主，并经常重复。有时外表看来似在完成某一动作，实际上是无目的性的。它是儿童神经官能症常见类型之一，在成人较罕见。生理性局部抽搐症可见与于正常人从醒觉到睡眠的过渡阶段。

病因：原因多种多样，主要有以下三类：①原来具有保护性意义，以后变为不必要的习惯性抽搐。如患结膜炎或异物进入眼内引起的眨眼动作，开始有保护意义，以后固定下来成为眨眼性抽搐症。②由模仿他人动作而得。③各种急性精神因素如受惊、遭到打骂、突然亲人死亡、学习成绩不良等。由于儿童的大脑运动分析器兴奋性高，容易发生抽搐性反应，同时这类运动性条件反射形成迅速又容易固定，成为病理惰性反应。

临床表现：局部抽动症常发生于4~6岁儿童，男孩较多见，抽动的种类是多种多样的。最常见的是脸部肌肉抽搐如挤眼、呲牙、做出某种怪相；其次是颈部及四肢抽搐症如头部抖动、点头、喉内咯痰声、扭脖子、摇动手臂、抖动腿等。同一病儿的抽搐均较固定、刻板，但也可以表现各种抽搐症状的综合。某些病人的若干抽搐症状，在不同阶段可以此起彼伏。抽搐症儿童可伴有其他神经症症状，如睡眠不安、夜惊、运动不安、遗尿。患儿病前性格往往有易兴奋、任性、易激惹、固执等特点。

抽搐症在自愿努力下可控制片刻，情绪激动时加重，而肌阵挛癫痫时患儿无能为力；且发作时有异常脑电图。与器质性起源的多发性抽搐症的相鉴别。

治疗：家属及周围人不宜对症状表示过分注意、焦虑，以免患儿紧张不安，使病理惰性更趋固定，更不应责骂或惩罚。应引导儿童从事其他正常学习、文体活动以转移注意力，并向儿童及家长说明病的性质及可治愈性，以消除顾虑，建立信心。了解发生此现象的可能原因，并设法协助患儿消除有关的各种有害因素。药物方面可用镇静剂如溴剂、缬草酊剂、鲁米那、利眠宁等以增强大脑抑制过程，减轻情绪反应，并注意保证充分睡眠时间，衰弱儿童可用神经强壮剂如维生素 B_1，复合维生素 B，5% 五味子酊等。

针刺治疗局部抽搐症有一定效果。常用主穴：安眠2、曲池、足三里。蹙额、眨眼加印堂。口角抽动或肩、颈扭动者配用局部穴位。

多发性抽搐症 或称进行性抽搐又称抽动 - 秽语综合征，是一种以运动、言语和抽搐为特点的综合征或行为障碍。

病因：有人推测是器质性的病变，主要是基底神经节的功能障碍。该处为脑内多巴胺含量最高的部位。多巴胺的重要生理功能之一是调节运动功能。有人报道多发性抽搐症病人脑内儿茶酚胺（包括多巴胺）的更新率加速。也有人认为本病与精神因素有关系密切。

临床表现：起病在2~12岁之间，男童发病较女孩多。抽动是一种不自主、突发、快速、反复发生、无节律的、方式固定的运动或发声。患者感到抽搐的发生是不可抗拒的，但可忍住一段时间。各种形式的抽搐障碍常常因心理紧张而加重，睡眠时明显减轻，当全神贯注于某种活动，如读书或干针线活时，抽搐随之减少。

常见的简单运动抽搐是眨眼、动颈、耸肩以及作怪脸。常见的简单发声抽搐是清喉、犬叫声、鼻嚏声和嘘嘘声。常见的复合运动性抽搐是打自己、蹦、跳、触摸、以及拾东西、闻等。常见的符合发声抽动是与前因后果无关地重复一些词语，说秽语（即使用社会上不接受的词汇，通常是脏话），重复言语（重复自己的语词或声音）。模仿言语（重复所听到的别人或别种声音中最后声音、词或短句）。其他复合运动搐包括模仿动作（模仿所见到的他人的动作）。

诊断：①在病程中某些时候存在着多种运动抽动和一种或多种发声抽动，但不一定同时存在。

②一天内发作多次抽动，（通常是一阵阵发作）几乎天天如此，或间歇发作为期超过一年。

③抽动的部位、数量、频率、复杂程度和严重程度随时间而改变。

④21 岁以前发病。

⑤不是发生在精神活性物质中毒或已知的中枢神经系统疾病，如 Huntington 氏舞蹈病或病毒性脑炎。

治疗：主要目的是症状控制。神经阻滞剂能较好地控制症状，其中以氟哌啶醇（又称氟哌丁醇）的效果更为突出。治疗从小量（0.5mg，每日 2 次）开始，一般小儿每日剂量为 4～8mg。有人报道 80% 病人取得症状缓解的疗效。此药为多巴胺受体强有力的阻滞剂，主要的缺点是锥体外体系不良反应，有动作减慢和肌张力增高的副作用，如伸舌、张口困难、歪颈等。在部分儿童可十分突出，以致影响治疗的继续。可采用平时小剂量（1～4mg）而症状加重时增加剂量的方法。也可加用安坦抵消副作用。与硝基安定联合应用，有时疗效较好。

吩噻嗪类药物如奋乃静亦可取得满意疗效。有的作者认为其疗效不如氟哌啶醇稳定，症状的控制亦不及氟哌啶醇完全。一般认为弱安定剂无效，安定 6mg/日与安慰剂的对照观察效果无差别。

由于本症发病机理似与多巴胺活性过度有关，有的作者试用抑制多巴发的合成药物或耗损多巴胺的药物（即四苯嗪），虽有部分病人获得较好疗效，但药物副作用亦较明显，且疗效不比氟哌啶醇高，故临床上目前仍以氟哌啶醇为首选。有人应用泰必利 50～100mg/次，每日 3 次，连服 1 周或 2 周，在症状控制后改服维持量 150mg/日，认为可避免锥体外系不良反应。与氟哌啶醇相类似的药，还有哌迷清剂量不可超过 0.3mg/kg·日，并需注意上述不良反应的发生。还有四氢小檗碱 1.5～2mg/kg/次，每天 2 次，连服 3～4 天后症状减轻，约 2 周后更有进步，认为其副作用较氟哌啶醇明显少，但仍需注意。

第三十四节　儿童的不良习惯

（一）吮拇癖

吮拇癖是一种幼稚动作，多见于未满周岁的婴儿。婴儿最初数月内常在饥饿时吮指为乐，此乃生理上的习惯，不足为奇。但如持续过久则不易戒除，应及时注意。特别要重视家庭环境中促使幼儿苦闷、恐惧或嫉妒的原因而进行预防。如让此习惯延续换牙之后，则可致下颌发育不良、牙列异常、上下牙对合不齐，妨碍咀嚼功能。偶可并发慢性甲沟炎。

治疗：家长常利用一些机械方法如在其手上涂上苦味油膏，但大都无效果。最好的方法是以玩具、图画等儿童心爱之物吸引其注意力，并应早日送幼儿园，多与其他儿童游戏，分散对固有习惯的注意。还要对患儿多表示爱心和同情心，让他心理获得满意，当他表示控制吮拇时更应给予奖励。

（二）咬指甲癖

咬指甲癖在儿童中长见，学龄前期比较多，学龄期亦不少。大都出现于精神紧张之际。如家庭、幼儿园或学校的生活情况使儿童情绪不安，往往容易发生此种习惯。父母和同学有时先有此习惯，可引起仿效。养成顽固习惯后，有时可持续终身。

治疗：首先应消除引起精神紧张的因素，如恐惧、踌躇、兴奋等。用苦药或辣物涂搽指甲或劝戒、责罚等均不能收到良好效果。应从鼓励着手，调动患儿的积极性，进行矫正。宜给予指导，养成按时修剪指甲的良好习惯。有时这种习惯很顽固，甚至在夜间也咬，大都存在异常心理，同时可出现其他异常习惯，宜耐心处理，调查患儿生活环境，对家庭或学校内促使患儿紧张不安的因素，尽量设法调整。并应建立健康的生活制度，注意体育活动，使患儿心情愉快，转移注意力。

（三）习惯性阴部摩擦

幼儿时期偶有自己摩擦外生殖器，引起面红及眼神凝视或不自然的现象。这种情况大都在入睡或刚醒时进行，持续数分钟，甚至为避免大人干涉而暗自进行。女孩有时两腿交叉上下移擦。年龄较大儿童可在突出的家具角上或骑在某种物体上活动身体，进行摩擦。这种习惯有时是由于局部疾病，如湿疹、包茎、蛲虫病及衣裤太紧等引起局部痒感，亦可由于偶然机会而形成习惯，有时非常顽固。

治疗：儿童有了这种习惯，应加以诱导，转移其注意力，不可用惩罚、责骂、讥笑等手段。年龄较大的儿童有此习惯时，往往受环境的歧视而出现心理异常和严重顾虑，应适当说服教育，诱导解释，使他们打消顾虑，并且鼓励、支持他们主动地有信心地克服恶习。此外，勿让儿童过早卧床，并在睡前进行一定时间的体育活动以便卧床后很快入睡。不要让儿童穿得太多太热，宜穿较宽较长的衬衣，使手不能触及外生殖器。应注意外生殖器的清洁，检查局部有无寄生虫等疾病。尽量使儿童的注意力转移到其他活动。年幼者可用玩具，年稍长者可多做户外活动。如球类运动、登山、游泳等。对过分着急的家长应指出这种习惯并非那么可怕，只要耐心诱导和适当进行教育，即可在 2～3 月内避免病态。对顽固病例有人检查脑电图，如出现异常情况，可试用苯巴比妥，认为有效。

（四）其他异常习惯

其他节奏式的肌肉动作，如磨牙，碰头，摇头，拉发等，偶见于精神紧张的儿童，借以发泄的其内心不平。有些病人当初仅是自觉地做此动作在无意中形成习惯，要等待年龄长大后多与外界接触，自己加强抑制，才逐渐消失。有些病人则与智力落后有关。一方面要加强抚爱，消磨小孩的闷气，还要配备有意思的玩具，增加生活趣味。特别在就寝前注意播放音乐使小孩子精神宁静自然入睡。最近，有人研究夜间磨牙，认为患儿4～6岁最多，他们的脑神经功能不大稳定，易受各种刺激（如牙病及上呼吸道感染）而出现磨牙，似乎说明神经不稳定有一定家族性。也有作者认为部分患儿可能血钙偏低，建议加用维生素D及钙剂治疗，加有牙科疾患宜用灭滴灵消炎，亦可缓解磨牙症状。发作时按摩双合谷穴及神门穴，可以缓解症状。有的小孩子乳牙咬合不当，需要牙科医生加以处理。

第三十五节　嗜异症

嗜异症亦称异食癖，是指婴幼儿和儿童在摄食过程中逐渐地出现一种特殊的嗜好，对通常不应取食的异物，进行难以控制的咀嚼与吞食。发病年龄以幼儿为多，但学龄儿童亦可见到。一般认为是一种心理失常的强迫行为，往往与家庭环境不正常现象有关。初期可因无人照顾，擅自摄取异物，日久成为习惯，变成不易解除的条件反射。亦有认为是缺锌、缺铁等引起。

多认为是有“疳积”或肠寄生虫所致。但患儿大便常规检查，蛔虫卵或钩虫卵的阳性率很低。即使驱虫治疗效果亦不显著。

临床表现：患儿喜食煤渣、土块、墙泥、砂石、肥皂、纸张、火柴、纽扣、毛发、毛线、以及金属玩具或床栏上的油漆。对较小的物品能吞食下去。较大的物品则舔吮或放在口里咀嚼。他们不听从家长劝阻，常躲着家长暗暗吞食。常见症状为食欲减退、疲乏、腹痛、呕吐、面黄肌瘦、便秘和营养不良、贫血等。

治疗：对心理异常或缺铁性贫血而引起的嗜异症，上世纪五十年代发现铁剂可以治疗嗜异症。口服富锌康（国食健字G20050156济南平安年生物科技开发有限公司研制生产）每日5g，分3次口服。

清热解毒、健脾和胃为主，效果较好。处方：青黛3g，紫草15g，绿豆15g，焦楂12g，黄精15g，白矾3g。此药曾制成片剂，每片0.5g。2岁以内1.5g，每日2次，2岁以上1.5～2g，每日2次。门诊观察42例，基本痊愈10例，显效14例，有效10例，无效8例，有效率为80.9%，平均服药为3周半，一般连服2周即可改善症状。

此外，尚有应用较强的兴奋性条件反射方法（美味食品）来解除惰性病灶（嗜异）。应当注意，责罚和捆缚患儿手足，不但不能解除异食习惯，反而使他们暗中偷吃此类不洁之物。

第三十六节　夜惊及梦游症

夜惊。主要精神因素是受惊，如睡前听紧张兴奋的故事，看紧张兴奋的电影、电视以及初次离开父母进入陌生环境的紧张不安等。夜惊是一种意识朦胧状态，在开始入睡一段时间后突然尖叫，表情惊恐，双目直视，意识朦胧，定向障碍，有幻视，持续数分钟至20分钟再度安睡，严重者可用安定药类，一般随年龄增大，发作逐渐减少。

梦游症。以5～12岁小儿中有15%有过梦游。男孩多见，25%有家庭史，发作时突然坐起，睁眼，目光呆滞，意识恍惚，动作笨拙，说话含糊，单音节回答所问，可下床，行走摇晃，能开门，开抽屉，能避开物体，梦游全程约5～30分钟，然后回床入睡，而清醒后完全遗忘，严重者每周发病1～4次，一般在入睡1～3小时内发作。

治疗：主要是防护发作时的外伤，对梦游者要锁好门窗，室内不要有危险的物品，严重者服用安定药物，一般随中枢神经的发育逐渐好转。

第三十七节　呼吸暂停症

呼吸暂停症又名屏气发作，是一种在婴幼儿时较多见的发作性神经官能症，以呼吸暂停为其主要特征。

临床表现：每遇发怒，惊惧或不合意的事，患儿急剧情感爆发，哭喊后旋即呼吸暂停，两唇青紫。重者明显发绀，全身强直，角弓反张，意识丧失，出现抽搐；其后肌肉弛缓，恢复原状。轻者呼吸暂停约0.5～1分钟左右，严重者历时2～3分钟。此症状多见于6月至2岁以内，但很少在6个月以内。发作在开始时不频繁，大多随年龄的增加而频繁发作。3～5岁以后逐渐减轻，自发缓解。6岁以后罕见。

诊断与鉴别诊断：呼吸暂停症与癫痫发作不同之处有以下五点：①严重屏气发作前必须有诱因的刺激存在；②以突然停止呼吸为起点，继之出现发绀、意识丧失，而癫痫的青紫往往在发作后出现；③经常出现角弓反张，而在癫痫时少见；④呼吸正常后意识即恢复正常，不像癫痫常在发作后昏睡；⑤脑电图正常。

治疗：应重视家庭关系，生活环境的处理，解除引起精神紧张和冲突的因素。对家长说明预后良好，减少他们的焦虑，并指导他们对待小孩子要镇静，避免溺爱，一般不需要药物治疗，必要时可用苯巴比妥或大伦丁以减少发病，并预防脑部缺氧而发生的损害。北京儿童医院血液病组用元素铁4.5～6.0mg/kg·日及维生素C300 mg/日治疗屏气发作贫血的患儿，1～3月，认为服用两周后屏气发作迅速停止。

第三十八节　语言障碍

言语是高级神经的综合活动，，常见的功能障碍为口吃和缄默症。

一、口吃

病因：口吃常发生在2～5岁左右。口吃常由于突然的精神因素，如受惊、突然变换环境、父母死亡及严厉的惩罚等。有时是由于较长期的精神因素，如与父母分离等引起。突然强烈的声音刺激常是幼年儿童口吃的原因。另外，口吃可由于模仿其他口吃的人引起。在百日咳、流感、麻疹、猩红热或大脑创伤之后，大脑功能活动减弱，容易紧张过度，发生口吃，且长久后能变成习惯。先天神经质也是口吃诱发因素之一。对健康儿童一般不起病理反映的神经因素，对这种儿童有致病作用。口吃常见于衰弱或特别易兴奋的儿童。

临床表现：口吃的基本症状是言语装置肌肉的痉挛。除口吃以外，还伴有其他神经现象；易兴奋、情绪不稳定、易激惹、胆小、睡眠障碍、恐惧或其他情绪反映、遗尿、食欲低下。学龄儿童进学校以后往往形成恶性循环。

治疗：幼儿口吃的治疗，必须尽可能地从早期开始，因为口吃可按条件联系的极力巩固下来，病理条件联系越巩固则消失越慢。治疗口吃不仅治疗病孩，而且要做家属和老师同学的工作。首先要消除环境中不良因素，如周围人的模仿、嘲笑。勿使周围人过分注意患儿的的缺陷，病孩在场时，勿谈论其病态，以解除患儿的紧张心情。并积极鼓励患儿主动练习，支持和指导患儿战胜口吃。口吃严重时期，让小儿安静，不要强迫他说话，不要催促他重复说清楚。指导儿童进行言语训练，用简单的对答方式，一问一答，放慢言语速度，使小儿说话时呼吸逐渐正常，使口吃现象减轻。成人与患儿说话时要平静，放慢速度，发音清楚。年龄较大的儿童，直接教育他慢慢地有节奏地说话、朗读。同时要向患儿说明口吃的性质，用一切方法安慰并鼓励患儿，增加其信心，减少对言语的精神紧张

药物方面可使用小计量溴剂，缬草酊剂或利眠宁 5 ~ 10mg，每日 1 ~ 2 次，以减轻肌肉和呼吸紧张，增加训练效果。

对口吃儿童，除加强训练外，可配用针刺治疗。取穴：内关、上廉泉、颊车。

二、缄默症

缄默症是小儿神经官能症的一种特殊形式。是在受惊、生气、恐惧等精神因素下出现的一种保护性反应，多见于身体衰弱和胆怯的儿童。患儿并无任何言语障碍而缄默不语，往往在学校里和陌生人不说话，但与家属还有一定言语往来。缄默症偶见于癔病；在儿童精神分裂也常见。此时除缄默不语外，还伴有其他精神行为异常。缄默症也可能是疾病的伴随症状；如在伤寒病及舞蹈病时可有暂时的语言丧失，应注意鉴别。

治疗：主要是消除精神因素，如改变环境。此外，应转移儿童对自已言语的注意力，家长勿过分惊慌，避免不良的暗示作用。必要时给镇静药物或配合暗示治疗。如喉部感应电治疗。

三、语言发育迟缓

各种原因引起的智力不全及听力不良的儿童，常伴有语言发育迟缓。正常儿童因离群独居，缺乏训练听觉机会，可使语言发育迟缓。开始学话的幼儿由于长期营养缺乏或患长期消耗性疾病，也可妨碍语言正常发育。

治疗：应注意改善全身营养状况，增加与其他儿童接触往来的机会。教儿童说话时，发音要清晰，以免儿童发音含糊不清，影响语言的正常发展。有的儿童用手势、表情表达意思，周围人可故意表示不懂，以促进其学话。

第三十九节　学习困难

学习困难是指儿童在具有充分智力水平，得到常规指导并拥有良好经济条件的情况下

仍存在学习困难，是当今学校及家长经常遇到的问题，它对患儿家长都有很多不良影响，国外对学习障碍早已引起重视，并进一步分类为学习技能障碍（发育性计算障碍，发育书写表达障碍，发育性阅读障碍）、语言和发音障碍（发育性发音障碍，发育性语言表达障碍、发育性语言感受障碍）、运动技能障碍（发育性运动协调障碍）。最常见的学习困难为发育性阅读障碍。以下重点介绍阅读障碍的发病情况。

临床表现 一般在7岁（二年级）起病，严重病例6岁（一年级）即可明显，有时阅读障碍在低年级可被代偿，9岁（四年级）或之后才明显。在字母书写系统中，阅读障碍早期阶段可能表现为背诵字母、说出字母正确名称、词的分节、读音的分析或分类等障碍。之后，在口语阅读方面显示出不足：朗读时遗漏字，念错字、加字、替换字，将句中的词或词中的字母念反、朗读速度慢、长时间的停顿或不能正确地分节。阅读理解方面也存在缺陷，不能回忆起所读的内容，不能从所读的资料中得出结论或推理，用背景知识中的一般常识回答所读特殊故事里的问题而不用故事里的信息。在标记书本写系统中（中文），阅读障碍表现为：音调念错、念基本结构的音、多音字读错，读错两个字组成的词中的一个字，不能区分同音字等。阅读理解也受损。有的阅读障碍儿童在学龄前也可表现出一定的语言缺陷，认知功能障碍。学龄期可伴有语言技能障碍、拼读障碍、计算障碍等；并常伴有多动症和行为问题。病情轻者，经治疗后阅读会逐渐赶上，到成年无阅读障碍征象。病情重者，尽管予以治疗，障碍的许多特征持续终身。

治疗：阅读障碍的治疗包括：知觉训练、阅读训练、药物治疗父母参与。以上方法均被证明有效 ，但长期疗效不肯定。

预后：影响预后的因素很多，如：智商、家庭层次等。设计较好的随访研究均显示较差的预后，如：辍学率高、就业率低、社会经济地位低等，阅读障碍与犯罪、情绪障碍关系尚待进一步调查和探讨。

第四十节　某些神经质儿童的教育问题

神经质儿童有某些行为上的异常现象，如过分拘禁、缺乏主动性、遇到问题不知道怎样处理，又的则过分顽强、易激怒、不易适应集体生活。最常见的为被动、自信力不足以及有反抗行为的儿童。

被动自信力不足的儿童，儿童在2～4岁出现独立自主的愿望，开始主动了解周围环境的事物，不断询问和模仿周围的东西，成人对儿童的某些不适当活动应加制止，但过多地限制儿童的活动，就可抑制儿童积极主动性的发展，使部分儿童习惯于一切等父母来安排，生活自理能力差，日久以后养成依赖习惯，在新的环境下遇到问题，不知怎样处理，遇到困难时缺乏克服困难的顽强精神。成长以后，由于缺乏主动性，遇到事犹疑不决，缺乏创造性。对这些儿童，应注意发展他们的独立能力，给予锻炼机会，不断鼓励，帮助他们建立信心。参加集体生活及社会活动，对锻炼儿童主动性、培养自信心是很有效的方法。

有反抗行为的儿童过多干涉儿童的正常活动和束缚压制儿童的积极主动性的另一后果，是引起儿童的反抗，特别是对一些活动力很强的儿童来说，更易产生。此时儿童对大人的一切建议，均抱反抗对立的态度。反抗形式各有不同。幼儿的反抗一般表现为哭闹，兴奋、叫喊、双脚跺地等。较大的儿童有时以隐蔽方式进行，顽强反抗。这种反映模式日久后会使儿童不易习惯集体生活，给教育带来困难。

预防：给儿童充分合理的活动自由，在绝对必要时才加以约束。如果儿童在性格上已发生顽强违拗的特点，应尽量说服教育，多方诱导，但不应生硬地阻止儿童的言行。对这些儿童提出要求时应加以协商的方式、和蔼的态度提出。顽固反抗的儿童一般富于积极主动性，应适当说服教育。对年龄较大的儿童更应注意此点。当反抗性减弱后，就可用直接的方式提出。有一些特殊的儿童，一旦大人向他们提出要求，就在地上打滚、尖叫，并故意在公共场合这样做，以引起周围人的注意。此时不必急于处理，过后再进行说服教育。对这些儿童，如果不让他们做某种事情。应向他们说明原因，解释透彻，绝对禁用强迫命令的方式，免得引起相反的效果。

第三十章　小儿预防保健

第一节　小儿预防保健

对婴幼儿的卫生指导，可以通过定期健康检查及家庭访视来进行。由此可以了解小儿生长发育的情况及存在的问题，再根据家庭的具体条件，尽早矫正生长发育过程中存在的问题。卫生指导的具体内容，概括如下：

1. 合理喂养

见营养章节。

2. 衣着

婴幼儿的衣服应该宽松，使四肢活动不受限制。尼龙衣料不适宜作小儿衣服。尿布宜用柔软而有吸水性的棉布，橡皮尿布不能透热，只适合婴儿外出时短期应用。婴儿还需穿上小袜和布制小鞋，以保持两足温暖。衣服不宜穿得过多，应按气温随时增减，春秋气候多变，更应特别注意。此季节中，日间室外温度往往较室内为高，儿童在室外游戏汗流夹背时，若不将衣服适当减少，则回至室内时容易着凉，有些托儿所的儿童在春秋季多患伤风，往往由于忽略此等护理所致。夜间盖被也勿过厚，过厚可使睡眠不安。只要婴儿两足暖和，就说明衣被的厚薄是适当的。

3. 睡眠

足够的睡眠是保证婴儿及儿童健康的先决条件之一。如果睡眠不足，小儿就会烦躁、易怒、食欲减退、体重减轻、肌肉松弛。此外，如果睡眠时间不足，婴儿反而不能熟睡，因而造成恶性循环。婴幼儿与儿童每日所需的睡眠时间，个别差异颇大，不应作硬性规定。1岁以下婴儿包括日间小睡2~3次，1~6岁的包括午饭后小睡1次，每次约1.5~2小时。要保证足够的睡眠，必须养成良好的睡眠习惯。在出生后即可开始训练。日间喂奶准时，夜间则任其熟睡，勿因喂乳将其惹醒。婴儿睡觉勿用摇篮，也勿抱于手中抖动。睡眠时，避免固定一个姿势，以防止形成不良条件反射。习惯养成之后，最好不要任意变动其时间。婴儿就寝之前，勿引逗玩笑，以免过度兴奋。较大的儿童睡前不得阅读紧张的故事书或作紧张的游戏。

4. 清洁卫生

婴儿脐带脱落后，就要养成按时洗澡洗头的习惯。浴后，要特别注意揩干皮肤褶皱部，如耳后、颈、腋、腕、腹股沟等处，并敷爽身粉。每次换尿布时，也要注意腹股沟及臀部的清洁与干燥。

时　间	训　练
4个月时	让孩子的两手放在妈妈的乳房上
4个月以后时	训练孩子用双手捧住奶瓶
7~8个月时	让孩子自己拿着饼干吃
9~10个月时	孩子可自己独立捧住奶瓶或小碗
1岁半左右	孩子可以拿勺吃饭
2岁时	孩子可以独立用勺吃饭

头部器官的清洁：婴儿头皮有时有鳞状污垢，可在晚间涂油，次晨用肥皂擦洗，并用软梳梳去。婴儿眼角若有小量分泌物，可用细软洁布轻轻擦去。眼睛一般不需冲洗。耳部及外耳道的可见部分，应每日以细软毛巾揩净；鼻孔如有分泌物，可用小棉花棍蘸水揩除，切勿将棉棍插入鼻腔。口腔不宜揩擦，恐致擦伤，常喝开水为清洁口腔的最好方法。可教3岁以后的小儿刷牙。

5. 培养孩子动手吃饭

和孩子一起吃饭时，要有一个愉快的环境和气氛，可以播放一些轻松悦耳的音乐。进餐时，不要打骂孩子，这样会影响孩子食欲，不要强迫喂食。

6. 活动

婴儿自出生开始就有身体活动的机会。婴儿啼哭时，能使四肢的挥动得益。为使生后数月内婴儿有足够的活动，可在浴前或睡前解衣，让其自由活动翻身，或作轻柔按摩。这时应暂时关闭窗户，勿使受凉。

婴儿已能在俯卧位仰头时，即可每日在一定时间内置小儿于俯卧及头侧位活动片刻。未能独坐前，鼓励婴儿学爬也是促进运动的良好方法，爬有助于上肢和胸部的发育。应创造条件在户外利用日光、空气和冷水进行锻炼。

7. 大小便习惯的训练

婴儿在3个月以上就可以把尿，随月龄的增长可根据情况训练婴儿大、小便坐盆。要摸清婴儿每日大、小便的规律，坐盆时间不要过长，一般大便坐5分钟左右，小便坐3分钟左右。并且要训练不兜尿布。开始白天不兜，逐步训练晚上也不兜。夜间按时将婴儿叫醒坐盆小便，养成习惯后，晚上也可不兜尿布。

8. 劳动与互助习惯的培训

要训练小儿从小养成热爱劳动、互助友爱的好习惯。2~3岁时即可培养料理自己的能力，如穿脱衣服、收拾玩具；在托儿所里，要教以互相帮助，如解开结在背后的衣带。对幼儿园儿童应进一步给以劳动的机会，如收拾玩具、餐桌服务、简单的打扫工作、花园中除虫、拔草以及日常生活中力所能及的体力劳动。

训练小儿生活习惯应遵循下列原则①要待小儿神经、精神发育已达到适当程度，方可开始；②对小儿的尝试及失败要有耐心，成功时要即时给予鼓励；③避免强迫的方法

训练习惯时，应了解小儿的生理特点。对儿童的要求和教育方法必须一致，否则容易引起其心理紊乱。成人对儿童应一视同仁，不能有所偏袒，以免造成小儿缺乏信心或顽强任性，对培养习惯不利。

约1.5~2、3岁的小儿，常表现一定的抵抗性，喜欢说“不”。对此应采取策略，正面诱导，向小儿提出明确要求。例如，要求小儿就寝时，不要问他“是不是要睡觉?”而

是按成人愿望提出要求。

儿童喜学榜样，故在饮食、睡眠等生活习惯上，同其他行为一样，成人应作出良好的榜样，并鼓励儿童之间互相学习，养成优良习惯，改正缺点。

9. 疾病的预防

除上述日常护理工作外，应对儿童进行定期体格和心理智力发育的检查，以便及时发现隐患，及时矫正。此外，适时的预防接种，为预防某些急性传染病的必要措施。

关于预防意外伤害，一般来说，生后第1年内的意外事故，主要是吞食及吸入有害物品、烧伤、烫伤等。年龄渐大则须注意防止溺水、车祸等意外事故。要大力做好安全教育工作，严格执行毒药管理办法，避免药物中毒。

第二节　婴幼儿生长监测

目的是早期发现生长迟缓，及时分析原因，采取相应干预措施，促进儿童健康成长。内容包括测量体重、身高、体格检查和必要的化验例如血红蛋白测查等。

个体儿童生长监测的内容包括：①定期、连续、准确地测量小儿体重；②在生长发育图中画小儿体重曲线；③评价小儿体重曲线在生长发育图中的变化趋势，小儿体重曲线与图中参考标准曲线平行，说明体重增长正常。小儿体重曲线不与图中参考标准曲线平行，通常有下列三种情况：一是曲线出现低偏，表示体重增长缓慢；二是曲线变平坦，说明体重未增长；三是体重曲线出现下斜，表示体重减轻，并分析其变化原因；④根据小儿的体重曲线变化趋势及其变化的原因，指导家长采取相应措施做好自己孩子的保健工作。

衡量小儿体格发育最重要的标志是体重和身长（高）。体重是身体各部重量的总和，是反映营养状况最易测量、获得的灵敏指标。身长（高）头、脊柱、下肢长的总和，能反映生长速度和营养状况。这一指标比较稳定，但婴儿的身长不易测量准确，而且身长增长速度减慢，需要6个月才能表现出来。许多营养状况调查资料表明，婴幼儿喂养不当，食物质量欠佳，反复感染，都会影响生长发育，导致生长速度减慢。生长速度减慢最早的表现是体重增长速度减慢，或者不增长，甚至减轻。尔后才是身长增长速度减慢，最后影响大脑发育，头围较同龄同性别的健康儿童小。体重增长速度减慢在早期依靠人们的眼睛目测不易发现，而应用生长发育图，定期连续地测量小儿的体重，在图中画小儿体重曲线，观察小儿体重曲线在生长发育图中的变化趋势就能早期发现。国内外的实践证明，使用生长发育图观察小儿的体重曲线在图中的变化趋势，绝大多数的营养不良者可由母亲早期发现，及时找医生检查、处理。这说明一旦发挥了母亲的主导作用，生长曲线图就能起到应有的监测作用。

我国七个妇幼卫生示范县小儿生长监测研究结果表明，生长监测应从新生儿期开始。监测儿体重曲线偏离率（体重增长缓慢、未增长、减轻）在6～18个月龄组高于其他月龄组。在各月龄组出现体重曲线低偏（体重增长缓慢）的机率均比出现体重曲线平坦（体重未增长）和下斜（体重减轻）的机率高，尤以0～12个月龄明显。引起监测儿体重增长缓慢的主要原因是喂养不当，体重未增长和减轻的主要原因是呼吸道感染和腹泻。研究结果还表明，生长监测有下列作用：①能早期筛选出生长缓慢的体弱儿，及时分析其原因，并进行干预，预防营养不良症的发生。②对家长进行健康教育，提高家庭自我保健能力的手段。③实行医学模式向社会－心理－生物医学模式转变的措施，是一种有效的儿童系统保健的方法。

第三节　婴儿的身体健康和预防接种

婴儿从小就要锻炼身体，除了必要的健身体操的活动外，还要让其多与大自然的阳光、空气和水接触。太阳光线中的红外线可使血管扩张，紫外线起到杀菌和预防佝偻病发生的作用；清新的空气含氧极高，能促进人体的新陈代谢。在寒冷的冬天里可进行适当的活动（冷空气可使血管收缩，而运动可使血管扩张），可以提高小儿抗寒冷的适应力；水对人体皮肤、血管是一种良好的刺激，可进行适当的水上运动。夏天满月的小儿每天可抱出户外1～2次。冬天，会走路的孩子就可以到室外游戏玩耍，但是不必给穿太多的衣服，这样可以锻炼孩子的耐寒力。多与自然接触，对小儿的身心发育大有裨益。

（1）经常体检。从出生到1岁的小儿，发育生长很快，但万一患病，病情发展也很快。因此，在生活条件和环境允许的情况下，妈妈有必要带着小儿定时到医院体检。满月之前是10天1次；以后每3个月1次；1～3岁是半年1次。体检的项目是：①测量身长、体重、头围、胸围。②检查身体各器官的发育，皮肤色泽和弹性，头发光泽和浓密，皮下脂肪的厚薄等。③血液和尿液的检查，能及早发现贫血和肾炎，还可能会查出某些先天性遗传疾病。④了解小儿的语言、动作、发育以及行为等情况对神经精神发育进行评价。

（2）要及时预防接种。由于小儿的先天性免疫力不强，特别是人工喂养和人工混合喂养的情况出生后要及时进行预防接种，通常婴幼儿的免疫接种程序如下（供参考）：

①出生后24小时，可接种卡介苗；

②出生后48小时，可接种乙型肝炎疫苗；

③1个月龄接种乙型肝炎疫苗第2针；

④2个月龄口服麻痹症三价混合糖丸疫苗1颗；同时接种百白破三联菌苗1针。

⑤3个月龄复服麻痹症三价混合糖丸疫苗1颗，注射百白破三联菌苗1针；

⑥4个月龄再口服小儿麻痹症糖丸疫苗1颗，注射百白破三联菌苗1针；

⑦5个月龄再注百白破三联菌苗1针。

⑧6个月龄注射第3针乙型肝炎疫苗，接种乙型脑炎疫苗2次；

⑨8个月龄接种麻疹疫苗1针；

⑩一岁时接种浒脑膜炎菌苗1针；以后随年龄增长给适当的补种，即能获得对麻疹，小儿麻痹症、百日咳、白喉、破伤风、乙型脑炎等。小儿容易感染的疾病的免疫力，也可免受乙肝和流行性脑膜炎的感染。

新生儿用药要特别慎重，药物使用不当往往造成不良反应或中毒。特别是新生儿的肝肾及某些酶系统功能尚未成熟。一些轻病如伤风、感冒、下痢等只要精心护理调节饮食就可以痊愈，乱用抗菌素反而产生耐药反应。一旦当孩子患重病时就无药可用了。当然妈妈要在医生的指导下用药是应该的。

（3）乙型肝炎病毒HBSAg阳性的孕妇及小儿的预防。

①加强营养，多吃含丰富的蛋白质、维生素类食物，如瘦肉、蛋类、牛奶及奶制品、豆及豆制品以及各种蔬菜、水果，以提高自身机体和肝细胞的抗病能力。避免过度疲劳。

②分娩过程中，应避免胎膜早破、产程延长以及不必要的阴道检查；分娩时要注意对新生儿的清洗工作以免母血、羊水和阴道分泌物污染小儿的皮肤、粘膜和消化道。小儿出生后15分钟至6个小时内要及时注射乙型免疫球蛋白，按每公斤体重0.5毫升计算，两个月后要再加强注射1次，或添加乙肝疫苗，以后每月或隔月1次。共3次，这样可使60%～80%的新生儿得到保护。

③产后轻易不要亲自哺乳和不要亲吻小儿。不要共同使用食具。接触小儿前应充分洗干净双手。有条件的产妇，应做到母婴分开，由健康的人哺养小儿。

（4）母爱与母亲的小心照料是对小儿无与伦比的恩惠。小婴儿的先天所缺，后天所缺，都不可怕，最可怕的是得不到母爱。著名的精神病学家佛洛伊德认为：母爱是孩子特别重要的"潜意识"，它和吮奶、排便、睡觉一样，是孩子发育、成长的本能需要。

母爱渗透在对小婴儿哺乳、抚摸、拥抱、亲吻、逗趣、哄哭、微笑以及照料小儿的一切活动之中。如果让小儿较长时间独自躺在床上，缺少与母体相处的时间，他会感到很不满足。要知道，你的小婴儿与成人一样是有情绪的。有时候，小儿哭啼，就是一种自卫反应，他希望妈妈不要忘记他的存在，希望得到爱抚。出生6个月后开始缺乏母爱的小儿，其后果比6个月前更为严重。缺乏母爱的孩子在精神上、智力发育上，明显地落后于一般的孩子，而且将会显得缺乏深厚感情，显得枯燥、孤僻，不容易理解他人的痛苦。

小儿与父母的感情联系可以说在母体腹中的胎儿期就开始了。科学家认为胎儿更容易接受低频音，因而也容易听到爸爸的声音。爸爸定时经常给胎儿哼曲对话，出生后，小儿听到爸爸的声音会停止哭闹，露出笑容。父亲对小儿的关心照料越多，比如：多与其身体接触、说话、逗趣、做游戏等，小儿将会变得更聪明、活泼、伶俐、可爱。

附录一 正常小儿行为发育阶段的标志

年 龄	动 作	语 言	智 力
2个月内	动作无规律，直立位及仰卧位时，都能抬头	能哭叫	不能注视，6周能微笑，感到声音，能辨别黑暗与光明；10周抱着能稍微抬头，可由侧位翻滚到背部朝上
3个月	仰卧时以肘支起前半身、抬头，能用手摸东西	能发出喉音	会笑，头可随看到东西和听到的声音转动。
4~5个月	扶着两手能坐，手能握住玩具，扶腋下能站直。	大声发笑，会用“呵”、“呃”发音	能伸手取物，能注视自己的手
6个月	会翻身，扶着两个前臂时可以站得直	能发出一些单调的音节	能认识生人和熟人，开始用手抓东西往嘴里放
7个月	自己会坐，将玩具从一只手转换到另一只手	会重复简单音节，如爸爸、妈妈。	能听懂自的名字
8~9个月	会扶着栏杆站立，行走，会拍手。	重复大人所发出的简单音节	能注视观察大人的行动，能伸手要人抱，用匙试着吃东西
12月	能自己站立，独走，能弯腰拾东西	能用简单的词表达自己的意识，能叫出手、眼等。	能模仿大人的动作，对人和事有喜憎之分，懂得简单的命令
15个月	自己能走的很好，	能蹲着玩 能说出几个词和自己的名字	能自己吃饭，能表示同意和反对
18个月~20个月	能自己爬台阶，大便能自控	能说出自己身体各部分的名称	喜欢看书，看画片，会表示大小便
2岁	会跑，能跳，手的动作准确。	能唱简单唱歌，会说几个字的句子	能分辨出男女老少，叔叔阿姨。白天可以控制小便
3岁	能跑，会骑三轮车，能将纸折叠好	能数几个数，能说短的歌谣	能认识画上的东西，会用筷子。在夜间小便能自控
4岁	能够穿衣或脱衣（需要一点帮助）		
5岁	能画一张身体和四肢分开的画		

附录二　小儿体格发育的测量方法

1. 体重

初生儿用婴儿磅秤，最大载重限 15kg，准确读数至 10g；亦可用特制木杠式市秤，最大载重限 10kg，准确读数至 50g（可用目测估计使读数至 10g）。1 月以上小儿用杠杆式体重计。1 月至 7 岁所用者最大载重 50kg，准确读数不超过 50g；8～17 岁所用者最大载重 100kg，准确读数不超过 100g。亦可用经鉴定的吊式木杠式市秤，其载重限与读数准确度同前。量具应经常检修，保证各部件灵活准确，大数量测量前必须经衡器厂检修站检修合乎标准。测量时应将体重计平稳地放在地上，查看底踏板下的挂钩是否联结好，再检查零点，当体重计没有任何移动时，其“0”点应不会改变。在每天上、下午测量前及测量中均应检查“0”点一次。

测量前，被测者应先排大小便，然后脱去鞋、袜、帽子和外面衣服，仅穿背心（或短袖衫）、短裤衩。婴儿卧于秤盘上（无婴儿磅秤者可于台秤上放一固定重量的筐箩，秤后减去箩重），1～3 岁小儿可蹲于秤台中央，年长儿可赤足轻轻地站在画好脚印的踏板适中部位，两手自然下垂，不可摇动或接触其它物体，以免影响准确性。先加砝码于横杆的自由端，再调整游锤，知道杠杆呈正中水平位。将砝码及游锤所示读数相加，以 kg 为单位，记录至小数点后两位。

若用木杠式市秤，可将吊绳固定于支架（柱）上，以利工作。当横杆与地面或桌面平行时，秤盘不可远离地面或桌面，以防在调整秤锤时发生意外跌伤（约 20～30cm 即可）。

2. 身长及身高

身长（卧位长）及顶—臀长用标准的量床或携带式量板，身高及坐高用身长计或固定于墙壁上的立尺或软尺。用具的木材应为不受热胀冷缩影响及不易裂缝者，软尺宜用布质涂漆者，不宜用伸缩性较大的纯塑料者。用前应检查量床有无裂缝，头板是否与底板成直角，足板是否歪斜；身长计的立柱与木板台是否固定牢靠，木板台是否放置平稳，立柱与滑测板的位置是否正确，并且标准尺（两米长，有精确到 mm 刻度的钢尺）检查量床及立柱上的刻度是否准确，若全长（2m）和标准尺相差 0.5cm 以上则不能使用。选择软尺时亦同样要求。

3 岁以下小儿量卧位的身长。小儿去鞋袜，仅穿单裤，仰卧于量床底板中线上，助手固定儿头使其接触头板。此时儿面向上，两耳在同一水平上，两侧耳珠上缘和眼眶下缘的连接线构成与底板垂直的想象平面。测量者位于小儿右侧，左手握住两膝，使两下肢互相接触并贴紧底板，右手移足板，使其接触两侧足跟。双侧有刻度的量床应注意两侧读数一致；若用无围板的量床或携带式量板，应注意足板底边与量尺紧密接触，使足板面与后者垂直，读刻度，记录到 0.1cm。

3 岁以上小儿和青少年量身高。测量时被测者脱去鞋、袜、帽子和衣服，仅穿背心和短裤衩，立于木板台上，取立正姿势，两眼直视正前方，胸部稍挺起，腹部微后收，两臂自然下垂，手指并拢，脚尖分开约 60 度，脚跟、臀部和两肩胛角间（如利用墙壁钉软尺测量时，则是两肩胛角）几个点同时靠着（接触）立柱，头部保持正直位置。测量者手扶滑测板，使之轻轻向下滑动，直到板底与颅顶点（颅顶部正中线之最高点）恰相接处，此时再观察被测者姿势是否正确，待校正符合要求后读取滑测板底面立柱上所示数字，以cm为单位，记录至小数点后一位。注意测量者的眼睛要与滑测板在一个水平面上。

3. 顶－臀长及坐高

3岁以下小儿量顶－臀长，取卧位。准备工作、助手固定儿头及身体、测量者位置，均同测身长的要求。测者左手提起小儿小腿，膝关节屈曲，同时使骶骨紧贴底板，大腿与底板垂直，移动足板使其压紧臀部，读刻度至0.1cm。3岁以上量坐高。被测者坐于坐高计的坐盘或有一定高度的矮凳上，先使身躯前倾，骶部仅靠墙壁或立柱，然后坐立，两大腿伸面与身躯成直角而与地面平行，大腿与凳面完全接触，并互相靠拢，膝关节屈曲成直角，足尖向前，两脚平放在地面上（可用木板放在脚下调整高低），头及肩部位置同测身长的要求。令被测者挺身，移下头板使与头顶接触，读刻度至0.1cm。注意坐凳高度要合适，过高过低均会影响读数。

4. 上部量、下部量

在卧位或立位用软尺或硬尺测量自耻骨联合上缘至足底的垂直距离，为下部，读刻度至0.1cm；身长或身高减去下部量即为上部量。

5. 指距

指距用直角规测量。小儿两手向两侧平伸，手掌向前，臂长轴既于地面平行，又与身体的矢切面垂直。先让小儿一手中指指尖（先修指甲）顶住规的固定脚，然后调节活动脚，使其内侧紧靠另一手的中指指尖，这时小儿两臂应尽力向两侧伸直，活动脚所指的刻度就是指距，记录至0.1cm。

没有适当的直脚规时，可令小儿背靠画有cm刻度的光滑墙壁来进行测量。

6. 头围

所有软尺要求同前，每测500人左右即用标准尺校正一次，不合要求者应即换用新尺。

被测者取立位、坐位或仰卧位，测量者立或坐于被测者之前或右方，用左手拇指将软尺零点固定于头部右侧齐眉弓上缘处，软尺从头部右侧经过枕骨粗隆最高处而回至零点，读至0.1cm。量时软尺应紧贴皮肤，左右对称，长发者应先将头发在软尺经过处向上下分开。

7. 胸围

所用软尺要求同头围。3岁以下小儿取卧位或立位，3岁以上取立位，不要取坐位。被测者应处于平静状态，两手自然平放（卧位时）或下垂，两眼平视，测量者立于其前或右方，用左手拇指将软尺零点固定于被测者胸前乳头下缘（男及乳腺尚未突起的女孩），乳腺已突起的女孩，可以胸骨中线第四肋间高度为固定点，右手拉软尺使其绕经右侧后背以两肩胛小角下缘为准，经左侧而回至零点，注意前后左右对称，各处软尺轻轻接触皮肤（1岁以下皮下脂肪松厚小儿宜稍紧），取平静呼、吸气时的中间读数至0.1cm。

8. 上臂围

被检者上肢放松下垂，在肱二头肌最突出处进行测量。测处系肩峰与尺骨鹰嘴连线中点，周径与肱骨成直角。测量时软尺只须紧贴皮肤即可，勿压迫皮下组织。

9. 小腿围

小儿坐或仰卧位，测量腓肠肌最粗大处的周围径。

10. 肩宽

使用测经规。小儿坐或立位挺胸垂臂，测量者立背后。量具一脚用左手固定于小儿左肩胛最突出点（肩峰）之左，右手拉开量具另一脚并使刚刚位于右肩峰之右（不用任何压力）。此时量具两脚向前向上约45度，便于固定与阅读，读至0.1cm。

11. 骨盆宽

小儿仰卧或立位。仰卧时测者站立于台右，立位时站立于小儿前面或儿后，用于摸及骨盆最大横径之两侧髂嵴时，用卡尺两脚压紧于其上，读至0.1cm。

12. 皮下脂肪

可用工业用精密卡尺，或带有百分表的Harpenden式量具，或有适当明显刻度的。带有弹簧的普通小卡尺。任何式样量具，其钳住皮肤的钳板大小均应为0.6×1.5cm，平面应在任何皮肤厚度时均能互相平行，以利于均匀地接触皮肤。带有弹簧的量具，弹簧的牵力应保持恒定，约在15g/mm²。测量前应检查量具的钳板是否灵活。有百分表的量具，在使用前调整指针至“零”，扳开及放回两钳反复三次，放回时指针应回至零点。

测量时用左手拇指及食指在测量部位捏起大折皮肤，捏时两指的距离为3cm。右手提量具，张开两钳，使其从捏皮折的两旁伸下并钳住皮折两面。由表面上的指针或在刻度上读cm数至0.5mm。若用工业式卡尺，由2人协作进行，助手在测量部位用两手同时捏起皮折，测量者先旋开卡尺至适当距离，提尺使两钳在助手两手的指间垂直往下，直至皮折的底部。然后一手提尺柄，另一手旋转精微旋头，直至不再转动为止。读刻度。在取开卡尺时应先旋开两钳，以免引起疼痛。

不同部位捏起皮折的方向如下：

面颊部：拇指固定于小儿嘴角外侧，食指对着耳垂，两指相距约3cm，捏起皮折，捏得稍紧一些，但不应过重，以免引起疼痛。

腹部：锁骨中线上平脐处，皮折方向与躯干长轴平行，指距与测法同上。

背部：在肩骨下角下稍偏外侧处，皮折自下侧至上中方向，与脊柱约成45°角。

腰部：侧卧或直立位，在腰部，沿腋中线，在髂峰与放低肋骨之间，皮折自后上向前下方向，与腋中线约成45°角。

二头肌部：在二头肌上面，在上臂前面，肩峰与桡骨连线中点的水平处，皮折方向与上臂长轴平行。

大腿部：大腿屈曲外展，在其内侧上1/3及中1/3交接处捏起皮折，方向与大腿长轴平行。

附录三　小儿用药按成人剂量折算表

小儿年龄	相当于成人用量折算表
初生～1 月	1/18～1/14
1+月～6 月	1/14～1/7
6+月～1 岁	1/7～1/5
1+岁～2 岁	1/5～1/4
2+岁～4 岁	1/4～1/3
4+岁～6 岁	1/3～2/5
6+岁～9 岁	2/5～1/2
9+岁～14 岁	1/2～2/3

附录四　小儿用药不良反应

1. 过敏反应

是较常见的药物性皮炎，如常用的磺胺类、痢特灵、青霉素等药物。药物引起的皮疹临床表现多种多样，轻者为固定性红斑、荨麻疹；重者可出现全身剥脱性皮炎，危及生命。青霉素、链霉素、庆大霉素、普鲁卡因等还可以引起过敏性休克。

2. 耳聋

氨基甙类抗生素（如链霉素、庆大霉素）对小儿第8对脑神经（即听觉神经）的毒性较成人严重，可引起进行性重听和耳聋。故应慎重应用。若出现头晕、耳鸣、耳聋或烦躁不安，应减量或完全停药。

3. 肾脏毒害

氨基甙类和头孢菌素等抗生素对肾脏有毒性作用，如长久使用而剂量较大，可引起肾功能损害，如出现血尿、蛋白尿等。因此，肾功能不全者应慎重使用。

4. 药物性肝炎

有些药物可引起小儿肝脏损害，如长期服用水杨酸类药物及利福平等可造成肝功能不良。实践表明，如长期每日服用水杨酸按每日每Kg体重0.1～0.2克后，可发生药物性肝炎。

5. 精神异常

如异烟肼、氯霉素等药物，可诱发中毒性精神症状。前者可引起中枢神经中毒，出现易怒，欣快感、全身抽搐、昏迷等异常。

6. 生长抑制

如长期服用对氨基水杨酸钠，可阻碍小儿胃粘膜摄取维生素 B_{12}，使食物中脂肪、叶酸等不能吸收而造成小儿营养不良。服用皮质激素6个月以上患儿可出现生长抑制、骨质疏松。

7. 继发反应

肾病患儿如长期服用皮质激素可产生满月脸、水牛背为主要表现为“柯兴综合征”。同时因抑制小儿免疫功能而造成继发感染。

附录五　物理降温法

在婴幼儿时期，高热容易引起神经症状。对一般高热可用内服药、置蓄冷袋或冰袋于头部。但若热度上升太速，有时神志不清，可先使用各种物理降温方法。

1. 冷盐水灌肠

用冷生理盐水，温度在20°C左右，婴儿约需100～300ml，儿童约需300～500ml，按普通灌肠法进行。如疑有中毒型痢疾时，可加一个三通管洗肠，一方面降温，另一方面可检查大便，确定诊断。

2. 酒精擦澡

方法如下：

①揭下盖被，覆上大毛巾或浴巾。

②脱去衣服。

③将橡皮单及浴巾铺于身下，再将被子折至床尾。

④加敷冷湿布于额上。

⑤用35～50%酒精洗擦上、下肢两侧各4分钟、背部2分钟。边擦边揉，避擦胸腹部。腋下及腹股沟处宜重点洗擦。洗毕裹在毛巾被或棉被中，不要随即穿衣。

⑥操作时需观察病儿皮肤的颜色、呼吸及脉搏。

⑦30分钟后宜再测体温。

附录六　食物性能与禁忌

古人不仅理解营养能滋补人体，并认为每种食物有它的营养特性，在一般情况下，由人体在一定限量幅度能自动综合调节，而在疾病时便须有所特殊选择；而且对食物性质与疾病类型或与药物性味有所矛盾时，应有所慎忌。这些长期观察积累的经验，大致归纳分类如下：

（一）辛辣类

这类食物包括葱、韭、大蒜、生姜、辣椒、烟、酒等，由于这类食物多属辛热，少食有通阳健胃作用，故宜于寒症疾病。如胃痛腹痛泄泻水肿等疾病。如果多食则生痰动火，散气耗血，损害目力。故对于阴虚阳亢之体及一切血症，咳嗽目疾时症，温病痔瘘疥疮痈疽等病均须禁忌。儿童时期，更为禁忌。

（二）生冷类

这类食物包括瓜果及生冷蔬菜。由于这些食物性质多寒，能清热解渴，故适用于热证疾病，如时症温病，便秘、喉痛、牙痛等疾病。因其性寒又多属生冷，容易使肠胃功能发生影响，故一切虚寒之体及肠胃病者，如腹痛胃痛，呕吐泄泻，均应慎忌。

（三）油腻硬固类

这类食物包括一切动物的油脂厚味及油炸的硬固食物。油脂性滑而润，有通腑作用，故适用于便秘，小儿病。因其味厚腻滞，有损脾胃的健运。凡外感诸病，黄疸，大便滑泻的患者，均宜慎忌。而油炸质硬食物，不易消化之品，凡肠胃有病及牙齿不健全者，均应禁忌。婴幼儿均属慎忌。

（四）海腥类

这类食物，包括蚌肉、鲨鱼、蟹类等，食物性味多为咸而腥，亦属发物一类，较长儿童、少食尚无妨碍，多食则易伤脾肾，并诱发过敏疾病，故脾肾有病和寒症疾患以及素有慢疾、旧病者均应忌之。

（五）发物类

这类食物除包括海腥类外，在蔬菜方面，如香菌、蘑菇、笋、芥菜、南瓜、雪里红等，以及荤菜方面的公鸡、猪头肉等，均为动风、生痰、助火之品，最易诱发旧病、增重新病。尤其是肝风病人，须要禁忌公鸡及猪头肉，胃肠病禁忌南瓜，疗疮禁忌香菌、蘑菇、冬笋、雪里红、芥菜等品。

调补首先应从容易消化吸收、不妨碍脾胃运化的角度着手，可使早日恢复健康。在数量上要有适度的节制，防止食滞，并且也应注意冷暖粘腻，以免损脾。同时对某些慢性虚弱病，就必须要以血肉有情之品，如用鱼肉以及动物内脏等来调补；以脏治脏的疗法，比较更为有效。

附录七　婴幼儿食物制备法

一、婴儿辅助食品的制备方法

（一）菜水

1. 材料

青菜125g，水250ml。

2. 做法

1）先将青菜洗净备用；

2）将水置入不锈钢精锅中煮沸；

3）将青菜用手折成约3cm长小段，置于沸水中，将锅盖好，煮沸，再用小火继续煮5~6分钟，既成菜水；

4）锅盖仍然盖好，使温度适合，装奶瓶或杯子能饮用。

（二）番茄水（大量制法）

1. 材料

番茄2.5kg，糖0.25kg，水2.5kg.

2. 做法

1）先将番茄用水洗净，放入开水中烫一烫；

2）然后将番茄用手撕成小块，放入缸罐中，加糖腌2小时；

3）加1.5升水放入不锈钢锅中煮，煮沸后继续煮3分钟；

4）然后过滤，过滤前所有用具必须煮沸消毒，如果不能做到消毒，必须再煮开以后再吃；

5）过滤后，所余的渣滓加水1000ml煮沸，再过滤一次。依上面做法可得番茄汁4750ml，约可供50人实用。

（三）番茄水（小量制法）

1. 材料

番茄1只，糖1汤匙。

2. 做法

1）先将番茄洗净，将底部划开，放于纱布中；

2）再将番茄连同纱布置于饭碗中，放入焖饭锅中蒸数分钟消毒；

3）取出饭碗，提纱布的四角，用汤匙压挤，将番茄汁挤在碗中；

4）待番茄汁冷却、即可食用，初食者应冲淡后喂给、适应后再吃原汁。

（四）薄乳儿糕

1. 材料

乳儿糕1块（15g）糖15g，水300ml。

2. 做法

1）先将乳儿糕用少量水浸透溶化；

2）将水烧开煮沸，然后将溶化的乳儿糕慢慢加入沸水中，边加边搅，勿使成块；

3）将糖加入，再煮沸即薄乳儿糕。

（五）牛奶薄乳儿糕

1. 材料

牛奶1瓶（220ml），乳儿糕半块（或米粉8g），糖1汤匙（10g）。

2. 做法

1）先将乳儿糕（或米粉）用少量水浸透溶化备用；

2）将牛奶煮沸；

3）再将已溶化的乳儿糕缓缓加入，边加边轻轻搅拌至均匀；

4）最后将糖放入即成牛奶薄乳儿糕；

5）如大量制备，可先将奶量算好，按5%的比列算出乳儿糕（或米粉）使用量，用同法制作，最后以5%～8%比例加糖即可。

（六）蛋黄

1. 材料

鸡蛋1只，糖或盐少许。

2. 做法

1）将鸡蛋洗净，放入冷水中煮20分钟，即成老蛋；

2）剥去蛋白，取出蛋黄；

3）根据需要，将蛋黄压碎，混入乳儿糕中同食，或加糖，或加盐即可。

（七）蛋花粥

1. 材料

鸡蛋1只，粥2碗，熟油一匙，盐少许。

2. 做法

1）先将鸡蛋打碎，打匀；

2）取粥上面的米汤约二分之一碗，将打碎的鸡蛋放入米汤中同煮，边煮边搅，使鸡蛋烧透；

3）再将粥2碗放入，煮沸；

4）将食盐及熟油加入，即成蛋花粥，每碗粥中含蛋半只；

5）如大量制备，则按同样比例，以同法制备即可。

（八）菜泥

1. 材料

青菜或菠菜150g，油及食盐少量，水1饭碗。

2. 做法

1）将菜洗净，备用。

2）先将水煮沸，后将菜用手折断，放入沸水中，约煮10分钟，将菜煮烂；

3）用干净的铜丝筛将煮烂的菜过滤，出去菜中的渣滓，筛下的泥状物，即菜泥；

4）起油锅，将菜泥放入炒片刻，加盐即成，或放入粥中，或放入乳儿糕中均可。

（九）碎菜

1. 材料

各种绿叶菜、胡萝卜、鲜嫩豆等，油。

2. 做法

1）将上列任何一种蔬菜洗净，切成细末；

2）起油锅，将切好的碎菜末放入煸炒片刻，放入粥或面中同食。

（十）水果泥

1. 材料

香蕉、苹果或桔子。

2. 做法

1）香蕉泥做法　只须将香蕉洗净后剥去外皮的三分之一，（消毒）轻轻刮肉成泥状，即香蕉泥，边刮边喂给婴儿。

2）苹果泥做法

①将苹果用清洗剂洗净；

②将水果刀及不锈钢匙用沸水消毒；

③然后将苹果切成两半，用匙轻轻刮成泥状，即成苹果泥，边刮边喂给婴儿。

3）桔子的食法　只须将桔子洗净后，剥去外皮，内皮及去籽，只剩下桔子瓤，即可喂给婴儿，但桔瓤不是泥状，婴儿较长才能应用。

（十一）猪肝泥

1. 材料

猪肝250g，葱及姜少许，料酒少许，盐少许，油少许。

2. 做法

猪肝泥的作法有两种，即：

1）生刮

①先将猪肝洗净，放在砧板上；

②用刀将猪肝切开，在刀切处用刀轻轻的刮，刮下的泥状物，即肝泥；

③起油锅，将猪肝泥放入清炒，加入葱姜、料酒以去腥，烧熟煮透后，加入食盐后

即成；

④做好猪肝泥后，或与碎菜拌和成菜肴，或混入粥、面中同食。

2）热刮

①将猪肝洗净，置锅中煮熟，去掉筋皮；

②在砧板上将煮熟的猪肝剁成泥状；

③后起油锅，放入肝泥清炒，或加水煮沸，即成肝泥，食法同上。

（十二）鱼粥

1. 材料

黄鱼（带鱼）1条，葱、姜少许，料酒少量，盐少许

2. 做法

1）将鱼洗净，去其内脏；

2）整条蒸熟，去骨、去皮，将鱼肉压碎，

3）起油锅，将鱼泥放入清炒片刻，加入葱、姜、料酒，

4）然后放入粥中，调味即成鱼粥，

5）在家庭中，直接用成人食用的红烧鱼或清蒸鱼，去净骨刺，捣烂后即是鱼泥，也可为婴儿食用。

（十三）肉末

1. 材料

瘦猪肉1块，油少量。

2. 做法

瘦肉末的做法有生炒与熟制两种：

1）生炒

①将肉洗净，除去筋皮，用刀将肉剁碎；

②起油锅，将肉末放入清炒，后加水煮，烧熟煮透，合入粥或面中同食。

2）熟制

①将肉整块煮烂，后剁成碎末；

②将上列肉末直接放入粥或面中，煮沸后即成肉末粥（面）。

（十四）鱼松

1. 材料

杂鱼1000g，油25g，酒25ml，糖25g，盐12g，醋少量，五香粉少量，葱、姜少许。

2. 做法

1）将鱼洗净，去其内脏，整条放入蒸锅，加葱、姜及酒蒸熟，去大骨；

2）起油锅，将鱼肉放入锅中，边炒边加酒、盐等佐料，最后加糖。

3）加醋及五香粉少许，继续炒至鱼肉成松而干的小颗粒状，即成鱼松。

二、各种奶类及部分食品的制备方法

（一）全脂奶粉的冲制法

1. 材料

全脂奶粉500g，水4000ml，糖5%。

2. 做法

1）先奶粉与糖混匀，加入冷水少许调成糊状。

2）然后将水煮沸，直接倒入奶锅中。

3）再加热煮沸，即成与鲜牛奶相同的乳液。

（二）稀释奶

稀释奶即将鲜牛奶用不同数量的水冲淡，通常使用的浓度有1：1、2：1、3：1，即分别为1份牛奶加1份水，2份牛奶加1份水，及3份牛奶加1份水。加糖的比例，均为牛奶量的5%。

（三）脱脂奶

1. 全脱脂奶

1）材料：鲜牛奶220ml，糖1汤匙。

2）做法

①先将牛奶放入冰箱，迅速冷却；

②将顶部奶油去掉，以后放入奶锅，隔水蒸；

③然后在蒸好的奶上面，连续去掉上面的奶皮（油）三次，剩下的奶为全脱脂奶，加糖后食用。

2. 半脱脂奶

材料与全脱脂奶同。

①将鲜奶放入奶锅，隔水蒸好；

②连续去掉上面的奶皮三次，剩下的奶为半脱脂奶，加糖后食用。

（四）酸牛奶

酸牛奶可使乳凝块减小，且可刺激消化液的分泌，有利于消化，并使胃内容物增加酸性，具有一定抑菌作用，且能促进钙的吸收，用于腹泻恢复期的病儿有利于改善其营养状况。

1. 材料

鲜牛奶500ml，10%乳酸（食用）2.5ml，糖25g

2. 做法

1）先将牛奶煮沸，加糖，冷却至室温；

2）将10%乳酸，一滴一滴的加入牛奶中，边加边搅，奶逐渐变厚，即成酸奶；

3）按量装入奶瓶，食时隔水温热即可，不能再煮沸。否则因奶中含有乳酸，加热后将成更大凝块；

4）制备此奶时所用盛器、用具均应消毒。

（五）蛋白奶

蛋白奶系用奶渣加脱脂奶制成，其中蛋白质含量（4%～4.5%），脂肪量低（2%～2.5%），对消化不良合并营养不良的患儿最为适宜。使胃内容物酸性增加，有抑制细菌的作用。

1. 材料

脱脂奶500ml，95%乳酸1ml，糖25g。

2. 做法

1）先将脱脂奶置于锅中煮沸（至80℃亦可），立即将95%浓度的食用乳酸1ml，滴入奶溶液，当即蛋白质分离成块状，与奶清分开；

2）然后用萝筛过滤，弃去奶清；

3）将萝筛放在自来水龙头下，将奶块冲干净，即将残留在奶渣上的乳酸冲净，滤干；

4）再取饭勺一个，在萝筛上将奶块压碎过萝，使奶渣穿过萝筛孔，筛下的泥状物，即奶渣；

5）然后将奶渣置于量杯中，加入冷开水约200ml，使成糊状；

6）再另取脱脂奶约250ml，加至量杯500ml处，即成蛋白奶，煮沸加糖即可食用。

（六）蛋白米汤

蛋白米汤系由奶渣加米汤制成，奶渣的做法已如上述，蛋白米汤的做法如下：

1. 材料

同蛋白奶，另加米汤250ml

2. 做法

1）将做好的奶渣放入量杯中，加米汤（或冷开水）使奶渣溶成糊状；

2）然后加米汤至500ml，煮沸加糖后即成蛋白米汤，其所含蛋白质，即500ml牛奶中所含的蛋白质。

（七）鱼蛋白粉米汤

鱼蛋白粉米汤为一种高蛋白质米汤，可代替蛋白米汤，鱼蛋白粉含蛋白质85%，脂肪低于0.5%，是一种适用于腹泻病人的食物。浓度可根据病情灵活掌握，或3%或5%均可，其做法只需将米汤煮沸后，将鱼蛋白粉放入再煮沸，加糖（或盐）即成。

（八）焦米汤

1. 材料

奶糕（或米粉）15g，水300ml，糖15g。

2. 做法

1）先将奶糕研成粉状，放入干的铁锅中炒，边炒边搅拌，炒至咖啡色时，即成焦米粉；

2）将水煮沸，后将炒好的焦米粉调入沸水中，边加边搅，勿使成块；

3）煮沸后，再用小火煮片刻使浓缩，加糖即成焦米汤；

4）食时装入奶瓶，边喂边摇，以防沉淀。

（九）淮山药粉汤

1. 材料

淮山药粉15g，水300ml，糖15g。

2. 做法

1）将水煮沸；

2）取淮山药粉放入少量水中使溶，后慢慢放入煮沸的水中，煮沸后加糖，即成淮山药粉汤；

3）制作时淮山药粉的浓度可用5%，也可用3%，视病情而定。

（十）胡萝卜汤

1. 材料

胡萝卜500g，水1000ml，糖50g。

2. 做法

1）将胡萝卜洗净，刮去污泥（不必去皮），切成长形大片，放入锅中加水烧烂；

2）取出胡萝卜片，放在萝筛中，刮成泥状，除去残留在筛上面的即胡萝卜中的粗纤维；

3）再将胡萝卜泥，放入量杯中，将原来煮胡萝卜的原汁倒入量杯，再加水至1000ml，加糖（5%），煮沸即成胡萝卜汤；

4）食用时，根据需要量装入奶瓶，喂哺时，应边喂边摇，以免胡萝卜泥沉淀。

胡萝卜是碱性食物，含有果胶，有使大便成形和吸附细菌及毒素的作用，对较严重的腹泻患儿有显著疗效。但由于胡萝卜汤热能较低，不宜长期食用，一旦病情好转，即应更改饮食。

（十一）藕粉

藕粉由藕制成，性甘平，主治泄痢、食欲不振等。幼儿腹泻时可用以治疗，制法同淮山药粉，厚、薄根据病情，初发病时用较薄藕粉，渐痊愈后可用厚藕粉。

（十二）糖水

糖水有淡糖水及糖浆两种，其做法是：

1. 淡糖水

取糖500g加水750ml，置于锅中煮沸，用纱布过滤即成淡糖水，制成的糖水约为1000ml。

2. 糖浆

取糖500g，加水200ml，同法煮沸，过滤，即成糖浆，制成的糖浆约500g，相当于干砂糖500g。

（十三）豆浆

1. 材料

黄豆500g，水4000ml，油脚2/3茶匙。

2. 做法

1）先将黄豆中的泥沙捡干净，洗干净，放入清水浸泡，夏日约泡4~6小时，冬季则泡10~12小时；

2）将泡好的黄豆加水，在豆磨中磨成浓浆；

3）在浓浆中加入油脚，搅匀，使泡沫消失，然后用稀布过滤，滤时再加水至黄豆500g与水4000ml的比例；

4）再将所得豆浆放在锅内煮沸，为婴儿食用时，煮沸后应继续煮3~5分钟。

（十四）冲乳儿糕米汤

米汤以从粥上取出的米汤为最好，但当米汤不足时，可用乳儿糕粉（米粉）冲制，其制法是：

1. 材料

乳儿糕（或米粉）50g，水1000ml，糖50g。

2. 做法

1）先将乳儿糕用水浸泡使溶，备用；

2）将水煮沸，后将已溶的乳儿糕，用筷调匀；

3）将调匀的糊状乳儿糕加入水中，边加边搅，至沸，用小火继续煨煮片刻；

4）将糖加入，即成米汤；

5）如需薄米汤，则乳儿糕用量可减少至30g。

（十五）清牛肉汁（鸡汁）

1. 材料

瘦牛肉（鸡肉）500g，水1000ml，盐1茶匙。

2. 做法

1）先将牛肉（鸡肉）切碎，加盐，放入水中；

2）用小火煨煮约3h，过滤后即得清汁。

（十六）肉汁冻

1. 材料

鲜肉、盐、琼脂（洋菜）。

2. 做法

1）先将鲜肉制成肉汁（做法同上）；

2）加入琼脂，煮沸溶解后，待凉后即成肉汁冻（如有模型、于煮沸后倒入模型内）；

3）肉汁浓度及肉汁冻的厚度，根据病情决定。

（十七）杏仁茶

1. 材料

稻米120g，杏仁10粒，糖48g，水1200ml。

2. 做法

1）将白米及杏仁泡一夜，倾去水，除去杏仁皮，加入冷水，用石磨磨成细浆；

2）置细浆于文火上，待细浆熬至浓稠时，加入糖即可。

（十八）杏仁豆腐

1. 材料

牛奶280ml，糖30g，琼脂3g，水120ml，杏仁精数滴。

2. 做法

1）将琼脂置于水中，加热，待琼脂融化后，加入温热的牛奶；

2）稍冷，加入杏仁精，放在冰箱中，凝固后即杏仁豆腐；

3）另外将糖加入120ml沸水中，融化冷却后，亦放入冰箱，使之冷却；

4）杏仁豆腐凝固后，以小刀切成方块，倒入糖水，即可食用。

（十九）果汁冻

1. 材料

果汁400ml，糖32g，琼脂3g。

2. 做法

1）将果汁与琼脂放在锅中煮，琼脂融化后，自火上拿下；

2）加入糖，搅匀，冷却后加入冰箱，待其冻结，即为果汁冻。

以上（十八）、（十九）两种食品，均为冷却后食用，制备时，所有用具，餐具均需认真消毒。

（二十）鸡肉粥（面条）

1. 材料

鸡，粥或面条，盐。

2. 做法

1）先将粥烧好备用（或面条煮好）；

2）用鸡煨汤，待鸡肉烧烂，取鸡肉置于熟砧板上（鸡根据实际需要决定，一般每份约50g）；

3）稍冷后，用刀切碎成末状；

4）将鸡肉放入少量鸡汤中煮沸；

5）取适量粥（面条）放入鸡肉中，继续煮沸1～2分钟入盐即成鸡肉粥。

附录八　儿童免疫程序表

疫苗	接种年（月）龄	接种剂次	接种部位	接种途径	接种剂量/剂次	备注
乙肝疫苗	0、1、6月龄	3	上臂三角肌	肌内注射	酵母苗 5μg/0.5ml，CHO苗 10μg/1ml、20μg/1ml	出生后24小时内接种第1剂次，第1、2剂次间隔≥28天
卡介苗	出生时	1	上臂三角肌中部略下处	皮内注射	0.1ml	
脊灰疫苗	2、3、4月龄，4周岁	4		口服	1粒	第1、2剂次，第2、3剂次间隔均≥28天
百白破疫苗	3、4、5月龄，18－24月龄	4	上臂外侧三角肌	肌内注射	0.5ml	第1、2剂次，第2、3剂次间隔均≥28天
白破疫苗	6周岁	1	上臂三角肌	肌内注射	0.5ml	
麻风疫苗（麻疹疫苗）	8月龄	1	上臂外侧三角肌下缘附着处	皮下注射	0.5ml	
麻腮风疫苗（麻腮疫苗、麻疹疫苗）	18－24月龄、6周岁	1	上臂外侧三角肌下缘附着处	皮下注射	0.5ml	
乙脑减毒活疫苗	8月龄，2周岁	2	上臂外侧三角肌下缘附着处	皮下注射	0.5ml	
A群流脑疫苗	6－18月龄	2	上臂外侧三角肌附着处	皮下注射	30μg/0.5ml	第1、2剂次间隔3个月
A+C流脑疫苗	3周岁，6周岁	2	上臂外侧三角肌附着处	皮下注射	100μg/0.5ml	

婴儿出生后带着母亲体内给予的防御相应疾病的能力，几个月后这种能力就很快减弱，所以在出生后要及时接受预防接种，以免患上相应疾病。

预防接种注意事项

（1）要按时完成全部计划免疫程序，才能达到4苗防6病的效果。如果漏种，应及早补上。

（2）孩子患发热、活动性结核、过敏性疾病、心脏病、肾炎、肝炎等均不宜接种。

（3）父母应了解孩子以上情况：是否接种？是否需要补种？何时补种？

（4）打预防针前一天洗澡、换衣，减少注射部位感染、发炎的机会。

附录九　婴儿症状体征与先天性代谢缺陷的可能性

	常见疾病	少见疾病
黄疸	溶血性：新生儿血型不合溶血症，红细胞葡萄糖－6－磷酸脱氢酶缺乏症，遗传性球形细胞增多症。 肝细胞性：生理性黄疸（早产儿），半乳糖血症，呆小症，Crigler－Najjar 综合征，新生儿肝炎（疱疹病毒，巨细胞病毒感染，α1－抗胰蛋白酶缺乏症等） 梗阻性：先天性胆道闭锁，先天性总胆管囊肿	酪氨酸血症，Wolman 病，遗传性果糖不耐受症
腹泻	先天性乳糖酶缺乏症，葡萄糖－半乳糖吸收不良，家族性失氯性腹泻，胰腺囊性纤维变	Wolman 病，酪氨酸血症
持续性呕吐	消化道先天畸形，蛋白质不耐受症，尿素循环中酶缺陷引起高氨血症，类固醇类生物合成不良，有机酸代谢不良引起酸中毒，苯丙酮酸尿症，半乳糖血症，枫糖尿症，肾小管性酸中毒	高缬氨酸血症，遗传性果糖不耐受症，Wolman 病
肝大	见黄疸项下疾病 糖原病，粘多糖病，高雪氏病，尼曼匹克氏病，尿素循环缺陷－鸟氨酸转氨甲酰酶缺乏，精氨酸代琥珀酸尿症，原发性高脂血症	GM_1 神经甙脂沉积症（I 型），甲基丙二酸血症，溶酶体酸性磷酸酶缺乏
惊厥	产伤如颅内出血，特发性低血糖症，新生儿手足搐搦，肾性尿崩症，肾上腺生殖腺综合征，苯丙酮酸尿症，维生素 B_6 缺乏症，肝糖血症，半乳糖血症，葡萄糖－6－磷酸脱氢酶缺乏症，Styrge－Weber 综合征	高甘氨酸血症（酮中毒型），β－丙氨酸血症，遗传性果糖不耐受症，先天性乳酸酸中毒，溶酶体酸性磷酸酶缺乏症，氨基甲酰磷酸合成酶缺乏症，鸟氨酸转氨基甲酰酶缺乏症，精氨酸代琥珀酸裂解酶缺乏症，β－甲基丙二酸血症，膀硫醚血症，高脯氨酸血症，高羟脯氨酸血症。
身体臭味	异戊酸血症，焦谷氨酸血症，琥珀酰辅酶 A：3 酮酸转移酶缺乏症，β－酮硫解酶缺乏症	
呼吸困难	透明膜病，呼吸道畸形（鼻后孔闭锁，Pierre－Robi 综合征，先天性喉蹼，膈疝，先天性食道闭锁等），颅内出血，先天性心脏	病糖原病，草酸血症，先天性乳酸血症，果糖 1，6－二磷酸酶缺乏症，某些尿素循环缺陷疾病
紫绀	先天性高铁血红蛋白血症	
贫血	葡萄糖 6－磷酸脱氢酶缺乏症，先天性高铁血红蛋白血症，遗传性球形细胞增多症，遗传性椭圆细胞增多症，丙酮酸激酶缺乏症，谷胱甘肽过氧化酶缺乏症，谷胱甘肽合成酶缺乏症	乳清酸尿症

	常见疾病	少见疾病
智能落后	苯丙酮尿症，半乳糖血症，神经磷脂病，黑朦性痴呆，粘多糖病Ⅰ型	
面部畸形	粘多糖病，神经节苷脂沉积病，Marfan综合征，高钙血症，Smith－Lemli－Opitz综合征	
皮肤色素过多	肾上腺生殖腺综合征（紫纹），尼曼匹克氏病（黄棕色素斑）	
皮肤色素过少	白化病（白），组氨酸血症，吸收不良综合征（苍白），同型胱氨酸血症（微苍白）	
角化过度	Refsum病（掌部），粘多糖病，GM_1神经节苷脂沉积病（全身增厚）	
黄色瘤	糖原病Ⅰ型，黄色瘤病，高脂血症	
毛发	肾上腺生殖腺综合征（多毛），Stein－Leventhal综合征（多毛），白化病，苯丙酮酸尿症（浅黄、白）夸希奥科（红），精氨酸代琥珀酸血症（棕色结节性脆发），Menkes综合征（卷曲扭结），同型胱氨酸尿症（纤细稀疏）	
眼	Hurler综合征，同型胱氨酸尿症（青光眼），先天性成骨不全（兰色巩膜），肝豆状核变性（角膜色素环），低钙血症，高钙血症（角膜混浊），Fabry病（角膜血管扩张及混浊），胱氨酸血症（角膜点状混浊），苯丙酮酸尿症，异缬氨酸血症，组氨酸血症，胱氨酸病（虹膜浅淡），同型胱氨酸尿症，Marfan综合征（晶体脱位），半乳糖血症，果糖尿症、低钙血症，苯丙酮酸尿症（白内障），神经节苷脂沉积病，尼曼匹克病，黑朦样痴呆，粘多糖病，Refsum综合征，Laurence－Moon－Biedl综合征，Prader－Willi综合征（视网膜色素斑）	高赖氨酸血症（晶状体脱位）
耳聋	Hurler综合征，呆小病，先天性成骨不全	
昏迷	见惊厥，低血糖，酸中毒项下疾病，鸟氨酸转氨甲酰酶缺乏症，瓜氨酸血症	
尿色	肾小管性酸中毒，肝病，腹泻，胡萝卜素血症（橘黄），紫质尿，草酸尿症，出血（红），尿黑酸尿症，黑色素瘤，酪氨酸血症（黑），阻塞性黄疸（绿）	尿布综合征（蓝），由色氨酸分解所致
尿特殊臭味（体臭）	枫糖尿症（尿槭树叶味，焦糖味），酪氨酸血症（霉味），苯丙酮酸尿症（霉味），甲硫氨基酸（蛋氨酸）吸收不良（干麦蚜或啤酒花烘炉味），糖尿病酸中毒（水果味）	异缬氨酸血症（汗脚味），高甲硫氨酸血症（酸败奶油味），异戊酸血症（干酪味或汗脚味），β－甲基巴豆酰辅酶A脱羧酶缺乏症（猫尿味），三甲胺尿症（鱼腥味）

参考文献

[1] Steven S. Effect of speml anti [x - : dies on prc′gnancy outcome in asubferted population []] Am J Obstet (; ync ~31. 1988. 15 (1): 59 60

[2] 李大金. 免疫性不孕症的诊断和治疗. [J] 中国中西医结合杂志，2000l20 (7) t 488

[3] 罗颂平. 免疫性不孕症的中西医结合诊疗. [J] 中国中西医结合杂志，2000l20 (7) l 489

[4] 周济桂等，临床微量元素学，河北科学技术出版社，1994. 5

[5] 刘玉成　赐嗣 - 不孕症诊疗理论与实践　北京　军事医学科学出版社 2007. 7